Dr.med. S. Kanokvichitra
prakt. Arzt
Heilig-Geist-Straße 18
5800 HAGEN 7

D1676277

B. Bates · M. Berger · I. Mühlhauser
Klinische Untersuchung des Patienten

Klinische Untersuchung des Patienten

Von

Barbara Bates

Für den deutschen Sprachraum herausgegeben von
Prof. Dr. med. Michael Berger
und
Dr. med. Ingrid Mühlhauser
Medizinische Klinik der Universität Düsseldorf, Abteilung für Stoffwechsel und Ernährung

unter Mitwirkung von
Dr. E. A. Chantelau, cand. med. R. Haase, Dr. V. Jörgens, Dr. F. W. Kemmer, Dr. P. Sawitzki und Dr. W. Thraen
sowie
Studentinnen und Studenten des klinischen Untersuchungskurses der Medizinischen Fakultät der Universität Düsseldorf im Winter-Semester 1983/84

Mit 364 Abbildungen und 98 Tabellen

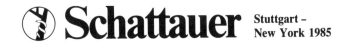

Schattauer Stuttgart – New York 1985

Titel der Originalausgabe:

A Guide to Physical Examination, Third Edition
By Barbara Bates, M. D.

Copyright © 1983 by J. B. Lippincott Company
Copyright © 1979, 1974 by J. B. Lippincott Company

CIP-Kurztitelaufnahme der Deutschen Bibliothek

Bates, Barbara:
Klinische Untersuchung des Patienten / von Barbara
Bates. Für d. dt. Sprachraum hrsg. von Michael Berger
u. Ingrid Mühlhauser. Unter Mitw. von E. A. Chantelau
... sowie Studentinnen u. Studenten d. klin.
Unters.-Kurses d. Med. Fak. d. Univ. Düsseldorf im
Winter-Sem. 1983/84. – Stuttgart ; New York :
Schattauer, 1985.
   Einheitssacht.: A guide to physical
examination ⟨dt.⟩
   ISBN 3-7945-0940-4

In diesem Buch sind die Stichwörter, die zugleich eingetragene Warenzeichen sind, als solche nicht besonders kenntlich gemacht. Es kann also aus der Bezeichnung der Ware mit dem für diese eingetragenen Warenzeichen nicht geschlossen werden, daß die Bezeichnung ein freier Warenname ist. Alle Rechte, insbesondere das Recht der Vervielfältigung und Verbreitung sowie der Übersetzung in fremde Sprachen, vorbehalten. Kein Teil des Werkes darf in irgendeiner Form (Fotokopie, Mikrofilm oder ein anderes Verfahren) ohne schriftliche Genehmigung des Verlages reproduziert werden.

© 1985 by F. K. Schattauer Verlagsgesellschaft mbH, Lenzhalde 3, D-7000 Stuttgart 1, Germany
Printed in Germany

Satz und Druck: Schwetzinger Verlagsdruckerei GmbH, Carl-Benz-Straße 20, D-6830 Schwetzingen, Germany

ISBN 3-7945-0940-4

Vorwort zur deutschen Ausgabe

In langjährigen Erfahrungen bei der Durchführung und Organisation des „Klinischen Untersuchungskurses" für Medizinstudenten ist mir der Mangel eines umfassenden, deutschsprachigen Lehrbuches zur *klinischen Untersuchung des Patienten*, das über eine Wissensvermittlung zu den Techniken des „Klopfkurses" hinausgeht, immer wieder schmerzlich bewußt geworden. Meine Empfehlungen, englischsprachige Lehrbücher zu diesem für das gesamte spätere Berufsleben entscheidenden Bereich der ärztlichen Ausbildung zu konsultieren, wurden leider nur von einzelnen Studenten befolgt. So haben wir uns schließlich in der Abteilung für Stoffwechselkrankheiten und Ernährung der Medizinischen Klinik der Universität Düsseldorf dazu entschlossen, die Übertragung eines geeigneten Lehrbuchs für den deutschen Sprachraum durchzuführen. Diese Entscheidung und die für vielbeschäftigte Kliniker ungewöhnlich umfassende zusätzliche Arbeit wurde von einer größeren Gruppe von Kollegen getragen, und wir wurden dabei sehr wirksam von Medizinstudenten der Universität Düsseldorf unterstützt. – Für die Ausführung eines solchen Projektes kam eigentlich nur „*A Guide to Physical Examination*" von BARBARA BATES, ein Standard-Lehrbuch in den USA, in Betracht: Das nunmehr 10 Jahre alte Werk, das inzwischen in der 3. Auflage erschienen ist, besticht durch seine prägnante Darstellung, seine instruktiven Abbildungen und Tabellen und durch seine Didaktik. Es wird dabei für jede Körperregion einleitend auf die normale Anatomie und Physiologie hingewiesen und darauf aufbauend werden die wesentlichen pathologischen Befunde beschrieben und die entsprechenden Untersuchungstechniken dargestellt. Trotz seines großen Umfangs wird auf die Beschreibung von Raritäten verzichtet. Was mich jedoch vor allem anderen für dieses Buch eingenommen hat, ist die durchgängig (und insbesondere in den ersten beiden Kapiteln) erkennbare Philosophie zum Arzt-Patient-Verhältnis. Immer wieder wird auf die sensitiven Aspekte in der Interaktion zwischen Untersuchtem und Untersucher hingewiesen und auf Probleme, die sich aus diesem Verhältnis für den Gang und das Ergebnis der ärztlichen Befundung ergeben können, aufmerksam gemacht. Auch auf die spezielle Rolle der auszubildenden Studenten in ihrem Verhältnis zum Patienten wird wiederholt eingegangen. Insgesamt stellt der Text Humanität und Bescheidenheit im mitmenschlichen Umgang und im ärztlichen Denken und Handeln in einem Ausmaß in den Vordergrund, wie es heute bei jungen (und alten) Ärzten leider oft vermißt wird. – Andererseits hat mich an dem Buch besonders die konsequente Forderung nach Exaktheit und Prägnanz in der Untersuchung, aber auch in der Dokumentation der Befunde beeindruckt. So ist das Kapitel 17 zur Strukturierung der Befunderhebung und -deutung sowie der Planung des weiteren ärztlichen Vorgehens meines Erachtens von hervorragender Bedeutung für die Qualität ärztlicher Tätigkeit, sowohl im klinischen wie auch im Praxis-Bereich. Die Arbeit mit der Herausgabe der deutschen Ausgabe der „Klinischen Untersuchung des Patienten" hat uns Freude gemacht. Wir danken Dr. B. BATES und dem Verlag Lippincott für ihre freundliche Genehmigung zu diesem Unterfangen. Wir haben uns dabei im wesentlichen an den Originaltext gehalten und nur einige wenige speziell auf amerikanische Verhältnisse ausgerichtete Abschnitte modifiziert oder gekürzt. Das Kapitel zur pädiatrischen Untersuchungstechnik haben wir nicht mit in die deutschsprachige Ausgabe aufgenommen.

Ich danke allen, die an der Herausgabe der „Klinischen Untersuchung des Patienten" mitgewirkt haben, insbesondere den Düsseldorfer Medizinstudenten, und der Leitung und den Mitarbeitern des Schattauer-Verlages für ihr großzügiges Entgegenkommen.

Düsseldorf, August 1985
MICHAEL BERGER

Inhaltsverzeichnis

KAPITEL 1
Erhebung der Anamnese 1
Schematische Übersicht über die vollständige Anamnese:
Der erwachsene Patient 2
Schematische Übersicht über die vollständige Anamnese:
Der kindliche Patient 6
Erhebung der Anamnese 10
Vervollständigung der Anamnese 16
Spezielle Situationen bei der Erhebung der Anamnese:
Patienten verschiedener Altersstufen 20
Mögliche Schwierigkeiten bei der Erhebung der Anamnese 24
Schlußwort 33

KAPITEL 2
Körperliche Untersuchung: Einleitung und Übersicht: 35

KAPITEL 3
Allgemeine Untersuchung 43
Anatomie und Physiologie 43
Untersuchungstechniken 47

KAPITEL 4
Haut 51
Anatomie und Physiologie 51
   Altersabhängige Veränderungen 52
Untersuchungstechniken 54

KAPITEL 5
Kopf und Hals 62
Anatomie und Physiologie 62
   Kopf 62

Augen	63
Ohren	68
Nase und Nasennebenhöhlen	70
Mund und Pharynx	72
Hals	73
Altersabhängige Veränderungen	76
Untersuchungstechniken	78
Kopf	78
Augen	78
Untersuchung der Sehkraft	78
Untersuchung des äußeren Auges	80
Ophthalmoskopische Untersuchung	85
Ohren	91
Nase und Nasennebenhöhlen	93
Mund und Pharynx	97
Hals	99

KAPITEL 6
Thorax und Lungen 133

Anatomie und Physiologie	133
Altersabhängige Veränderungen	143
Untersuchungstechniken	144
Allgemeines Vorgehen	144
Untersuchung der Rückseite des Brustkorbes	144
Inspektion	144
Palpation	145
Perkussion	147
Auskultation	151
Untersuchung der Vorderseite des Brustkorbes	152
Inspektion	152
Palpation	153
Perkussion	154
Auskultation	156
Klinische Beurteilung der Lungenfunktion	156

KAPITEL 7
Herz und Kreislauf 165

Anatomie und Physiologie	165
Oberflächenprojektionen des Herzens und der großen Gefäße	165
Herzklammern, Klappen und Kreislauf	168
Ablauf des Herzzyklus	169
Beziehungen der Herzgeräusche zur Brustwand	172
Reizleitungssystem	173
Arterielle Pulse und Blutdruck	174
Jugularvenendruck und -puls	176
Altersabhängige Veränderungen	177

Untersuchungstechniken	180
Herz	180
Inspektion und Palpation	180
Auskultation	185
Arterienpuls	189
Blutdruck	191
Jugularvenendruck und -puls	196
Eine Anmerkung zur kardiovaskulären Untersuchung	199

KAPITEL 8
Brustdrüsen und Achseln — 219

Anatomie und Physiologie	219
Altersabhängige Veränderungen	221
Lymphatisches System	223
Untersuchungstechniken	225
Weibliche Brust	225
Allgemeines	225
Inspektion	225
Palpation	228
Männliche Brust	231
Achseln	231
Inspektion	231
Palpation	231

KAPITEL 9
Abdomen — 237

Anatomie und Physiologie	237
Altersabhängige Veränderungen	240
Untersuchungstechniken	241
Allgemeines Vorgehen	241
Inspektion	241
Auskultation	243
Perkussion	244
Leichte Palpation	247
Tiefe Palpation	248
Palpation der Leber, der Milz, der Nieren und der Aorta	249
Spezielle Techniken	255

KAPITEL 10
Männliches Genitale und Hernien — 267

Anatomie und Physiologie	267
Altersabhängige Veränderungen	269
Untersuchungstechniken	272
Allgemeines	272
Bestimmung der Geschlechtsentwicklung	272

Penis 273
   Inspektion 273
   Palpation 274
Skrotum 274
   Inspektion 274
   Palpation 274
Hernien 275
   Inspektion 275
   Palpation 275

KAPITEL 11
Weibliches Genitale 282
Anatomie und Physiologie 282
   Altersabhängige Veränderungen 284
Untersuchungstechniken 287
   Allgemeines 287
   Äußere Untersuchung 289
   Innere Untersuchung 290

KAPITEL 12
Anus und Rektum 306
Anatomie und Physiologie 306
Untersuchungstechniken 308
   Untersuchung beim Mann 308
   Untersuchung bei der Frau 310

KAPITEL 13
Peripheres Gefäßsystem 314
Anatomie und Physiologie 314
   Arterien 314
   Venen 315
   Lymphatisches System und Lymphknoten 317
   Flüssigkeitsaustausch im Kapillarnetz 319
   Altersabhängige Veränderungen 319
Untersuchungstechniken 320
   Arme 320
   Beine 322
   Spezielle Untersuchungen des bettlägerigen Patienten 327

KAPITEL 14
Muskel-Skelett-System 334
Anatomie und Physiologie 334
   Struktur und Funktion der Gelenke 334
   Besondere Gelenke 335
   Altersabhängige Veränderungen 348

Untersuchungstechniken 350
   Allgemeines 350
   Der Patient sitzt aufrecht 351
      Kopf und Hals 351
      Hände und Handgelenke 352
      Ellenbogen 354
      Schultern und Umgebung 354
   Der Patient liegt 355
      Füße und Fußgelenke 355
      Knie und Hüften 357
   Der Patient steht 360
      Wirbelsäule 360
   Besondere Untersuchungen 362

KAPITEL 15
Nervensystem 380
Anatomie und Physiologie 380
   Reflexbogen 380
   Motorische Bahnen 383
   Sensorische Bahnen 384
   Hirnnerven 388
   Gehirn 390
   Altersabhängige Veränderungen 391
Untersuchungstechniken 392
   Allgemeines 392
   Psychischer Befund und Sprache 392
   Hirnnerven 393
   Motorisches System 397
      Screening-Verfahren, einschließlich Beurteilung des Ganges . . . 397
      Weitergehende Untersuchungen 398
   Sensibilität 407
   Reflexe 411
   Besondere Methoden 418

KAPITEL 16
Psychischer Befund 438
Komponenten der psychischen Funktion 438
   Altersabhängige Veränderungen 439
Untersuchungstechniken 441
   Äußeres Erscheinungsbild und Verhalten 442
   Stimmungslage 443
   Denkprozesse, Denkinhalte und Wahrnehmungen 444
   Kognitive Funktionen 446
   Anmerkung zur psychiatrischen Befunderhebung 458

KAPITEL 17
Klinisches Denken: Von der Erhebung der Befunde zur Planung von Diagnostik und Therapie 459

Das problemorientierte Krankenblattsystem (PORS – Problem-oriented record system) 459
Von den Befunden zum Behandlungsplan 462
Bewertung der Befunde: Der Vorgang des klinischen Denkens 464
Besondere Situationen und Abweichungen von dem schematischen Vorgehen 467
Wechselwirkung zwischen Bewertung und Erhebung von Befunden . . . 473
Aufstellung einer Problemliste und eines Plans für das weitere Vorgehen . 474

KAPITEL 18
Die Krankengeschichte 476

Sachverzeichnis 491

Verzeichnis der Tabellen

KAPITEL 4
Haut

Tabelle 4.1	Veränderungen der Hautfarbe	56
Tabelle 4.2	Gefäßveränderungen der Haut und Hautblutungen	58
Tabelle 4.3	Grundtypen der Hautveränderungen	59
Tabelle 4.4	Physiologische und pathologische Veränderungen der Nägel	61

KAPITEL 5
Kopf und Hals

Tabelle 5.1	Verschiedene Gesichter	103
Tabelle 5.2	Gesichtsfeldausfälle durch Läsionen der Sehbahn	104
Tabelle 5.3	Anomalien der Augenlider	105
Tabelle 5.4	Knoten und Schwellungen im Bereich der Augen	106
Tabelle 5.5	Gerötete Augen	107
Tabelle 5.6	Trübungen von Kornea und Linse	108
Tabelle 5.7	Anomalien der Pupille	109
Tabelle 5.8	Schielen	111
Tabelle 5.9	Normvarianten der Papille	112
Tabelle 5.10	Pathologische Befunde der Papille	113
Tabelle 5.11	Retinale Arterien und arteriovenöse Kreuzungen: Normaler Befund und Befund bei Hypertonie	114
Tabelle 5.12	Rote Flecken auf der Retina	115
Tabelle 5.13	Helle Flecken auf der Retina	116
Tabelle 5.14	Der Fundus	117
Tabelle 5.15	Knoten in der Ohrregion	121
Tabelle 5.16	Veränderungen des Trommelfells	122
Tabelle 5.17	Schwerhörigkeit	123
Tabelle 5.18	Häufige Veränderungen im Nasenbereich	124
Tabelle 5.19	Veränderungen der Lippen	125
Tabelle 5.20	Veränderungen der Mundschleimhaut und des harten Gaumens	127

Tabelle 5.21	Veränderungen von Zahnfleisch und Zähnen	128
Tabelle 5.22	Veränderungen der Zunge	130
Tabelle 5.23	Veränderungen des Pharynx	131
Tabelle 5.24	Vergrößerung und Knoten der Schilddrüse	132

KAPITEL 6
Thorax und Lungen

Tabelle 6.1	Krankhafte Veränderungen von Atemfrequenz und Atemrhythmus	157
Tabelle 6.2	Thoraxdeformitäten	158
Tabelle 6.3	Veränderungen der Atem- und Stimmengeräusche	159
Tabelle 6.4	Lungen-Nebengeräusche: Rasseln, Pfeifen, Reiben	160
Tabelle 6.5	Klinische Zeichen einiger Bronchial- und Lungenerkrankungen	162

KAPITEL 7
Herz und Kreislauf

Tabelle 7.1	Normaler Herzspitzenstoß und Herzspitzenstoß bei Vergrößerung des linken Ventrikels	200
Tabelle 7.2	Anleitung zur Differenzierung spezieller Herzfrequenzen und Herzrhythmen	201
Tabelle 7.3	Differenzierung spezieller rhythmischer Herzrhythmen	202
Tabelle 7.4	Differenzierung spezieller arrhythmischer Herzrhythmen	204
Tabelle 7.5	Veränderungen des ersten Herztones	205
Tabelle 7.6	Veränderungen des zweiten Herztones	206
Tabelle 7.7	Extratöne während der Systole	207
Tabelle 7.8	Extratöne während der Diastole	208
Tabelle 7.9	Drei Ursachen für einen anscheinend gespaltenen ersten Herzton	209
Tabelle 7.10	Entstehung der Herzgeräusche	210
Tabelle 7.11	Mittsystolische Austreibungsgeräusche	211
Tabelle 7.12	Pansystolische Insuffizienzgeräusche	213
Tabelle 7.13	Diastolische Geräusche	214
Tabelle 7.14	Differenzierung kardiovaskulärer Geräusche mit sowohl systolischen als auch diastolischen Komponenten	216
Tabelle 7.15	Veränderungen des Arterienpulses	218

KAPITEL 8
Brustdrüsen und Achseln

Tabelle 8.1	Sichtbare Zeichen bei Brustkrebs	233
Tabelle 8.2	Veränderungen der Brustwarze und des Warzenhofes	234
Tabelle 8.3	Differenzierung häufiger Knoten der Brust	235
Tabelle 8.4	Veränderungen der männlichen Brustdrüse	236

KAPITEL 9
Abdomen

Tabelle 9.1	Hernien und Vorwölbungen des Abdomens	259
Tabelle 9.2	Das aufgetriebene Abdomen	260
Tabelle 9.3	Geräusche im Abdomen	261
Tabelle 9.4	Das schmerzhafte Abdomen	262
Tabelle 9.5	Scheinbare und wirkliche Lebervergrößerung	264
Tabelle 9.6	Grade der Milzvergrößerung	266

KAPITEL 10
Männliches Genitale und Hernien

Tabelle 10.1	Pathologische Veränderungen des Penis	277
Tabelle 10.2	Veränderungen des Skrotums	278
Tabelle 10.3	Entstehung und Erscheinungsbilder von Inguinalhernien	280
Tabelle 10.4	Unterscheidungsmerkmale von Inguinalhernien	281

KAPITEL 11
Weibliches Genitale

Tabelle 11.1	Pathologische Veränderungen im Bereich der Vulva	296
Tabelle 11.2	Vorwölbungen und Schwellungen von Vulva und Vagina	297
Tabelle 11.3	Physiologische und pathologische Veränderungen der Zervix	298
Tabelle 11.4	Entzündungen der Vagina und des umliegenden Gewebes	300
Tabelle 11.5	Veränderungen in der Schwangerschaft	302
Tabelle 11.6	Pathologische Veränderungen und Lageveränderungen des Uterus	303
Tabelle 11.7	Tumoren der Adnexe	305

KAPITEL 12
Anus und Rektum

Tabelle 12.1	Pathologische Veränderungen des Anus, der umgebenden Haut und des Rektums	311
Tabelle 12.2	Veränderungen der Prostata	313

KAPITEL 13
Peripheres Gefäßsystem

Tabelle 13.1	Chronische venöse und arterielle Insuffizienz	328
Tabelle 13.2	Häufige Geschwüre an Füßen und Unterschenkeln	329
Tabelle 13.3	Mechanismen und klinische Bilder des Ödems	330
Tabelle 13.4	Einige periphere Ursachen des Ödems	332
Tabelle 13.5	Trendelenburg-Versuch zur Beurteilung der Venenklappen	333

KAPITEL 14
Muskel-Skelett-System

Tabelle 14.1	Veränderungen im Halsbereich	365
Tabelle 14.2	Schwellungen und Deformierungen der Hand	367
Tabelle 14.3	Geschwollene oder druckschmerzhafte Ellenbogengelenke	370
Tabelle 14.4	Schmerzhafte Schultern	371
Tabelle 14.5	Veränderungen der Füße und Zehen	373
Tabelle 14.6	Schwellungen im Bereich der Kniegelenke	375
Tabelle 14.7	Umschriebene Schmerzhaftigkeit im Knie	376
Tabelle 14.8	Wirbelsäulenverkrümmungen	378

KAPITEL 15
Nervensystem

Tabelle 15.1	Sprachstörungen	423
Tabelle 15.2	Bewußtseinsstörungen	423
Tabelle 15.3	Nystagmus	424
Tabelle 15.4	Formen der Fazialisparese	426
Tabelle 15.5	Gang- und Haltungsstörungen	428
Tabelle 15.6	Unwillkürliche Bewegungen	430
Tabelle 15.7	Differenzierung motorischer Störungen	433
Tabelle 15.8	Formen von Sensibilitätsstörungen	435
Tabelle 15.9	Abnorme Körperhaltungen des komatösen Patienten	437

KAPITEL 16
Psychischer Befund

Tabelle 16.1	Differentialdiagnose depressiver Erkrankungen	450
Tabelle 16.2	Variationen und Abnormalitäten bei Denkprozessen	451
Tabelle 16.3	Irrationale Angst und Vermeidungsverhalten	452
Tabelle 16.4	Differentialdiagnose psychotischer Störungen	454
Tabelle 16.5	Differentialdiagnose organischer Psychosyndrome	456

Einleitung

Die *„Klinische Untersuchung des Patienten"* ist geschrieben worden als Kompendium für Allgemeinmediziner und als Anleitung und Lehrbuch für Medizinstudenten bei ihren ersten Kontakten mit Patienten. Zunächst wird die Technik der Gesprächsführung mit dem Patienten und der Erhebung der Anamnese beschrieben. Die darauffolgenden Kapitel handeln die Körperregionen und Organsysteme im einzelnen ab: Unter Bezug auf die wesentlichen Grundlagen der Anatomie und Physiologie werden der Ablauf und die Techniken der klinischen Untersuchung im Detail dargestellt sowie die wesentlichen pathologischen Befunde kurz beschrieben. Die abschließenden Kapitel sind dann der Planung des weiteren klinischen Vorgehens und der Systematik der Führung des Krankenblattes gewidmet.

Die 3. Auflage der *„Klinischen Untersuchung des Patienten"* wurde gegenüber den früheren Ausgaben erheblich erweitert, insbesondere bezüglich der einleitenden Darstellungen der anatomischen und physiologischen Grundlagen für die einzelnen Kapitel. Auch die graphischen Darstellungen, Photographien und Tabellen sind wesentlich erweitert worden. Anderes ist demgegenüber gestrichen worden; so z. B. die Empfehlung zur Verwendung der umstrittenen Idealgewichts-Normen und -Tabellen, die Beschreibung des Kremasterreflexes sowie die Darstellung der Perkussion der Herzgrenzen (s. dazu S. 184).

Die Grundtendenz des Buches aber ist unverändert geblieben: Obwohl wir davon ausgehen, daß der Leser bereits fortgeschrittene Kenntnisse in Anatomie und Physiologie erworben hat, haben wir es für richtig gehalten, die Anwendung dieses vorklinischen Wissens für die klinische Untersuchung in fast jedem Kapitel durch einleitende Abschnitte zur Anatomie und Physiologie der jeweiligen Region bzw. des Organsystems zu erleichtern. Die Untersuchungstechniken werden systematisch und ohne Unterbrechungen im Zusammenhang dargestellt, so daß man anhand dieser Beschreibung zunächst die Untersuchungsfolge an Mitstudenten üben kann. Wir empfehlen sehr, die ersten Versuche mit den verschiedenen Untersuchungstechniken zunächst an Kollegen unter Aufsicht Ihres Ausbilders vorzunehmen, bevor Sie mit der klinischen Untersuchung von Patienten beginnen.

Wesentliche pathologische Befunde werden sowohl im Zusammenhang mit der Beschreibung der Untersuchungstechniken als auch am Ende der Kapitel in tabellarischer Form dargestellt. Viele Studenten werden immer wieder bereits während der Erlernung der Untersuchungstechniken die zugehörigen Krankheitsbilder in Lehrbüchern nachlesen wollen. Es ist allerdings wenig sinnvoll, die pathologischen Befunde nacheinander auswendig zu lernen. Am besten prägt man sich die pathologischen Befunde als Teil des Krankheitsbildes ein, wenn man sie zum ersten Mal bei einem Patienten erhebt. Haben Sie einen pathologischen Befund bei einem Patienten festgestellt, beschreiben Sie ihn exakt in Anlehnung an das Schema, das Ihnen die *„Klinische Untersuchung des Patienten"* vermittelt hat, und informieren Sie sich anschließend über die Bedeutung und die zugrundeliegenden Krankheitsbilder in weiterführenden Lehr- und Handbüchern.

Wir haben die dargestellten pathologischen Befunde nach deren Häufigkeit und Bedeutung ausgewählt. Ausnahmsweise ist auch einmal ein seltener Befund beschrieben worden, wenn dieser in charakteristischer Weise eine klinische Rarität erkennen läßt. Wir haben bewußt versucht, keine enzyklopädische Sammlung pathologischer Befunde zusammenzustellen, sondern wir streben an, den Anfänger zunächst auf die häufigen und wesentlichen Befunde aufmerksam zu machen, anstatt ihn durch ausgefallene Raritäten zu überlasten und zu verwirren.

Bei der Abfassung des Textes sind wir davon ausgegangen, daß die Studenten im Rahmen ihres Untersuchungskurses die Techniken der klinischen Untersuchung zunächst am Erwachsenen erlernen. Die meisten Grundbegriffe zur Anatomie und Physiologie, zu den Untersuchungstechniken und den pathologischen Befunden gelten gleichermaßen für den erwachsenen wie den kindlichen Patienten.

Bevor Sie als Medizinstudent die speziellen Kapitel zur physikalischen Untersuchung der einzelnen Körperregionen und Organsysteme durcharbeiten, sollten Sie sich über die Grundzüge der Kapitel 2 „Körperliche Untersuchung: Einleitung und Übersicht", Kapitel 17 „Klinisches Denken: Von der Erhebung der Befunde zur Planung von Diagnostik und Therapie" und Kapitel 18 „Die Krankengeschichte", informieren. Zusammen mit dem Kapitel 1 über die Erhebung der Anamese geben diese Teile des Buches eine Einführung in die Grundlagen der Erhebung, Bewertung und Auswertung sowie die Dokumentation von Befunden und die Planung und Durchführung des weiteren ärztlichen Handelns. Darüberhinaus vermitteln diese Kapitel dem Studenten eine Gesamtsicht der klinischen Tätigkeit, in die sich die Erhebung der Anamnese und die klinischen Untersuchungsbefunde einzuordnen haben.

Ausrüstung und Utensilien für die klinische Untersuchung

Halten Sie für die Durchführung der klinischen Untersuchung folgendes Instrumentarium stets griff- und *funktions*-bereit:

1. Ophthalmoskop und Otoskop (mit Spekulum für die Untersuchung der Nasenschleimhaut)
2. Taschenlampe
3. (Zungen-)Spatel
4. Zentimetermaß und Lineal
5. Thermometer
6. Uhr mit Sekundenzeiger
7. Stethoskop
8. Blutdruckmeßgerät
9. Gummihandschuhe mit Fingerling und Gleitsalbe
10. Spekula für die gynäkologische Untersuchung
11. Reflexhammer
12. Stimmgabel
13. Sicherheitsnadel
14. Watte
15. Zwei Teströhrchen (nur für spezielle neurologische Untersuchungen)
16. Papier und Bleistift.

Kapitel 1
Erhebung der Anamnese

Das Gespräch mit dem Patienten und die Erhebung seiner Krankengeschichte sind gewöhnlich die ersten und meist die wichtigsten Teile der Behandlung. Hier gewinnen Sie die nötige *Information*, um eine vorläufige Diagnose stellen zu können. Sie *bauen zu dem Patienten eine Beziehung auf*, die ihm helfen soll, Ihnen zu vertrauen. Während des Gesprächs mit Ihnen *kann der Patient etwas über sich selbst lernen;* so erfährt er zum Beispiel, wie seine Krankheit zu seinen Lebensumständen in Beziehung steht. Sie nehmen an diesem Lernprozeß teil. Schließlich können beide, Sie und der Patient, beginnen, die *therapeutischen Ziele festzulegen*. Damit haben Sie und der Patient eine stillschweigende Übereinkunft, ein Abkommen, getroffen.

Die relative Bedeutung dieser vier Gesichtspunkte variiert natürlich sehr stark von Fall zu Fall. Wenn z.B. ein Patient mit starken Thoraxschmerzen in die Ambulanz kommt, müssen Sie sich auf das akute Problem konzentrieren. Eine psychosoziale Befragung sollte auf später verschoben werden. Wenn jedoch ein Patient mit schlecht eingestelltem Diabetes in die Klinik kommt, wird eine rein diagnostische Datenerhebung nicht ausreichen. In diesem Falle müssen Sie gemeinsam mit dem Patienten prüfen, welcher Zusammenhang zwischen Eßgewohnheiten, der Lebenssituation, den emotionalen Verhaltensweisen und anderen Faktoren und dem Problem des Patienten besteht, und Sie werden versuchen, ein vorläufiges Einverständnis über therapeutische Ziele zu finden. Die Erhebung der Anamnese müssen Sie an die aktuelle Situation des Patienten und die Dringlichkeit seines Krankheitsbildes anpassen.

Keine Person kann jemals eine andere vollständig verstehen; daher gibt es auch keine perfekte Anamneseerhebung. Doch mit Übung, Anleitung und Erfahrung können Sie lernen, mit einem Patienten zu reden und dabei die Informationen zu gewinnen, die Sie für die Erstellung einer herkömmlichen Anamnese benötigen. Dazu müssen Sie wissen, 1. welche Informationen Sie brauchen und 2. wie Sie im einzelnen vorgehen müssen, um diese zu bekommen. Auf den Seiten 2 bis 6 werden die Elemente einer *vollständigen Krankengeschichte* im einzelnen dargestellt. Eine derartig umfassende Anamnese ist dann zu erheben, wenn ein Patient ohne akute Symptome erstmals zu Ihnen zur Untersuchung kommt. Lesen Sie diese Übersicht mehrmals durch, um einen Überblick über Inhalt und Gliederung zu bekommen. Der Katalog der im einzelnen dargestellten Punkte ist aber weder verbindlich noch absolut vollständig. In dem Maße, wie Ihr Wissen und Ihre Erfahrung wachsen, werden Sie Ihre Fragen auf manchen Gebieten begrenzen und auf anderen erweitern, z.B. je nach Alter, Geschlecht und Symptomen des Patienten. Um diese Entscheidungen treffen zu können, müssen Sie all ihr klinisches Wissen und Ihre Erfahrung heranziehen. Erfahrene Kliniker besitzen oft die erstaunliche Fähigkeit, *eine* wichtige Zusatzfrage zu stellen, welche die Tür zum Verständnis der Erkrankung eröffnet, und dies in einem Zehntel der Zeit, die ein Anfänger dafür gebraucht hätte. Sehen Sie dies als einen Anreiz an und nicht als Entmutigung.

Schematische Übersicht über eine vollständige Anamnese: Der erwachsene Patient

Datum der Erhebung der Anamnese, Name des Untersuchers bzw. Interviewers.

Persönliche Daten, zumindest das Alter, Geschlecht, Rasse, Geburtsort, Familienstand, Beruf und vielleicht Religion des Patienten.

Quellen der Anamnese, z.B. der Patient selbst oder bei Fremdanamnesen ein Verwandter oder ein Freund, einschließlich des Urteils des Arztes über den Aussagewert der Fremdanamnese. Andere mögliche Quellen, wie frühere Arztbriefe oder Überweisungsschreiben anderer Kliniken.

Derzeitige Hauptbeschwerden, wenn möglich mit den eigenen Worten des Patienten.

Jetzige Erkrankung: Dies sollte ein klarer, chronologischer Bericht der Probleme sein, wegen derer der Patient sich in Behandlung begeben hat. Der Bericht sollte den Beginn der Erkrankung bzw. der Symptome, die Bedingungen, unter denen sie sich entwickelt haben, deren Behandlung, ihren Einfluß auf das Befinden und die Lebensführung des Patienten und deren Gesamtbedeutung für den Patienten enthalten. Die wichtigsten Symptome sollten beschrieben werden unter besonderer Berücksichtigung 1. der Lokalisation, 2. der Qualität, 3. der Quantität oder Intensität, 4. des zeitlichen Verlaufs (wie Beginn, Dauer, Häufigkeit), 5. der Umstände, unter denen die Beschwerden auftreten, 6. der Faktoren, die die Symptome verstärken oder erleichtern und 7. der Begleitsymptome. Wichtige Daten aus Vorbefunden anderer Krankenhäuser oder früher behandelnder Ärzte über den Patienten, z.B. Laborberichte, gehören ebenso zur Beschreibung der jetzigen Krankheit wie der Vermerk über das Fehlen bestimmter Symptome (zur Erleichterung der späteren Differentialdiagnose).

Frühere Krankheiten

Allgemeiner Gesundheitszustand

Kinderkrankheiten, z. B. Masern, Röteln, Mumps, Keuchhusten, Windpocken, rheumatisches Fieber, Scharlach, Kinderlähmung

Aktive und passive Immunisierungen (Tetanus, Keuchhusten, Diphtherie, Kinderlähmung, Masern, Röteln, Mumps)

Krankheiten im Erwachsenenalter

Psychische Erkrankungen

Operationen

Verletzungen

Krankenhausaufenthalte, die noch nicht unter „Jetzige Erkrankung" beschrieben wurden

Allergien

Regelmäßig eingenommene Medikamente, einschließlich der Hausmittel, nicht rezeptpflichtiger Arzneien und der Arzneimittel, die eigentlich Familienangehörigen oder Freunden verschrieben worden sind. Prüfen Sie, wenn ein Patient mehrere Medikamente zu nehmen scheint, einen Tagesablauf im Detail: „Nehmen wir zum Beispiel gestern. Beginnen wir mit dem Aufstehen. Welches Medikament haben Sie als erstes genommen? Wieviel davon? Wie oft am Tag nahmen Sie dieses Medikament? Wogegen nahmen Sie es? Welche anderen Medikamente...?". Vergessen Sie nicht, nach Medikamenten zu fragen, die oft nicht als solche eingeordnet werden, wie z. B. orale Antikonzeptiva, Schlaftabletten und Abführmedikamente.

Ernährung: Verwenden Sie eine entsprechende Art der Fragestellung wie bei der Medikamentenanamnese, z. B.: „Betrachten wir gestern. Beginnen wir mit dem Aufwachen. Was haben Sie zuerst gegessen oder getrunken...? Was dann?... Und danach?... Und was haben Sie am Abend während des Fernsehens gegessen?...".

Schlafgewohnheiten: Einschließlich der Zeit des Zubettgehens und des Aufwachens, Schwierigkeiten beim Einschlafen oder Durchschlafen und fragen Sie danach, ob der Patient auch während des Tages regelmäßig schläft.

Lebensgewohnheiten: Hier fragen Sie nach dem regelmäßigen Genuß von Nikotin und Alkohol sowie nach der körperlichen Aktivität und nach sportlichen Betätigungen.

Familienanamnese

Die gründliche Erhebung der Familienanamnese dient der Erfassung von genetisch bedingten Erkrankungen bzw. Dispositionen, von familiär gehäuft auftretenden Leiden und der Information über ansteckende bzw. übertragbare Erkrankungen. Wenn ein Patient mit einem Ikterus zu Ihnen zur Untersuchung kommt, wäre es bedauerlich, wenn bei der Anamneseerhebung übersehen würde, daß in den letzten zwei Wochen bereits zwei Familienangehörige des Patienten, die mit ihm im selben Haushalt wohnen, wegen einer infektiösen Hepatitis in stationäre Behandlung aufgenommen werden mußten.

Alter und Gesundheitszustand bzw. Todesursache aller Familienangehörigen ersten Grades (Eltern, Geschwister, Ehepartner und Kinder) sollten erfaßt werden. Auch Angaben über die Großeltern und andere entferntere Verwandte können hilfreich sein. Das Auftreten einer der folgenden Erkrankungen in der Familie ist einzeln durch direkte Befragung zu erheben: Diabetes, Tuberkulose, Herzkrankheiten, Hypertonie, Schlaganfall, Nierenerkrankungen, Krebserkrankungen, rheumatische Erkrankungen, Varikosis, Anämie, Geisteskrankheiten und auch Symptome oder Erkrankungen, wie sie jetzt zur Untersuchung des Patienten geführt haben.

Psychosoziale Anamnese

Dies ist eine Übersicht oder Beschreibung, die wichtige und bedeutende Informationen über den Patienten als Individium enthält; seinen Lebensstil, einen typischen Tagesablauf, seine häusliche und seine berufliche Situation und seine Umwelt. Wichtige Lebensdaten, einschließlich Erziehung, Schulbildung, Militärdienst, berufliche Laufbahn, finanzielle Situation, Heirat, Freizeit und Hobby. Auch religiöse Überzeugungen, die wichtig für das Gesundheitsbewußtsein, die Krankheit und die spätere Behandlung sein können, sollten hier erfaßt werden. Schließlich sollte man den Patienten nach seiner Einschätzung der Gegenwart und seinen Erwartungen für seine persönliche Zukunft befragen.

Spezielle Anamnese, gegliedert nach Organsystemen

Hier erfolgt eine gezielte Befragung nach Symptomen aus der Vorgeschichte; häufig fragt der erfahrene Arzt diese Information ab, während er die körperliche Untersuchung vornimmt.

Allgemein: Übliches Gewicht, Gewichtsänderung in der letzten Zeit, Schwäche, Erschöpfung, Fieber.

Haut: Hautausschläge, Knötchen, Jucken, Trockenheit der Haut, Farbveränderungen, Veränderungen an Haaren oder Nägeln.

Kopf: Kopfschmerzen, Kopfverletzung.

Augen: Sehkraft, Brille oder Kontaktlinsen, letzte Augenuntersuchung, Schmerzen, Rötung, übermäßiges Tränen, Doppeltsehen, Glaukom, Katarakt.

Ohren: Hörvermögen, Ohrensausen, Schwindel, Ohrenschmerzen, Infektion, Ausfluß.

Nase und Nebenhöhlen: Häufige Erkältungen, verschnupfte Nase, Heuschnupfen, Nasenbluten, Nebenhöhlenerkrankungen.

Mund und Rachen: Zustand der Zähne und des Zahnfleisches, Zahnfleischbluten, letzte zahnärztliche Untersuchung, wunde Zunge, häufige Halsschmerzen, Heiserkeit.

Hals: Knoten im Halsbereich, geschwollene Drüsen, Kropf, Schmerzen im Bereich des Halses.

Brust: Knoten, Schmerzen, Sekretabsonderung aus der Brustwarze, Selbstuntersuchung der Mammae.

Atemwege: Husten, Sputum (Farbe, Menge), Bluthusten, Asthma, Bronchitis, Emphysem, Lungenentzündung, Tuberkulose, Rippenfellentzündung, Tuberkulin-Test, letzte Thoraxröntgenaufnahme.

Herz: Herzerkrankung, Bluthochdruck, rheumatisches Fieber, Herzgeräusche, Dyspnoe, Orthopnoe, Anfälle nächtlicher Dyspnoe, Ödeme, Schmerzen im Brustbereich, Herzklopfen, letztes EKG oder andere Herzuntersuchungen.

Gastrointestinaltrakt: Schluckbeschwerden, Sodbrennen, Appetit, Übelkeit, Erbrechen, Erbrechen von Blut, Verdauungsstörungen, Häufigkeit des Stuhlgangs, Änderung der Stuhlgewohnheiten, rektale Blutungen oder Teerstühle, Verstopfung, Durchfall, Bauchschmerzen, Nahrungsmittelunverträglichkeiten, übermäßiges Aufstoßen oder Blähungen, Hämorrhoiden, Ikterus, Leber- oder Gallenblasenerkrankung, Hepatitis.

Harntrakt: Häufigkeit des Wasserlassens, Polyurie, nächtliches Wasserlassen, Dysurie, Hämaturie, Harndrang, verzögertes Wasserlassen, Harnfluß, Harnwegsinfektionen, Steine.

Geschlechts- und Fortpflanzungsorgane:
Beim Mann: Ausfluß aus oder Wunden am Penis, frühere venerische Infekte und deren Behandlung, Hernien, Schmerzen oder Anschwellung der Hoden, Häufigkeit des Geschlechtsverkehrs, Libido, sexuelle Schwierigkeiten
Bei der Frau: Alter bei der Menarche; Regelmäßigkeit, Häufigkeit und Dauer der Menstruation; Stärke der Blutung, Zwischenblutung oder Blutung nach dem Geschlechtsverkehr, letzte Menstruation; Dysmenorrhoe; Alter bei Beginn der Menopause, Beschwerden während der Menopause, Blutungen nach der Menopause. Ausfluß, Juckreiz, Geschlechtskrankheiten und ihre Behandlung; letzter Gebärmutterabstrich. Anzahl der Schwangerschaften, Zahl der Entbindungen, Zahl an Aborten (spontan und eingeleitet); Kompli-

kationen während der Schwangerschaft; Verhütungsmethoden, Häufigkeit des Geschlechtsverkehrs, Libido, sexuelle Schwierigkeiten.

Muskel- und Skelettsystem: Gelenkschmerzen oder Steifheit, Arthritis, Gicht, Rückenschmerzen. Falls vorhanden, beschreiben Sie Lokalisation und Symptome (z. B. Schwellung, Rötung, Schmerz, Steifheit, Schwäche, Einschränkung der Bewegung oder der Aktivität), Muskelschmerzen oder Krämpfe.

Peripheres Gefäßsystem: Intermittierendes Hinken, Krämpfe, Krampfadern, Thrombophlebitis.

Nervensystem: Ohnmacht, Bewußtseinsstörung, Krampfanfälle, Lähmungen, lokale Schwächen, Sensibilitätsstörungen, Prickeln, Tremor, Gedächtnis.

Psychischer Zustand: Nervosität, Anspannung, Stimmung, Depression.

Endokrines System: Schilddrüsenerkrankung, Hitze- oder Kälteintoleranz, übermäßiges Schwitzen, Diabetes, übermäßiger Durst oder häufiges Wasserlassen.

Blut: Anämie, Neigung zu blauen Flecken oder Blutungen, frühere Transfusionen und eventuelle Transfusionsreaktionen.

Schematische Übersicht über eine vollständige Anamnese: Der kindliche Patient

In Ergänzung zu den altersbezogenen Unterschieden zwischen den Krankengeschichten von Erwachsenen und von Kindern werden hier die anamnestischen Angaben speziell auf die Beurteilung von Säuglingen, Kindern und Jugendlichen bezogen. Diese Daten sind eng verknüpft mit dem Lebensalter und dem Entwicklungsstand des Patienten. Ansonsten orientiert man sich bei der Erhebung der Anamnese eines Kindes nach dem selben Schema wie bei der Erhebung der Anamnese eines Erwachsenen, mit folgenden Ergänzungen:

Persönliche Daten: Für Patienten jünger als 3 Jahre Geburtsdatum. Kosename, besonders für Kinder zwischen 2 und 10 Jahren. Vorname der Eltern (und Nachname von jedem, falls unterschiedlich) und Angaben darüber, wo sie während der Arbeitszeit zu erreichen sind.

Hauptbeschwerden: Bei Angaben zu den Hauptbeschwerden sollte klargestellt werden, ob die Beschwerden vom Patienten, von einem oder beiden Elternteilen oder von beiden Seiten für wichtig gehalten werden. In einigen Fällen mag es eine dritte Partei geben, z. B. den Lehrer, der sich Sorgen um das Kind gemacht hat.

Jetzige Krankheit: Bei der Darstellung der jetzigen Krankheit sollte die Reaktion jedes Familienmitgliedes auf die Symptome des Patienten und seine Ansicht darüber erfaßt werden, ob der Patient irgendeinen sekundären Gewinn aus der Krankheit erzielt.

Frühere Krankheiten

Geburtsanamnese: Bei Erkrankungen während der ersten 2 Lebensjahre sowie für neurologische und Entwicklungsprobleme ist die Geburtsanamnese besonders wichtig. Krankenhausberichte sollten kritisch daraufhin durchgesehen werden, ob Hinweise der Eltern auf Probleme vor, während oder nach der Geburt vorhanden sind.

Pränatale Phase: Mütterlicher Gesundheitszustand vor und während der Schwangerschaft, einschließlich Ernährung und spezifische Erkrankungen, die in Verbindung mit der Schwangerschaft auftraten, oder Angaben darüber, wodurch es in der Schwangerschaft zu Komplikationen kam. Dosis und Einnahmedauer aller Medikamente während der Schwangerschaft; Gewichtszuwachs; vaginale Blutungen; Dauer der Schwangerschaft; Einstellung der Eltern zur Schwangerschaft und Elternschaft im allgemeinen und für dieses Kind im besonderen.

Natale Phase: Verlauf der Wehen und der Geburt, einschließlich besonderer Schwierigkeiten, Gebrauch von Betäubungsmitteln und unerwartet eingetretene Komplikationen; Reihenfolge der Geburten bei multiplen Geburten; Geburtsgewicht.

Neonatale Phase: Beginn der Atmung; Wiederbelebungsversuche; Apgar-Schema und Schätzung der Schwangerschaftsdauer; spezifische Probleme mit der Ernährung, Atemnot, Zyanose, Ikterus, Anämie, Krämpfe, angeborene Anomalien oder Infektionen; mütterlicher Gesundheitszustand nach der Geburt; Trennung von Mutter und Kind und Gründe dafür; erste Reaktion der Mutter auf ihr Kind und die Intensität der Mutter-Kind-Beziehung; Schrei-, Schlafgewohnheiten und Gewohnheiten beim Wasserlassen und bei der Defäkation.

Ernährungsanamnese: Von besonderer Bedeutung während der ersten 2 Lebensjahre und in Zusammenhang mit Problemen der Unter- und Überernährung.

Säuglingsalter: Stillen – Häufigkeit und Dauer, Gebrauch von zusätzlicher oder ergänzender Nahrung, aufgetretene Schwierigkeiten, zeitlicher Ablauf und Methode der Entwöhnung. *Muttermilchersatz* – Art, Zusammensetzung und Häufigkeit der Mahlzeiten, aufgetretene Schwierigkeiten (Erbrechen, Kolik, Diarrhoe), zeitlicher Ablauf und Methode der Entwöhnung. *Vitamin- und Eisenzusätze* – Art, verabreichte Menge, Häufigkeit und Dauer. *Feste Nahrung* – Arten und Mengen von Babynahrung, die das Kind erhielt, Reaktion des Kindes auf die Nahrungsaufnahme, Aufnahme von Kindernahrung und Teilnahme an den Mahlzeiten, eigenständige Nahrungsaufnahme, Reaktion der Mutter und des Kindes auf den Ernährungsprozeß.

Kleinkindalter: Eßgewohnheiten – Vorlieben und Abneigungen, Arten und Mengen der aufgenommenen Nahrungsmittel, elterliche Haltung zum Essen im allgemeinen und zu der Über- oder Unterernährung dieses Kindes, elterliche Reaktion auf die Ernährungsprobleme (falls vorhanden). Die Führung eines *Ernährungstagebuches* über die Dauer von 7 bis 14 Tagen mag für die genaue Einschätzung der Nahrungsmittelaufnahme in Hinsicht auf kindliche Ernährungsprobleme erforderlich sein.

Wachstums- und Entwicklungsanamnese: Besonders wichtig während des Säuglings- und Kindesalters und im Zusammenhang mit Problemen des verlangsamten Körperwachstums, der psychomotorischen und intellektuellen Retardierung und mit Verhaltensstörungen.

Körpergröße: Tatsächliches (oder ungefähres) Gewicht und Größe bei der Geburt und im Alter von 1, 2, 5 und 10 Jahren; chronologischer Abriß von langsamer oder schneller Größenzunahme und Gewichtsveränderungen; Durchbruch und Reihenfolge des Ausfalls der Milchzähne.

Meilensteine in der Entwicklung: Alter, in dem der Patient in Bauchlage den Kopf heben konnte, sich aus der Bauchlage in die Rückenlage und umgekehrt drehen konnte, mit Hilfe und allein sitzen, stehen, gehen konnte, sein erstes Wort, eine Wortkombination und ganze Sätze sagen konnte, sich selbst die Schuhe schnüren und sich ohne Hilfe anziehen konnte.

Soziale Entwicklung: Schlaf – Umfang und Schlafgewohnheiten während des Tages und bei Nacht; übliche Schlafenszeit; Art des Bettes und sein Standort; Alpträume, nächtliches Erschrecken und Nachtwandeln. *Toilette* – verwendete Erziehungsmethoden, um eine Kontrolle der Blase und des Darmes zu erzielen, Vorkommen von Einnässen oder Bettnässen oder Einkoten, Einstellung der Eltern dazu, Begriffe, die in der Familie für Wasserlassen und Stuhlgang verwendet werden (wichtig zu wissen, wenn ein junges Kind ins Krankenhaus eingewiesen wird). *Sprache* – Stammeln, Stottern, Babysprache, Lispeln, Einschätzung des Sprachschatzes. *Gewohnheiten* – Schaukeln des Bettes, Jactatio capitis, Zuckungen, Daumennuckeln, Fingernägelkauen, Pica, ritualisiertes Verhalten. *Disziplin* – elterliche Einstellung zum Temperament und zur Disziplin des Kindes; Erziehungsmethoden, Erfolg oder Mißerfolg, negative Eigenschaften, Wutanfälle, Schüchternheit, Aggressivität. *Ausbildung* – tägliche Probleme, Kinderkrippe, Kindergarten; Alter und Einstellung beim Eintritt; anhaltende Zufriedenheit bei Eltern und Kind; akademische Erziehung; Dinge, die die Schule betreffen. *Sexualität* – Beziehung zu Mitgliedern des anderen Geschlechts; Neugierde, was Befruchtung, Schwangerschaft und Unterschiede zwischen den Geschlechtern betrifft; Antworten der Eltern auf die Fragen des Kindes und die sexuelle Erziehung, die die Eltern in Bezug auf Masturbation, Menstruation, nächtlichen Samenerguß, Entwicklung sekundärer Geschlechtsmerkmale und sexueller Triebe erteilt haben und zeitlicher Verlauf der Aufklärung. *Persönlichkeit* – Grad der Abhängigkeit, Beziehung zu den Eltern, Geschwistern und Angehörigen: Gruppen- und Eigenaktivitäten und Interessen; Anpassungsfähigkeit; besondere Freunde (real oder eingebildet); Hauptfähigkeiten und Geschicklichkeiten; Selbsteinschätzung.

Kinderkrankheiten: Durchgemachte Kinderkrankheiten, wie Masern, Windpokken oder Mumps. Jede erneute Exposition sollte erwähnt werden.

Aktive und passive Immunisierung: Besondere Daten über die Verabreichung einer jeden Impfung sollten aufgezeichnet werden, so daß eine weiterführende Behandlung durch die Kindheit und Jugend hindurch sichergestellt werden kann. Unerwartete Reaktionen auf bestimmte Impfungen sollten ebenso festgehalten werden.

Screening-Untersuchungen: Die Daten und Resultate von jeder durchgeführten Screening-Untersuchung sollten festgehalten werden, so z. B. Sehkraft, Gehör-Prüfung, Tuberkulin-Probe, Urinuntersuchung, Hämatokrit, Blutsenkung, Sichelzellanämie, Phenylketonurie, Galaktosämie, andere genetische Stoffwechselstörungen, α_1-Antitrypsin-Mangel und andere Tests, die bei bestimmten Patienten mit hohem Risiko angezeigt sind.

Operationen
Verletzungen
Krankenhausaufenthalte
} Die Reaktionen der Eltern und des Kindes auf diese Ereignisse sollten ermittelt werden.

Allergien: Besondere Aufmerksamkeit sollten den Allergien gewidmet werden, die besonders häufig während des Säuglings- und Kindesalters auftreten: Ekzeme, Nesselsucht, anhaltender allergischer Schnupfen und Überempfindlichkeit bei Insektenstichen.

Familienanamnese: Erziehung, berufliche Laufbahn, psychische Gesundheit und familiärer Hintergrund von jedem Elternteil oder Elternteilersatz; die wirtschaftlichen Verhältnisse der Familie, einschließlich Einkommen, Wohnung, Umwelt, in der die Familie lebt; Arbeitsrhythmus der Eltern; familiärer Zusammenhalt und gegenseitige Abhängigkeit; Hilfe von Verwandten, Freunden und Nachbarn; ethnisches und kulturelles Milieu, in dem die Familie lebt; elterliche Erwartung an den Patienten und Einstellung ihm gegenüber im Vergleich zu seinen Geschwistern. (Teile dieser Informationen können schon in den Teil „Jetzige Erkrankung", wenn dies damit im Zusammenhang steht, oder unter „Psychosoziale Krankengeschichte", eingeflossen sein). Die Blutsverwandtschaft der Eltern sollte ermittelt werden.

Häufig und ganz besonders bei der Untersuchung des Patienten in der Praxis ist eine derartig umfassende Datenerhebung nicht erforderlich und zeitlich auch nicht praktikabel. In diesem Fall sollten Sie eine Kurz-Anamnese aufnehmen. In Ergänzung zu den üblichen persönlichen Daten ist der Bericht über die *jetzige Erkrankung* gewöhnlich alles, was unmittelbar erforderlich ist. Sie müssen dann Ihre Aufmerksamkeit auf die akute Situation richten, anstatt eine ausführliche Befragung nach dem obigen Schema vorzunehmen. Wenn z. B. ein Patient mit akuten Halsschmerzen zu Ihnen kommt, ist es allerdings auch im Rahmen der Kurz-Anamnese angebracht, ihn über ähnliche Erkrankungen in der Familie, über vorausgegangenes rheumatisches Fieber oder über eine mögliche Penicillinallergie zu befragen. Die zunächst erhobene Kurz-Anamnese wird dann bei späteren Untersuchungsterminen systematisch ergänzt.

Bei diesen späteren Untersuchungsterminen müssen Sie herausfinden, in welcher Verfassung sich der Patient gegenüber der letzten Vorstellung befindet, wie seine Symptome sich verändert haben, inwieweit er über seinen Zustand und seine Behandlung Bescheid weiß und welche therapeutischen Anweisungen er befolgt bzw. nicht befolgt hat. Entscheidend bei den nachfolgenden Untersuchungen und Konsultationsgesprächen ist die Erfassung des Krankheitsverlaufs.

Sie können Ihr Verständnis für die Sorgen des Patienten bei jedem Vorstellungstermin verbessern, wenn Sie drei Fragen im Gedächtnis behalten: *Warum ist der Patient gekommen?* („Ich habe Bauchschmerzen"), *was beunruhigt ihn?* („Ich glaube, ich habe eine Blinddarmentzündung") und *warum ist dies eine Beunruhigung für den Patienten?* („Mein Onkel Karl starb an einem Blinddarmdurchbruch"). Diese Fragen müssen direkt oder indirekt bei bestimmten Gelegenheiten während der Untersuchung beantwortet werden, weil der Patient kaum zufriedenzustellen ist, wenn diese Fragen nicht angesprochen werden. Die Patienten möchten oft ebenso gerne oder noch lieber erfahren, woran sie *nicht* erkrankt sind – besonders dann, wenn sie fürchten, daß sie an einer ernsten oder möglicherweise tödlich verlaufenden Krankheit leiden.

Auch wenn Sie nun wissen, nach welchen Informationen Sie zu fahnden haben, so sollten Sie doch dadurch oder durch vorschnelle Verdachtsdiagnosen das Gespräch mit dem Patienten nicht in eine bestimmte Richtung lenken: Der Verlauf der Anamneseerhebung sollte in erster Linie dadurch bestimmt werden, was der Patient sagt und tut. Wenigstens am Anfang sollten Sie den Hinweisen folgen, die der Patient Ihnen gibt, und nicht dem Vordruck Ihres Anamnesebogens. Mehr und mehr hat sich in den letzten Jahren in vielen Kliniken eine computergerechte, detaillierte Schematisierung der Anamnese- und Befunderhebung eingebürgert. Durch diese Formalisierung der Erhebungsbögen wird der Untersucher in seiner Arbeit schematisiert, ja entmündigt. Häufig wird dadurch die Chance zu einer individuellen Anamneseerhebung verringert. Viele erfahrene Ärzte plädieren daher nach wie vor für das „weiße Blatt Papier" zur Dokumentation von Anamnese und Befund bei der Krankenuntersuchung. Besonders der junge Arzt wird dabei vielleicht so manche wichtige Einzelheit bei der Anamnese- und Befunderhebung auslassen. Wie so oft dürfte daher das effektive Formblatt für die Erhebung der Krankengeschichte und des Untersuchungsbefundes in der Mitte zwischen dem Computerformular zum Ankreuzen und dem weißen Blatt Papier liegen.

Erhebung der Anamnese

Vorbemerkungen, Vorbereitung: Bevor Sie mit dem Patienten sprechen, verschaffen Sie sich einen kurzen Überblick über die persönlichen Daten des Patienten, wie Alter, Familienstand, Beruf, Wohnort und informieren Sie sich, ob und gegebenenfalls warum der Patient zu Ihnen überwiesen worden ist. Dabei sollten Sie bereits über Voruntersuchungen und früher erhobene Befunde informiert sein, bevor das Gespräch mit dem Patienten beginnt.

Häufig muß die Erhebung der Anamnese unter schwierigen äußeren Umständen erfolgen, z. B. in einem Vierbettzimmer oder auf dem Flur einer hektischen

Notfallstation. Insbesondere unter derartig ungünstigen Voraussetzungen ist Höflichkeit und Zuvorkommenheit gegenüber dem Patienten eine wesentliche Bedingung für eine erfolgreiche Kommunikation. Häufig beginnt Ihre Beziehung zu dem Patienten auch mit einer mündlichen oder telefonischen Terminabsprache. Schon jetzt sollten Sie dem Patienten höflich und mit dem offensichtlichen Wunsch zu helfen gegenübertreten. Wenn der Patient baldmöglichst einen Untersuchungstermin bekommt und Sie diesen Termin auch tatsächlich einhalten, können Sie den Grundstein für eine vertrauensvolle Zusammenarbeit legen. Die ersten Phasen der Kommunikation zwischen Patient und Arzt einschließlich der korrekten Anrede sind die kritischen Determinanten des sogenannten reflexiven Selbstkonzeptes des Patienten (was der Patient denkt, was Sie von ihm denken). Wenn dieses hoch eingeschätzt wird, ist der Patient leichter zufriedenzustellen und eher bereit, Ihren diagnostischen und therapeutischen Ratschlägen zuzustimmen. Wenn es niedrig veranschlagt wird, kann es schwer für Sie werden, das Vertrauen und die Bereitschaft zur Mitarbeit des Patienten zu gewinnen.

Die Atmosphäre, in der das Gespräch mit dem Patienten stattfindet, gibt ihm schon einen gewissen Eindruck darüber, wie groß Ihr Interesse an ihm ist. Findet die Unterhaltung in einer ruhigen Umgebung statt oder ist sie hektisch und Sie werden dauernd unterbrochen? Der Patient und Sie sollten sich gegenüber sitzen. Bitte führen Sie die Unterhaltung nur, wenn es gar nicht anders möglich ist, mit einem Patienten, der im Bett liegt. Wenn Sie sich an die gegenüberliegende Wand lehnen, sich langsam in Richtung Tür fortbewegen, unruhig von einem Fuß auf den anderen treten, beeinflussen Sie die Kommunikationsbereitschaft des Patienten ungünstig. Den gleichen Effekt bewirken Dinge, die auf ungleiche Machtverhältnisse oder sogar Respektlosigkeit hinweisen, z. B. das Begrüßen und Befragen einer Frau, während diese auf einem gynäkologischen Untersuchungsstuhl liegt.

Ihr Abstand vom Patienten sollte möglichst einige Schritte betragen; weder so nah, daß es unbehaglich vertraulich ist, noch zu weit entfernt für eine intensive Unterhaltung. Patienten können leichter mit Ihnen reden, wenn sie neben Ihrem Schreibtisch sitzen, als wenn sie über ihn hinwegblicken müssen wie über eine Barriere. Die Beleuchtung übt ebenfalls einen großen Einfluß auf die Gesprächsatmosphäre aus. Setzen Sie sich nicht zwischen den Patienten und ein helles Licht oder Fenster. Obwohl Sie ihn dann gut sehen können, muß er unangenehm mit den Augen in Ihre Richtung blinzeln. Sie führen unwissentlich ein Verhör, kein hilfreiches Gespräch. Schließlich sollten Sie auch darauf achten, daß Ihre Kleidung nicht störend oder irritierend auf den Patienten wirkt. Sie sollten sauber und gepflegt aussehen und angemessen gekleidet sein. Konservative Kleidung und ein weißer Kittel sind meist für das Gespräch mit Erwachsenen geeignet, während lässige Kleidung ohne Uniformcharakter vorzuziehen ist, wenn Sie es mit Kindern oder mit jüngeren Patienten zu tun haben. Auch wenn Sie Ihre Kleidung eher auf Ihre eigene Persönlichkeit abstimmen wollen, als sich den Wünschen anderer anzupassen, entscheidend ist, daß Sie sich der Wirkung Ihres Äußeren auf den Patienten bewußt sind.

Begrüßung des Patienten: Stellen Sie sich dem Patienten bei Ihrer ersten Begegnung mit Ihrem Namen und Ihrer Funktion vor. Das gilt natürlich insbesondere für die häufig unpersönliche Atmosphäre des Krankenhauses. Überlassen Sie es dabei nicht dem Patienten, Sie aufgrund Ihres Namensschildes zu identifizieren. Begrüßen Sie Ihrerseits den Patienten mit seinem Namen und schenken Sie ihm während Ihres Gespräches mit ihm Ihre ungeteilte Aufmerksamkeit. Geben Sie ihm die Hand, wenn Sie es für richtig halten. Benutzen Sie, außer wenn Sie sich mit einem Kind oder einem Jugendlichen unterhalten oder wenn Sie den Patienten schon gut kennen, die formale Anrede, z. B. „Herr Schneider" oder „Frau Schmidt". Die Anrede von Erwachsenen mit dem Vornamen oder mit Spitznamen, die Anrede einer älteren Frau mit „Oma" oder die Anrede einer Mutter mit „Mutter" führt zur Depersonalisierung und letztlich zur Demütigung. Wenn Sie nicht der behandelnde Arzt sind, sondern z. B. seine Vertretung oder wenn Sie Medizinstudent sind, erklären Sie dem Patienten Ihre speziellen Aufgaben und Funktionen.

Achten Sie auf die Bequemlichkeit für den Patienten während der Erhebung der Anamnese. Wenn Sie die Anamnese bei einem stationären Patienten zu erheben haben, fragen Sie ihn zunächst, wie er sich fühlt und ob es ihm *jetzt* angenehm ist, mit Ihnen zu sprechen. Achten Sie auf mögliche Anzeichen von Unbehagen, wie z. B. Hinweise auf Schmerzen oder Angst oder den Wunsch, zur Toilette zu gehen. Eine verbesserte Lagerung des Patienten im Bett oder ein kurzes Aufschieben des Gespräches, so daß der Patient sich von seiner Familie verabschieden oder zur Toilette gehen kann, können der beste Weg sein, um zu einer ergiebigen Krankengeschichte zu gelangen.

Einleitende Fragen: Der Patient erzählt seine Krankengeschichte: Nun können Sie beginnen, mit dem Patienten darüber zu sprechen, warum er zu Ihnen gekommen ist – seine Hauptbeschwerden, falls welche vorhanden sind, und seine jetzige Erkrankung. (Gelegentlich mag ein beschwerdefreier, anscheinend gesunder Patient zu einem Check-up oder mit dem Wunsch, eine gesundheitsbezogene Angelegenheit zu diskutieren, zu Ihnen kommen). Beginnen Sie Ihr Gespräch mit dem Patienten mit einer allgemeinen Frage, die eine große Vielfalt an Antworten erlaubt – z. B.: „Was führt Sie zu uns?" oder „Was beunruhigt Sie?". Fragen Sie, nachdem der Patient geantwortet hat, noch einmal oder sogar mehrmals: „Noch etwas?". Wenn er geendet hat, ermutigen Sie ihn, das Gesagte näher auszuführen, indem Sie sagen: „Erzählen Sie mir genauer darüber" oder sagen Sie zu ihm, wenn mehr als ein Problem vorhanden zu sein scheint: „Erzählen Sie mir über Ihre Kopfschmerzen" oder „... über das, was Sie am meisten beunruhigt". Nehmen Sie, wenn er antwortet, den Faden seiner Geschichte wieder auf und folgen Sie ihm, ohne den Gedankengang abzubrechen oder zu beeinflussen.

Hören Sie dem Patienten zu! Nicht alle Krankengeschichten sind kompliziert. Viele Patienten benötigen Ihre Hilfe bei relativ einfachen medizinischen Problemen. Andere haben Krankheiten mit komplexen psychosozialen und pathophysiologischen Ursachen; sie haben komplizierte Auffassungen über sich selbst, ihre Krankheiten, mögliche Behandlungen und über diejenigen, die versuchen, ihnen dabei zu helfen. Am Anfang wird es Ihnen oft noch schwerfallen, Patienten rasch nach diesen Eigenarten einzuschätzen. Um dies tun zu können, muß Ihre Gesprächstechnik jedem Patienten erlauben, zwanglos seine eigene Geschichte zu erzählen. Wenn Sie den Patienten zu schnell unterbrechen, wenn Sie zu früh spezielle Fragen stellen, riskieren Sie es, bestimmte Anhaltspunkte nach denen Sie suchen sollten, zu übergehen. Trotzdem ist Ihre Rolle nicht passiv. Sie sollten aktiv zuhören und nach Anhaltspunkten für wichtige Symptome, Gefühle, Ereignisse und Assoziationen suchen. Sie können dann den Patienten veranlassen, Ihnen mehr über bestimmte Aspekte zu erzählen. Methoden, dem Patienten zu helfen und ihn zu leiten, ohne ihn von seinem eigenen Bericht abzubringen, sind die Techniken der *Ermunterung, Reflektion, Verdeutlichung, einfühlenden Antworten, Gegenüberstellung, Interpretation* und *Fragen, die Gefühle herausfordern*. Ihr Verhalten während des ganzen Gespräches ist ebenfalls für den Informationswert dieses Abschnittes der Anamneseerhebung besonders wichtig.

Ermunterung: Sie gebrauchen das Stilmittel der Ermunterung, wenn Sie den Patienten durch Ihre Körperhaltung, Taten oder Worte dazu ermutigen, mehr zu sagen, aber nicht sein Thema einzuengen. Aufmerksame, aber trotzdem entspannte Stille wirkt erleichternd. Sich vorzulehnen, Augenkontakt aufzunehmen, „Mm-hmm" oder „Erzählen Sie weiter" oder „Ich höre zu" zu sagen, all dies hilft dem Patienten fortzufahren.

Reflektion: Die Reflektion ist der Ermunterung sehr ähnlich; eine Wiederholung der Worte des Patienten, die ihn ermutigt, mehr Details zu erzählen. Die Reflektion kann hilfreich sein, wenn man, wie in dem folgenden Beispiel, beides, Fakten und Gefühle, eruieren will.

Patient: „Der Schmerz wurde schlimmer und strahlte aus." (Pause)
Antwort: „Er breitete sich aus?"
Patient: „Ja, er zog bis zur Schulter und meinen linken Arm bis zu den Fingern herunter. Es war so schlimm, daß ich dachte, sterben zu müssen." (Pause)
Antwort: „Sie dachten, sterben zu müssen?"
Patient: „Ja. Es war genau wie der Schmerz, den mein Vater hatte, als er seinen Herzanfall hatte, und ich hatte Angst, daß mir dasselbe passieren würde."

Hier hat die Technik der Reflektion nicht nur geholfen, die Lokalisation und Stärke der Schmerzen herauszufinden, sondern auch ihre Bedeutung für den Patienten. Bei dieser Technik riskieren Sie nicht, die Geschichte des Patienten zu beeinflussen oder seinen Gedankengang zu unterbrechen.

Verdeutlichung: Manchmal sind die Worte des Patienten zweideutig oder seine Assoziationen unklar. Wenn Sie verstehen wollen, was er sagt, müssen Sie ihn um Verdeutlichung bitten, z.B.: „Erzählen Sie mir, was Sie mit einer ‚Erkältung' meinen," oder „Sie sagten, Sie benähmen sich wie Ihre Mutter. Was meinen Sie damit?"

Einfühlende Antworten: Wenn ein Patient mit Ihnen spricht, kann er Gefühle – mit oder ohne Worte – ausdrücken, die ihn in Verlegenheit bringen, beschämen oder auf andere Weise verstummen lassen. Diese Gefühle mögen durchaus entscheidend für das Verständnis seiner Krankheit oder der geplanten Behandlung sein. Wenn Sie diese erkennen und auf eine Art, die Verständnis und Anteilnahme ausdrückt, beantworten können, zeigen Sie gegenüber dem Patienten Einfühlungsvermögen, lassen ihn sich sicherer fühlen und ermutigen ihn fortzufahren. Einfühlende Antworten können so einfach sein wie: „Ich verstehe". Andere Beispiele sind: „Sie müssen sehr verwirrt gewesen sein" oder „Das muß Sie sehr deprimiert haben." Einfühlende Antworten können ebenso auch „wortlos" sein – z. B. einem weinenden Patienten ein Taschentuch anzubieten oder sanft Ihre Hand auf seinen Arm zu legen, um Verständnis auszudrücken. Seien Sie sich, wenn Sie eine einfühlende Antwort geben, sicher, daß Sie darauf, was der Patient bereits ausgedrückt hat, korrekt antworten. Haben Sie etwa geäußert, wie erschüttert ein Patient über den Tod eines Elternteils gewesen sein muß, wenn er in Wirklichkeit offensichtlich erleichtert war, von langanhaltenden finanziellen und emotionalen Belastungen befreit zu sein, dann haben Sie Ihren Patienten gründlich mißverstanden und wahrscheinlich eine weitere Unterhaltung über dieses Thema blockiert.

Gegenüberstellung: Während eine einfühlende Antwort ihr Mitgefühl ausdrückt, lenkt die Gegenüberstellung die Aufmerksamkeit des Patienten auf seine eigenen Worte und sein Verhalten. Wenn Sie z. B. Hinweise auf Ärger, Angst oder Depression beobachten, mag die Gegenüberstellung helfen, diese Gefühle offen zu legen: „Ihre Hände zittern, immer wenn Sie darüber reden" oder „Sie sagen, daß es Ihnen egal ist, aber es stehen Tränen in Ihren Augen." Konfrontation kann ebenso hilfreich sein, wenn die Geschichte des Patienten voller Widersprüche war. „Sie sagen, daß Sie nicht wissen, was Ihre Magenschmerzen hervorruft; aber immer wenn Sie diese Schmerzen haben, würden Sie sich angegriffen fühlen."

Interpretation: Die Interpretation geht noch einen Schritt über die Konfrontation hinaus. Bei der Interpretation ziehen Sie eher eine Schlußfolgerung, als daß Sie nur beobachten: „Nichts war Ihnen heute recht. Sie scheinen vom Krankenhaus genug zu haben." „Sie fragen viel über Röntgen. Sind Sie darüber beunruhigt?" Wenn Sie die Worte oder das Verhalten eines Patienten interpretieren, gehen Sie das Risiko ein, eine falsche Schlußfolgerung zu ziehen und eine weitere Unterhaltung zu erschweren. Wenn die Methode der Interpretation klug angewendet wird, können Sie damit sowohl Einfühlungsvermögen zeigen als auch das Verständnis verbessern.

Befragung über Gefühle: Bevor Sie eine Schlußfolgerung ziehen oder ein Gefühl reflektieren, können Sie einfach den Patienten fragen, wie er sich fühlt oder gefühlt hat, z. B. bei seinen Symptomen oder einem Ereignis. Wenn Sie ihn nicht merken lassen, daß Sie an seinen Gefühlen genauso interessiert sind wie an Fakten, wird er Ihnen diese vorenthalten und Ihnen könnten wichtige Einsichten entgehen.

Ihr allgemeines Verhalten: Ebenso wie Sie den Patienten während der Anfangsphase des Gespräches beobachtet haben, so hat auch der Patient Sie beobachtet. Bewußt oder nicht, haben Sie ihm durch Ihre Worte und Ihr Verhalten

Informationen gegeben. Sie sollten, was diese Informationen anbetrifft, feinfühlig sein und sie, soweit Sie können, kontrollieren. Haltung, Gesten, Augenkontakt und Worte können Interesse, Aufmerksamkeit, Anteilnahme und Verständnis ausdrücken. Der erfahrene Untersucher wirkt ruhig und ohne Eile, auch wenn seine Zeit begrenzt ist. Reaktionen, die auf Ekel, Abneigung, Verlegenheit, Unruhe oder Langeweile hinweisen, behindern ebenso das Gespräch wie herabwürdigendes, stereotypes oder sich über den Patienten lustig machendes Verhalten. Obwohl negative Reaktionen wie diese normal und oft ganz verständlich sein können, sollten Sie nicht offen gezeigt werden. Hüten Sie sich davor, nicht nur, wenn Sie mit dem Patienten sprechen, sondern auch, wenn Sie mit Ihren Kollegen oder mit Schwestern über den Patienten reden, entweder am Krankenbett oder auf dem Flur.

Besonders zu Beginn Ihrer ärztlichen Tätigkeit fehlen Ihnen sicher öfter bestimmte Kenntnisse auf speziellen Gebieten. Aber auch erfahrene Ärzte werden immer wieder einmal mit diesem Problem konfrontiert. Wenn Sie auf die direkte Frage eines Patienten keine Antwort wissen, ist es gewöhnlich das beste, ehrlich zu sein und dies zuzugeben; aber fügen Sie hinzu, daß Sie sich bemühen werden, sich zu informieren. Klares Eingestehen Ihres Status als Studierender kann Ihnen unangenehme Situationen ersparen.

Direkte Fragen: Wenn Sie die bis jetzt beschriebenen indirekten Befragungstechniken anwenden, wird es Ihnen meistens gelingen, sich ein Bild über die wichtigsten Probleme des Patienten zu machen. So können Sie einen chronologischen Bericht vertiefen, indem Sie indirekte Fragen stellen, wie z. B.: „Was dann?" oder „Was geschah danach?" Jedoch werden Sie in der Regel speziellere Informationen benötigen. Vervollständigen Sie Ihre Informationen durch direkte Fragen. Wenn die jetzige Erkrankung des Patienten Schmerzen hervorruft, müssen Sie z. B. folgende Dinge erfragen: 1. Ihre Lokalisation. Wo treten sie auf? Strahlen Sie aus? 2. Ihre Qualität. Womit sind Sie zu vergleichen? 3. Ihre Quantität und Stärke. Wie schlimm sind sie? 4. Zeitlicher Verlauf. Wann begannen die Schmerzen? Wie lange dauern Sie an? Wie oft treten sie auf? 5. Die Umstände, unter denen sie auftreten. 6. Faktoren, die sie erleichtern oder erschweren. 7. Begleitsymptome.

Einige Regeln sind für den Gebrauch direkter Fragen zu beachten. Die Fragen sollten *vom Allgemeinen zum Speziellen übergehen.* Eine mögliche Reihenfolge könnte z. B. sein: „Womit waren Ihre Brustschmerzen zu vergleichen?... Wo fühlten Sie sie?... Zeigen Sie es mir!... Blieben die Schmerzen an diesem Ort konzentriert oder strahlten sie aus oder wanderten sie?... Zu welchen Fingern?"

Direkte Fragen *sollten keine Suggestivfragen sein.* Wenn ein Patient die Frage „Sieht Ihr Stuhlgang teerähnlich aus?" mit „ja" beantwortet, müssen Sie sich immer fragen, ob diese Beschreibung seine oder Ihre ist. Eine bessere Formulierung ist: „Welche Farbe hat Ihr Stuhlgang?" Suggestivfragen ergeben oft irreführende Antworten. Ein klassisches Beispiel: „Ist zu Hause alles in Ordnung?"

Wenn möglich, stellen Sie Fragen, die eher *eine abgestufte Antwort* erfordern, als eine Ja- oder Nein-Antwort. „Wieviele Treppenstufen können Sie steigen, bevor Sie stehenbleiben müssen, um Atem zu holen?" ist besser als „Werden Sie beim Treppensteigen kurzatmig?"

Manchmal scheinen Patienten unfähig zu sein, ihre Symptome ohne Hilfe zu beschreiben. Bieten Sie, um die Beeinflussung so gering wie möglich zu halten, *mehrere Möglichkeiten für die Antwort* an: „Ist Ihr Schmerz dumpf, stechend, drückend, brennend, ziehend oder wie?" Fast jede spezielle Frage hat wenigstens zwei Wahlmöglichkeiten: „Husten Sie Schleim ab oder nicht?"

Stellen Sie nur eine Frage zur selben Zeit. „Haben Sie Tuberkulose, Rippenfellentzündung, Asthma, Bronchitis, Lungenentzündung?" kann zu einer verneinenden Antwort aus völliger Verwirrung führen. Benutzen Sie eine *Sprache, die für den Patienten verständlich und angemessen ist.* Auch, wenn Sie einen medizinisch Gebildeten über Dyspnoe befragen können, ist die gebräuchlichere Bezeichnung Kurzatmigkeit. Wenn Sie sich mit einem Bergarbeiter aus dem „Ruhrpott" unterhalten, mag es hilfreich sein, die dort gebräuchliche Umgangssprache zu verwenden. Wörter, die in den Formularen der Krankengeschichte verwendet werden, sind oft nicht für den sprachlichen Gebrauch geeignet. Sie bedürfen einer angemessenen Übersetzung.

Vervollständigung der Anamnese

Bis zu diesem Zeitpunkt sollten Sie in der Lage sein, aus den spontanen Äußerungen und den speziell erfragten Daten eine chronologische Teilanamnese zur *jetzigen Erkrankung* des Patienten zusammenzustellen. Nun muß die Erhebung der *Vorgeschichte zum Gesundheitszustand* des Patienten, die *Familien-* und die *psychosoziale Anamnese* sowie die *spezielle Anamnese der Organsysteme* die Anamnese des Patienten vervollständigen. Mit Ausnahme der *psychosozialen Anamnese,* wird die direkte Fragestellung hier die wesentliche Erhebungstechnik darstellen. Kehren Sie jedoch auch in diesem Bereich der Anamneseerhebung zu der indirekten Befragungstechnik zurück, wenn es um emotional überlagerte Einzelheiten geht. So kann es notwendig sein, bei der Erhebung der Familienanamnese wieder auf eine indirekte Befragung überzugehen, wenn man z. B. von dem Tod der Eltern oder der schweren Erkrankung eines Kindes erfährt. Dann könnte man weiter fragen: „Was hat für Sie der Verlust Ihrer Eltern bedeutet?" oder „Wie fühlten Sie sich damals?". Hier können wertvolle Einblicke in die psychische und emotionale Situation des Patienten erlangt werden, was für seine weitere Betreuung und Behandlung von großer Wichtigkeit sein kann. Im Bereich der *speziellen Anamnese der Organsysteme* kann eine detaillierte Explorationstechnik wie bei der Darstellung der Anamnese zu der *jetzigen Erkrankung* erforderlich werden. Die Befragungstechnik muß also stets flexibel und an das jeweilige Thema so wie das Verhalten des Patienten angepaßt sein.

Drei Teilbereiche der Anamneseerhebung stellen an die meisten Untersucher besonders hohe Anforderungen – und zwar die *psychosoziale-,* die *Sexualanam-*

nese und die *Medikamentenanamnese*. Diese drei Aspekte sollen daher im folgenden etwas ausführlicher dargestellt werden.

Psychosoziale Anamnese: Im vorangegangenen Teil der Anamneseerhebung hat der Patient wahrscheinlich schon einiges über seine psychosoziale Vorgeschichte mitgeteilt, was das weitere Vorgehen leiten sollte. Redewendungen oder Ideen, die der Patient verwendet hat, können aufgegriffen werden. Dies ist besonders wichtig, wenn der Arzt noch relativ wenig über den Patienten weiß und sich sozusagen auf ein neues Gebiet vorwagen muß. Die Verwendung von indirekten Fragen kann hier hilfreich sein. Im folgenden sind einige derartige Fragen aufgeführt, die in dieser oder jener Form angewendet werden können:

„Wohnt noch jemand mit Ihnen zusammen oder leben Sie alleine?"
„Können Sie mir einen typischen Tagesablauf schildern?"
„Wo sind Sie geboren..., aufgewachsen?"
„Wie ist Ihre Kindheit verlaufen?"
„Wie erging es Ihnen in der Schule?"
„Was machen Sie beruflich?"
„Wie verstehen Sie sich mit Ihrem Vorgesetzten?"
„Haben Sie ein Hobby?"
„Was tun Sie, wenn Sie sich erholen wollen oder wenn Sie im Urlaub sind?"
„Wie denken Sie über Ihre Pensionierung?"
„Wie sehen Sie Ihre Zukunft?"

Sexualanamnese: In diesem Teil der Anamneseerhebung sollten die Fragen, wie in anderen Teilbereichen der Anamnese, zunächst auf die für den Patienten momentan wichtigsten Dinge beschränkt werden. Da gewisse Tabus bestehen, ist dies eine besonders schwierige Phase der Anamneseerhebung.
Bei weiblichen Patienten kann sich die Sexualanamnese an Fragen nach der Menarche und Menstruation anschließen. Nachfolgend sind einige Fragen aufgeführt, die als Ausgangspunkte dienen können:

„Haben Sie in letzter Zeit Geschlechtsverkehr gehabt?"
„Wie häufig ungefähr?"
„Ist das in den letzten Jahren häufiger oder seltener geworden?"
„Wie oft erreichen Sie den Höhepunkt? (Haben Sie einen Orgasmus?)."
„Haben Sie Schmerzen oder andere Beschwerden während des Geschlechtsverkehrs?"
„Hat sich Ihr Interesse am Geschlechtsverkehr in der letzten Zeit verändert?"
„Sind Sie zufrieden mit Ihrem Sexualleben?"
„Was glauben Sie, wie zufrieden Ihr Partner ist?"

Bei männlichen Patienten gibt es ähnliche Fragemöglichkeiten, die sich themenmäßig an Fragen zum Urogenitalsystem anschließen können:

„Haben Sie in der letzten Zeit Geschlechtsverkehr gehabt?"
„Wie oft ungefähr?"

„Hat das in den letzten Jahren zahlenmäßig zu- oder abgenommen?"
„Haben Sie Probleme, eine Erektion zu bekommen?"
„Haben Sie manchmal eine zu frühe Ejakulation?"
„Hat sich Ihr Interesse am Geschlechtsverkehr in der letzten Zeit verändert?"
„Wie zufrieden sind Sie im Moment im sexuellen Bereich?"
„Was glauben Sie, wie zufrieden Ihr Partner ist?"

Der Arzt sollte unbedingt den Ausdruck „Partner" benutzen, weil dies eheliche und außereheliche sowie hetero- und homosexuelle Beziehungen beinhalten kann, ohne Peinlichkeiten aufkommen zu lassen.

Die Auswirkungen einer momentanen Krankheit auf das Sexualleben des Patienten können sehr wichtige Hinweise auf seinen Allgemeinzustand geben, wie z. B. Kurzatmigkeit, Einschränkung der allgemeinen Leistungsfähigkeit, Brust- und Rückenschmerzen, Erschöpfung, unansehnlicher Hautausschlag und anderes mehr – Symptome, die das sexuelle Erleben beeinträchtigen können. Deshalb sollte der Arzt danach genauso fragen, wie nach Arbeitsfähigkeit oder Möglichkeiten zu sozialen Kontakten und dabei Formulierungen wählen wie „Beeinträchtigen Ihre Schmerzen Ihr Sexualleben?" oder besser „Wie beeinträchtigen die Schmerzen Ihr Sexualleben?".

Von besonderer Wichtigkeit ist es, bei der Erhebung der Sexualanamnese dem Patienten zu zeigen, daß er ohne Hemmungen über alles sprechen kann, was ihn berührt – ohne Angst haben zu müssen, sich bloßzustellen. Folgende Gesprächswendungen erscheinen dabei besonders geeignet:

> ...Viele junge Leute überlegen sich, wann sie sexuelle Erfahrungen machen sollten und ob sie dabei Verhütungsmittel verwenden sollen. Wie denken Sie darüber?...
>
> ...Die meisten jungen Leute wissen, daß sie Geschlechtskrankheiten bekommen können, aber ansonsten wissen sie eigentlich kaum etwas darüber....

Natürlich wird der Arzt nicht immer bei der Sexualanamnese bestimmte Symptome einer Krankheit herausfinden. Trotzdem ist es wichtig, dem Patienten entsprechende Themen zum Gespräch anzubieten, um ihm zu zeigen, daß der Arzt auch hier ein Ansprechpartner sein kann. Einige Patienten werden nicht auf dieses Angebot eingehen (und sollten auch nicht dazu gedrängt werden), andere werden diese Möglichkeit zum Gespräch im sogenannten intimen Bereich erleichtert nutzen. Das Verhalten des Patienten wird sehr wesentlich durch das Verhalten des Arztes beeinflußt: Es sollte, wie immer, ruhig, offen und verständnisvoll sein. Das kann durch eine angepaßte Wortwahl unterstrichen werden, indem der Arzt sich dem Sprachniveau des Patienten anpaßt und an bestimmten Stellen dessen Formulierung übernimmt. Dazu gehört allerdings viel Erfahrung und Einfühlungsvermögen.

Medikamentenanamnese: Da Deutschland das Land mit dem umfangreichsten Medikamentenverbrauch ist und mehr und mehr – besonders unsere älteren –

Patienten mit einer Vielzahl von Medikamenten gleichzeitig behandelt werden, kommt diesem Teil der Anamneseerhebung eine sehr große Bedeutung zu. Es hat sich nämlich in den letzten Jahren immer deutlicher gezeigt, daß Medikamentenüber- oder -unterdosierungen und insbesondere Arzneimittelwechselwirkungen in einem erschreckend hohen Prozentsatz zu Erkrankungen und akuten Verschlechterungen des Gesundheitszustandes führen können. Die Gefahr der Arzneimittelwechselwirkungen und -überdosierungen ist vor allem bei multimorbiden und multitherapierten Patienten mit chronischen Krankheiten und im Bereich der Geriatrie gegeben. Leider ist es derzeit noch nicht möglich, durch einfache Schnelltests die Blutspiegel von Arzneimitteln bzw. von deren Metaboliten zu bestimmen. Die exakte Erhebung der Medikamentenanamnese ist daher sehr wichtig und oft entscheidend für die Diagnose.

Nur in wenigen Fällen verfügen die Patienten über schriftliche Anweisungen zur Medikamenteneinnahme (Substanz, Dosis, Tageszeit); häufig werden dem Patienten auch von unterschiedlichen Ärzten verschiedene Medikamente gleichzeitig verordnet, die sich unter Umständen sogar in ihrer Wirkung aufheben oder verstärken; denn Patienten verschweigen gelegentlich dem behandelnden Arzt, daß sie gleichzeitig noch bei einem anderen (Fach-)Arzt in Betreuung sind. Oft kann sich der Patient auch an die Namen der Medikamente nicht erinnern, so daß eine Rückfrage bei den behandelnden Ärzten oder Krankenkassen erforderlich wird – oder Sie müssen sich von dem Patienten oder seinen Angehörigen die „Hausapotheke" mitbringen lassen. Dabei treten oft erstaunliche Arsenale von Arzneimitteln zutage. Nicht selten nehmen Patienten 20 und mehr Tabletten pro Tag ein. In anderen Ländern gibt es Tafeln und Farbbilder der gängigen Medikamente, um diese gemeinsam mit dem Patienten identifizieren zu können – falls deren Namen im einzelnen nicht eruiert werden können. Dieses einfache Vorgehen zur Objektivierung der Medikamentenanamnese ist natürlich in der Bundesrepublik Deutschland wegen der Plethora des Arzneimittelmarktes nicht praktikabel.

Es wird also oft darauf ankommen, mit Spürsinn und Einfallsreichtum über Erfassung der verschiedensten Quellen herauszufinden, welche Medikamente der Patient im einzelnen eingenommen hat. Dabei sollten bei chronischem Arzneimittelverbrauch bzw. -abusus (zumindest in etwa) quantitative Daten über die Gesamtmenge der eingenommenen Substanzen, z. B. Kopfschmerz- oder Schlaftabletten gewonnen werden. Gerade bei Abusus von Schlaf-, Schmerz-, Abführ-, Wassertabletten etc. sperren sich die Patienten häufig, zumindest zunächst, Ihnen entsprechende Angaben zu machen. Insistieren Sie jedoch und fragen Sie bei späterer Gelegenheit wieder nach, um die früheren Angaben des Patienten zu verifizieren! Erklären Sie dem Patienten im einzelnen, warum es wichtig ist, sich ein genaues Bild über diese Daten zu machen.

Eruieren Sie durch direktes Befragen die Einnahme von Medikamenten, die häufig vom Patienten nicht als solche eingeordnet werden. Fragen Sie also gezielt nach oralen Antikonzeptiva, Abführmitteln, Schlaftabletten, auch wenn die Patienten vorher ausdrücklich jeden Tablettenkonsum verneint haben.

Übergänge: Um die Übergänge von einem Anamneseteil zum nächsten nicht so abrupt erscheinen zu lassen, sollte der Arzt verbindende Worte finden: „Und nun möchte ich Sie noch etwas über Ihren bisherigen Gesundheitszustand fragen" oder „... über Ihre Familie fragen...".

Abschluß: Nachdem die Anamnese vollständig erhoben worden ist, sollte dem Patienten noch einmal die Möglichkeit gegeben werden, weitere, für ihn wichtige Details zu ergänzen. Fragen, wie: „Gibt es noch etwas, das Sie mir sagen möchten?" oder „Haben wir auch nichts vergessen?" können hierbei verwendet werden. Außerdem kann der Arzt alles noch einmal kurz zusammenfassen, um sicher zu sein, daß wirklich nichts Wesentliches fehlt. Zum Schluß sollte dem Patienten mitgeteilt werden, was er als nächstes tun muß bzw. was auf ihn zukommen wird: „Ich gehe jetzt für ein paar Minuten hinaus. Ziehen Sie sich bitte in der Zwischenzeit vollständig aus, ich würde Sie dann gerne untersuchen."

Schriftliche Notizen: Da es unmöglich ist, alle Details der Anamnese im Kopf zu behalten, ist es notwendig, sich Notizen zu machen. Die meisten Patienten sind daran gewöhnt, andere werden dadurch irritiert. Der Arzt sollte daher fragen, ob sich der Patient durch das Mitschreiben gestört fühlt, und ihm erklären, daß dies für eine korrekte Erhebung der Krankengeschichte erforderlich ist.
Nach einiger Übung wird es leicht gelingen, die Anamnese direkt in Reinschrift festzuhalten, besonders wenn ein Fragebogenformular zur Verfügung steht. Das Notieren sollte aber nicht die Aufmerksamkeit des Arztes vom Patienten ablenken oder gar ein Eingehen auf wichtige Bemerkungen verhindern. Besonders, während der Patient Angaben zu momentanen Beschwerden, zu seiner psychosozialen Situation oder zu anderen wichtigen Bereichen macht, sollte sich der Arzt auf keinen Fall auf die Niederschrift konzentrieren, sondern lediglich stichwortartig das Wichtigste festhalten und erst später alles ausführlich aufschreiben. In Phasen, in denen sehr heikle Punkte angesprochen werden, sollten zunächst überhaupt keine Notizen gemacht werden.

Spezielle Situationen bei der Erhebung der Anamnese
Patienten verschiedener Altersstufen

Mit dem Lebensalter der Patienten und ihren Familienstrukturen ändern sich auch die Techniken der Befragung und der Erhebung der Anamnese. Selbstverständlich werden sich auch Charaktereigenschaften, psychische Stärken und Schwächen oder körperliche Behinderungen auf die Technik der Anamneseerhebung auswirken müssen. Im folgenden sind einige der Situationen, die eine besondere Anpassung in der Methode der Anamneseerhebung erfordern, zusammengestellt.

Gespräche mit Eltern: Soll die Anamnese eines Kindes erhoben werden, bekommt der Arzt die Informationen gewöhnlich von einer dritten Person, den Eltern oder Erziehungsberechtigten. Kinder unter 5 Jahre sind normalerweise nicht in der Lage, relevante Aussagen zu machen. Das ändert sich bei älteren Kindern, so daß auf jeden Fall versucht werden sollte, von ihnen weitere Hinweise zu bekommen. Dabei ist aber eine spezielle Technik anzuwenden, auf die in den folgenden Abschnitten noch eingegangen werden soll. Hier befassen wir uns zunächst mit der Erhebung der Fremdanamnese von Eltern über ihre kranken Kinder. Die Art und Weise ähnelt im Prinzip der Erhebung der Erwachsenenanamnese, doch müssen verschiedene zusätzliche Aspekte beachtet werden.

Eltern beschreiben, was sie an ihrem Kind beobachtet haben und welche Symptome es gezeigt hat, jedoch sind diese Aussagen stets von elterlichen Vorurteilen und Erwartungen beeinflußt. Besonders deutlich wird das bei den Müttern, die in unserer Gesellschaft gewöhnlich für die Erziehung der Kinder verantwortlich sind. Ein Teil der Mutterrolle beinhaltet die Fürsorge für das Kind. Ist dieses nun krank, kann sich die Mutter in ihrer Rolle als Mutter persönlich in Frage gestellt sehen, da jede Frage über die Gesundheit ihres Kindes ihre Fähigkeiten in Zweifel ziehen könnte. Dabei können bestimmte Antworten bezüglich des Gesundheitszustandes des Kindes subjektiv verfälscht werden. Der Arzt sollte der Mutter daher zeigen, daß er sie unterstützen und sie nicht kritisieren oder gar verurteilen will. Entsprechend sollten Äußerungen wie: „Das heißt also, daß Sie dem Kind nicht das Aspirin gegen Fieber gegeben haben?" oder „Warum sind Sie nicht früher mit ihm gekommen?" oder „Warum – in Gottes Namen – haben Sie das gemacht?" unterbleiben, da diese einer verängstigten und erregten Mutter, deren Kind krank ist, sicher nicht helfen, sondern sie eher noch weiter verängstigen und beunruhigen werden.

Spricht der Arzt über das Kind, sollte er dessen Namen nennen und nicht „er" oder „das Baby" sagen.

Ist der Familienstand der Mutter nicht bekannt, können viele Unannehmlichkeiten vermieden werden, wenn bei Fragen über den Vater Formulierungen wie: „Ist Jans Vater in guter gesundheitlicher Verfassung?" und nicht „Geht es Ihrem Mann gut?" verwendet werden.

Bei der Befragung der Eltern sollten am besten indirekte, offene Fragen verwendet werden, da hierbei meist mehr Informationen gewonnen werden können als bei direkten Fragen. Lediglich bei psychosozialen Problemstellungen muß der Arzt häufig mit direkten Fragetechniken arbeiten, da die Eltern derartige Aspekte selten von sich aus ansprechen. Dies gilt besonders für Mütter aus sozial schwachen Schichten.

Schließlich wird der Arzt häufig feststellen, daß einige der angegebenen Beschwerden nur Vorwände sind, aus denen die Mutter ihn aufsucht, oder daß sie die tatsächlichen Gründe nicht als schwerwiegend erkennt, aber trotzdem ärztlichen Beistand braucht. In diesem Falle sollte eine Atmosphäre geschaffen werden, die es der Mutter ermöglicht, ihre wirklichen Sorgen mitzuteilen:

> „Gibt es noch andere Probleme mit Peter, über die Sie mit mir sprechen möchten?"
> „Was haben Sie sich erhofft, das ich für Sie tun kann, als Sie heute hierher kamen?"
> „Gibt es noch etwas, das ich Ihnen über Erika erklären soll?"
> „Haben Sie außerdem noch Sorgen mit Ihren anderen Kindern, Ihrem Mann oder haben Sie Probleme, über die Sie mit mir sprechen möchten?"

Gespräche mit Kindern: Die meisten Kinderärzte befragen Eltern und Kinder gemeinsam über den Grund des Arztbesuches. Dies hat sich so eingebürgert und bietet sowohl Vor- als auch Nachteile.

Die Nachteile sind, daß die geistige Entwicklungsstufe des Kindes berücksichtigt werden muß und auf eine entsprechende Wortwahl geachtet werden sollte. Außerdem können bestimmte Themen nur unvollständig in Gegenwart des Kindes besprochen werden – was allerdings auch nachgeholt werden kann, wenn das Kind den Raum verlassen hat. Andererseits hat der Arzt in Anwesenheit des Kindes die Möglichkeit, die Eltern-Kind-Beziehung zu beobachten und festzustellen, ob und wie sich das Kind selbst beschäftigt, während die Mutter sich mit dem Arzt unterhält. Diese Beobachtungen können unter Umständen viele weitere Fragen beantworten.

Besonders bei kleineren Kindern ist ihre Anwesenheit während der Anamneseerhebung von Vorteil, weil auf diese Art und Weise mögliche Ängste vor dem Arzt abgebaut werden können und ein besserer Übergang von der Anamnese zur Untersuchung möglich wird.

Ältere Kinder sind meist in der Lage, entsprechend ihrem geistigen Entwicklungsstand wichtige Aspekte zu ihrer Krankengeschichte zu ergänzen und bestimmte Symptome genauer zu beschreiben. Die Exaktheit dieser Angaben kann überprüft werden, indem das Kind in Abwesenheit der Eltern befragt und die Angaben verglichen werden. Bei der Befragung von Kindern sollte sich der Arzt davor hüten, „von oben herab" mit ihnen zu sprechen, da sie sehr sensibel darauf reagieren können.

Gespräche mit Jugendlichen: Die meisten Erwachsenen empfinden es als schwierig und frustrierend, mit Jugendlichen zu sprechen, da diese die Fragen nicht „wie Erwachsene" beantworten, sondern oft kurz angebunden und hochmütig erscheinen. Dies ist aber meist nur scheinbar so, da Jugendliche wie alle anderen Menschen, dem Arzt ihre Anliegen vortragen möchten, sofern sie auf wirkliches Interesse zu stoßen scheinen und als Mensch und nicht als Fall behandelt werden. Allerdings muß erst eine Basis geschaffen werden und während des Gesprächs aufrecht erhalten werden, um eine effektive Kommunikation zwischen Arzt und Jugendlichem zu ermöglichen. Viele Jugendliche werden gesprächsbereit, sobald man sich ihnen direkt zuwendet und sich nicht vom Beginn an auf ihr *Problem* anstatt auf sie selbst fixiert. So kann sich ein guter Einstieg in das Gespräch ergeben, wenn man sich zunächst über ihre Freunde, Schule, Hobbys und ihre Familien unterhält. Jugendliche kommen zum Arzt, entweder, weil sie es selbst für notwendig halten, oder weil die Eltern dies vorgeschlagen oder sogar darauf bestanden haben. Dementsprechend kommen sie entweder allein oder mit wenigstens einem Elternteil. Sollten sie mit Eltern kommen, ist es am besten, dem Jugendlichen und den Eltern klar zu machen, daß von einem gewissen Alter an jeder Mensch selbst lernen muß, für seine Gesundheit verantwortlich zu sein. Dies erfordert ein gewisses Maß an Vertraulichkeit. Nachdem die Familien- und Eigenanamnese erhoben wurde, sollte der Arzt deshalb mit dem Jugendlichen alleine sprechen. Die dabei aufzubauende neue Vertraulichkeit sollte nicht auf „Geheimniskrämerei", sondern auf gegenseitigem Respekt aufgebaut werden, wobei es allerdings auch einmal notwendig werden kann, Informationen weiterzugeben, die im Vertrauen mitgeteilt wurden. Dies ist aber nur gerechtfertigt, wenn dies für die Entwicklung des Jugendlichen bzw. für seine Umwelt entscheidend ist und wenn der Patient über diese Weitergabe von Informationen in Kenntnis gesetzt wurde.

Im vorangegangenen Teil dieses Kapitels wurden bereits einige Anamnesetechniken erörtert. Im Gespräch mit Jugendlichen sind einige davon weniger geeignet. So ist z. B. die *Reflektion* eine Technik, die kognitiv unreife Jugendliche überfordern kann. Auch der Gebrauch der Redepause, die Raum zur freien Gedankenäußerung bieten soll, wird insbesondere unsichere Jugendliche nicht dazu anregen, sich ungezwungener mitzuteilen. *Gegenüberstellungen*, die Gefühlsäußerungen provozieren sollen, könnten eher einen noch stärkeren Rückzug des jugendlichen Patienten aus dem Gespräch bewirken. Ähnlich ist es auch bei einem offenen Gespräch über Gefühle. Jugendliche empfinden es oft als sehr schwierig, Erwachsenen ihre Gefühle mitzuteilen.

Diese Schwierigkeiten sollten aber keinen Arzt davon abhalten, mit Jugendlichen ein intensives Gespräch zu suchen. Die meisten Jugendlichen möchten mit jemandem sprechen, dem sie vertrauen und den sie akzeptieren, sofern sie eine Gelegenheit haben, dies in freundlicher und zwangloser Art und Weise zu tun. Sie akzeptieren dabei eher jemanden, der sich verhält, wie man es von einem Erwachsenen seines Alters erwartet, und der nicht versucht, sich als ihresgleichen darzustellen. Glauben Sie also nicht, durch die Verwendung von bestimmten Redewendungen aus der Sprache der Jugendlichen („Kein Bock!"), sich deren Vertrauen erschleichen zu können.

Alte Patienten: Auch bei der Kommunikation mit alten Patienten muß der Arzt ganz bestimmte Dinge bezüglich des Aufbaus eines sinnvollen Arzt-Patienten-Verhältnisses beachten. Viele alte Menschen haben gleichzeitig mehrere Krankheiten und bestimmte Leiden sind bei ihnen besonders häufig, z. B. verminderte Seh- und Hörfähigkeit, Gedächtnisschwund und Depression. Oft leiden sie unter chronischen Krankheiten, die verschiedene Behinderungen mit sich bringen, und sie hatten in ihrem Leben bereits den Verlust von Familienangehörigen und engen Freunden zu verkraften. Meist müssen sie außerdem mit einer Verminderung ihrer Leistungsfähigkeit, ihrer körperlichen Attraktivität, ihres Sozialstatus, ihres persönlichen Einflusses auf ihre Umwelt und ihres Einkommens fertig werden. Der behandelnde Arzt muß all dies bedenken, sich aber gleichzeitig davor hüten, alle alten Menschen sozusagen über einen Kamm zu scheren. Viele alte Menschen bleiben anpassungsfähig, lernfähig und behalten ihren Lebensmut.

Von einem gewissen mittleren Alter an wird den Menschen ihr Alterungsprozeß bewußt und sie beginnen, das Leben an den Jahren zu messen, die wahrscheinlich noch vor ihnen liegen, und nicht an denen, die sie bereits gelebt haben. Allerdings bedeutet die Vergangenheit für sie das Sammeln vieler Erfahrungen, Freude, Leid und Konflikte, die immer wieder in Gedanken vorüberziehen. Oft kann eine Erzählung über diese Vergangenheit wertvolle Einblicke in das Leben eines Patienten geben und den Ursprung des heutigen Leidens erkennen lassen.

In diesem Zusammenhang ist es für den Arzt entscheidend herauszufinden, was für den Patienten wichtig und was sein Ziel für die nächste Zukunft ist. Wenn eine Krise aufgetreten ist, muß herausgefunden werden, ob etwas ähnliches schon einmal passiert ist und wenn ja, wie der Patient damals mit der Situation fertig geworden ist. Viele ältere Patienten haben eine sehr lange Vorgeschichte und erzählen sie uns nur sehr langsam. Der Arzt sollte daher niemals versuchen, alle Aspekte schon beim ersten Gespräch erfassen zu wollen.

Viele Ärzte haben Schwierigkeiten, mit alten Menschen adäquat umzugehen. Einige Ärzte fühlen sich den Alterskrankheiten gegenüber hilflos, andere werden in ihrem Verhalten gegenüber dem alten Patienten ständig durch ihr Verhältnis zu ihren eigenen Eltern und Großeltern beeinflußt. Viele Ärzte haben selber Angst vor dem Altwerden und möchten nicht durch den Umgang mit alten Patienten an diesen unabänderlichen Prozeß erinnert werden. Diese emotionalen Probleme können und sollen nicht verdrängt werden; der Arzt muß sich ihrer jedoch bewußt werden, um seine Arbeit für und mit dem Patienten nicht darunter leiden zu lassen!

Mögliche Schwierigkeiten bei der Erhebung der Anamnese

Unabhängig vom Lebensalter des Patienten gibt es bestimmte Verhaltensweisen und Situationen, die den unerfahrenen Untersucher vor schwierige Probleme stellen können.

Der schweigsame Patient: Junge Ärzte mit wenig Berufserfahrung fühlen sich häufig unsicher, wenn Gesprächspausen entstehen, und meinen, sie überspielen zu müssen. Dies ist nicht immer gut oder notwendig, weil eine Gesprächspause durchaus eine Bedeutung und positive Auswirkung haben kann. Einige Patienten brauchen diese Gesprächspausen, um sich an bestimmte Aspekte ihrer momentanen Beschwerden erinnern zu können und sie zutreffend zu beschreiben. In diesem Falle sollte der Arzt dem Patienten die Möglichkeit geben, seine Gedanken zu ordnen und das Schweigen des Patienten in Ruhe abwarten. Sollte der Patient nach einer Weile jedoch nicht weitersprechen, kann der Arzt ihn dazu ermuntern, ohne ihn aber die eigene Unsicherheit in bezug auf die Gesprächsführung merken zu lassen. Manche Patienten schweigen auch, wenn sie Schwierigkeiten haben, ihre Emotionen zu beherrschen. Der Arzt sollte einen Patienten ruhig darauf ansprechen, wie z. B.: „Es scheint Ihnen schwer zu fallen, darüber zu sprechen." Depressive Patienten oder solche mit hirnorganischen Störungen haben sich oft dahingehend verändert, daß sie nur noch auf ganz direkte Fragen antworten und dann auch nur sehr kurz und knapp. Dadurch entstehen nach jeder Antwort Pausen, die den erfahrenen Arzt darauf hinweisen, daß das Gespräch als eine psychiatrisch-diagnostische Exploration weitergeführt werden muß (vgl. Kapitel 16).

Oftmals schweigen Patienten auch, wenn der Arzt ihnen in Unkenntnis der Situation oder ihrer Emotionen zu nahe getreten ist, z. B. wenn er sie mit vielen direkten Fragen in kurzer Sequenz überfordert hat. Der Patient kann daraus abgeleitet haben, daß er eine passive Rolle einnehmen soll oder er fühlt sich oder seine Handlungsweise kritisiert und mißbilligt. Andererseits kann der Arzt auch wichtige Symptome wie Schmerzen, Übelkeit, Dyspnoe oder das Bedürfnis des Patienten, zur Toilette zu gehen, übersehen haben. In dieser Situation muß der Arzt das Gespräch abkürzen und so lange unterbrechen, bis es dem Patienten wieder besser geht.

Der redselige Patient: Redselige, abschweifende Patienten können genauso schwierig sein wie schweigsame – wenn nicht noch schwieriger. Wenn der Arzt auf der einen Seite nur begrenzte Zeit zur Verfügung hat, auf der anderen Seite möglichst ausführliche Informationen benötigt, kann er leicht ungeduldig und verärgert werden. Obwohl es für derartige Situationen kein Patentrezept gibt, können doch einige Techniken empfohlen werden. Zunächst muß der Arzt die eigenen Anforderungen an das Gespräch herabsetzen und nicht erwarten, sofort eine umfassende Anamnese erheben zu können. In jedem Fall sollte der Patient während der ersten 5–10 Minuten uneingeschränkt über seine Punkte berichten können. Dabei ergibt sich die Möglichkeit zur Beobachtung seines Verhaltens. Aufschlüsse über das Vorliegen von Zwangsneurosen, übermäßige Ängstlichkeit, häufige Themenwechsel oder Brüche in der Gedankenführung können dabei gewonnen werden. Gegebenenfalls kann auch an wichtigen Punkten gezielt weiter gefragt werden. Allerdings sollten derartige Unterbrechungen nicht zu häufig erfolgen, und wenn sie notwendig sind, sollten sie in freundlicher, verständnisvoller Weise vorgenommen werden.

Kurze Zusammenfassungen können zum einen eine gute Überleitung zu anderen Abschnitten der Anamneseerhebung sein, zum anderen zeigen sie dem Patienten, daß der Arzt ihm zuhört und ihn verstanden hat: „Wenn ich Sie richtig verstanden habe, haben Sie in regelmäßigen Abständen Brustschmerzen, die ziemlich lange anhalten und nicht unbedingt auf einen Ort lokalisierbar sind. Können Sie mir jetzt noch etwas über Ihre Atmung sagen?"

In allen Phasen des Gesprächs ist es wichtig, niemals Ungeduld zu zeigen. Wenn die eingeplante Zeit abgelaufen oder überschritten ist, sollte der Arzt dies dem Patienten erklären und einen neuen Termin vereinbaren, wobei am besten direkt eine zeitliche Begrenzung angegeben wird, z. B.: „Ich glaube, wir müssen einiges noch ausführlicher besprechen. Können Sie nächste Woche noch einmal kommen? Dann haben wir eine ganze Stunde Zeit."

Der Patient mit einer Vielzahl von Symptomen: Einige Patienten scheinen alle Symptome zu haben, die überhaupt nur denkbar sind. Obwohl es prinzipiell möglich ist, daß sie an vielfältigen organischen Erkrankungen leiden, ist es doch wahrscheinlicher, daß eine schwerwiegende emotionale Störung vorliegt. Deshalb ist es sinnlos, jedes einzelne Detail eines jeglichen Beschwerdesymptoms tiefer ergründen zu wollen. Statt dessen sollte sich der Arzt auf eine Erhebung des psychosozialen Status des Patienten konzentrieren.

Der ängstliche Patient: Angst ist eine natürliche und häufige Reaktion auf Krankheit, Behandlungsmaßnahmen oder gegenüber dem Gesundheitssystem als solches. Für einige Patienten hat diese Angst aber Formen angenommen, die zusätzliche Belastungen ihrer Lebensführung und ihres Gesundheitszustandes bedeuten. Hier muß der Arzt sehr sorgfältig auf die verbalen und die Verhaltensäußerungen des Patienten achten. Ein ängstlicher Patient sitzt z. B. sehr verkrampft und spielt nervös mit seinen Fingern oder zupft an seiner Kleidung. Außerdem seufzt er häufig, leckt seine Lippen, schwitzt mehr als normal oder zittert sogar. Die Pulsation der Karotiden kann eine Tachykardie anzeigen. Andere ängstliche Patienten sind sehr schweigsam und können nicht frei und vertrauensvoll mit dem Arzt sprechen. Wieder andere versuchen, ihre Angst hinter einem betont burschikosen oder direkten Verhalten zu verstecken, wobei diese Offenheit keine wirklich grundlegenden Probleme darlegt. Wenn dem Arzt eine unterschwellige Angst bei dem Patienten auffällt, sollte er diesen ermutigen, über seine Probleme frei zu sprechen.

In Gesprächen mit ängstlichen Patienten ist es verführerisch, sie mit Redewendungen zu beruhigen wie: „Machen Sie sich keine Sorgen. Es wird schon alles gut werden". Das Resultat ist nämlich in der Regel genau das Gegenteil dessen, was Sie beabsichtigen. Bevor der Arzt nicht den wahren Grund der Ängstlichkeit erfahren hat, wird er den Patienten wegen etwas Unwichtigen beruhigen. Dies blockiert meist jede weitere Unterhaltung über die eigentlichen Ursachen, da das Eingeständnis eines Angstzustandes sehr viel Mut verlangt. Schließlich erwartet der Patient dann auch eine ernsthafte Auseinandersetzung und keine Beschwichtigungen. Deshalb ist der erste Schritt zu einer wirklichen Lösung des Problems ein Nachvollziehen und Akzeptieren der Ängste des Patienten, um ihm zunächst das Gefühl zu geben, daß Sie sein Problem richtig verstanden haben. Weitere Möglichkeiten ergeben sich nach Abschluß der Anamneseerhebung, nach der Untersuchung und wenn Labordaten vorliegen, die eine echte Aussage über den Gesundheitszustand des Patienten zulassen. Diese harten Daten können dann als weitere Gesprächsgrundlage dienen.

Der gereizte und aggressive Patient: Patienten können viele Gründe haben, gereizt und aggressiv zu sein: Sie sind krank, haben den Verlust eines Angehörigen erlitten, haben in bestimmten Bereichen die Kontrolle über sich selbst verloren oder sie fühlen sich hilflos dem Gesundheitssystem ausgeliefert. Diesen Ärger lassen sie zuweilen am behandelnden Arzt aus. Dies ist in einigen Fällen aber auch durchaus berechtigt. So kann sich der Arzt z. B. verspätet haben oder er hat unbesonnen, gefühllos oder unbeherrscht reagiert. In diesen Fällen sollte sich der Arzt entschuldigen und sein Verhalten entsprechend ändern. Oft läßt der Patient aber grundlos seinen allgemeinen Unmut an der nächstbesten Person – dem Arzt – aus. Der Arzt sollte diese Phase in Ruhe abwarten und nicht etwa seinerseits mit Ärger und Aggression reagieren. Vor allem aber sollten Sie in dieser Phase keinesfalls Ressentiments des Patienten gegenüber anderen Abteilungen und Ärzten des Krankenhauses oder niedergelassenen Kollegen unterstützen oder gar fördern, so berechtigt Sie sie persönlich auch finden mögen. Erst wenn der Patient sich wieder beruhigt hat, kann man versuchen, der Ursache für seinen Ärger auf den Grund zu gehen, um ähnliche Schwierigkeiten in Zukunft vermeiden zu können. Sehr viele dieser emotionalen Probleme sind aber nicht rational zu lösen, und die Patienten brauchen meist einige Zeit, um sich wieder zu beruhigen und ihre Verstimmung zu überwinden.

Der betrunkene Patient: Kaum ein Patient kann die Ambulanz oder die Aufnahmestation so rasch durcheinander bringen wie der Betrunkene, besonders wenn er aggressiv, streitsüchtig und entsprechend unbeherrscht und gewalttätig ist. Bei der Aufnahme der Krankengeschichte und der Untersuchung dieser Patienten sollte daher zusätzliches Personal bzw. ein kräftiger Krankenpfleger zugegen sein. Wenn der Arzt auf den Patienten zugeht, sollte er ihn mit Namen begrüßen, sich selbst vorstellen und dem Patienten die Hand zur Begrüßung reichen. In dieser Situation ist es besonders wichtig, den Patienten zu beruhigen und ihn nicht etwa zusätzlich herauszufordern. Das bedeutet, daß der Arzt ihn auch nicht mit den Augen fixieren sollte, sondern daß er einen gelassenen und entspannten Eindruck macht und alles unterläßt, wodurch sich der Patient zusätzlich gereizt oder bedroht fühlen könnte. Auch sollte niemals versucht werden, den betrunkenen Patienten daran zu hindern, laut zu werden oder zu fluchen; sondern lassen Sie ihn/sie ruhig schimpfen und schreien. Aber achten Sie genau darauf, *was* er sagt. Da diese Patienten sich häufig in kleinen Räumen eingesperrt fühlen, kann es sinnvoll sein, wenn sie ihn zunächst in der Ambulanz oder auf dem Gang ins Gespräch ziehen, anstatt gleich mit ihm in eine der engen Untersuchungskabinen zu gehen. Es kann sich auch günstig auswirken, dem Patienten zunächst etwas zu essen, Kaffee oder Zigaretten anzubieten, um ihn in eine ruhigere Stimmung zu versetzen. Krankenschwestern und Pfleger in den Ambulanzen unserer Großstädte haben häufig sehr große Erfahrungen und Geschick im Umgang mit diesen intoxikierten Patienten. Wegen der Schwierigkeiten im Umgang mit diesen Patienten werden leider oft dringend notwendige diagnostische und therapeutische Maßnahmen versäumt. Bestehen Sie also auf der notwendigen Erfassung der Vorgeschichte und der Untersuchung des Patienten, auch wenn dies große Schwierigkeiten mit sich bringen sollte. Sie sind dazu verpflichtet!

Der weinende Patient: Weinen ist, wie die Aggressivität, eine wichtige Ausdrucksform von Emotionen und Sie sollten als Arzt auf keinen Fall versuchen, den Patienten daran zu hindern. Wenn der Patient am Rande eines Tränenausbruches ist, sollte der Arzt ihm zeigen, daß er sich seiner Tränen nicht zu schämen braucht und ihnen freien Lauf lassen kann. Der Arzt sollte dem Patienten ein Taschentuch anbieten und gelassen abwarten, bis dieser sich wieder beruhigt hat. Redewendungen wie: „Es tut gut, alles das einmal herauszulassen", können diese allgemeine Grundhaltung unterstützen. Meist ist der Patient nach einer Weile in der Lage, seine Gefühle wieder zu beherrschen und das Gespräch erleichtert aufzunehmen.

Der depressive Patient: Maskiert durch unspezifische, scheinbar somatische Symptome wie Erschöpfung, Gewichtsverlust, Schlaflosigkeit oder mysteriöse Beschwerden und Schmerzen ist die Depression eine der am weitesten verbreiteten und zugleich häufig nicht erkannten Krankheiten der klinischen Medizin. Da die Depressionen so häufig übersehen werden, sollte der Arzt besonders sorgfältig auf deren Symptome achten. In jedem Fall ist es ebenso wichtig, das Ausmaß einer Depression zu diagnostizieren, wie den Schweregrad einer koronaren Herzkrankheit – beides kann zum Tode führen. Um den Schweregrad und die Gefährlichkeit einer Depression zu erfassen, sollten Sie sich nicht davor scheuen, den Patienten nach eventuellen Selbstmordabsichten zu befragen. Sie brauchen keine Angst zu haben, mit dieser Frage gegebenenfalls eine Suizidtendenz erst auszulösen. Sollte der Patient wirklich Selbstmordabsichten haben, wird er sie auch ohne Ihre Frage weiter verfolgen bzw. zu realisieren versuchen und im gegenteiligen Falle werden Sie keine ernsthaften Suizidtendenzen provozieren. Eine bestimmte Abfolge von Fragen kann bei der Exploration von etwaigen Suizidtendenzen nützlich sein, wie z. B.:

„Fühlen Sie sich entmutigt, deprimiert, schwermütig?"
„Wie deprimiert fühlen Sie sich?"
„Wie sehen Sie Ihre Zukunft?"
„Haben Sie jemals gedacht, das Leben sei sinnlos? Oder haben Sie sich überlegt, daß Sie eigentlich ebensogut tot sein könnten?"
„Haben Sie schon einmal an Selbstmord gedacht?"
„Wie würden Sie das dann machen?"
„Was würde passieren, wenn Sie tot sind?"

Sexuell attraktive oder verführerische Patienten: Ärzte beiderlei Geschlechts können in die Lage kommen, daß sie sich von einem Patienten körperlich angezogen fühlen. Wenn dies geschieht, sollte der Arzt dies als natürlichen menschlichen Zug akzeptieren und nicht versuchen, diese Gefühle krampfhaft zu leugnen oder zu verdrängen. Gestehen Sie sich diese Gefahren ehrlich ein, wird es Ihnen leichter fallen, das Verhältnis auch zu diesen Patienten innerhalb der Grenzen des ärztlichen Berufs zu erhalten.

Manchmal werden es Patienten auch darauf anlegen, verführerisch zu wirken oder Annäherungsversuche zu unternehmen. Ihnen sollten Sie ruhig und bestimmt zu verstehen geben, daß es sich hier um ein rein berufliches Verhältnis zwischen Arzt und Patient und keine private Beziehung handelt. Darüber hinaus können derartige Vorfälle der Anlaß dafür sein, daß Sie ihr eigenes Verhalten überprüfen. Sind Sie unangemessen persönlich auf den Patienten eingegangen? Oder haben Sie Ihre Gefühle gezeigt? Haben Sie emotionale Reaktionen seitens des Patienten provoziert? Haben Sie sich selbst in Kleidung und Benehmen in unbewußter Weise verführerisch verhalten? Vermeiden Sie problematische Situationen mit derartigen Patienten, indem Sie Untersuchungen nur in Gegenwart von Klinik- oder Praxispersonal durchführen.

Verwirrende Verhaltensweisen und anamnestische Angaben: Zuweilen sind die Angaben der Patienten verwirrend, komplex und schwer zu durchschauen. Ihre Mitteilungen zur Anamnese sind ungenau und schwierig zu verstehen, die Gedankenführung ist unzusammenhängend, die Sprache kaum verständlich. Obwohl die Fragen sorgfältig formuliert sind, scheint es dem Patienten unmöglich zu sein, diese klar zu beantworten. Auch das Verhalten dem Arzt gegenüber ist seltsam: Es ist distanziert, unerreichbar, unangemessen oder bizarr. Symptome werden auf seltsame Weise beschrieben, wie „Meine Fingernägel fühlen sich sehr schwer an" oder „Mein Magen verknotet sich wie eine Schlange". Diese Charakteristika sollten als Hinweise auf eine mögliche geistige Störung, wie z. B. eine Schizophrenie aufgefaßt und beachtet werden. Mit indirekten Befragungsmethoden ist es oft möglich, hier weitere Informationen zu bekommen. Das weitere Gespräch sollte sich aber auf eine Einschätzung des

Geisteszustandes des Patienten konzentrieren, mit besonderer Berücksichtigung von Stimmungslage, Gedankenwelt und Wahrnehmungsvermögen.

Seitdem die medikamentöse Behandlung von Schizophrenien und anderen Geisteskrankheiten weit verbreitet ist, können viele dieser Patienten mit nur geringen Behinderungen am normalen Leben Anteil nehmen. Solche Patienten sind häufig in der Lage, frei über ihre Krankheit, die Symptome, ihre Krankenhausaufenthalte und ihre gegenwärtige Medikation zu berichten. Der Arzt sollte daher offen und ohne Verlegenheit oder Umschweife auf dieses Thema eingehen.

Schizophrenie ist aber nicht die einzige Ursache für konfuse Angaben zur Anamnese. Andere Patienten können unterschwellige Funktionsstörungen auf geistigem Gebiet haben. Störungen, die allgemein als organisches Hirnsyndrom bezeichnet werden, wie Delir und Demenz. Besonders im Umgang mit akut Kranken oder betrunkenen Patienten muß der Arzt stets daran denken, daß der Patient delirant sein könnte. Bei älteren Patienten müssen mögliche Zustände von Demenz bedacht werden. Mir derartigen Patienten ist es meist nicht möglich, eine klare Anamnese zu erheben. Ihre Äußerungen über Symptome und Ereignisse sind ungenau und inkohärent; sie können nicht angeben, wann etwas wie passiert ist. Sie reagieren gleichgültig auf die Fragen und zögern mit ihren Antworten. Gelegentlich können diese Patienten auch konfabulieren, um Gedächtnislücken auszufüllen.

Bei Verdacht auf ein organisches Hirnsyndrom sollte der Arzt nicht versuchen, den Patienten zu detaillierten Äußerungen zu drängen, da dieser nicht dazu in der Lage ist. Vielmehr würde dies den Patienten nur unnötig ermüden und belasten. Konzentrieren Sie sich stattdessen auf den Geisteszustand und das Bewußtsein des Patienten, wobei speziell auf Bewußtseinslage, Orientierungsvermögen und Gedächtnisfunktion zu achten ist (s. auch Kapitel 16). Die entsprechenden Fragen können vorsichtig ins Gespräch eingebaut werden, wie z. B.: „Wann waren Sie das letzte Mal in der Klinik?... Wie lange ist das genau her?" Oder: „Wie ist Ihre momentane Adresse?... und Ihre Telefonnummer?". Die Antworten können dann mit den Fremdinformationen aus dem Krankenblatt verglichen werden.

Der Patient mit verminderter Intelligenz: Patienten mit mäßig verminderter Intelligenz sind gewöhnlich in der Lage, eine ausreichende Anamnese abzugeben. Dabei kann es sogar passieren, daß dem Arzt diese Einschränkungen der Intelligenz des Patienten gar nicht bewußt werden und er den Fehler macht, diese mit einem schlechten Beurteilungsvermögen zu verwechseln oder Instruktionen zu geben, die der Patient nicht verstehen kann. Bei Verdacht auf einen Intelligenzdefekt sollten Sie zunächst die Schulbildung des Patienten erfragen. Wie lange ist er zur Schule gegangen? Warum hat er die Schule frühzeitig verlassen? Welche Leistungen hat er in der Schule erbracht? Sollte sich ergeben, daß der Patient eingeschränkte geistige Fähigkeiten aufweist, kann das Ausmaß durch einfache Rechenaufgaben, Wortschatztests, Wissensfragen und Fragen, die abstraktes Vorstellungsvermögen erfordern, abgeschätzt werden. Ist der Patient stark retardiert, wird es notwendig, relevante Informationen von Familienangehörigen oder Bekannten zu bekommen. Gerade hierbei ist es wichtig, auch dem Patienten direktes Interesse entgegenzubringen und durch seine Einbeziehung in einfache Gespräche eine persönliche Beziehung zu ihm aufzubauen.

Unabhängig von der Intelligenz muß die Schulbildung manchmal mitberücksichtigt werden, besonders wenn dem Patienten schriftliche Anweisungen gegeben werden sollen. Einige Patienten können aufgrund von Sprachbarrieren nicht lesen, haben Lernstörungen oder sind sehbehindert, was einige bei direkter Befragung auch angeben. Andere würden dies leugnen. Daher sollten diese Fähigkeiten gegebenenfalls geprüft werden, indem der Patient z. B. gebeten wird, ein paar Sätze vorzulesen.

Sprach- und Verständigungsprobleme: Nichts belegt überzeugender die Wichtigkeit der vollständigen Anamneseerhebung als die Schwierigkeit, einen Patienten zu betreuen, ohne die Anamnese erheben zu können. Dieses Problem stellt sich z. B. dann, wenn zwischen Arzt und Patient unüberwindliche Sprachbarrieren bestehen. In diesem Falle sollte der Arzt sich mit allen Mitteln darum bemühen, einen Dolmetscher zu finden. Der ideale Übersetzer sollte neutral sein und beide Sprachen fließend beherrschen. Familienangehörige oder Freunde als Dolmetscher sind nicht so geeignet, da sie häufig die Angaben der Patienten deuten, anstatt sie unverändert zu übermitteln, und häufig auch nicht von Patient und Arzt gleichermaßen als vertrauensvoll anerkannt werden. Viele Dolmetscher versuchen das Gespräch abzukürzen, indem sie lange Ausführungen der Patienten mit wenigen Worten wiedergeben. Sollte dies vorkommen, muß der Arzt dem Dolmetscher klarmachen, daß er lediglich übersetzen und nicht zusammenfassen oder interpretieren soll. Um dem Dolmetscher die Arbeit zu erleichtern, sollte der Arzt kurze, präzise Fragen stellen und bei jedem Abschnitt das Ziel der Befragung kurz erläutern.

Sollten zweisprachige Fragebögen verfügbar sein, sollten diese möglichst auch benutzt werden. Vorher muß aber sichergestellt sein, daß der Patient seine eigene Sprache lesen oder ihm jemand beim Ausfüllen behilflich sein kann.

Der schwerhörige und der taubstumme Patient: Ähnliche Verständigungsschwierigkeiten, wie sie durch unterschiedliche Sprachen entstehen, gibt es auch bei der Kommunikation mit Schwerhörigen oder Taubstummen. Auch hier sind Fragebögen eine große Hilfe, da anderenfalls oft nur die Möglichkeit besteht, sich schriftlich zu unterhalten. Sollte ein Taubstummer in der Lage sein, sich in der Zeichensprache mitzuteilen, muß auch hier alles unternommen werden, um einen geeigneten Dolmetscher zu finden. Ist der Patient schwerhörig oder kann er von den Lippen ablesen, sollte der Arzt sich ihm bei guter Beleuchtung direkt gegenübersetzen und langsam und mit relativ tiefer Stimme sprechen. Sprechen Sie auch das Ende eines Satzes noch deutlich und verdecken Sie nicht Ihren Mund; verwenden Sie Gesten, um das Gesagte zu unterstreichen. Hat der Patient *ein* gesundes Ohr, sollte der Arzt sich so hinsetzen, daß sich dies möglichst günstig auf die Verständigung auswirken kann. Hörgeräte sollen natürlich benutzt werden, sofern sie vorhanden sind. Wichtige Anweisungen müssen schriftlich ergänzt werden.

Der blinde Patient: Im Umgang mit blinden Patienten muß besonders darauf geachtet werden, daß der Arzt sich vorstellt und erklärt, wer und was er ist. Hilfreich kann weiterhin sein, dem Patienten die Hand zu geben, um ihm zu zeigen, wo sich der Arzt befindet. Außerdem sollte ihm der Raum beschrieben werden, damit er sich orientieren kann. Der Patient muß auch wissen, wer sich noch im Raum befindet. Wichtig ist, daß sich der Arzt immer darüber im klaren ist, daß visuelle Kommunikationshilfen wie Körpersprache und Gestik vom Patienten nicht wahrgenommen werden. Da die Stimme wichtigstes Kommunikationsmittel ist, sollte sie auch nicht unnötigerweise laut werden.

Der schwerkranke und der sterbende Patient: In Gesprächen mit Schwerkranken oder Sterbenden stehen die meisten Menschen, selbstverständlich auch die Ärzte, ihren eigenen Problemen gegenüber: Unbehagen, Angst oder der Wunsch, diese Problemstellung oder auch die Patienten selbst abzuschieben oder zu verdrängen. Diskussionen mit Kollegen oder in Gruppen und auch Fachliteratur zu diesem Thema können Ihnen helfen, mit Ihren eigenen Gefühlen und Schwierigkeiten in diesem kritischen und existentiellen Bereich ins Reine zu kommen! Wie in jeder anderen Situation in der Klinik, ist es hilfreich, die Reaktionsmuster und Denkweisen der Patienten zu kennen und in einem gewissen Rahmen vorhersehen zu können. KÜBLER-ROSS hat die 5 Stufen von Reaktionen der Patienten angesichts des bevorstehenden Todes beschrieben: Verleugnung und Isolation, Ablehnung und Aggressivität, der Versuch mit dem Schicksal zu handeln, Depression und Trauer und schließlich die Akzeptanz. Die Begegnung mit diesen Patienten ist, unabhängig von der Stufe, auf der sie sich in dem KÜBLER-ROSS-Schema befinden, grundsätzlich ähnlich. Seien Sie offen gegenüber den Gefühlen des Patienten sowie Hinweisen seinerseits, mit Ihnen sprechen zu wollen. Dies kann der Arzt durch indirekte, offene Fragen begünstigen, z. B.: „Ich überlege gerade, ob Sie noch etwas über die Operation erfahren möchten? ... oder über Ihre Krankheit? ... wie es sein wird, wenn Sie wieder nach Hause kommen?".

Der Arzt sollte versuchen, die Wünsche des Patienten herauszufinden und ihm alle Informationen zu geben, die er haben möchte. Dabei muß sich der Arzt strengstens vor unangebrachten Beschwichtigungen und oberflächlichen Verniedlichungen hüten. Ein echtes Gefühl der Sicherheit können Sie dem Patienten nur dann geben, wenn Sie offen mit ihm über seine Gefühle sprechen, seine Fragen ehrlich beantworten, ihm zeigen, daß Sie ihm auf Dauer helfen, seine Krankheit durchzustehen, und nicht versuchen, ihn abzuschieben. Unter diesen Bedingungen können Sie dem Patienten helfen, selber ein neues, ein anderes Gefühl der Sicherheit und des Friedens im Sinne der Phasenlehre von KÜBLER-ROSS aufzubauen. Das Ausmaß, mit dem der Patient über seinen Zustand und seine Prognose aufgeklärt wird, und in welcher Art das geschehen sollte, wird von Arzt zu Arzt sehr unterschiedlich beurteilt und sollte sich sicher auch von Patient zu Patient unterscheiden. In diesem äußerst problematischen Gebiet der Medizin scheinen sich gegenwärtig Wertbegriffe und Leitlinien zu verändern und auf eine realistischere Grundlage zurückgeführt zu werden. Offenbar verstärkt sich die Tendenz zur vorsichtigen Aufklärung des Patienten – gegenüber dem früheren Primat der – leider oft unwürdigen und allzu bequemen – Taktik des Verschweigens und Beschönigens. Je ehrlicher man den Patienten jedoch aufklärt, desto mehr Kraft, Engagement und Zeit ist auf seiten des Arztes und des Personals gefordert.

Schwerkranke oder sterbende Patienten wollen meist nicht ausschließlich über ihre Krankheit sprechen oder sich auch nicht jedem anvertrauen. Diesen Patienten sollten Gesprächsmöglichkeiten angeboten und es sollte ihnen sehr aufmerksam zugehört werden. Allerdings muß der Arzt auch akzeptieren, wenn der Patient es vorzieht, über oberflächliche Anliegen zu sprechen. Das ist nicht als Fehlschlag zu werten, denn die Krankheit ist ja nur ein Ausschnitt aus der Persönlichkeit eines Menschen. Ein Lächeln, eine Berührung, eine Frage nach einem Familienangehörigen, ein Kommentar zu einem aktuellen Sportereignis oder ein vorsichtiger Scherz wenden sich an andere Aspekte der Persönlichkeit des Patienten und können helfen, den Patienten in seiner Gesamtpersönlichkeit zu unterstützen. Um entsprechend mit einem Patienten umgehen und ihm helfen zu können, muß der Arzt ihn persönlich gut kennen.

Gespräche mit Familienangehörigen und Bekannten über den Patienten: Einige Patienten sind völlig außer Stande, ihre eigene Anamnese anzugeben. Andere sind nicht in der Lage, bestimmte Zustände, wie z. B. Krämpfe oder anfallsartige Bewußtlosigkeiten zu beschreiben. Unter diesen Umständen müssen Informationen von dritten Personen herangezogen werden. Manchmal glaubt der Arzt auch, eine ziemlich vollständige Darstellung zu haben, und erfährt anschließend aus anderen Quellen völlig überraschende und wesentliche Ergänzungen. Ein Ehepartner kann wichtige Hinweise auf gewisse familiäre Probleme geben, wie z. B. Depressionen oder Trinkgewohnheiten, die der Patient verleugnet hat. Wenn Sie solche Diskrepanzen vermuten, sollten Sie versuchen, zusätzliche Informationen von dritten Personen zu erhalten. Allerdings sollte dies nur mit Zustimmung des Patienten geschehen. Dabei empfiehlt es sich, auf die Schweigepflicht hinzuweisen, mit dem besonderen Vermerk, daß Informationen nur mit der Einwilligung des Patienten weitergegeben werden. Dies betrifft allerdings auch die Information der dritten Person. Die grundlegenden Prinzipien des Anamnesegespräches lassen sich auch auf das Gespräch mit Angehörigen oder Bekannten übertragen. Der Arzt sollte sich zunächst vorstellen, den Zweck des Gesprächs erläutern und der anderen Person die Möglichkeit geben, von sich aus über den Patienten und dessen Erkrankung zu sprechen. Gehen Sie erst danach zu mehr direkten Befragungstechniken über. Im Verlauf des Gesprächs sind besonders Hinweise auf die Art der Beziehung zwischen dem Patienten und dieser Person wichtig, da dies etwas über die Glaubwürdigkeit der Person und die notwendige weitere Betreuung des Patienten aussagen kann. Sehr häufig verkennen Ärzte, daß ihre Schweigepflicht sich grundsätzlich auch auf die Familie des Patienten, insbesondere aber auch auf die Freunde und Bekannten, Arbeitskollegen und Vorgesetzten des Patienten bezieht. Nicht immer kann man unbedingt davon ausgehen, daß die Angehörigen nur das Beste für die Zukunft des Patienten im Auge haben.

Die Beantwortung von speziellen Fragen seitens des Patienten: Selten stellen Patienten Fragen, die nur auf bestimmte Informationen abgezielt sind. Meist drücken sie darüberhinaus noch ein bestimmtes Anliegen aus. Daher ist es wichtig, das eigentliche Anliegen des Patienten herauszufinden, um den Patienten nicht zu falschen Schlußfolgerungen zu verleiten. Folgendes Beispiel verdeutlicht dies.

Patient: „Welche Wirkung hat dieses Blutdruckmittel?"
Antwort: „Es hat mehrere Wirkungen. Warum fragen Sie?"
Patient: (Pause) „Nun, ich habe da etwas in einem Buch eines Freundes gelesen. Das Medikament soll impotent machen."

Ähnliche Vorsicht ist angebracht, wenn Patienten Lösungen von privaten Problemen erwarten. Soll der Patient einen Job aufgeben, der sehr viel Streß mit sich bringt? Soll er nach Mallorca ziehen? Soll die Patientin eine Schwangerschaft planen oder beenden? Bevor der Arzt in solchen Fällen antwortet, muß er herausfinden, welche Lösungen der Patient bereits durchgedacht hat, welches Für und welches Wider eine Rolle spielen. Meist ist es wichtiger, ausführlich ein Problem zu erläutern, als irgendwelche direkten Ratschläge zu erteilen.

Schließlich soll noch auf folgendes hingewiesen werden: Wenn der Patient spezielle Fragen zur Diagnose, Prognose oder dem Therapieplan stellt, sollten nur Antworten gegeben werden, die nicht mit den Bereichen anderer Kollegen kollidieren. In komplizierten Situationen sollten daher zunächst die zusätzlich involvierten Kollegen konsultiert oder dem Patienten geraten werden, dies selber zu tun. Auf keinen Fall sollte der Arzt aber auf diese ausweichende Weise unangenehmen Fragen oder Entscheidungen aus dem Wege gehen. Andererseits müssen bestimmte Probleme auf jeden Fall zunächst mit den Kollegen der anderen Fachbereiche beraten werden. Dabei ist es wichtig, diese Kollegen über alle Einzelheiten der Krankengeschichte und der geplanten Behandlung zu informieren, damit die behandelnden Ärzte dem Patienten gegenüber eine einheitliche Meinung ohne Informationslücken vertreten können.

Schlußwort

Dieses Kapitel soll ein „Führer" sein zu den Informationen, die der Arzt braucht, den Techniken, um sie zu bekommen, und zu den Methoden, um effektive und menschliche Beziehungen zu seinen Patienten aufzubauen. Die Vorschläge stellen keine festgeschriebenen Vorschriften dar, sondern sie sollen Ihnen helfen, als einfühlsamer Mensch mit anderen Menschen umzugehen und Ihren Patienten als Arzt und Mensch helfen zu können.

Kapitel 2

Körperliche Untersuchung: Einleitung und Übersicht

Die meisten Patienten sehen einer körperlichen Untersuchung mit einem gewissen Unbehagen und auch mit Angst entgegen: sie fühlen sich hilflos, körperlich bloßgestellt, und sie sind beunruhigt wegen möglicher Schmerzen während der Untersuchung. Sie haben Angst davor, daß der Arzt etwas Krankhaftes oder gar Unheilbares herausfinden könnte. Andererseits empfinden es viele Patienten auch durchaus als positiv, daß man sich detailliert ihren Problemen zuwendet und ihnen während der Untersuchung die volle Aufmerksamkeit des Arztes zuteil wird.

Ein erfahrener Arzt ist sich dieser Situation und der Gefühle seitens des Patienten bewußt. Er arbeitet daher gründlich und konzentriert; er geht systematisch vor, ohne dabei jedoch unflexibel zu sein. Er ist freundlich, zögert aber andererseits nicht, dem Patienten durch eine Untersuchung oder im Gespräch auch einmal Unbehagen zu bereiten, falls dies erforderlich wird. Der gründliche Arzt untersucht jeden Körperteil durch Inspektion, Palpation und – wo notwendig – durch Funktionsprüfung, Riechen und Hören; dabei erfaßt er gleichzeitig auch den gesamten Patienten. Er bemerkt ein Zurückzucken oder auch die ängstlichen Blicke des Patienten; er beruhigt den Patienten und informiert ihn auch während der Untersuchung immer wieder darüber, was er gerade tut und was er als nächstes vorhat.

Am Anfang ihrer Tätigkeit sind Studenten und junge Ärzte oft noch sehr unsicher. Sie fühlen sich auch überfordert in ihrer neuen Rolle als Untersucher und als Arzt. Dies ist wohl kaum zu vermeiden. Durch den Lernprozeß, die Praxis und insbesondere durch die mit der Zeit erworbene Routine nehmen sowohl Fähigkeiten und Kenntnisse wie auch das Selbstbewußtsein zu. Als Anfänger werden Sie schon innerhalb der ersten Wochen ihrer Tätigkeit erhebliche Fortschritte machen. Die kontinuierliche Erweiterung Ihrer Kenntnisse und Fähigkeiten auf medizinischem Gebiet durch entsprechende Fortbildung sollte eine Lebensaufgabe werden!

Trotz unvermeidbarer Unsicherheiten zu Beginn Ihrer Tätigkeit müssen Sie von Anfang an versuchen, Ihr Verhalten und Ihre Wirkung auf den Patienten zu kontrollieren. Versuchen Sie, ruhig, konzentriert, freundlich und auch kompetent zu wirken, auch, wenn Sie sich anfänglich durchaus noch nicht so fühlen. Haben sie einen Teil ihrer Untersuchung vergessen, was mit Sicherheit immer wieder einmal vorkommen wird, werden Sie nicht nervös. Holen Sie diesen Teil der Untersuchung später in Ruhe nach. Sollten Sie den Patienten schon verlassen haben, kehren Sie zu ihm zurück und fragen Sie ihn, ob Sie noch die zusätzlichen Untersuchungen vornehmen dürfen. Vermeiden Sie stets Zeichen von Ekel, Widerwillen oder andere negative Reaktionen – auch, wenn Sie an ein tiefes übelriechendes Ulkus, eine fauligstinkende Gangrän oder eine Filzlaus geraten!

Bleiben Sie stets – ebenso wie bei der Erhebung der Anamnese – für die Gefühle und Emotionen des Patienten aufgeschlossen. Der Gesichtsausdruck des Patienten oder eine scheinbar zufällige, unbedeutende Äußerung, wie etwa „Ist alles in Ordnung, Herr Doktor?" kann Ihnen Anhaltspunkte für vorher nicht erwähnte Sorgen und Ängste des Patienten geben. Achten Sie ebenso auf das körperliche Befinden des Patienten während der Untersuchung. Stellen Sie das Bett oder die Untersuchungsliege, wenn möglich, so ein, wie es der Patient am bequemsten empfindet, und nehmen Sie dabei Decken und Kissen zu Hilfe. Versuchen Sie, möglichst ungestörte Untersuchungsbedingungen zu schaffen, indem Sie die Türen schließen und gegebenenfalls spanische Wände um das Bett des Patienten stellen.

Als untersuchender Arzt sollten Sie es sich selber auch bequem machen, weil eine unbequeme Haltung Ihre Wahrnehmungs- und Konzentrationsfähigkeit beeinträchtigen kann. Stellen Sie das Bett auf eine für Sie bequeme Höhe ein und bitten Sie den Patienten, auf dem Bett bzw. der Liege zu Ihnen herüberzurutschen, damit Sie ihn leichter untersuchen können. Eine gute Beleuchtung und eine ruhige Atmosphäre beeinflussen Sie wesentlich, was Sie sehen und hören. Leider sind solche Bedingungen in der Klinik oder einer hektischen Ambulanz oft nicht leicht zu schaffen. Tun Sie aber Ihr Bestes, um geeignete Untersuchungsbedingungen zu ermöglichen. Sollte der Zimmernachbar Ihres Patienten Sie beim Auskultieren durch Radio oder Fernsehen stören, bitten Sie ihn höflich, die Lautstärke seines Gerätes zu vermindern oder dies kurzfristig abzuschalten. Die meisten Patienten werden dafür Verständnis haben und Ihrer Bitte bereitwillig folgen. Bedanken Sie sich anschließend!

Vergessen Sie nicht, während der Untersuchung Ihren Patienten über alles zu informieren, was Sie tun – insbesondere dann, wenn Sie befürchten müssen, daß die Untersuchung für ihn schmerzhaft sein könnte. Die Patienten unterscheiden sich natürlich erheblich in ihrer bereits vorhandenen Kenntnis über die verschiedenen Untersuchungstechniken und deren Bedeutung. Manche Patienten interessieren sich wenig dafür. Andere wieder möchten genauestens wissen, was Sie gerade tun, wenn Sie z. B. die Lungen abhorchen oder die Leber palpieren. Wenn Sie an den Patienten Informationen geben, achten Sie darauf, daß Ihre Worte und Ihre Gestik so klar wie nur möglich sind. Wenn Sie den Patienten bitten müssen, sich z. B. umzulagern o. ä., seien Sie höflich und nicht autoritär: „Ich möchte jetzt gerne Ihr Herz untersuchen. Würden Sie sich dazu bitte hinlegen!" hört sich anders an als „Ich werde jetzt ihr Herz untersuchen. Legen

Sie sich hin!". Autorität erwächst aus Kompetenz, persönlicher Ausstrahlung und Zuwendung – aber nicht durch Kommandieren!

Ärzte sind unterschiedlicher Ansicht darüber, in welcher Art und Weise und zu welchem Zeitpunkt sie ihren Patienten die erhobenen Befunde mitteilen sollten. Anfänger und Studenten sollten zunächst alle interpretierenden Mitteilungen vermeiden, denn sie tragen nicht die primäre Verantwortung für den Patienten und könnten aus mangelnder Sachkenntnis widersprüchliche oder falsche Angaben machen. Erst mit zunehmender Erfahrung und Verantwortlichkeit wird es auch für Sie angebracht, Untersuchungsbefunde dem Patienten unmittelbar mitzuteilen. Wenn man weiß oder vermutet, daß der Patient sich um ein bestimmes Organ Sorgen macht, kann es sinnvoll sein, direkt nach der Untersuchung des betreffenden Körperteils eine beruhigende Bemerkung zu machen. Eine fortlaufende Serie von beruhigenden Kommentaren stellt Sie aber spätestens dann vor ein schwieriges Problem, wenn Sie einen unerwarteten pathologischen Befund erheben und der Patient jetzt durch Ihr plötzliches Schweigen einen solchen auch vermutet, Sie diesen aber noch nicht näher beurteilen können. In dieser Situation werden Sie sich wünschen, vorher eher geschwiegen zu haben!

Jeder Untersucher sollte seine eigene Methode entwickeln, mit der es ihm gelingt, seine Patienten zu beruhigen und unnötige Ängste zu vermeiden. Als Anfänger werden Sie für eine Untersuchungstechnik, wie etwa die Ophthalmoskopie oder die Auskulation des Herzens, mehr Zeit brauchen als ein erfahrener Arzt. Wenn Sie merken, daß Sie für eine Untersuchung besonders lange brauchen, geben Sie dem Patienten eine Erklärung dafür: „Ich brauche etwas länger, um Ihr Herz zu untersuchen, weil ich genau auf jedes Geräusch hören möchte. Das heißt aber nicht, daß mit Ihrem Herz irgend etwas nicht in Ordnung ist!" Seien Sie dem Patienten gegenüber ehrlich, was Ihren Status als Student oder als Anfänger betrifft. Diese Offenheit wird Ihr spezielles Verhältnis zu diesem Patienten klären und auf beiden Seiten eventuelle Ängste und Unsicherheiten abzubauen helfen.

Auf zwei häufige Fragen zur körperlichen Untersuchung gibt es keine allgemeingültigen Antworten: 1. Wie vollständig muß die Untersuchung sein? 2. Welche ist die beste Reihenfolge des Untersuchungsablaufs? Die nachstehende Übersicht beschreibt eine recht umfassende Untersuchung, wie Sie sie bei einem für Sie bisher unbekannten, erwachsenen Patienten durchführen sollten. Alter, Geschlecht und Anamnese können bereits auf bestimmte Erkrankungsrisiken des Patienten hindeuten. Ist dies der Fall, wird man noch zusätzliche spezielle Untersuchungen durchführen. Solche speziellen Techniken werden in späteren Kapiteln abgehandelt. In machen Fällen ist das Abweichen von der üblichen Untersuchungsschematik logisch und sinnvoll: Bei asymptomatischen Jugendlichen ist eine rektale Untersuchung in aller Regel unnötig, und Sie können sie dem Patienten ersparen und Ihrerseits mehr Zeit darauf verwenden, bestimmte Aspekte der Anamnese zu vertiefen oder andere Untersuchungen vorzunehmen bzw. mit dem Patienten zu besprechen.

Trotz dieser gegebenenfalls erforderlichen Flexibilität sollten Sie sich bei der körperlichen Untersuchung angewöhnen, nach einem gewissen Schema vorzugehen. Jeder Arzt erarbeitet sich mit der Zeit sein eigenes Untersuchungsschema, das ihm persönlich am ehesten sinnvoll erscheint und das ihm hilft, keine wesentlichen Teile der körperlichen Untersuchung zu vergessen. Einige Studenten schreiben sich anfangs Stichworte zu den einzelnen Untersuchungsabschnitte auf kleine Karteikarten und verwenden diese als Gedächtnisstütze während der ersten Untersuchungen. Diese Kärtchen werden dann schon sehr schnell überflüssig.

Mit zunehmender Erfahrung können Sie die Untersuchungsreihenfolge, die auf den nachfolgenden Seiten aufgezeigt ist, modifizieren und sich Ihr eigenes Schema erarbeiten. Beachten Sie aber stets einige wenige wesentliche Grundprinzipien: Bemühen Sie sich, so vorzugehen, daß der Patient möglichst selten seine Körperlage ändern muß. Das gilt natürlich auch für den eigenen Positionswechsel. Normalerweise wird man von der rechten Seite des Krankenbettes oder der Untersuchungsliege aus die meisten Untersuchungen vornehmen können. Gehen Sie also bei der Untersuchung systematisch vor und achten Sie darauf, daß Sie stets alle erforderlichen Utensilien griff- und funktionsbereit haben.

Die Reihenfolge des Untersuchungsgangs muß in manchen Situationen abgeändert werden: so werden einige bettlägerige Patienten nicht in der Lage sein, sich aufzustellen oder -zusetzen, zumindestens nicht für längere Zeit. Sie werden also bei diesen Patienten Kopf, Hals und vordere Thoraxabschnitte untersuchen müssen, während der Patient auf dem Rücken liegt. Drehen Sie ihn dann auf die Seite, um die jeweils obenliegenden Lungen auskultieren, seinen Rücken untersuchen und die Haut inspizieren zu können. Bei akut Kranken, z. B. bei einem komatösen Patienten, wird eine grundsätzlich andere Vorgehensweise erforderlich (vgl. Kapitel 15), bei Wiederholungsuntersuchungen bei demselben Patienten werden Sie sich selbstverständlich auf den Verlauf bestimmter Befunde konzentrieren. Kein Patient muß Tag für Tag von Kopf bis Fuß untersucht werden!

Der nächste Abschnitt gibt Ihnen einen kurzen Überblick über den Standardablauf einer körperlichen Untersuchung. In den nachfolgenden Kapiteln werden dann die Untersuchungsgänge und -techniken für die einzelnen Körperregionen und Organsysteme getrennt dargestellt. Wenn Sie den Inhalt dieser Kapitel theoretisch und praktisch absolviert haben, lesen Sie die sich jetzt anschließende Zusammenfassung nochmals durch, um zu erkennen, wie sich jede einzelne Komponente der Untersuchung in die Erhebung des körperlichen Status einordnet.

Allgemeinzustand. **Beurteilen Sie den Gesundheitszustand des Patienten, Kraft- und Ernährungszustand, Statur, Habitus und Sexualentwicklung. Messen Sie Größe und Gewicht des Patienten. Beachten Sie Haltung, motorische Aktivität, Gang, Kleidung, Körperhygiene, Gepflegtheit des Äußeren und achten Sie auf eventuelle Gerüche des Körpers oder des Atems. Beobachten Sie Gestik, Manieren, Affekte und Reaktionen auf Vorgänge und Personen und beurteilen Sie den Bewußtheitszustand und die Konzentrationsfähigkeit des Patienten.**

Der Gesamteindruck vom Gesundheitszustand des Patienten (Allgemeinzustand) wird während der Erhebung der Anamnese und der körperlichen Untersuchung gewonnen.

Vitalzeichen. Messen Sie Puls- und Atemfrequenz, Blutdruck und – falls indiziert – die Körpertemperatur.

Haut. Untersuchen Sie die Haut und ihre Charakteristika. Stellen Sie alle Läsionen fest und beschreiben Sie sie nach Lokalsiation, Typus, Farbe, Größe, Juckreiz, Schmerzhaftigkeit etc. Inspizieren und palpieren Sie die Haare und die Nägel des Patienten und betrachten Sie genauestens seine Hände.

Beginnen Sie mit der Untersuchung der Haut an exponierten Stellen – den Händen, Unterarmen und dem Gesicht. Fahren Sie mit der Untersuchung der Haut fort, wenn Sie andere Körperpartien, wie Thorax, Abdomen, Genitale und Gliedmaßen untersuchen.

Kopf. Untersuchen Sie Haar, Kopfhaut, Schädel und Gesicht.

Augen. Prüfen Sie die Sehschärfe und, wenn nötig, die Gesichtsfelder. Beachten Sie Position und Ausrichtung der Augen. Untersuchen Sie Augenbraue, Iris und Pupille. Testen Sie die Pupillenreaktionen auf Licht und die Akkommodation sowie die Augenbeweglichkeit. Untersuchen Sie den Augenhintergrund mit dem Ophthalmoskop.

Ohren. Untersuchen Sie das äußere Ohr, den Gehörgang und das Trommelfell. Testen Sie das Hörvermögen. Wenn es vermindert ist, prüfen Sie auf Lateralisation und vergleichen Sie Luft- und Knochenleitung.

Nase und Sinus. Inspizieren Sie die äußere Nase, die Mukosa, das Septum und die Nasenmuscheln. Überprüfen Sie die Frontal- und Maxillarsinus auf Klopfschmerz.

Mund und Pharynx. Inspizieren Sie Lippen, Mundschleimhaut, Gaumen, Zähne, Zunge und Pharynx.

Hals. Inspizieren und palpieren Sie die Halslymphknoten. Beachten Sie alle Verdickungen, Schwellungen und Pulsationen im Halsbereich. Untersuchen Sie die Gefäße (s. u.). Achten Sie auf Abweichungen im Verlauf der Trachea, und untersuchen Sie die Schilddrüse.

Rücken. Inspizieren und palpieren Sie die Wirbelsäule und die Rückenmuskulatur. Prüfen Sie die Nierenlager auf Klopfschmerzhaftigkeit; untersuchen Sie die kostovertebralen Winkel.

Hintere Thoraxwand und Lungen. Inspizieren, palpieren, perkutieren und auskultieren Sie die Thoraxwand bzw. die Lungen.

Brüste, Achselhöhlen und epitrochleare Lymphknoten. Inspizieren Sie bei Frauen die Brüste sowohl bei herabhängenden, als auch bei erhobenen Armen und wenn sie die Hände an die Hüften pressen. Bei beiden Geschlechtern untersuchen Sie Achselhöhlen und deren Lymphknoten. Tasten Sie nach epitrochlearen Lymphknoten.

Der Patient sitzt auf der Kante des Bettes oder der Untersuchungsliege, sofern sein Zustand dies ermöglicht. Sie sollten vor ihm stehen und ihn während der Untersuchung von vorne und von seitlich inspizieren, palpieren, auskultieren etc.

Für die ophthalmoskopische Untersuchung sollte der Raum verdunkelt sein.

Stellen Sie sich hinter den Patienten, um die Schilddrüse zu palpieren, und untersuchen Sie jetzt den Rücken, den hinteren Thorax und die Lungen.

Begeben Sie sich wieder an die Vorderseite des Patienten.

Bis hierhin haben Sie bereits die Hände des Patienten untersucht, den Rücken begutachtet und, zumindest bei Frauen, eine grobe Schätzung der Beweglichkeit der Schultern vorgenommen. Bei der Untersuchung des vorderen Thorax sollten Sie zusätzlich die Strukturen des Muskel-Skelett-Systems berücksichtigen. Nutzen Sie diese Beobachtungen zusammen mit der Anamnese und der Beweglichkeit des Patienten während der Untersuchung für Ihre Entscheidung, ob weitergehende Untersuchungen der Muskeln und des Skeletts notwendig sind.

Wenn Sie eine weitergehende Untersuchung des Muskel-Skelett-Systems durchführen wollen, ist es günstig, die Hände, Arme, Schultern, den Hals und die Kiefergelenke zu untersuchen, während der Patient sitzt. Untersuchen und palpieren Sie die Gelenke und prüfen Sie ihre aktive und gegebenenfalls passive Beweglichkeit.

Brüste. Inspizieren und palpieren Sie die Brüste.

Der Patient liegt auf dem Rücken. Sie sollten an der rechten Seite des Bettes stehen.

Vorderer Thorax und Lungen. Inspizieren, palpieren und perkutieren Sie den Thorax. Auskultieren Sie die Lungen.

Herz. Untersuchen und palpieren Sie die Herzgegend. Palpieren Sie den Herzspitzenstoß. Auskultieren Sie über den Auskultationsstellen sowohl mit der Membran als auch mit dem Trichter Ihres Stethoskops. Korrelieren Sie Ihren Befund mit dem Karotispuls und dem Puls der V. jugularis. Identifizieren Sie alle anomalen Herztöne und -geräusche. Auskultieren Sie in speziellen Positionen, um ein Aortengeräusch, ein Mitralgeräusch oder einen dritten und vierten Herzton herauszuhören.

Es kann sinnvoll sein, daß der Patient jetzt seinen Oberkörper etwas anhebt.

Der Patient sollte sich aufsetzen, sich nach vorne beugen und ausatmen; dann sollte er sich auf die linke Seite legen.

Karotis- und Jugularvenenpuls. Inspizieren und palpieren Sie den Karotispuls. Auskultieren Sie im Karotisverlauf auf Stenosegeräusche hin. Suchen Sie den Jugularvenenpuls und bestimmen Sie den Jugularvenendruck in bezug auf den Sternalwinkel.

Heben Sie den Oberkörper des auf dem Rücken liegenden Patienten an, um den Puls der Jugularvenen darzustellen.

Abdomen. Inspizieren, auskultieren und perkutieren Sie das Abdomen. Palpieren Sie erst oberflächlich und dann tiefer. Versuchen Sie, Leber, Milz und Nieren zu tasten.

Der Patient befindet sich in Rückenlage.

Inguinalregion. Versuchen Sie, die Inguinallymphknoten zu ertasten, und palpieren Sie die Femoralarterien.

Rektaluntersuchung beim Mann. Untersuchen Sie Anus, Rektum und Prostata. Falls der Patient nicht stehen kann, untersuchen Sie die Genitalien, bevor Sie mit der Rektaluntersuchung beginnen.

Zur Rektaluntersuchung liegt der Patient auf der linken Seite.

Beine. Untersuchen Sie die Beine. Beachten Sie alle Anzeichen für Abnormitäten der peripheren Gefäße, der Muskeln, des Knochen- und des Nervensystems. Versuchen Sie, eventuelle Ödeme zu palpieren. Untersuchen Sie beidseitig den Puls der A. dorsalis pedis und der A. tibialis posterior. Fahren Sie mit einer kompletten Untersuchung der Muskeln und des Skeletts fort, wenn dieses

Der Patient befindet sich in Rückenlage.

indiziert ist, indem Sie die Gelenke inspizieren, palpieren und ihre Beweglichkeit überprüfen.

Muskeln und Skelett. Untersuchen Sie die Beweglichkeit der Wirbelsäule sowie die Stellung der Beine und Füße.

Der Patient steht. Sie sollten vor ihm sitzen.

Peripheres Gefäßsystem. Untersuchen Sie auf Varizen.

Genitale und Hernien beim Mann. Untersuchen Sie Penis und Skrotalinhalt und suchen Sie nach Hernien.

Orientierende neurologische Untersuchung. Beobachten Sie den Gang des Patienten. Überprüfen Sie, ob er auf einer Linie laufen, auf den Fersen und den Zehenspitzen gehen, auf der Stelle hüpfen und leichte Kniebeugen machen kann. Überprüfen sie das Rombergsche Zeichen.

Schließen Sie dann sensorische Untersuchungen an, indem sie Schmerz- und Vibrationsempfindungen an Händen und Füßen, Berührungsempfindungen der Gliedmaßen und Stereognosie in den Händen testen.

Der Patient sitzt oder liegt auf dem Rücken.

Überprüfen Sie Muskeldehnungs- und Plantarreflexe.

Vollständige neurologische Untersuchung. Wenn nötig, fahren Sie mit einer gründlicheren Untersuchung fort, die Folgendes beinhalten sollte:

Motorik: Muskeltonus, Kraft und Koordination.
Sensorik: Schmerz, Temperatur, leichte Berührung, Lokalisation, Vibration und Diskrimination.
Abdominalreflexe.

Geisteszustand. Überprüfen Sie die kognitiven Funktionen des Patienten, wenn es erforderlich erscheint und wenn es nicht schon früher geschehen ist. Andere Aspekte der Prüfung des Geisteszustandes und der psychischen Funktionen sind üblicherweise bereits während der Erhebung der Anamnese vorgenommen worden.

Genitale und rektale Untersuchung bei Frauen. Untersuchen Sie zunächst das äußere Genitale, dann Vagina und Zervix. Entnehmen Sie Abstriche für die zytologischen Untersuchungen. Palpieren Sie Uterus und Adnexe. Führen Sie eine rekto-vaginale und dann eine rektale Untersuchung durch.

Die Patientin liegt auf einem gynäkologischen Untersuchungsstuhl in Steinschnittlage. Sie sitzen auf einem Hocker o. ä. am Fußende und führen die Untersuchung dann später im Stehen fort.

Sie können diese Untersuchungen aber auch unmittelbar nach der abdominalen und inguinalen Untersuchung vornehmen.

Wenn Sie ihre Untersuchung beendet haben, teilen Sie dem Patienten mit, was ihn als nächstes erwartet. – Wenn Sie einen stationären Patienten untersucht haben, sollten Sie sein Bett etc. wieder so herrichten, wie es der Patient am bequemsten empfindet. War das Bett zu Beginn der Untersuchung mit einem Gitter ausgerüstet, so vergessen Sie nicht, dies auch wieder anzubringen, es sei denn, Sie sind sicher, daß das Gitter nicht mehr notwendig ist. Stellen Sie die Höhe des Bettes so ein, daß der Patient ohne Mühe und ohne ein vermeidbares Risiko zu stürzen, hinein- und herauskommen kann.

Die Aufzeichnung der erhobenen Befunde wird meist nicht in der selben Reihenfolge durchgeführt werden, in der die Befunde erhoben worden sind, da die Befunderhebung sich an praktischen Gesichtspunkten ausrichtet, während die Aufzeichnung der Befunde bereits auf die Dokumentation von Sinnzusammenhängen ausgerichtet ist. Das Kapitel 18 stellt die Einzelheiten der Befunddokumentation und der Führung des Krankenblattes dar.

Kapitel 3
Allgemeine Untersuchung

Anatomie und Physiologie

Ein großer Teil der speziellen Anatomie und Physiologie, der für die körperliche Untersuchung wichtig ist, kann in den späteren Kapiteln nachgelesen werden. Dieser Abschnitt befaßt sich übersichtsmäßig mit den eher allgemeinen Aspekten wie Körpergröße, Gewicht und Habitus. Zusätzlich wird ein Schema zur Bestimmung der Geschlechtsreife vorgestellt.

Bezüglich dieser Merkmale unterscheiden sich die Menschen wesentlich, je nachdem, in welchem Erdteil sie leben und welchem sozioökonomischen Stand sie angehören, auch in Abhängigkeit von ihrer Ernährung, von ihrer genetischen Veranlagung, von Vorerkrankungen und vom Geschlecht. Auch das Zeitalter, in dem der Mensch geboren wurde, hat einen Einfluß auf seine allgemeinen Merkmale. So ist z. B. das Kleinerwerden alternder Menschen zum Teil eine Täuschung. Obwohl Menschen mit den Jahren wirklich kleiner werden, variiert ihre Größe auch von einer Generation zur anderen. Junge Erwachsene sind heute in Deutschland größer als ihre Eltern, und diese sind wiederum größer als die Großeltern. Es kann hier nicht weiter auf die ganze Variationsbreite des Begriffes „normal" eingegangen werden. Der Kliniker sollte jedoch extrem vorsichtig sein, wenn er Normen einer Gruppe auf Personen einer anderen übertragen will.

Größe und Habitus. Der Mensch wächst von der Geburt bis zum frühen Erwachsenenalter. Zeichnet man die jährliche Größenzunahme auf, kann man eine *Periode verstärkten Wachstums* im jugendlichen Alter erkennen, die beim Mädchen um das 12. und beim Jungen um das 14. Lebensjahr einen Höhepunkt erreicht. Knochen und Muskeln sind in diese verstärkte Wachstumsphase mit einbezogen, wobei Ausmaß und Zeitpunkt dieses Wachstumsschubes vom Geschlecht abhängen. Die Schultern eines Jungen z. B. verbreitern sich stärker als die eines Mädchens, während sich die Hüften eines Mädchens stärker verbreitern als die eines Jungen. Diese Veränderungen sind in der Illustration auf der nächsten Seite zusammengefaßt.

Anatomie und Physiologie

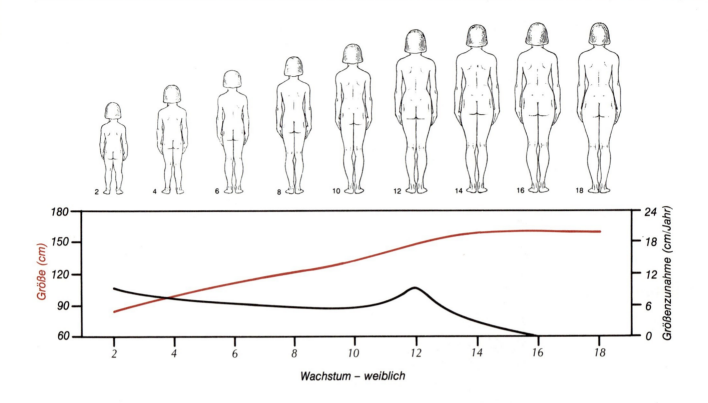

Wachstum – weiblich

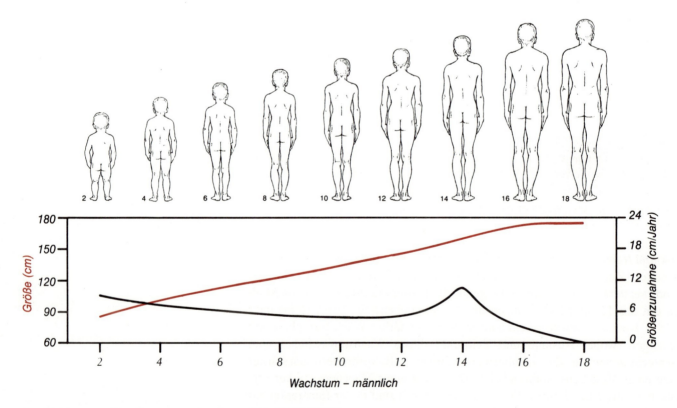

Wachstum – männlich

(nach TANNER, J. M.: Growing up. Sci. Amer. 229: 36–37 [1973])

Anatomie und Physiologie

Gegen Ende des Lebens treten andere Veränderungen auf. Die Menschen werden kleiner, und die Haltung kann gebeugt werden, da die Brustwirbelsäule konvexer wird und sich die Knie und Hüften nicht mehr ganz strecken lassen. Das Fettgewebe neigt dazu, sich um die Hüften und den unteren Bauch anzusammeln. Zusammen mit einer Schwächung der Abdominalmukseln kommt es dadurch oft zu einem Dickbauch. Die folgende Abbildung zeigt einige dieser Veränderungen, die hier bei Personen im Alter zwischen 78 und 94 Jahren aufgetreten sind. Diese und andere Alterserscheinungen werden noch detaillierter in den folgenden Kapiteln behandelt.

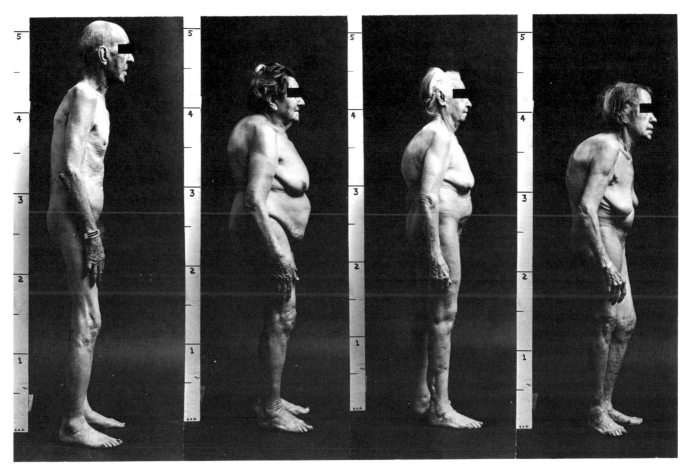

Ein Mann, Alter 82 Jahre und 3 Frauen im Alter von 78, 79 und 94 Jahren (ROSSMAN, I. Clinical Geriatrics, 2nd ed, p 4. Lippincott, Philadelphia 1979)

Gewicht. Die bisherigen Definitionen des Normalgewichtes für Erwachsene sind in den letzten Jahren immer stärker kritisiert worden. Sie dürften eher durch ästhetisch bevorzugte Idealbilder und kulturelle Einstellungen als aufgrund wissenschaftlicher Untersuchungen gestellt worden sein. Gesichert ist, daß Personen beider Extreme – die sehr Dünnen und die sehr Dicken – eine höhere Sterberate haben als andere Menschen und, daß sowohl Fettleibigkeit als auch Magersucht mit einer erhöhten Morbidität einhergehen. Der Bereich des „Normal- oder Idealgewichts" scheint jedoch sehr viel weiter zu fassen zu sein, als bisher angenommen, und das genaue Festlegen seiner Grenzen bleibt weiterhin Gegenstand der Forschung.

Beurteilung der Geschlechtsreife. Veränderungen der Geschlechtsreife eines Jugendlichen und die Ausbildung der sekundären Geschlechtsmerkmale stehen in enger Beziehung zur verstärkten Wachstumsphase. In späteren Kapiteln werden Schemen vorgestellt, anhand derer der Kliniker das Stadium der geschlechtlichen Entwicklung festlegen kann: durch Beurteilung der Brustentwicklung und Schambehaarung bei Mädchen und der Genitalien und Schambehaarung bei Jungen. Die Beziehung zwischen dem Auftreten der äußeren Geschlechtsmerkmale und dem Wachstumsschub ermöglicht eine Beurteilung der pubertären Entwicklung sowie das Erkennen krankhafter Abweichungen. Anhand dieser Schemen kann der Arzt dem Jugendlichen auch erklären, ob Wachstum und geschlechtliche Reife normal fortschreiten und welche Veränderungen im weiteren zu erwarten sind.

Bei der ersten Untersuchung eines jugendlichen Patienten messen Sie nur eine dieser Variablen, nämlich die Körpergröße. Sie können sich auch über Brust- und Muskelentwicklung, Stimmlage und Bartwuchs orientieren. Die volle Bedeutung Ihrer Beobachtungen ergibt sich jedoch erst, wenn Sie diese mit anderen Daten in Beziehung setzen: dem Habitus des Patienten, dem Wachstumsmuster innerhalb eines bestimmten Zeitraums, Muskelentwicklung, Geschlechtsreife, psychosexuelle Empfindungen und Einstellungen sowie Wissensstand. Während dieses Einschätzungsprozesses werden Sie diese zusammenhängenden Variablen miteinander in Beziehung setzen und versuchen, die Entwicklung des Patienten und irgendwelche damit verknüpften Probleme so gut zu verstehen, wie es Ihnen möglich ist.

Untersuchungstechniken | *Auffällige Befunde*

Untersuchungstechniken

Beginnen Sie Ihre Beobachtungen sofort in jenem Augenblick, in dem Sie den Patienten zum ersten Mal sehen. Hört Sie der Patient, wenn Sie ihn im Wartezimmer aufrufen? Steht er mit Leichtigkeit auf, und wie geht er? Falls der Patient im Krankenhaus ist, wenn Sie ihn zum ersten Mal treffen, was tut er? Sitzt er im Bett und genießt das Fernsehprogramm, oder liegt er im Bett? Was befindet sich auf seinem Nachttisch? Eine Zeitung, ein Stapel von Grußkarten zur „guten Besserung", eine Bibel oder ein Rosenkranz, eine Nierenschale oder gar nichts? Diese Beobachtungen sollten Sie dazu verwenden, eine oder mehrere Arbeitshypothesen zu formulieren und in Ihre weiteren Untersuchungen einzubeziehen. Beachten Sie während der Befragung und der Untersuchung Folgendes:

Bewußtseinslage. Ist der Patient wach und aufmerksam? Scheint er Ihre Frage zu verstehen und sinnvoll und entsprechend schnell zu beantworten, oder verliert er den Faden, schweift ab, wird still oder schläft sogar ein?

Unaufmerksamkeit, Schläfrigkeit, Stupor. Siehe Tabelle 15.2: Bewußtseinsstörungen (S. 423).

Allgemeiner Gesundheitszustand. Bilden Sie sich ein vorläufiges Urteil über den Gesundheitszustand des Patienten, indem Sie sich auf bestimmte Beobachtungen stützen. Versuchen Sie, Merkmale zu definieren, die Ihre Schlußfolgerungen begründen. Ein dünner, schwacher Achtzigjähriger mit einem schwankenden Gang und zittriger Stimme läßt an Gebrechlichkeit denken, während ein aschgraues schweißiges Gesicht auf eine akute Krankheit wie z. B. Schock hindeutet.

Akut oder chronisch krank, gebrechlich, schwach, kräftig, robust.

Krankheitszeichen, z.B.

    kardiale oder respiratorische Symptome

Erschwertes Atmen, forciertes Atmen, Husten.

    Schmerzen

Gesichtsausdruck, Schwitzen, Schonhaltung eines schmerzenden Körperteils.

    Angst

Angstvoller Gesichtsausdruck, unruhige hastige Bewegungen, kalte, feuchte Handflächen.

Hautfarbe. Zusammen mit irgendwelchen *Läsionen*, nähere Details s. Kap. 4.

Blässe, Zyanose, Ikterus, Pigmentstörungen.

Wuchs und Habitus. Wenn möglich, bitten Sie den Patienten, zum Messen der Körpergröße seine Schuhe auszuziehen. Ist er ungewöhnlich klein oder groß? Ist er dünn und schmächtig, muskulös oder untersetzt? Ist der Körperbau symmetrisch? Beurteilen Sie die allgemeinen Körperproportionen und achten Sie auf etwaige Deformationen.

Sehr kleine Statur beim Turner-Syndrom und bei Achondroplasie, renalem und hypophysärem Zwergwuchs; lange Extremitäten im Vergleich zum Rumpf bei Hypogonadismus und Marfan-Syndrom.

| Untersuchungstechniken | Auffällige Befunde |

Sexualentwicklung. Sind Stimme, Bartwuchs und Brustumfang dem Alter des Patienten und seinem Geschlecht entsprechend?

Verspätete oder verfrühte Pubertät, Hypogonadismus, Virilisierung.

Gewicht. Sieht der Patient ausgezehrt aus, ist er schlank, aufgedunsen oder adipös? Falls er adipös ist, ist das Fett gleichmäßig verteilt oder vorwiegend am Rumpf lokalisiert?

Allgemein adipös bei Fettsucht, Stammfettsucht mit relativ dünnen Extremitäten beim Cushing-Syndrom.

Wenn möglich, sollten Sie den Patienten wiegen. Obwohl das sogenannte „Idealgewicht" heute keine Anwendung mehr findet, stellt die Aufzeichnung der Gewichtszu- bzw. -abnahme eine wertvolle diagnostische Größe dar.

Gründe für Gewichtsabnahme sind z. B. bösartige Erkrankungen, Diabetes mellitus, Hyperthyreose, chronische Entzündungen, Depressionen oder eine erfolgreich durchgeführte Reduktionskost.

Haltung, Bewegung und Gang. Welche Haltung bevorzugt der Patient?

Sitzende Stellung bevorzugt bei Linksherzinsuffizienz, Vorlehnen mit gekreuzten Armen bevorzugt bei chronisch obstruktiven Lungenerkrankungen.

Ist der Patient unruhig oder ruhig? Wie oft steht er aus dem Bett auf? Wie schnell sind seine Bewegungen?

Schnelle unruhige Bewegungen bei Hyperthyreose; gebeugte Haltung und Bewegungsarmut bei Depressionen.

Können Sie unwillkürliche Bewegungen beobachten, oder werden einige Körperteile gar nicht bewegt?

Tremor oder andere unwillkürliche Bewegungen; Lähmungen.

Läuft der Patient leicht, ohne Mühe und mit Sicherheit, kann er das Gleichgewicht halten, oder können Sie ein Hinken feststellen? Ist das Gehen für den Patienten offensichtlich unangenehm, hat er Angst zu fallen? Können Sie Gleichgewichtsstörungen oder sonstige Abnormalitäten im Bewegungsablauf feststellen?

Siehe Tab. 15.5: Gang- und Haltungsstörungen (S. 428f).

Kleidung, gepflegtes Äußeres und Körperhygiene. Wie ist der Patient gekleidet? Entspricht seine Kleidung der Temperatur, dem Wetter? Ist sie sauber, sorgfältig geknöpft, sind die Reißverschlüsse geschlossen? Wie ist die Kleidung zu beurteilen im Vergleich zu Personen des gleichen Alters und des gleichen sozialen Status?

Die Kleidung kann Kälteempfindlichkeit bei Hypothyreose, einen peinlich verborgenen Hautausschlag oder einen bestimmten Lebensstil anzeigen.

Sehen Sie sich die Schuhe des Patienten an! Sind Löcher hineingeschnitten? Sind die Schnürsenkel zugeschnürt, oder trägt der Patient Hausschuhe?

Ausgeschnittene Löcher können auf Gicht, entzündete Fußballen oder andere schmerzhafte Fußerkrankungen hindeuten. Ödeme können einen Patienten dazu veranlassen, die Schnürsenkel offen zu lassen oder Pantoffeln zu tragen.

Untersuchungstechniken	*Auffällige Befunde*
Trägt der Patient irgendwelchen ungewöhnlichen Schmuck?	Manchmal werden Kupferarmbänder bei Arthrithis getragen.
Achten Sie auf die Haare und die Fingernägel des Patienten und auf eventuell benutzte Kosmetika!	Nagellack und Haarfärbungen, die „herausgewachsen" sind, weisen auf mangelndes Interesse an der äußeren Erscheinung hin und können sogar andeuten, wie lange die Gleichgültigkeit schon besteht.
Entsprechen die persönliche Körperpflege und Hygiene dem Alter, dem Beruf, dem Lebensstil und dem sozialen Stand des Patienten? Natürlich gibt es dabei individuelle Normvarianten.	Ungepflegtes Äußeres kann man bei Depressionen und chronisch-organischen Hirnleiden finden. Das äußere Erscheinungsbild des Patienten sollte mit der für ihn wahrscheinlichen Norm verglichen werden.
Atem- und Körpergeruch. Auch der Geruch kann einen wichtigen Anhaltspunkt für die Diagnose geben. Vermeiden Sie jedoch einen Fehler: Verlassen Sie sich niemals darauf, daß bei einem Patienten, der nach Alkohol riecht, der Alkohol auch die Ursache eventueller psychischer oder neurologischer Veränderungen sein muß. Alkoholmißbrauch kann auch mit anderen, ernsten und potentiell behandelbaren Erscheinungen wie Hypoglykämie oder einem subduralen Hämatom einhergehen. Andererseits bedeutet Alkoholgeruch nicht zwangsläufig Alkoholismus.	Atemgeruch bei Alkohol, Azetonämie (Diabetes), pulmonale Infektionen, Urämie, Leberversagen.
Gesichtsausdruck. Beobachten Sie den Gesichtsausdruck in Ruhe, während eines Gesprächs über bestimmte Themen, während der Untersuchung und während der Interaktion mit anderen.	Angst, Depression, Verlegenheit, Ärger, Apathie; der starre Blick bei Hyperthyreose; das mimikarme Gesicht bei Morbus Parkinson.
Verhaltensweise, Gemütslage und Beziehung zu Personen und Dingen. Beachten Sie das Verhalten des Patienten zu Ihnen und zu anderen, wie Familienmitgliedern, Freunden und Personal. Beobachten Sie Mimik und Gestik des Patienten, und hören Sie wie er spricht. Dadurch können Sie Hinweise auf seine Gefühle und seine Beziehung zur Umwelt erhalten.	Sturheit, Feindseligkeit, Zorn, Empfindlichkeit, Depression, Weinerlichkeit, Mißtrauen, Argwohn, Euphorie, Erleichterung, Vertrauen, Resignation, Verschlossenheit.
Sprache. Beachten Sie das Sprechtempo, die Tonhöhe, Klarheit und Spontanität.	Schnelle Sprechweise bei Hyperthyreose; langsame, heisere, belegte Stimme bei Myxödem; fehlende Spontanität bei Depressionen; Dysphasie, Dysarthrie.
Vitalzeichen. Prüfen Sie Puls, Blutdruck, Atemfrequenz und Körpertemperatur. Sie können diese Messungen an den Anfang Ihrer Untersuchung stellen oder sie	Siehe Tab. 7.15: Veränderungen des Arterienpulses (S. 218).

Untersuchungstechniken

bei der Herz-Kreislauf- und Thoraxuntersuchung durchführen. Stellt man die Messung an den Beginn der Untersuchung, wird zuerst der Radialispuls geprüft. Danach, immer noch mit den Fingern am Handgelenk des Patienten, zählt man die Atemfrequenz, ohne daß der Patient dieses merkt. (Der Patient könnte anders atmen, wenn er sich seiner Atmung bewußt wird.) Messen Sie den Blutdruck. Ist er hoch, so wiederholt man die Messung später noch einmal.

Obwohl das Messen der *Körpertemperatur* bei vielen Krankenbesuchen unterlassen werden kann, muß sie bestimmt werden, wenn Hinweise dafür bestehen, daß sie verändert sein könnte. Die orale Messung ist angenehmer und akzeptabler als die rektale. Sie sollte jedoch nicht angewendet werden, wenn der Patient bewußtlos oder unruhig ist oder seinen Mund nicht schließen kann.

Um die *orale Temperatur* mit einem Glasthermometer zu messen, schütteln Sie dieses unter 35,5 °C. Dann legen Sie es unter die Zunge des Patienten und bitten ihn seinen Mund zu schließen. Nach 3–5 Min. lesen Sie die Temperatur ab, und bitten den Patienten, das Thermometer für eine weitere Minute in den Mund zu nehmen. Danach wird das Thermometer noch einmal abgelesen. Wenn die Temperatur gestiegen ist, muß der Vorgang so lange wiederholt werden, bis die Temperatur konstant bleibt. Es kann 8 Min. dauern, bis man eine genaue oral gemessene Temperatur erhält.

Bei Messung der *rektalen Temperatur* wählt man ein Rektalthermometer (mit einer abgerundeten Spitze). Es wird eingecremt und danach 3–4 cm in den Analkanal in Richtung auf den Nabel eingeführt. Die Temperatur wird nach 3 Min. abgelesen.

Elektrothermometer mit Einmalhüllen sind für beide Methoden (oral und rektal) verfügbar. Sie verkürzen die erforderliche Zeit für den Erhalt einer genauen Messung auf ca. 10 Sek.

Das Trinken heißer oder kalter Flüssigkeiten kann die orale Temperaturmessung beeinflussen, gleichgültig ob ein Glas- oder ein Elektrothermometer verwendet wird. Warten Sie deshalb mit der Messung 10–15 Min.

Die durchschnittliche oral gemessene Körpertemperatur beträgt normalerweise 37 °C. Sie unterliegt jedoch erheblichen Schwankungen, die bei der Interpretation berücksichtigt werden müssen. In den frühen Morgenstunden kann die Temperatur bis auf 35,8 °C abfallen, am späten Nachmittag oder Abend bis 37,3 °C ansteigen. Die rektale Temperatur liegt durchschnittlich um 0,4 bis 0,5 Grad höher als die orale, aber diese Differenz kann stark variieren.

Auffällige Befunde

Siehe Tab. 6.1: Krankhafte Veränderungen von Atemfrequenz und Atemrhythmus (S. 157).

Hyperpyrexie bedeutet eine extreme Erhöhung der Körpertemperatur über 41,1 °C. *Fieber oder Pyrexie* bedeutet eine erhöhte Temperatur, während *Hypothermie* eine abnormal niedrige Temperatur unter 35 °C rektal bedeutet. Ursachen für Fieber sind Infektionen, Traumen (wie Operationen, Brüche, Quetschungen), Tumoren, Infarkte, Bluterkrankungen (wie z. B. die akute hämolytische Anämie) und immunologische Reaktionen (wie z. B. Medikamentenfieber, Kollagenerkrankungen). Die Hauptursache für Hypothermie ist Kälte, aber auch einige akute Krankheiten können dazu führen. Besonders ältere Leute sind für Hypothermie anfällig, sie entwickeln hingegen seltener Fieber.

Kapitel 4
Haut

Anatomie und Physiologie

Die Haut besteht aus 3 Schichten: Epidermis (Oberhaut), Korium (Lederhaut, Dermis) und Subkutis (Unterhautgewebe).

Die oberste der Schichten, die *Epidermis,* ist dünn, frei von Blutgefäßen und wird weiter in 2 Unterschichten unterteilt: Eine äußere Hornschicht aus toten keratinisierten Zellen und eine innere Zellage, in der Melanin und Keratin gebildet werden.

Die Ernährung der Epidermis ist abhängig von dem darunterliegenden *Korium.* Die Lederhaut ist gut durchblutet. Sie enthält Kollagenfasergeflechte, Talgdrüsen und einige Haarfollikel. Sie verschmilzt nach unten mit der *Subkutis,* in der sich Fett, Schweißdrüsen und der Rest der Haarfollikel befinden.

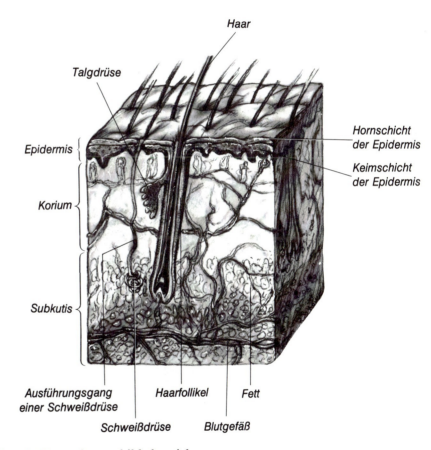

Haare, Nägel, Talg- und Schweißdrüsen werden als Hautanhanggebilde bezeichnet. Bei Erwachsenen gibt es 2 Haartypen: Wollhaare (Lanugo) und Terminalhaare. Wollhaare sind kurz, fein, unscheinbar und nicht pigmentiert, während Terminalhaare gröber, dicker und normalerweise pigmentiert sind. Kopf- und Augenbrauenhaare gehören zum Terminalhaar.

Talgdrüsen sezernieren eine schützende, fettige Substanz, die größtenteils über die Haartrichter an die Hautoberfläche gelangt. Talgdrüsen befinden sich an der gesamten Hautoberfläche, außer an Handflächen und Fußsohlen. Bei den

Anatomie und Physiologie

Schweißdrüsen unterscheidet man einen ekkrinen und einen apokrinen Typ. Die ekkrinen Drüsen sind großzügig verteilt, münden direkt auf der Hautoberfläche und tragen mit ihrer Schweißproduktion zur Kontrolle der Körpertemperatur bei. Im Gegensatz dazu findet man apokrine Drüsen nur tief in den Achselhöhlen und in der Genitalregion; sie münden meist in Haarfollikeln und werden durch emotionale Anspannung stimuliert. Die bakterielle Zersetzung von apokrinem Schweiß ist bei Erwachsenen für den Körpergeruch verantwortlich.

Altersabhängige Veränderungen

Während der Pubertät bewächst das grobe Terminalhaar neue Hautregionen: bei Jungen das Gesicht, bei beiden Geschlechtern Achsel- und Schamregion. An Rumpf und Gliedmaßen schreitet der Haarwuchs während und nach der Pubertät stetig fort, besonders auffällig bei Männern. Auch die apokrinen Drüsen breiten sich während der Pubertät aus, die axilläre Schweißproduktion nimmt zu, und der charakteristische Geruch eines Erwachsenen macht sich bemerkbar.

Im Alter wird die Haut runzelig und verliert an Spannung. Die Gefäßversorgung der Lederhaut vermindert sich, und die Haut wird bei Menschen weißer Hautfarbe blasser und durchsichtiger. An Stellen, an denen die Haut lange der Sonne ausgesetzt war, ist sie „abgehärtet": ledrig, gelblich und tief durchfurcht. Auf den Handrücken und an den Unterarmen erscheint die Haut dünn, zart, locker, transparent, eher weißlich; depigmentierte Flecken nennt man Pseudonarben. Dort können auch gut abgegrenzte, stark gerötete Punkte oder Flecken auftreten, die sogenannte *„senile Purpura"* (Altersrötungen), die nach einigen Wochen wieder verschwinden. Diese roten Punkte werden durch Blut verursacht, welches durch brüchige Kapillaren ausgetreten ist und sich in der Haut ausgebreitet hat. *Trockene Haut* (Asteatosis) – eine weitverbreitete Veränderung – ist schuppig, rauh und oft mit Juckreiz verbunden. Sie wirkt meist glänzend, besonders an den Beinen, wo ein Netz oberflächlicher Risse ein Mosaik kleiner Vielecke hervorrufen kann.

Braune Stellen, als Leberflecken oder *Altersflecken* (Lentigo senilis) bekannt, treten an Unterarmen und Handrücken oder seltener im Gesicht auf. Anders als die erblichen Sommersprossen verschwinden sie nicht spontan, wenn sie vor Sonnenlicht geschützt werden. Ebenfalls verbreitet ist die *seborrhoische Keratose* (Verhornung) – pigmentierte, erhabene, warzige oft leicht fettige Veränderungen, die meistens am Oberkörper, aber auch im Gesicht und an den Händen vorkommen. Die selteneren *aktinischen* (oder Alters-)*Keratosen* ent-

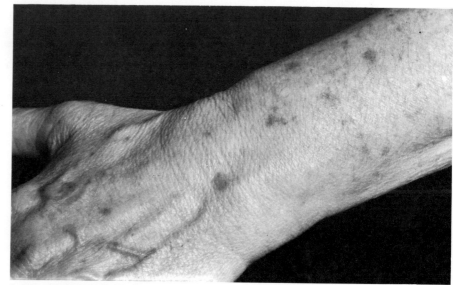

Lentigo senilis bei einer 58jährigen Frau.

wickeln sich an unbedeckten Hautflächen, zuerst als kleine gerötete Stellen, welche sich dann zu erhabenen rauhen, gelblich bis bräunlichen Flekken vergrößern. Ab dem mittleren Lebensalter können im Gesicht *Adenomata sebacea seniles* auftreten, die von Basalzellkarzinomen unterschieden werden müssen. Es handelt sich dabei um gutartige, gelbliche, flache Papeln mit zentraler Vertiefung und einem Durchmesser von 1–3 mm oder mehr.

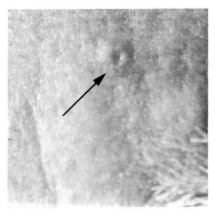

Adenoma sebaceum senile bei einer 53jährigen Frau.

Angiome sind sehr verbreitet, treten schon im frühen Erwachsenenalter auf, bevorzugt am Oberkörper, haben aber keine pathologische Bedeutung (S. 58).

Während all diese Veränderungen so häufig vorkommen, daß sie zu den normalen Alterserscheinungen gerechnet werden können, gibt es zwei seltenere Befunde, die eindeutig krankhaft sind: Das *Epithelzellkarzinom*, das sich manchmal aus einer aktinischen Kreatose entwickelt, und das *Basalzellkarzinom* (S. 106).

Die Nägel verlieren im Alter ihren Glanz und können gelb und dick werden, besonders an den Zehen.

Das Kopfhaar verliert sein Pigment und wird dadurch grau. Ab dem 20. Lebensjahr schon kann bei Männern die Haargrenze an den Schläfen zurückweichen. *Haarausfall* am Hinterkopf folgt später. Viele Frauen zeigen in derselben Weise Haarverlust, aber weniger stark. Die Neigung zum Kahlwerden ist genetisch festgelegt. Bei beiden Geschlechtern verringern sich im Alter Dichte und Stärke der Haare.

Weniger bekannt, klinisch aber bedeutungsvoller, ist ein Haarverlust am übrigen Körper: Oberkörper, Schamgegend, Achseln und Gliedmaßen. Diese Veränderungen werden in den Kapiteln beschrieben, in denen sie relevant sind. Ungefähr ab dem 55. Lebensjahr können Frauen Barthaare an Kinn und Oberlippe bekommen, die sich später jedoch nicht mehr stärker ausbilden.

Die meisten dieser hier beschriebenen Beobachtungen treten speziell bei Menschen der weißen Rasse auf und sind nicht unbedingt auf andere Rassen übertragbar. Indianer haben zum Beispiel weniger Gesichts- und Körperhaare als Weiße und sollten daher nicht an Maßstäben der Weißen gemessen werden.

Untersuchungstechniken

Beginnen Sie mit der Untersuchung der Haut schon bei Ihrer ersten allgemeinen Untersuchung und vervollständigen Sie diese während der weiteren detaillierten Untersuchungsvorgänge.

Inspektion und Palpation der Haut. Beachten Sie Folgendes:

Farbe. Z.B. bräunlich, bläulich (zyanotisch), rötlich, gelblich oder blaß.

Siehe Tab. 4.1: Veränderungen der Hautfarbe (S. 56 f.).

Durchblutung. Hinweise auf *Hautblutungen* oder *Verletzungen*.

Siehe Tab. 4.2: Gefäßveränderungen der Haut und Hautblutungen (S. 58).

Hautfeuchtigkeit. Z.B. trocken, schweißig, fettig.

Trockenheit bei Schilddrüsenunterfunktion, fettig bei Akne.

Temperatur. Legen Sie zur Temperaturbestimmung Ihre Fingerrücken auf die Haut des Patienten.

Oberflächenbeschaffenheit. Z.B. rauh, glatt.

Rauh bei Schilddrüsenunterfunktion.

Dicke der Haut.

Verschieblichkeit und Turgor. Heben Sie eine Hautfalte ab, und achten Sie darauf, wie schwer oder wie leicht diese gegenüber dem darunterliegenden Gewebe verschoben werden kann (Verschieblichkeit) und wie rasch sie in ihre Ausgangslage zurückgleitet (Turgor).

Verminderte Verschieblichkeit bei Ödem, Sklerodermie; verminderter Turgor bei Dehydratation.

Suchen Sie nach Läsionen der Haut.
1. Stellen Sie zuerst deren *anatomische Lokalisation* sowie deren *Verteilung* auf der gesamten Körperoberfläche fest. Treten die Läsionen generalisiert oder örtlich begrenzt auf? Finden sie sich nur an von Kleidung unbedeckten Hautflächen oder an solchen, die leicht wund werden, wie intertriginöse Hautflächen, oder finden sie sich an Hautstellen, die Kontakt zu besonderen Materialien haben (z.B. Ringe oder Manschetten)?

Viele Hautkrankheiten haben charakteristische Verteilungen, Akne z.B. tritt im Gesicht, an Brust und Rücken auf; Psoriasis unter anderem an Knien und Ellenbogen; und Candidainfektionen befallen intertriginöse Hautareale;

2. Beachten Sie *Gruppierung* oder *Anordnung* der Hautläsionen. Sie können linear, haufenförmig, anulär (ringförmig), arkiform (bogenförmig) oder dermatomal (den Hautabschnitt bedeckend, der zu einer bestimmten sensiblen Rückenmarkswurzel gehört; S. 386 f.) auftreten.

Unilateral in einem dermatomalen Abschnitt auftretende Bläschen sind typisch für Herpes zoster (Gürtelrose).

| *Untersuchungstechniken* | *Auffällige Befunde* |

3. Versuchen Sie, die *Art* der Hautläsionen zu identifizieren (z.B. makulös [fleckig], papulös [pustelartig], vesikulär [bläschenförmig] oder Ähnliches). Soweit möglich, sucht man repräsentative und frische Stellen auf, die noch nicht durch etwaiges Kratzen oder auf andere Weise verändert worden sind.

Siehe Tab. 4.3: Grundtypen der Hautveränderungen (S. 59f.).

4. Beschreiben Sie die *Farbe* der Hautläsionen.

Inspektion und Palpation der Finger- und Fußnägel. Achten Sie auf Farbe, Form und mögliche Läsionen.

Siehe Tab. 4.4: Physiologische und pathologische Veränderungen der Nägel (S. 61).

Inspektion und Palpation des Haares. Achten Sie auf Dichte, Verteilung und Stärke des Haares.

Die Inspektion der Schleimhäute sollte gleichzeitig mit jener der Haut geschehen, wird aber erst in späteren Kapiteln beschrieben.

Die Differentialdiagnose der einzelnen Hautkrankheiten würde den Rahmen dieses Buches sprengen. Nachdem Sie sich mit den wichtigsten Arten von Hautläsionen vertraut gemacht haben, wäre es gut, ein kurzes, aber gut illustriertes Buch der Dermatologie durchzuarbeiten. Sie sollten es sich zur Gewohnheit machen, jede Hautveränderung, die Sie zum ersten Mal sehen, in einem solchen Buch nachzuschlagen. Das Beschreiben der Art der Läsionen, deren Lokalisation und Verteilung sowie weitere Informationen aus der Krankengeschichte und der physikalischen Untersuchung werden Ihnen beim Nachschlagen behilflich sein und Sie mit der Zeit in die Lage versetzen, eine spezifische dermatologische Diagnose zu stellen.

Tabelle 4.1 Veränderungen der Hautfarbe.

Farbe	Entstehungsmechanismus	Mögliche Ursachen	Typische Lokalisationen
Braun	Ablagerung von Melanin	Genetische Veranlagung	Generalisiert
		Sonnenlicht	Lichtexponierte Stellen
		Schwangerschaft	Gesicht, Brustwarzen, Linea alba, Vulva
		Addison-Krankheit und einige Hypophysentumoren	Lichtexponierte Stellen, Reibe- und Druckpunkte, Brustwarzen, Genitale, Handlinien, frische Narben, oft auch generalisiert
Grau oder bronzefarben	Ablagerung von Melanin und Hämosiderin	Hämochromatose	Lichtexponierte Stellen, Genitale und Narben; oft generalisiert
Bläulich (Zyanose)	Anteil des reduzierten Hämoglobins nimmt bei Hypoxie zu. Die Zyanose kann entweder		
	peripher oder	Angst oder Kälte	Nägel, manchmal Lippen
	zentral sein	Herz- und Lungenkrankheiten	Lippen, Mund und Nägel
	Pathologische Hämoglobinverbindungen	Angeborene oder erworbene Methämoglobinämie, Sulfhämoglobinämie	Lippen, Mund und Nägel
Blaurot	Kombination von vermehrtem Gesamthämoglobin, Erhöhung des reduzierten Hämoglobinanteils und Stase im Kapillarbett	Polyzythämie	Gesicht, Konjunktiven, Mund, Hände und Füße
Rot	Das normale Oxyhämoglobin ist besser sichtbar durch		
	Erweiterung oder Vermehrung der oberflächlichen Blutgefäße oder vermehrten Blutfluß	Fieber, Schamröte, Alkoholgenuß, lokale Entzündung	Gesicht und oberer Thorax oder Gebiet der lokalen Entzündung
	verminderten Sauerstoffverbrauch der Haut	Kälteeinwirkung	Die betroffene Stelle (z.B. Ohren)

▼ Fortsetzung

Tabelle 4.1 (Fortsetzung).

Farbe	Entstehungsmechanismus	Mögliche Ursachen	Typische Lokalisationen
Gelb			
Ikterus	Erhöhte Bilirubinspiegel	Lebererkrankung, Hämolyse	Zuerst Skleren, dann Schleimhäute und generalisiert
Karotinämie	Erhöhter Karotinoidspiegel	Vermehrter Genuß von karotinhaltigen Früchten und Gemüsen; Myxödem, Hypophysenunterfunktion	Handflächen, Fußsohlen, Gesicht, betrifft nie Skleren oder Schleimhäute
Chronische Urämie	Retention von Harnfarbstoffen, überlagert von der Blässe der Anämie	Chronische Nierenkrankheit	Am besten an lichtexponierten Stellen zu sehen, kann generalisiert sein, betrifft nie Skleren oder Schleimhäute
Blässe	Verminderter Melaningehalt		
	angeborene Unfähigkeit, Melanin zu bilden	Albinismus	Generalisiertes Fehlen von Pigment in Haut, Haar und Augen
	erworbener Melaninverlust	Vitiligo	Fleckig, symmetrisch, oft an lichtexponierten Hautstellen
		Tinea versicolor (eine häufige Pilzerkrankung)	Brust, oberer Rücken und Hals
	Oxyhämoglobin ist schlechter sichtbar		
	verminderter Blutfluß in den oberflächlichen Gefäßen	Synkope, Schock, Normvariation	Am besten zu sehen im Gesicht, an Konjunktiven, Mund und Nägeln
	verminderte Oxyhämoglobinkonzentration	Anämie	Am besten zu sehen im Gesicht, an Konjunktiven, Mund und Nägeln
	Ödem (Hautödeme überlagern Melanin- und Hämoglobinfärbungen sowie das Erscheinungsbild der Gelbsucht)	Nephrotisches Syndrom	Stellen, an denen Ödeme typischerweise auftreten

Tabelle 4.2 Gefäßveränderungen der Haut und Hautblutungen.

	Hautgefäße			Hautblutungen	
	Angiom	**Spider-Nävus**	**Venensterne**	**Petechien**	**Ekchymosen**
Farbe	Hellrot oder rubinrot, kann im Alter bräunlich werden	Feuerrot	Bläulich	Dunkelrot bis purpurrot	Purpurrot bis bläulich, wird mit der Zeit zuerst grün, dann gelb und braun
Größe	1–3 mm	Von sehr klein bis zu 2 cm	Unterschiedlich, von sehr klein bis zu mehreren Zentimetern	Gewöhnlich 1–3 mm	Unterschiedlich, größer als Petechien
Form	Rund, manchmal erhaben, kann von einem blassen Hof umgeben sein	Zentraler Körper, manchmal erhaben, Umgebung gerötet, ausstrahlende Äste	Unterschiedlich, kann an eine Spinne erinnern; oder linear, unregelmäßig oder kaskadenförmig	Rund, flach	Rund, oval oder unregelmäßig; kann eine zentrale flache Erhebung haben
Pulsationen	Fehlen	Oft im Körper der Spinne, sichtbar beim Daraufdrücken mit einem Glasstab	Fehlen	Fehlen	Fehlen
Reaktion auf Druck	Oft teilweise abblassend, besonders, wenn zur Druckausübung eine Nadel verwendet wird.	Druck auf den Körper führt zum Abblassen des Nävus	Druck auf das Zentrum verursacht kein Abblassen	Keine	Keine
Verteilung	Rumpf, auch Gliedmaßen	Gesicht, Hals, Arme, oberer Rumpf, fast niemals unterhalb der Taille	Am häufigsten an den Beinen in der Nähe von Venen; auch vordere Thoraxwand	Unterschiedlich	Unterschiedlich
Bedeutung	Keine, gehäuft im Alter	Lebererkrankung, Schwangerschaft, Vitamin-B-Mangel, manchmal auch bei Gesunden	Oft verbunden mit vermehrtem Druck in den oberflächlichen Venen, z.B. bei Krampfadern	Blut tritt aus den Gefäßen aus, kann auf erhöhte Blutungsneigung oder Hautembolie hinweisen	Blut tritt aus den Gefäßen aus, oft Folge eines Traumas; auch bei Blutgerinnungsstörungen

Tabelle 4.3

Tabelle 4.3 Grundtypen der Hautveränderungen.

Primäre Effloreszenzen *(entstehen auf primär intakter Haut)*		
Umschriebene, flache, nicht tastbare Veränderungen in der Hautfarbe	**Tastbare, solide Erhebungen**	**Umschriebene, oberflächliche Erhebungen, verursacht durch eine flüssigkeitsgefüllte Höhle in der Haut**
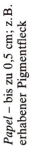 *Macula* – klein, bis 1 cm*; z.B. Sommersprossen, Petechien *Fleck* – größer als 1 cm, z.B. Vitiligo	 *Papel* – bis zu 0,5 cm; z.B. ein erhabener Pigmentfleck *Plaque* – eine flache, erhabene Oberfläche, größer als 0,5 cm, oft durch Verschmelzung mehrerer Papeln *Nodulus (Knötchen)* – 0,5 bis 1–2 cm; meist tiefer und härter als eine Papel *Tumor* – größer als 1–2 cm *Quaddel* – oberflächliches, umschriebenes, etwas unregelmäßig begrenztes, flüchtiges Ödem; z.B. Bienenstich, Insektenbiß	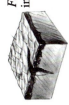 *Bläschen* – bis zu 0,5 cm, mit seröser Flüssigkeit gefüllt; z.B. Herpes simplex *Bulla (Blase)* – größer als 0,5 cm; mit seröser Flüssigkeit gefüllt; z.B. Verbrennung 2. Grades *Pustel* – mit Eiter gefüllt; z.B. Akne, Impetigo (Eiterflechte)

Sekundäre Effloreszenzen *(entstehen aus primären Effloreszenzen)*		
Verlust der Hautoberfläche		
 Erosion – Verlust der oberflächlichen Epidermis; die Haut näßt, blutet aber nicht; z.B. feuchte Stelle nach Ruptur eines Bläschens wie bei Windpocken	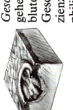 *Geschwür (Ulkus)* – ein tiefergehender Hautverlust; kann bluten und vernarben; z.B. Geschwür bei venöser Insuffizienz, harter Schanker (Syphilis)	 *Fissur* – ein linienförmiger Riß in der Haut; z.B. bei Fußpilz

* Über die Größe der Effloreszenzen sind sich die Fachleute nicht ganz einig. Die Angaben in dieser Tabelle sind daher nur Richtgrößen.

▼ Fortsetzung

Tabelle 4.3 *(Fortsetzung).*

Sekundäre Effloreszenzen *(entstehen aus primären Effloreszenzen)*

Formationen auf der Hautoberfläche

Kruste – trockener Rückstand von Serum, Eiter oder Blut; z.B. Impetigo

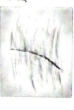

Schuppe – dünne Flocke abgestoßener Epidermis; z.B. Kopfschuppen, trockene Haut, Psoriasis (Schuppenflechte)

Verschiedenes

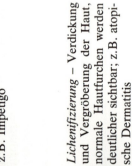

Lichenifizierung – Verdickung und Vergröberung der Haut, normale Hautfurchen werden deutlicher sichtbar; z.B. atopische Dermatitis

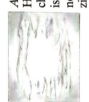

Atrophie – Dünnerwerden der Haut, die normalen Hautfurchen gehen verloren, die Haut ist glänzend und durchscheinend; z.B. arterielle Insuffizienz

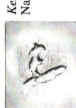

Exkoriation (*Hautabschürfung*) – z.B. Kratzstrieme

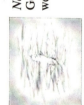

Narbe – Ersatz zerstörten Gewebes durch Bindegewebe

Keloid – hypertrophiertes Narbengewebe

Tabelle 4.4

Tabelle 4.4 Physiologische und pathologische Veränderungen der Nägel.

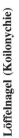

Trommelschlegelfinger
Normaler Finger

Normaler Winkel 160°

Normalerweise beträgt der Winkel zwischen Nagel und Nagelbasis etwa 160°. Die Nagelbasis fühlt sich hart an.

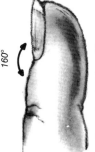

Löffelnagel (Koilonychie)

Löffelnägel sind durch eine konkave Oberfläche gekennzeichnet. Sie treten manchmal bei Eisenmangelanämie auf, sind aber nicht spezifisch für diese Krankheit.

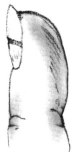 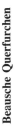

Trommelschlegelfinger, frühes Stadium

Federnd, flottierend *Gerader Winkel (180°)*

Im Frühstadium bilden Nagel und Nagelbasis eine Gerade. Die Nagelbasis fühlt sich leicht federnd oder flottierend an. Man kann dies an sich selber simulieren, indem man seinen Mittelfinger zwischen Daumen und Ringfinger derselben Hand in der Höhe des Nagelansatzes zusammendrückt und gleichzeitig mit dem Zeigefinger der anderen Hand die Nagelbasis anfühlt.

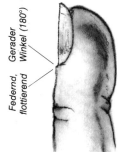

Beausche Querfurchen

Querverlaufende Rillen in den Nägeln treten mehrere Wochen nach schwerer akuter Krankheit auf; sie wachsen langsam über mehrere Monate aus.

fortgeschrittenes Stadium

Geschwollen, federnd, flottierend *Winkel größer als 180°*

Im fortgeschrittenen Stadium ist die Nagelbasis deutlich geschwollen, und der Winkel zwischen Nagel und Nagelansatz ist größer als 180°.

Für Trommelschlegelfinger gibt es viele Gründe, z.B. Hypoxie und Lungenkarzinom

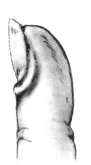

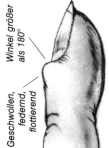

Paronychie

Entzündung der Haut rund um den Nagel; die Haut ist geschwollen, manchmal gerötet und schmerzhaft.

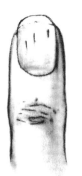 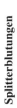

Gewölbter Nagel

Normaler Winkel *Gewölbter Nagel*

Gewölbte Nägel können eine Normvariante sein. Sie dürfen nicht mit Trommelschlegelfingern verwechselt werden. In unserem Beispiel ist der Winkel zwischen Nagel und Nagelbasis normal, obwohl der Nagel selbst übermäßig konvex gebogen ist.

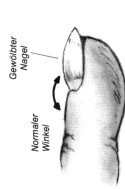

Splitterblutungen

Rote oder braune Striche im Nagelbett, parallel zur Längsachse des Fingers; typischerweise bei Endokarditis und Trichinose, treten aber auch bei leichten Traumen oder ohne offensichtlichen Grund auf. Sie sind bei 10 bis 20% aller hospitalisierten Erwachsenen zu beobachten.

Kapitel 5
Kopf und Hals

Anatomie und Physiologie

Kopf

Die Regionen des Kopfes werden nach den darunterliegenden Knochen (z.B. temporal, okzipital) benannt. Daher ist die genaue Kenntnis der Schädelanatomie für die Lokalisation und Beschreibung von Befunden sehr hilfreich. In nebenstehendem Schema sind auch die beiden Speicheldrüsen dargestellt, die der klinischen Untersuchung zugänglich sind: die Glandula parotis, die bei Vergrößerung manchmal oberhalb und hinter der Mandibula sichtbar und tastbar wird, und die Glandula submandibularis, die in der Tiefe des Unterkiefers liegt. Die Öffnungen beider Drüsenausführungsgänge sind in der Mundhöhle sichtbar.

Die A. temporalis superficialis verläuft direkt vor dem Ohr nach oben, wo sie leicht zu palpieren ist. Bei vielen gesunden, insbesondere schlanken und älteren Menschen ist der gewundene Verlauf dieser Arterie leicht erkennbar.

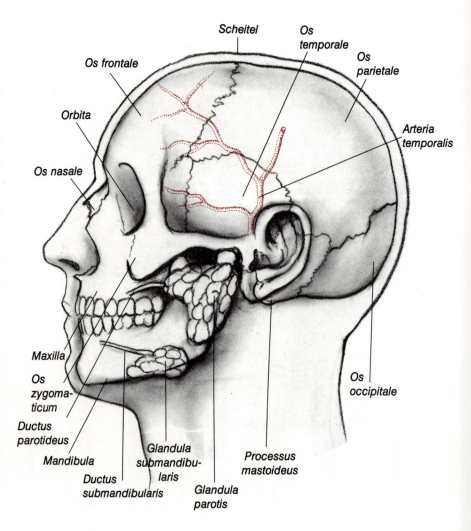

Anatomie und Physiologie

Augen

Makroskopische Anatomie: Zur Wiederholung der äußeren Anatomie des Auges sind die anatomischen Verhältnisse schematisch dargestellt.

Das Oberlid bedeckt normalerweise einen Teil der Iris, aber nicht die Pupille. Die weißen Skleren können zur Peripherie hin etwas dunkler sein.

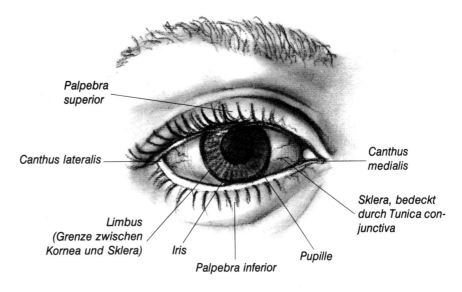

Rechtes Auge

Mit Ausnahme der Hornhaut sind alle Teile des von vorne sichtbaren Augapfels mit Bindehaut bedeckt. Am Rand der Hornhaut (Limbus) ist die Bindehaut mit dem Hornhautepithel verwachsen. Ein Teil der Bindehaut liegt mit ihren Gefäßen locker der Oberfläche der Sklera auf und wird Tunica conjunctiva bulbi genannt. Nach oben und unten bildet sie eine tiefe Aussackung, schlägt nach vorn um und steht dann in Verbindung mit den Augenlidern, wo sie Tunica conjunctiva palpebrae genannt wird. Den Augenlidern wird ihre Form durch dünne Bindegewebsplatten, den Tarsi, gegeben. In jedem Tarsus liegt eine Reihe parallel angeordneter sogenannter Meibomscher Drüsen, deren Ausführungsgänge nahe dem Hinterrand des Augenlides zu finden sind. Sie sezernieren ein talgartiges Material und sorgen so für die Gleitfähigkeit der Augenlider. Der M. levator plapebrae, der das Oberlid hebt, wird doppelt innerviert: vom N. oculomotorius (III. Hirnnerv) und vom sympathischen Nervensystem.

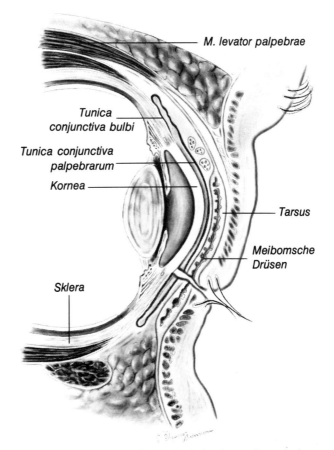

Sagittalschnitt des rechten Auges

Anatomie und Physiologie

Die Hornhaut und die Konjunktiva werden durch Sekret aus der Tränendrüse und der Kornea befeuchtet. Die Tränenflüssigkeit fließt durch die Öffnungen des Tränenkanals im nasalen Augenwinkel in die Tränengänge, den Tränensack und dann in die Nase ab. Die Öffnungen des Tränenkanals sind normalerweise ohne die Hilfe besonderer Techniken zu sehen.

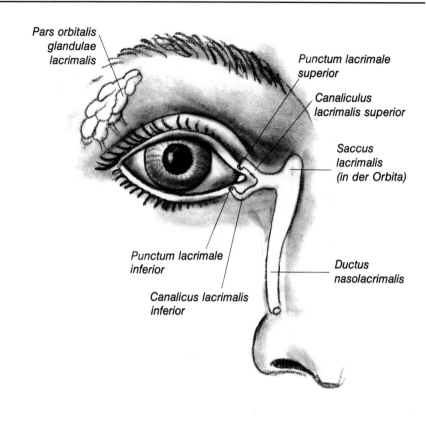

Der Augapfel ist ein sphärisches Gebilde, das es ermöglicht, eine bestimmte Lichtmenge auf den neurosensorischen Abschnitten der Retina zu fokussieren. Die Muskeln innerhalb der Iris kontrollieren die Größe der Pupille. Die Muskeln des Ziliarkörpers beeinflussen die Dicke der Linse und verändern so ihre Brechkraft für das Sehen naher und weiter entfernter Objekte. Am hinteren Augenpol weist die Retina eine kleine Vertiefung auf – die Fovea centralis –, die das zentrale Gesichtsfeld darstellt. Der die Fovea centralis umgebende Retinaabschnitt wird als Macula lutea bezeichnet. Etwas medial davon erreicht der N. opticus mit den retinalen Gefäßen das Auge. Diese Stelle ist ophthalmoskopisch als Papille zu erkennen. Dieser hintere Augenabschnitt wird auch als Fundus bezeichnet. Er enthält Strukturen, die üblicherweise mit dem Ophthalmoskop untersucht werden können: Retina, Chorioidea, Fovea centralis, Macula lutea, Papille und Netzhautgefäße. Der vorderste Teil der Retina und der Ziliarkörper sind mit dem Ophthalmoskop nur bei Anwendung spezieller Techniken zu sehen.

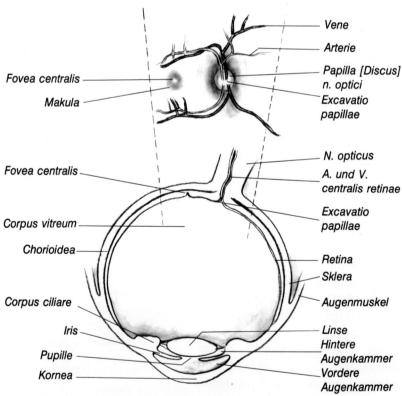

Horizontalschnitt des rechten Auges; oben ein Teil des Fundus, wie er für gewöhnlich mit dem Ophthalmoskop zu sehen ist

Anatomie und Physiologie

Eine klare Flüssigkeit, das *Kammerwasser*, füllt die vordere und hintere Augenkammer. Das Kammerwasser wird vom Ziliarkörper gebildet, gelangt aus der hinteren Augenkammer durch die Pupille in die vordere Augenkammer und fließt dann durch den Schlemmschen Kanal ab. Der Augeninnendruck hängt maßgeblich von diesem Abflußsystem ab.

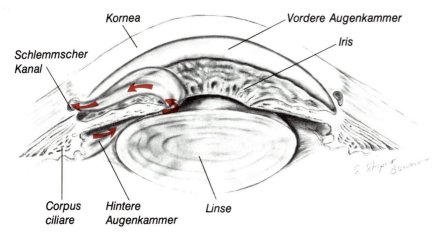

Zirkulation des Kammerwassers

Die Sehbahnen: Um eine scharfe Abbildung zu erhalten, muß das von einem Objekt reflektierte Licht die Hornhaut, das Kammerwasser, die Linse und den Glaskörper passieren und auf der Retina fokussiert werden. Die so entstehenden Bilder werden spiegelbildlich und umgekehrt abgebildet. Ein Gegenstand im oberen temporalen Gesichtsfeld wird daher auf dem unteren nasalen Quadranten der Retina abgebildet.

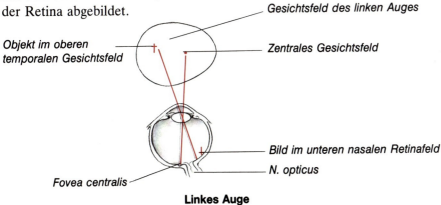

Linkes Auge

Anatomie und Physiologie

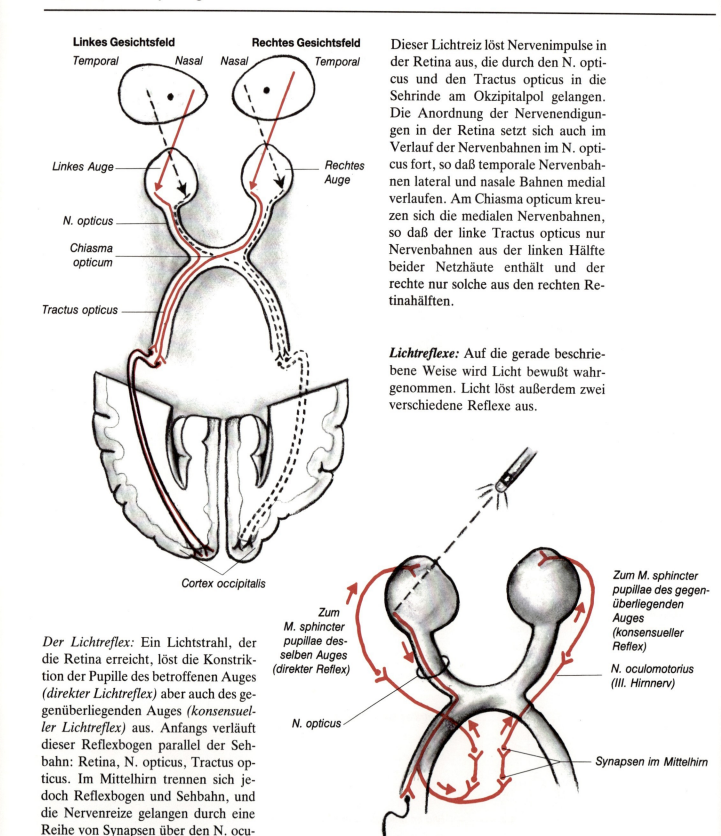

Dieser Lichtreiz löst Nervenimpulse in der Retina aus, die durch den N. opticus und den Tractus opticus in die Sehrinde am Okzipitalpol gelangen. Die Anordnung der Nervenendigungen in der Retina setzt sich auch im Verlauf der Nervenbahnen im N. opticus fort, so daß temporale Nervenbahnen lateral und nasale Bahnen medial verlaufen. Am Chiasma opticum kreuzen sich die medialen Nervenbahnen, so daß der linke Tractus opticus nur Nervenbahnen aus der linken Hälfte beider Netzhäute enthält und der rechte nur solche aus den rechten Retinahälften.

Lichtreflexe: Auf die gerade beschriebene Weise wird Licht bewußt wahrgenommen. Licht löst außerdem zwei verschiedene Reflexe aus.

Der Lichtreflex: Ein Lichtstrahl, der die Retina erreicht, löst die Konstriktion der Pupille des betroffenen Auges *(direkter Lichtreflex)* aber auch des gegenüberliegenden Auges *(konsensueller Lichtreflex)* aus. Anfangs verläuft dieser Reflexbogen parallel der Sehbahn: Retina, N. opticus, Tractus opticus. Im Mittelhirn trennen sich jedoch Reflexbogen und Sehbahn, und die Nervenreize gelangen durch eine Reihe von Synapsen über den N. oculomotorius (III. Hirnnerv) beidseits in die Muskulatur der Iris.

Anatomie und Physiologie

Die Akkommodation: Die Akkommodation gewährleistet die Aufrechterhaltung des Scharfsehens, wenn der Blick von einem entfernten einem nahegelegenen Punkt zugewandt wird. Die Akkommodation besteht aus drei Komponenten: Konvergenz der Augen, Konstriktion der Pupillen und Verdickung der Linse durch Kontraktion der Ziliarmuskeln. Nur die beiden ersten Komponenten sind durch den Untersucher zu sehen.

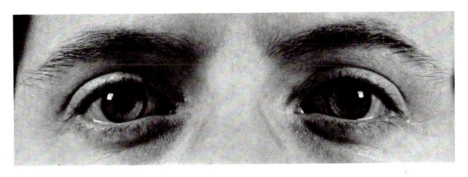

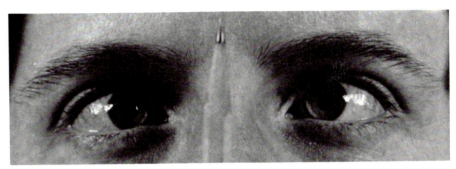

Die Nervenbahnen für die Akkommodation verlaufen ähnlich wie die Sehbahnen. Die Nervenreize werden dann von der Sehrinde zum Cortex frontalis und von dort zum Mittelhirn und zum N. oculomotorius weitergeleitet.

Versorgung des Auges durch das autonome Nervensystem: Die Nervenbahnen, die im N. oculomotorius verlaufen und die Konstriktion der Pupille verursachen, sind Teil des parasympathischen Nervensystems. Die Iris wird aber auch von sympathischen Fasern versorgt. Wenn diese stimuliert werden, resultiert eine Erweiterung der Pupille und eine leichte Hebung der Augenlider. Die sympathischen Fasern verlaufen durch den Truncus sympathicus und Ganglien am Hals und folgen dann einem Nervenplexus um die A. carotis und deren Seitenäste in die Orbita.

Augenbewegungen: Die Bewegung beider Augen erfolgt durch eine koordinierte Aktion von sechs Muskeln, den vier geraden und den zwei schrägen Augenmuskeln. Die Funktion jedes Muskels und des Nerven, der ihn versorgt, kann geprüft werden, indem man den Patienten bittet, seine Augen in die Richtung zu bewegen, die vorwiegend durch den jeweiligen Muskel kontrolliert wird. Es gibt sechs dieser Richtungen, die auch als *Hauptblickrichtungen* bezeichnet werden. Sie sind in nebenstehendem Schema dargestellt. Wenn der Patient zum Beispiel nach unten und nach rechts schaut, ist der rechte untere gerade Augenmuskel (III. Hirnnerv) vorwiegend für die Bewegung des rechten Auges verantwortlich, während das linke Auge vorwiegend durch den M. obliquus superior (IV. Hirnnerv) bewegt wird. Wenn einer dieser Muskeln gelähmt ist, so wird die Abweichung der Augen von der normalen Stellung bei dieser Blickwendung am deutlichsten.

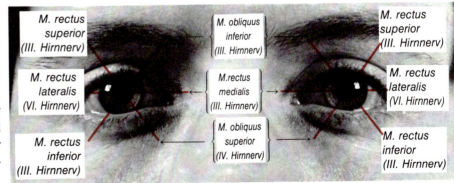

Anatomie und Physiologie

Diese Muskeln sind in ihrem Zusammenhang beim Gesunden genau aufeinander abgestimmt. In manchen Lehrbüchern der Anatomie und Physiologie sind die individuellen Funktionen der einzelnen Muskeln anders beschrieben. Der Zweck erklärt die Unterschiede. Der Kliniker versucht zu erkennen, welche Muskeln beim lebenden Menschen geschwächt oder gelähmt sind, während der Theoretiker jede Muskelfunktion unabhängig von einer anderen untersucht.

Ohren

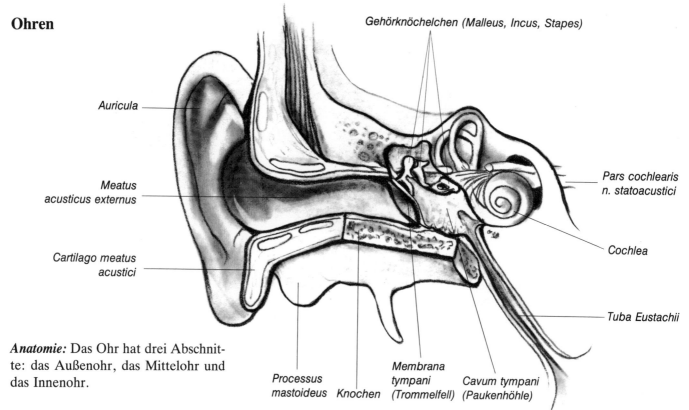

Anatomie: Das Ohr hat drei Abschnitte: das Außenohr, das Mittelohr und das Innenohr.

Das Außenohr besteht aus Ohrmuschel und Gehörgang. Die Ohrmuschel besteht vorwiegend aus Knorpel, der von Haut bedeckt und von elastischer Konsistenz ist. Der Processus mastoideus, eine knöcherne Erhebug, ist direkt hinter dem Ohrläppchen gelegen und nicht Bestandteil des Außenohres. Er ist der Ansatzpunkt des M. sternocleidomastoideus.

Hinter dem Tragus befindet sich die Öffnung des etwas gebogenen Gehörganges. Sein äußerer Anteil besteht aus Knorpel und sein innerer aus Knochen. Die Haut, die den knöchernen Anteil bedeckt, ist äußerst sensibel, woran man bei der Untersuchung des Gehörganges immer denken sollte.

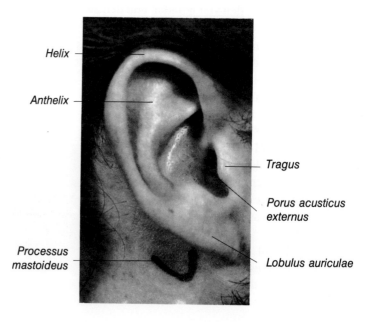

Anatomie und Physiologie

Am Ende des Gehörganges befindet sich das Trommelfell, welches das Mittelohr vom Außenohr abgrenzt. Das Mittelohr ist ein luftgefüller Hohlraum, durch den der Schall mittels drei kleiner Knöchelchen, den sogenannten Gehörknöchelchen, übertragen wird. Das Mittelohr ist durch die Tuba Eustachii mit dem Nasopharynx verbunden und steht auch mit einigen kleinen luftgefüllten Hohlräumen im angrenzenden Mastoid in Verbindung.

Die Inspektion des Trommelfells liefert wesentliche Informationen über den Zustand des Mittelohrs. Daher ist die Kenntnis seines Aussehens sehr wichtig. Das Trommelfell erscheint als eine schräge Membran, die in der Mittel durch eines der Gehörknöchelchen, den Malleus, nach innen gezogen wird. Der kurze Fortsatz des Malleus ragt als Prominentia mallearis oberhalb des Manubrium mallei (zu sehen als Stria mallearis) in das Trommelfell. Der größte Teil des Trommelfells ist ziemlich straff und wird Pars tensa genannt. Von hier wird das Licht in charakteristischer Weise reflektiert. Die oberhalb liegende Pars flaccida ist nicht so straff gespannt.

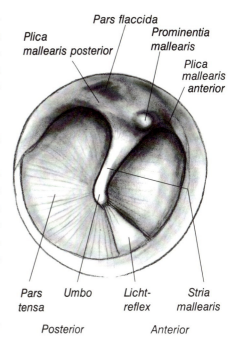

Rechtes Trommelfell

Der größte Teil des Innenohrs ist der direkten Untersuchung unzugänglich. Man kann aber Hinweise auf den Zustand des Innenohrs durch Testung der Gehörfunktion gewinnen.

Die Hörbahnen: Die Schallwellen gelangen durch das Außenohr bis zum Trommelfell und werden durch dieses und die Gehörknöchelchen auf die Cochlea, das Innenohr, übertragen.

In der Cochlea werden die Schallwellen in Nervenimpulse umgewandelt, die dann über den N. cochlearis (einen Teil des VIII. Hirnnerven) zum Gehirn gelangen. Üblicherweise erfolgt die akustische Wahrnehmung auf diesem Wege. Eine alternative Möglichkeit der akustischen Wahrnehmung (zu Untersuchungszwecken) ergibt sich, wenn der knöcherne Teil des Schädels in Vibrationen versetzt wird, die sich dann direkt unter Umgehung von Außen- und Mittelohr auf das Innenohr übertragen.

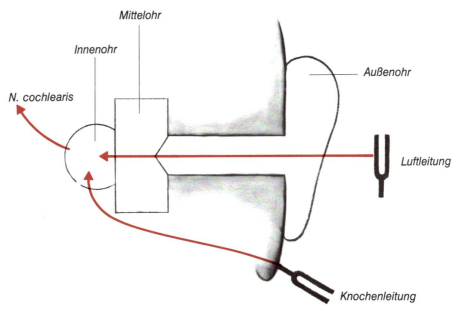

Der Hörvorgang über Außen- und Mittelohr wird Luftleitung genannt, während bei Schallübertragung über den Knochen von Knochenleitung gesprochen wird. Normalerweise ist das Hörvermögen über die Luftleitung besser.

Das Gleichgewicht: Dem Innenohr kommt außerdem die wichtige Aufgabe der Gleichgewichtskontrolle zu. Eine genaue Beschreibung dieses Vorganges würde jedoch den Rahmen dieses Buches sprengen.

Anatomie und Physiologie

Nase und Nasennebenhöhlen

Wiederholen Sie zunächst die Begriffe, die zur Beschreibung der äußeren Anatomie der Nase gebraucht werden.

Etwa das obere Drittel der Nase wird durch Knochen, die unteren zwei Drittel werden durch Knorpel geformt. Die Luft gelangt durch die beiden Nasenlöcher (Nares) in das sogenannte Vestibulum und von dort durch eine schlitzartige Verengung in den Nasopharynx. Die Scheidewand zwischen beiden Nasenhöhlen wird wie die übrige Nase durch Knochen und Knorpel gebildet. Sie ist mit einer sehr gut durchbluteten Schleimhaut bedeckt.

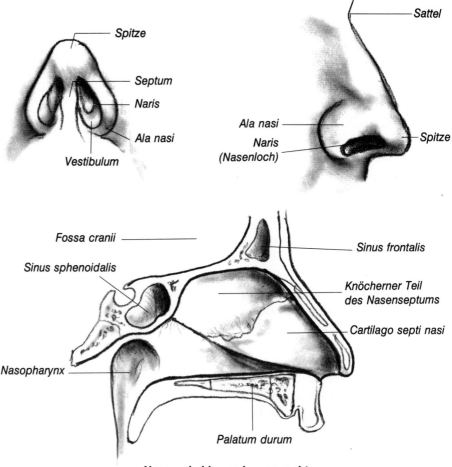

Nasenscheidewand – von rechts
(Schleimhaut entfernt, um Strukturen des Nasenseptums darzustellen)

Nach lateral sind die anatomischen Verhältnisse etwas komplizierter. Die Nasenmuscheln (Conchae nasales), gebogene knöcherne Strukturen, die von einer sehr stark vaskularisierten Schleimhaut überzogen sind, ragen in die Nasenhöhle. Unterhalb jeder Nasenmuschel befindet sich ein Gang (Meatus), der nach der dazugehörigen Nasenmuschel bezeichnet wird. Im unteren Nasengang findet sich die Öffnung des Tränengangs; in den mittleren Nasengang drainiert der Großteil der Nasennebenhöhlen. Deren Öffnungen sind aber normalerweise nicht sichtbar.

Die Vergrößerung der Schleimhautoberfläche durch die Nasenmuscheln unterstützt die Hauptfunktion der Nasenhöhle: Reinigung, Befeuchtung und Erwärmung der eingeatmeten Luft.

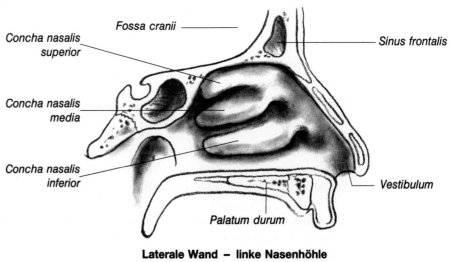

Laterale Wand – linke Nasenhöhle

Anatomie und Physiologie

Bei der Inspektion der Nasenhöhle sind üblicherweise nur das Vestibulum, die vorderen Anteile der Nasenscheidewand und der mittleren und unteren Nasenmuscheln sichtbar. Die Beurteilung der hinteren Anteile der Nase macht die Untersuchung mit einem Rhinopharyngoskop erforderlich. Einzelheiten dazu können in diesem Buch nicht abgehandelt werden.

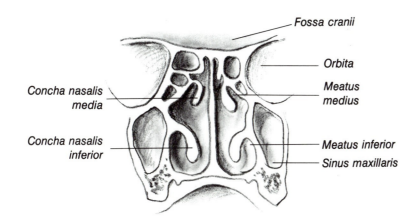

Frontalschnitt durch die Nasenhöhle – Ansicht von vorn

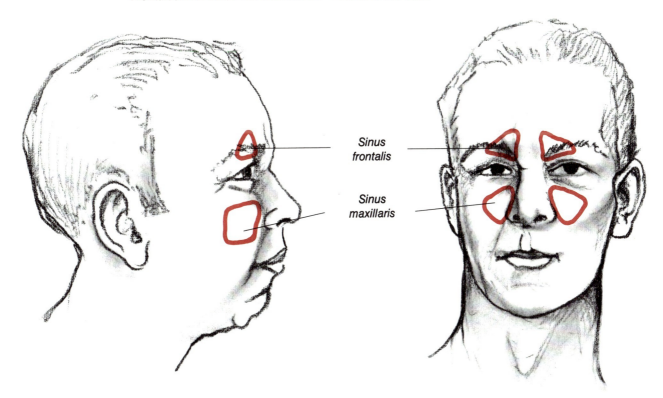

Die Nasennebenhöhlen sind luftgefüllte Hohlräume im knöchernen Schädel. Wie die Nasenhöhle, mit der sie in Verbindung stehen, sind sie mit Schleimhaut ausgekleidet. Ihre Lage ist in der obigen Abbildung schematisch dargestellt. Nur die Stirnhöhlen und Oberkieferhöhlen sind der klinischen Untersuchung leicht zugänglich.

Anatomie und Physiologie

Mund und Pharynx

Die Strukturen des Mundes und des Pharynx sind in den folgenden Abbildungen dargestellt.

Die Oberseite der Zunge ist mit Papillen bedeckt, die ihr eine rauhe Oberfläche geben. Normalerweise findet sich darauf häufig ein dünner weißlicher Belag. Am Zungengrund befinden sich, oft kaum sichtbar, große Wallpapillen (Papillae vallatae). Diese sollten nicht mit Tumorknötchen verwechselt werden. Über und hinter der Zunge erhebt sich eine Wölbung, die durch den vorderen und hinteren Gaumenbogen, den weichen Gaumen, und die Uvula gebildet wird. Die Tonsillen befinden sich in Vertiefungen, zwischen vorderem und hinterem Gaumenbogen. An der hinteren Schlundwand sind häufig kleine Blutgefäße und Erhabenheiten mit Lymphgewebe sichtbar.

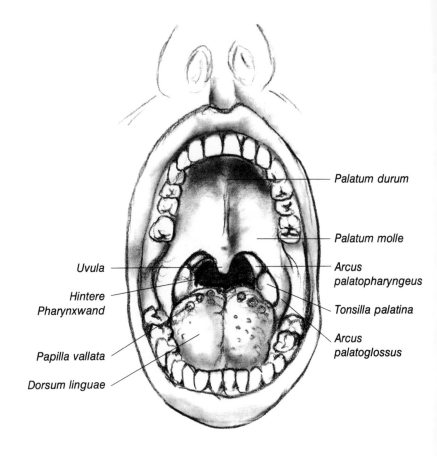

Die Unterseite der Zunge ist weich. Dort sind die sogenannten Whartonschen Gänge – die Ausführungsgänge der Glandulae submandibulares – sowie deren Öffnungen sichtbar. Die Öffnung des Ausführungsganges der Ohrspeicheldrüse findet sich in der Wangenschleimhaut in der Nähe des 2. oberen Molaren. Ihre Lokalisation ist häufig durch eine kleine Papille gekennzeichnet.

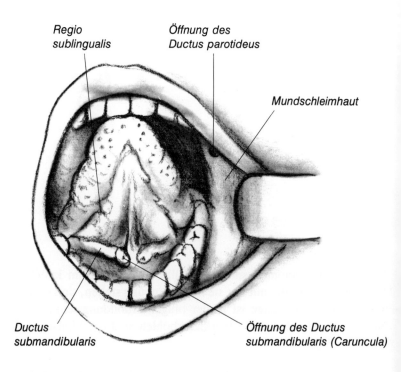

Kopf und Hals

Anatomie und Physiologie

Die nebenstehende Abbildung bezeichnet alle Zähne des erwachsenen Menschen (je 16 im Ober- und im Unterkiefer).

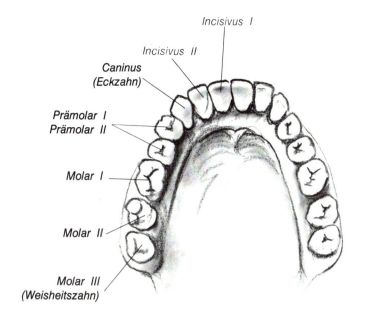

Hals

Zur besseren Beschreibung des Halses teilt man ihn in zwei Dreiecke. Das vordere Dreieck wird oben durch den Unterkiefer, nach lateral durch den M. sternocleidomastoideus und nach medial durch die Körpermittellinie begrenzt. Das hintere Dreieck erstreckt sich zwischen dem M. sternocleidomastoideus und dem M. trapezius und wird nach unten vom Schlüsselbein begrenzt. Ein Teil des M. omohyoideus durchzieht den unteren Anteil dieses Dreiecks und könnte vom Ungeübten leicht mit einem Lymphknoten verwechselt werden.

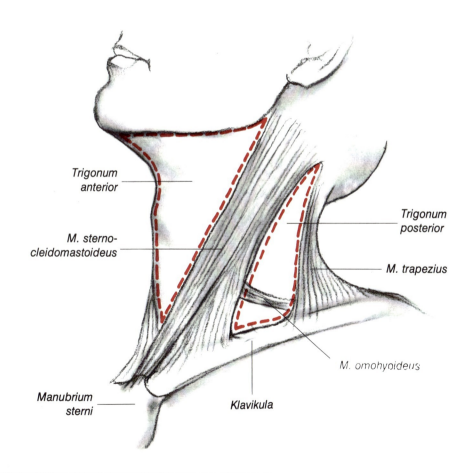

Anatomie und Physiologie

In nebenstehender Abbildung sind von oben nach unten folgende Strukturen zu identifizieren: 1. das bewegliche Zungenbein direkt unterhalb des Unterkiefers, 2. der Schildknorpel, der leicht an der Einkerbung am Oberrand zu erkennen ist, 3. der Ringknorpel, 4. die ringförmigen Trachealknorpel und 5. der weiche Schilddrüsenisthmus, der direkt unterhalb des Ringknorpels auf der Trachea liegt. Die seitlichen Lappen der Schilddrüse schmiegen sich nach hinten der Trachea und dem Ösophagus an. Sie sind teilweise von den Mm. sternocleidomastoidei bedeckt und normalerweise nicht palpabel.

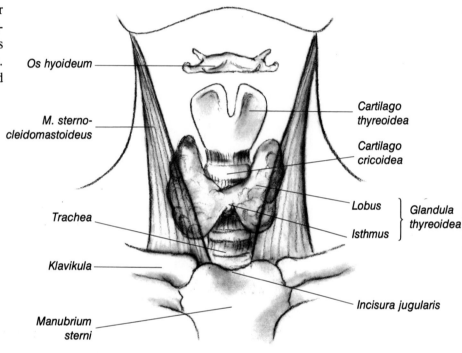

In der Tiefe unterhalb des M. sternocleidomastoideus verlaufen die großen Halsgefäße: Die A. carotis und die V. jugularis interna. Die V. jugularis externa verläuft schräg über die Oberfläche des M. sternocleidomastoideus.

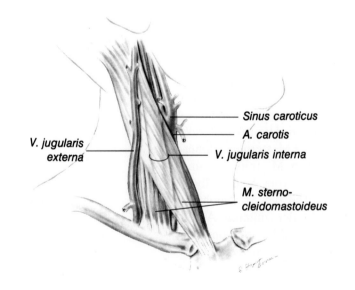

Anatomie und Physiologie

Für die Einteilung der Lymphknoten von Kopf und Hals findet man unterschiedliche Schemata. Ein Einteilungsschema ist hier zusammen mit der Lymphabflußrichtung dargestellt. Die Kette der tiefen Halslymphknoten ist durch den darüberliegenden M. sternocleidomastoideus verdeckt, nur an den äußeren Enden können der tonsillare bzw. die klavikularen Lymphknoten tastbar sein. Man beachte, daß die submandibularen, tonsillaren und submentalen Lymphknoten Anteile des Mundes, des Schlundes und von mehr oberflächlichen Gewebeanteilen des Gesichts drainieren. Die Kenntnis des lymphatischen Systems ist wichtig für richtiges klinisches Handeln: Immer, wenn eine entzündliche oder bösartige Läsion vorhanden ist, muß nach einer Beteiligung der regionalen Lymphknoten und ihrer Abflußgebiete gesucht werden. Immer, wenn ein Lymphknoten vergrößert oder schmerzhaft ist, muß man nach einer Ursache in seinem Abflußgebiet forschen.

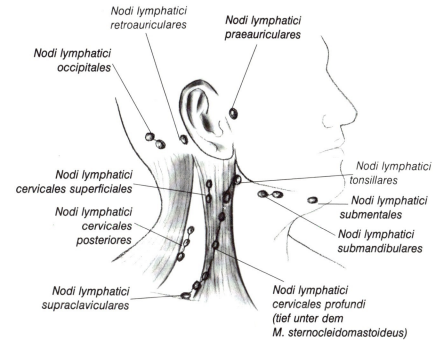

Lymphknoten von Kopf und Hals

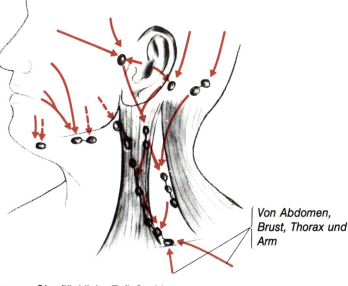

⬅ *Oberflächliche Zuflußgebiete*

⬅--- *Tiefe Zuflußgebiete (z.B. Mundhöhle und Pharynx)*

Lymphabfluß von Kopf und Hals

Altersabhängige Veränderungen

An Kopf und Hals treten im Laufe der Pubertät mehrere Veränderungen auf. Bei männlichen Jugendlichen beginnt der Stimmbruch mit einer Vertiefung der Stimme, und der Schildknorpel vergrößert sich sichtbar. Der Bartwuchs beginnt über der Oberlippe, dann auf den Wangen, an der Unterlippe und schließlich am Kinn. Auch die Gesichtskonturen verändern sich bei Jungen und Mädchen in der Pubertät. Eine Verlängerung des Augapfels im anteroposterioren Durchmessers kann eine Myopie (Kurzsichtigkeit) verursachen. Komedonen und Aknepusteln erscheinen so regelmäßig auf der Gesichtshaut, daß sie beim heranwachsenden Jugendlichen fast als normal angesehen werden. Lymphgewebe, das im späten Kindesalter rasch wächst, findet sich auch beim Heranwachsenden noch deutlich ausgeprägt, so daß die Halslymphknoten beim Teenager noch leicht tastbar sind. Die Anzahl tastbarer Halslymphknoten nimmt mit zunehmendem Alter langsam ab und liegt, zumindest aufgrund einer Studie, im Alter von 50–60 Jahren unter 50%.

Merkmale des Alterns zeichnen sich auch an Augen, Ohren und Mund ab. Die Sehkraft bleibt zwischen dem 20. und 50. Lebensjahr relativ konstant, nimmt dann aber bis zum 70. Lebensjahr allmählich und danach rapide ab. Trotzdem haben die meisten älteren Menschen noch eine gute bis ausreichende Sehkraft (Visus 1 bis 0,3). Die Nahsichtigkeit nimmt aber bei allen Menschen merklich ab. Schon von Kindheit an verliert die Linse langsam an Elastizität, und das Auge verliert damit zunehmend die Fähigkeit zu akkommodieren. Der Verlust der Akkommodationsfähigkeit, der auch Presbyopie genannt wird, macht sich jenseits des 40. Lebensjahrs bemerkbar.

Mit zunehmendem Alter verändert sich nicht nur die Augenfunktion, sondern auch die Augenstruktur. Bei einigen älteren Menschen atrophiert das Fettgewebe, das den Augapfel wie ein Kissen umgibt, was ein Zurücksinken der Augäpfel in die Orbita zur Folge hat. Die Haut der Augenlider wird stärker gefurcht und hängt manchmal in lockeren Falten. Fettgewebe kann die Faszie der Augenlider vorbuckeln und somit weiche Aussackungen, besonders an den Unterlidern und im inneren Drittel der Oberlider, hervorrufen (S. 105). Die Kombination aus einem geschwächten M. levator palpebrae, Erschlaffung der Haut und erhöhtem Gewicht des Oberlides kann eine senile Ptosis hervorrufen. Wesentlicher aber ist das Entstehen eines Entropiums oder eines Ektropiums, das durch Einwärts- bzw. Auswärtsdrehen des Augenlides hervorgerufen wird (S. 105). Alternde Menschen können über trockene Augen klagen, weil die Produktion der Tränenflüssigkeit nachläßt. Die äußere Inspektion bedarf aber weiterer spezieller Tests, um diese Annahme zu erhärten.

Ein sogenannter Arcus senilis ist häufig bei älteren Menschen zu finden, hat bei diesen aber keine pathologische Bedeutung (S. 108). Die Hornhaut verliert etwas von ihrem Glanz. Die Pupillen nehmen mit zunehmendem Alter an Größe ab und erschweren so die ophthalmoskopische Untersuchung. Sie können etwas unregelmäßig werden, sollten aber auf Lichtreiz und Akkommodation normal oder eventuell etwas verlangsamt reagieren. Mit Ausnahme einer gering gestörten Blickwendung nach oben sollten die Augenbewegungen intakt bleiben.

Die Linsen werden mit zunehmendem Alter dicker und etwas gelb und behindern so die Passage des Lichts zur Retina; so brauchen ältere Leute mehr Licht zum Lesen und zur Verrichtung feinerer Arbeiten. Wenn die Linsen älterer Leute mit einer Lampe untersucht werden, sehen sie häufig grau oder trübe aus, obwohl dies die Sehkraft nicht beeinträchtigt und die Untersuchung mit dem Ophthalmoskop nicht erschwert. Man sollte daher die Diagnose einer Katarakt, einer wirklichen Linsentrübung, nicht allein aufgrund der Untersuchung mit einer Lampe stellen (S. 108). Eine Katarakt tritt bei älteren Menschen jedoch relativ häufig auf und betrifft etwa 10% der Sechzigjährigen und 30% der Achtzigjährigen. Da die Linse im Laufe der Jahre an Größe zunimmt, kann sie die Iris etwas vorbuckeln und den Winkel zwischen Iris und Kornea verringern, womit das Risiko der Glaukombildung erhöht ist (S. 83).

Die ophthalmoskopische Untersuchung zeigt einen Augenfundus, der jugendlichen Glanz und Reflektion des Lichts verloren hat. Die Arterien sehen enger, blasser, gerader und weniger konturiert aus (s. Tab. 5.14, S.117ff.). In weiter nach vorn gelegenen Ebenen kann man manchmal degenerative Glaskörperveränderungen sehen, die störende Punkte oder Flecken im Gesichtsfeld verursachen. Man kann auch Hinweise auf andere, schwerwiegendere Veränderungen finden, die bei älteren Leuten häufiger vorkommen: senile Makuladegeneration, Glaukom, Retinablutungen oder möglicherweise Retinaablösung.

Das Hörvermögen nimmt ähnlich wie das Sehvermögen mit zunehmendem Alter ab. Frühe Hörverluste, die schon in der Jugend auftreten, beinhalten vorwiegend hohe Frequenzbereiche, die außerhalb des Frequenzbereichs der menschlichen Sprache liegen und somit nicht von praktischer Bedeutung sind. Allmählich nimmt aber das Hörvermögen auch für tiefere Frequenzbereiche ab. Wenn jemand die hochfrequenten Anteile bestimmter Wörter nicht hört, während die tieferen Frequenzbereiche noch wahrgenommen werden, ist eine Unterhaltung schwierig und bei lauter Umgebung kaum möglich. Die Abnahme des Hörvermögens, die auch als Presbyakusis bezeichnet wird, macht sich in zunehmendem Maße nach dem 50. Lebensjahr bemerkbar.

Der Geruchs- und Geschmackssinn – besonders für Süßes – können sich ebenfalls mit zunehmendem Alter verschlechtern. Die Mundschleimhaut sieht bei älteren Leuten eher blaß und trocken aus, und die Speichelsekretion ist vermindert. Die Zähne können entweder abgenutzt aussehen oder durch Karies oder andere Ursachen verlorengegangen sein (S. 129). Parodontose ist die häufigste Ursache für den Verlust von Zähnen bei den meisten Erwachsenen (S. 128). Wenn jemand keine Zähne mehr hat, sieht die untere Hälfte seines Gesichts eingefallen aus, und die vom Mundwinkel ausgehenden Gesichtsfalten werden akzentuiert. Das Übereinanderliegen der Lippen kann zu Mazerationen in den Mundwinkeln führen (S. 125). Die knöchernen Anteile des Kiefers, die sonst die Zähne umgeben haben, werden besonders am Unterkiefer allmählich abgebaut.

Untersuchungstechniken

Kopf

Da Veränderungen an der behaarten Kopfhaut leicht übersehen werden, muß man den Patienten fragen, ob ihm an den Haaren und der darunterliegenden Kopfhaut etwas aufgefallen sei.

Inspektion und Palpation:

Das Haar. Man achte auf Haarfülle, Verteilung der Behaarung, Haarausfallsmuster, falls Haarverlust vorhanden, und die Beschaffenheit der Haare. Man achte auf Nissen und unterscheide sie von Schuppen.

Auffällige Befunde: Dünnes Haar bei Hyperthyreose; sprödes Haar bei Hypothyreose. Kleine weiße, eiförmige Nissen sitzen fest an den Haaren; lockere weiße Schuppen.

Die Kopfhaut: Die Kopfhaut sollte nach Schuppung, Knoten oder Läsionen untersucht werden.

Rötung und Schuppung bei Schuppen und Psoriasis.

Der Schädel. Man achte auf die allgemeine Größe und Form des Schädels, ferner auf Deformierungen, Knoten oder schmerzhafte Stellen.

Vergrößerter Schädel bei Hydrozephalus und Morbus Paget.

Das Gesicht. Achten Sie auf Form und Ausdruck des Gesichts. Achten Sie auf Asymmetrie, unwillkürliche Bewegungen, Ödeme und Schwellungen.

Siehe Tab. 5.1: Verschiedene Gesichter (S. 103).

Die Haut. Achten Sie auf Farbe, Pigmentierung, Festigkeit, Dicke, Haarverteilung und Verletzungen der Haut.

Akne bei zahlreichen Jugendlichen, Hirsutismus bei einigen Frauen.

Augen

Untersuchung der Sehkraft

Bei Bestimmung der *Sehschärfe* wird das zentrale Sehfeld getestet. Wenn möglich, benutze man eine Testkarte nach Snellen, die gut beleuchtet werden muß. Der Patient sollte etwa 5 m von der Karte entfernt sitzen. Wenn er eine Brille trägt, sollte er sie mit Ausnahme einer Lesebrille nicht abnehmen. Dann wird der Patient gebeten, die kleinstmögliche Schrift zu lesen, während ein Auge verdeckt wird. Man sollte ihn dazu motivieren, auch den Versuch zum Lesen noch kleinerer Schriftzeichen zu machen. Wenn der Patient auch den größten Buchstaben nicht lesen kann, soll er etwas näher an die Testkarte heranrücken. Es wird dann die kleinste Buchstabengröße festgehalten, von welcher der Patient mehr als die Hälfte der abgebildeten Zeilen lesen kann. Die Sehschärfe wird dann als Visus angegeben; z.B. Sehschärfe 5/5 = Visus 1, dabei gibt der Zähler die Entfernung des Patienten von der Karte an und der Nenner die Entfernung, in der ein gesundes Auge diese Buchstabengröße lesen kann; 5/10 würde einem Visus von 0,5 entsprechen.

Visus 0,1 = 5/50 bedeutet, daß ein Patient auf die Entfernung von 5 m nur sehr große Buchstaben lesen kann, die ein normales Auge schon auf eine Entfernung von 50 m erkennt. Je größer der Nenner um so schlechter der Visus. Die Bezeichnung „5/10 korrigiert" bedeutet, daß der Patient die Buchstabengröße für 10 m mit Korrektur (mit einer Brille) lesen kann.

Untersuchungstechniken

Das Nahsehen kann bei älteren Patienten besonders gut mit einer von Hand gehaltenen Karte getestet werden. Damit kann man auch den Visus bei bettlägerigen Patienten testen. Wenn die Karte ungefähr 30 cm vor das Auge des Patienten gehalten wird, entspricht die Buchstabengröße derjenigen auf der üblichen 5-m-Testkarte. Man kann aber auch den Patienten die Entfernung wählen lassen. Wenn der Patient eine Lesebrille trägt, soll er sie nicht abnehmen.

Beide Kartentypen sind mit Zahlen oder mit dem Buchstaben E für Analphabeten erhältlich. Das E auf der Karte zeigt in verschiedene Richtungen.

Wenn keine Karten zur Verfügung stehen, kann man sich über die Sehschärfe auch mit jedem verfügbaren gedruckten Text orientieren. Wenn ein Patient auch die größten Buchstaben nicht lesen kann, sollte man ihn bitten, Finger Ihrer Hand zu zählen oder hell und dunkel (z.B. Ihre Taschenlampe) zu unterscheiden.

Auffällige Befunde

Die *Presbyopie* ist das gestörte Nahsehen bei älteren Menschen.

Bei schlechtem peripheren Sehen kann die Orientierungsfähigkeit gestört sein, auch wenn der Visus nicht beeinträchtigt ist.

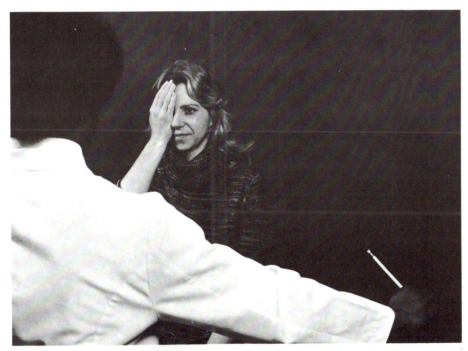

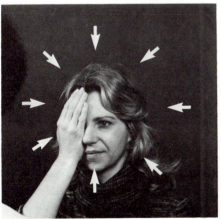

Bei der klinischen Untersuchung kann man nur einen *groben Anhalt über das Gesichtsfeld* gewinnen. Bei Routineuntersuchungen wird diese Prüfung üblicherweise nicht durchgeführt, sollte aber bei Verdacht auf eine neurologische Erkrankung in jedem Falle erfolgen. Da man sich klinisch nur grob orientieren kann, muß die genaue Gesichtsfeldbestimmung durch speziellere Methoden, z.B. die Perimetrie, erfolgen.

Siehe Tab. 5.2: Gesichtsfeldausfälle durch Läsionen der Sehbahnen (S. 104).

Untersuchungstechniken

Der Patient wird gebeten, den Untersucher direkt anzuschauen, während er das eigene Auge abdeckt, ohne darauf zu drücken. Man setzt sich selbst in etwa 0,5 m Abstand vor den Patienten, so daß man mit ihm in gleicher Augenhöhe ist. Das eigene Auge wird auf der entsprechenden Seite geschlossen, so daß das eigene Gesichtsfeld mit dem des Patienten in etwa übereinstimmt. Dann wird ein Bleistift oder etwas ähnliches von der Seite her aus verschiedenen Richtungen in das Gesichtsfeld geführt. Der Bleistift sollte mit Ausnahme des temporalen Gesichtsfelds in gleichem Abstand zwischen Untersucher und Patient gehalten werden. Da ein gesunder Mensch, auch wenn er geradeaus schaut, ein sich bewegendes Objekt oft schon bei einem Winkel von 90 Grad wahrnehmen kann, muß man das Testobjekt etwas hinter ihn halten, bevor man es in das Gesichtsfeld führt. Damit befindet sich das Testobjekt aber immer im eigenen Gesichtsfeld. Der Testgegenstand muß langsam bewegt werden, um dem Patienten auch Zeit zu geben, ihn wahrzunehmen. Der Patient muß angeben, wann der Gegenstand in seinem Gesichtsfeld auftaucht. Dabei vergleicht man das eigne Gesichtsfeld mit dem des Patienten.

Die gleiche Untersuchung wird mit dem anderen Auge wiederholt.

Untersuchung des äußeren Auges

Stellung und Seitenvergleich der Augen: Man achte darauf, ob die Augen in normaler Stellung sind und ob einseitige Abweichungen vorliegen. Wenn auf einer Seite ein vorstehendes Auge auffällt, schaut man die Augen von oben an. Man stellt sich hinter den sitzenden Patienten, zieht die Oberlider leicht hoch und bestimmt die Stellung der Kornea zu den Unterlidern.

Auffällige Befunde

Exophthalmus nennt man das Vorstehen des Augapfels. Beidseitiger Exophthalmus läßt an Morbus Basedow denken. Einseitiger Exophthalmus weist auf einen Tumor oder einen entzündlichen Prozeß in der Orbita hin, kann aber auch beim Morbus Basedow beobachtet werden.

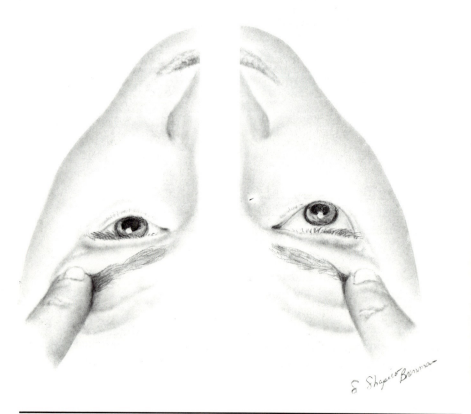

Kopf und Hals

| *Untersuchungstechniken* | *Auffällige Befunde* |

Augenbrauen: Bei der Inspektion der Augenbrauen ist auf ihre Größe, Verteilung und Schuppung der darunterliegenden Haut zu achten.

Schuppung bei Seborrhoe; Verlust des lateralen Drittels bei Myxödem und im Alter.

Augenlider: Achten Sie auf die Stellung der Augenlider im Verhältnis zu den Augäpfeln. Man achte auf:

Siehe Tab. 5.3: Anomalien der Augenlider (S. 105).

Ödembildung,

Farbe (z.B. Rötung),

Siehe Tab. 5.4: Knoten und Schwellungen im Bereich der Augen (S. 106).

Läsionen,

Zustand und Richtung der Wimpern,

Schließfähigkeit der Augenlider. Hierauf ist besonders bei etwas vorstehenden Augen, bei Parese der Gesichtsmuskulatur und beim bewußtlosen Patienten zu achten.

Wenn die Augenlider nicht geschlossen werden können, sind schwere Schäden an der Kornea möglich.

Tränendrüse und Tränensack: Besteht bei der Untersuchung der Tränendrüsenregion aufgrund der Anamnese oder eigener Beobachtung der Verdacht auf Vergrößerung der Tränendrüse, hebt man den temporalen Teil des Oberlides an und bittet den Patienten, nach unten und zur Gegenseite zu schauen. Achten Sie darauf, ob eine geschwollene Tränendrüse zwischen Augenlid und Augapfel hervortritt. Bei vielen Gesunden kann bei dieser Untersuchung ein kleiner Teil der Tränendrüse gesehen werden.

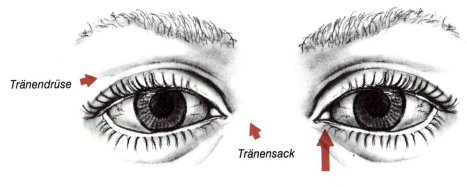

Das Gebiet des Tränensacks wird auf Schwellungen untersucht. Bei starkem Tränenfluß prüft man die Durchgängigkeit des Tränenganges, indem man auf den nasalen Teil des Unterlides etwas unterhalb des Orbitarandes drückt. Dabei achtet man auf Flüssigkeit, die aus dem Tränengang zurückfließt. Bei der Palpation ist auf Schmerzen zu achten. Man drückt dabei aber sehr vorsichtig auf einen entzündeten Tränensack.

Zurückfließen von Flüssigkeit aus dem Punctum lacrimale läßt auf einen verschlossenen Tränengang schließen.

Untersuchungstechniken

Auffällige Befunde

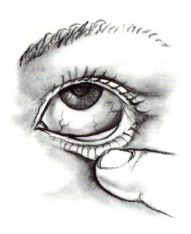

Konjunktiven und Skleren: Man bittet den Patienten, nach oben zu schauen, während man beide Unterlider mit dem Daumen nach unten zieht und so Skleren und Konjunktiven betrachten kann. Man betrachtet die Farbe der Skleren und der Bindehaut sowie die Gefäße der Skleren. Achten Sie auf Tumoren und Schwellungen.

Gelbe Skleren bei Ikterus.

Blasse Bindehäute bei Anämie.

Verstärkte Gefäßzeichnung bei Entzündungen oder anderen Ursachen (s. Tab. 5.5: Gerötete Augen [S. 107]).

Besondere Technik für die Untersuchung der Bindehaut des Oberlides: Die eingehende Untersuchung des Auges bei der Suche nach Fremdkörpern erfordert die Eversion des Oberlides. Diese wird folgendermaßen durchgeführt:

1. Der Patient wird gebeten, nach unten zu schauen.
2. Man versucht, den Patienten zu beruhigen, um eine Entspannung seiner Augenlider zu erreichen.
3. Man hebt das Oberlid leicht an, so daß die Wimpern etwas vorstehen. Dann faßt man die Wimpern und zieht sacht daran nach unten und vorn.
4. Dann legt man einen Stift etwa von Streichholzgröße mindestens 1 cm oberhalb des Lidrandes an (also direkt oberhalb des Lidknorpels), mit dem das Oberlid nach unten gedrückt und ektropinoniert wird. Dabei soll man vermeiden, auf den Augapfel selbst zu drücken.

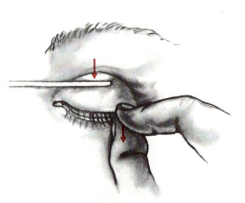

5. Nun kann man die Wimpern gegen die Augenbrauen drücken und festhalten und die Bindehaut inspizieren.
6. Nach der Untersuchung faßt man wieder die Wimpern und zieht sie sacht nach vorn. Man bittet den Patienten, nach oben zu schauen. Dabei kehrt das Oberlid wieder in seine normale Position zurück.

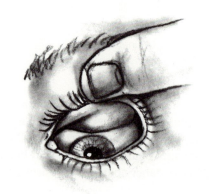

Untersuchungstechniken

Hornhaut und Linse: Das Auge wird mit schräg einfallendem Licht beleuchtet. Dabei achtet man auf Trübungen der Hornhaut und der Linse, soweit durch die Pupille sichtbar.

Iris: Gleichzeitig wird die Iris untersucht. Ihre Zeichnung sollte genau definiert werden. Danach achtet man darauf, ob bei schräg einfallendem Licht ein Schatten auf der lichtabgewandten Seite entsteht. Normalerweise ist kein Schatten zu beobachten, da die Iris mit der Kornea einen relativ weiten Winkel bildet.

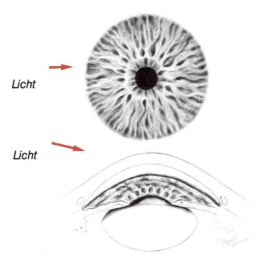
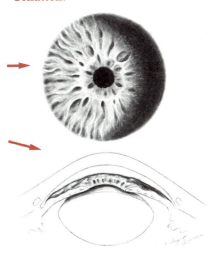

Pupillen: Man achte auf Größe, Form und Seitengleichheit der Pupillen.

Zur Prüfung der *Lichtreaktion der Pupillen* bittet man den Patienten, in die Ferne zu schauen, so daß die Akkommodation nicht zur Verengung der Pupillen führt. Dann beleuchtet man beide Pupillen nacheinander mit einer hellen Lampe und achtet
1. auf die direkte Reaktion (Verengung) der beleuchteten Pupille und
2. auf die konsensuelle (indirekte) Reaktion der nicht beleuchteten Pupille.

Den Befund einer reaktionslosen Pupille sollte man nur erheben, wenn die Untersuchung mit einer hellen Lichtquelle im abgedunkelten Raum erfolgt ist.

Auffällige Befunde

Siehe Tab. 5.6: Trübungen von Kornea und Linse (S. 108).

Bei einem kleinen Prozentsatz der Untersuchten ist die Iris sehr gewölbt und bildet einen ungewöhnlich engen Kammerwinkel mit der Kornea. In diesem Fall wirft das Licht einen Schatten.

Bei der üblichen Form des Glaukoms, dem Weitwinkelglaukom, entsteht ebenfalls kein Schatten.

Patienten mit einem engen Kammerwinkel haben ein erhöhtes Risiko für ein Winkelglaukom – einen plötzlichen intraokularen Druckanstieg durch Blockade des Kammerwasserabflusses.

Siehe Tab. 5.7: Anomalien der Pupille (S. 109f.)

Untersuchungstechniken

Zur Testung der *Pupilllenreaktion bei Akkommodation* bittet man den Patienten, zuerst in die Ferne zu schauen und dann auf einen Finger, den man in 5–10 cm Abstand vom Nasenrücken des Patienten entfernt hält; dabei achtet man
1. auf die Verengung der Pupillen und
2. auf die Konvergenz der Augen.

Die Konvergenzprüfung gehört auch zur Untersuchung der Augenmuskelfunktion und braucht bei normalem Ausfall nicht wiederholt zu werden.

<u>Augenmuskeln:</u> Achten Sie auf leichte Schwächen oder Ungleichgewicht der Augenmuskeln. Zuerst beleuchtet man die Augen von vorn aus ca. 1 m Entfernung und bittet den Patienten, in Richtung der Lampe zu schauen. Dabei sollte das Licht symmetrisch von der Kornea beider Augen reflektiert werden.

Danach werden die Augenbewegungen beurteilt. Man bittet den Patienten, dem Finger oder einem beliebigen Gegenstand, der in die sechs Hauptblickrichtungen bewegt wird, mit den Augen zu folgen: nach rechts, nach rechts oben, nach rechts unten, nach links, nach links oben und nach links unten. Der Finger oder Gegenstand wird nicht zu nahe vor den Augen des Patienten bewegt. Bei älteren Patienten ist darauf zu achten, daß der Gegenstand weiter vom Auge entfernt gehalten wird, da sie nicht mehr so gut akkommodieren können. Bei Blickwendung nach oben und lateral ist auf einen Nystagmus zu achten.

Auffällige Befunde

Eine Asymmetrie der Lichtreflexe von der Kornea weist auf ein Abweichen der Blickrichtung der Augen hin, was durch eine Schwäche der Augenmuskeln verursacht sein kann. Bei Asymmetrie oder wenn der Patient Doppelbilder sieht oder Augenschmerzen hat, muß ein Abdecktest erfolgen (s. S. 111). Ein Abdecktest kann eine latente Muskelschwäche sichtbar machen, die sonst unerkannt bleibt.

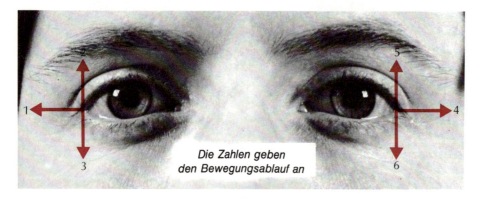

Die Zahlen geben den Bewegungsablauf an

Man achtet:

1. auf die normale konsensuelle oder parallele Bewegung der Augen in jede Richtung oder jegliche Abweichung davon;
2. auf abnorme Bewegungen der Augen (z.B. Nystagmus, ein rhythmisches feines Schlagen [Oszillieren] der Augen). Ein leichter Nystagmus bei starker seitlicher Blickwendung ist als normal anzusehen. Bei Beobachtung dieses Phänomens wird der Finger wieder in die Mitte des Gesichtsfelds gebracht und die Prüfung wiederholt;
3. auf die Relation der Oberlider zum Augapfel bei Blickwendung nach unten. Normalerweise bedeckt das Oberlid die Iris noch gerade bei Blickwendung nach unten. Bei Verdacht auf Hyperthyreose bittet man den Patienten, mit dem Blick langsam dem Finger von oben nach unten zu folgen.

Siehe Tab. 5.8: Schielen (S. 111).

Anhaltender Nystagmus bei binokularem Sehen tritt bei zahlreichen neurologischen Veränderungen auf (s. Tab. 15.3: Nystagmus [S. 424f.]).
Bei Hyperthyreose Zurückbleiben des Oberlides; ein kleiner Rand der Skleren wird zwischen Oberlid und Iris sichtbar, und das Oberlid scheint der Bewegung des Augapfels nicht vollständig zu folgen.

Untersuchungstechniken

Auffällige Befunde

Man bittet den Patienten, den Finger zu fokussieren, wenn dieser auf den Nasenrücken zubewegt wird. Man achte auf die Konvergenz der Augen. Diese wird üblicherweise bis zu einem Abstand von 5–8 cm aufrechterhalten.

Schlechte Konvergenz bei Hyperthyreose.

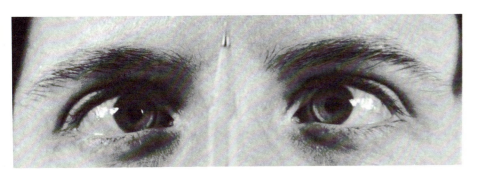

Ophthalmoskopische Untersuchung

In den meisten Fällen kann eine ausreichende ophthalmoskopische Untersuchung ohne Erweiterung der Pupillen vorgenommen werden. Um aber die Makula gut untersuchen zu können oder die genaue Ursache einer Verminderung des Sehvermögens zu eruieren, muß die Pupille weitgestellt werden, solange keine Kontraindikationen vorliegen. Dazu benutzt man ein Mydriatikum.

Bei Verdacht auf Glaukom ist ein Mydriatikum kontraindiziert. Die Pupillenerweiterung kann bei Patienten mit Winkelglaukomen Glaukomanfälle auslösen.

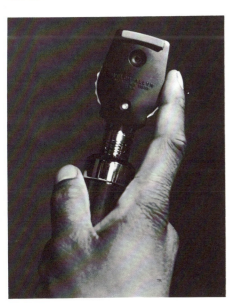

Der Raum wird abgedunkelt. Dann schaltet man die Lampe des Ophthalmoskops ein und wählt den großen Lichtstrahl*. Das Linsenrad wird in die Stellung 0 Dioptrien gebracht. Der Zeigefinger bleibt auf dem Linsenrad, so daß man während der Untersuchung fokussieren kann.

* Einige Ärzte bevorzugen den großen runden Lichtstrahl für weite Pupillen und den kleinen runden Lichtstrahl für enge Pupillen. Die anderen Lichtstrahleinstellungen sind wenig hilfreich. Der spaltförmige Strahl wird manchmal benutzt, um die Konkavität der Retina zu beurteilen, der grüne, um kleine Rotläsionen zu finden, und das Gitter, um Messungen vorzunehmen. Diese Möglichkeiten werden besser von Anfängern nicht benutzt. Sie sollten die Untersuchung mit dem großen Lichtstrahl üben.

Untersuchungstechniken

Auffällige Befunde

Man untersucht das rechte Auge unter Benutzung des eigenen rechten Auges und der rechten Hand. Entsprechend verfährt man bei der Untersuchung des linken Auges.

Man legt den Daumen der anderen Hand auf die Augenbraue des Patienten. Besonders, wenn man noch wenig Erfahrung hat, dient der Daumen als Orientierungspunkt, wenn man sich dem Auge des Patienten nähert. Man kann auch mit dem Daumen das Oberlid des Patienten leicht anheben, falls dies notwendig erscheint. Man bittet den Patienten, geradeaus oder leicht in Richtung des Untersuchers zu schauen. Er sollte den Blick auf einen bestimmten Punkt fixieren. Man hält das Ophthalmoskop dicht an das eigene Auge.

Aus einer Entfernung von etwa 45 cm und 15 Grad seitlich der Blickrichtung des Patienten hält man den Lichtstrahl auf die Pupille. Achten Sie auf das orangefarbene Aufleuchten der Pupille, den roten Reflex. Achten Sie auch auf Trübungen, die den Reflex unterbrechen.

Fehlen des roten Reflexes weist auf eine Trübung der Linse (Katarakt), möglicherweise auch des Glaskörpers hin. Auch eine abgelöste Retina kann den Reflex aufheben. Bei Glasaugen fehlt natürlich ebenfalls der Reflex.

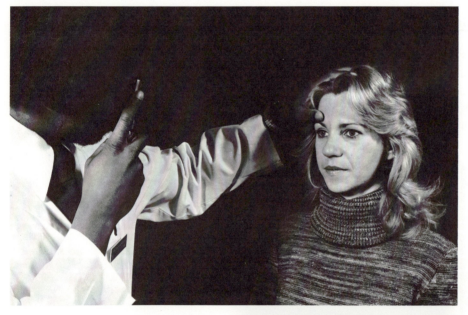

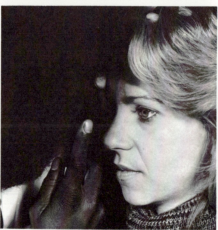

86 Kopf und Hals

Untersuchungstechniken

Auffällige Befunde

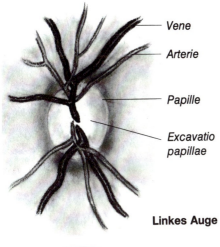

- Vene
- Arterie
- Papille
- Excavatio papillae

Linkes Auge

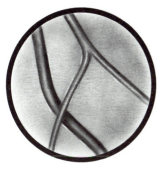

Die eigenen Augen sollen relaxiert sein, so wie beim Sehen in die Weite. Versuchen Sie, beide Augen geöffnet zu halten. Während man den Lichtstrahl weiterhin auf den roten Reflex fokussiert, bewegt man sich auf die Pupille zu, bis man mit dem Ophthalmoskop sehr nahe herangekommen ist. Die eigene Stirn sollte jetzt den auf der Augenbraue des Patienten liegenden Daumen berühren oder ihm sehr nahe sein. Wenn man unter Beibehaltung des 15-Grad-Winkels horizontal an die Pupille herangekommen ist, sollte man die Retina im Bereich der *Papille* sehen – eine gelblich-orange bis rosa gefärbte runde Struktur. Die Papille füllt wahrscheinlich das eigene Blickfeld aus. Falls man sie nicht sieht, folgt man am besten dem Verlauf eines Gefäßes nach zentral. Man erkennt an der Art der Gefäßverzweigung und der Größenzunahme der Gefäße, wo die Papille zu finden ist. Meist ist dazu einige Übung erforderlich.

Jetzt *stellt man die Papille* durch Drehen am Linsenrad *scharf ein.* Wenn man einen myopen Patienten untersucht, dessen Augapfel etwas länger als normal ist, muß man eine Linse mit einer längeren Brennweite wählen. Dazu muß man das Rad gegen den Uhrzeigersinn drehen. Dort finden sich die Linsen, die mit roten Zahlen gekennzeichnet sind und Minus-Dioptrien angeben. Untersucht man einen weitsichtigen Patienten oder jemanden, dessen Linse operativ entfernt wurde, dreht man die Scheibe im Uhrzeigersinn zu den Linsen mit den Plus-Dioptrien, die durch schwarze Zahlen gekennzeichnet werden. Zur weiteren Illustration:

Nach operativer Entfernung der Linse ist deren Vergrößerungseffekt aufgehoben. Dann sehen Strukturen der Retina kleiner als gewöhnlich aus, und man kann ein größeres Areal des Fundus überblicken.

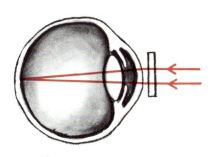

Normales Auge

Wenn Patientenauge und Auge des Untersuchers gleich groß sind, kann man im allgemeinen die Retina mit der 0-Dioptrien-Linse scharf sehen.

87

Untersuchungstechniken *Auffällige Befunde*

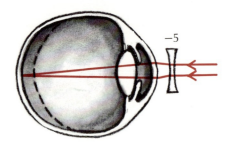

Kurzsichtiges Auge

Bei einem kurzsichtigen Patienten benötigt man eine Linse mit längerer Brennweite (Minus-Dioptrien).

Beim myopen Auge erscheinen die Strukturen der Retina etwas vergrößert. Die Papille kann größer sein als das Gesichtsfeld.

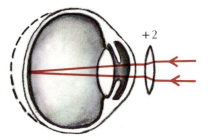

Weitsichtiges Auge

Eine Linse mit kürzerer Brennweite (z.B. +1 oder +2 Dioptrien) wird für weitsichtige Augen benötigt.

Beim hyperopen Auge erscheinen die Retinastrukturen etwas kleiner als gewöhnlich.

Beachten Sie Folgendes:

1. Schärfe der Papillenbegrenzung. Die nasale Begrenzung der Papille sieht häufig etwas unscharf aus.
2. Farbe der Papille, sie ist üblicherweise gelblich-orange bis rosa.
3. Möglicherweise vorhandene pigmentierte Ringe um die Papille.
4. Größe der Fovea centralis, falls vorhanden. Diese ist normalerweise gelblich weiß. Ihr Durchmesser ist meist halb so groß wie derjenige der Papille.

Siehe Tab. 5.9: Normvarianten der Papille (S. 112).

Siehe Tab. 5.10: Pathologische Befunde der Papille (S. 113).

Wo die Venen den Papillenrand kreuzen, kann man manchmal Venenpulsationen erkennen. Leichter Druck auf das Auge durch das Augenlid kann solche Pulsationen hervorheben, wenn sie vorher nicht zu sehen waren. Diese Methode gehört aber nicht zur Routineuntersuchung.

Das Vorhandensein von Venenpulsationen weist darauf hin, daß der Hirndruck normal ist, obwohl Ausnahmen vorkommen können.

Arterien und Venen werden an folgenden Merkmalen erkannt und unterschieden:

	Arterien	Venen
Farbe	Hellrot	Dunkelrot
Größe	Kleiner	Größer
Lichtreflex	Hell	Unauffällig bis fehlend

Untersuchungstechniken

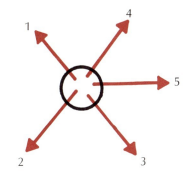

Reihenfolge der Untersuchung von der Papille zur Makula

Linkes Auge

Man folgt den Gefäßen nach peripher in alle Richtungen und achtet auf ihre Größe und auf Kreuzungsstellen der Arterien mit den Venen. Jegliche Läsion der Retina wird identifiziert und ihre Größe, Form, Farbe und Verteilung werden beschrieben. Beim Absuchen der Retina bewegt man den eigenen Kopf und das Ophthalmoskop wie eine Einheit und benutzt die Linse des Patientenauges als einen imaginären Drehpunkt. Anfangs wird man wiederholt die Retina aus dem Blickfeld verlieren, weil das Licht neben die Pupille fällt. Durch Übung wird man seine Untersuchungstechnik verbessern.

Schließlich untersucht man die *Makula,* indem man den Patienten bittet, direkt ins Licht zu sehen, oder indem man den Lichtstrahl nach lateral führt. Die Makula ist ein gefäßloses Gebiet, etwas größer als die Papille, aber ohne scharfe Begrenzung. Außer bei alten Patienten findet sich in der Mitte ein kleiner Lichtreflex, die Fovea centralis, was das Auffinden erleichtert. Schimmernde Lichtreflexe im Gebiet der Makula sind bei jugendlichen Patienten üblich.

Das Auffinden der Makula ist leider schwierig. Ohne Gebrauch eines Mydriatikums verengt sich die Pupille des Patienten maximal, und Reflexe auf der Kornea können den Einblick zusätzlich stören. Es kann daher hilfreich sein, das Ophthalmoskop etwas hin und her zu bewegen, um die Reflexe zu vermeiden.

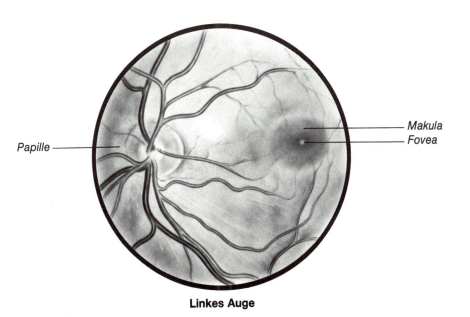

Linkes Auge

Auffällige Befunde

Siehe Tab. 5.11: Retinale Arterien und arteriovenöse Kreuzungen: Normaler Befund und Befund bei Hypertonie (S. 114).

Siehe Tab. 5.12: Rote Flecken auf der Retina (S. 115).

Siehe Tab. 5.13: Helle Flecken auf der Retina (S. 116).

Siehe Tab. 5.14: Der Fundus (S. 117ff.).

Die Makula ist besonders wichtig, da mit ihr das zentrale Sehen erfolgt. Die senile Makulageneration ist eine wichtige Ursache des gestörten zentralen Sehens bei alten Leuten. Sie bietet viele Variationen wie Blutungen, Exsudate, Zysten und Vertiefungen. Eine häufige Form mit veränderter Pigmentation ist hier abgebildet.

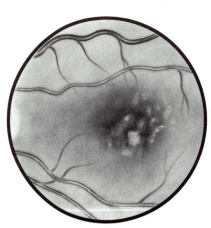

Senile Makuladegeneration

Untersuchungstechniken

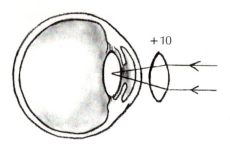

Strukturen im vorderen Augapfel

Bei Verdacht auf *Glaskörper-* oder *Linsentrübungen* untersucht man diese üblicherweise transparenten Gebilde durch schrittweises Rotieren des Linsenrades bis zu Dioptrien von +10 bis +12. Mit dieser Technik können die Strukturen im vorderen Augapfel sichtbar gemacht werden.

Auffällige Befunde

Alter ist die häufigste Ursache vieler Katarakte. Die Symptome schließen Sehverschlechterung, unangenehmes Empfinden von grellem Licht und Verzerrung der Wahrnehmungen ein.

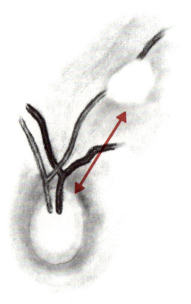

Noch eine Bemerkung zu Messungen im Auge: Läsionen der Retina können in Beziehung zur Papille genau lokalisiert und in Papillendurchmessern und Dioptrien gemessen werden. Nebenstehendes Beispiel zeigt eine Läsion in der Größe von 2/3 des Papillendurchmessers, bei 1 Uhr und etwa 2 Papillendurchmesser von der Papille entfernt gelegen.

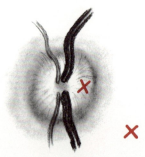

Die Erhabenheit der Papille bei Papillenödem wird gemessen, indem man die Differenz der Dioptrien bestimmt, mit denen sich Papille und umgebende Retina scharf abbilden lassen.

Hier scharf bei +2 Dioptrien
Hier scharf bei −1 Dioptrie

$+2 - (-1) = +3$, Erhabenheit der Papille, daher 3 Dioptrien

Anmerkung: Bei der ophthalmoskopischen Untersuchung wird die Retina um ca. das 15fache und die normale Iris um das 4fache vergrößert. Die Papille mißt ca. 1,5 mm im Durchmesser. Auf der Retina entspricht eine Erhabenheit von 3 Dioptrien etwa 1 mm.

Untersuchungstechniken | *Auffällige Befunde*

Ohren

Die Ohrmuschel und ihre Umgebung wird auf Deformierungen, Knoten oder Hautläsionen untersucht.

Bei Vorhandensein von Schmerzen, Sekretabsonderung und Rötung wird die Ohrmuschel nach oben und unten hin und her geschoben, dann drückt man auf den Tragus und fest auf die Region hinter dem Ohr.

Siehe Tab. 5.15: Knoten in der Ohrregion (S. 121).

Bewegung von Ohrmuschel und Tragus ist bei akuter Otitis externa schmerzhaft, nicht jedoch bei Otitis media.

Bei Otitis media können retroaurikulare Schmerzen auftreten.

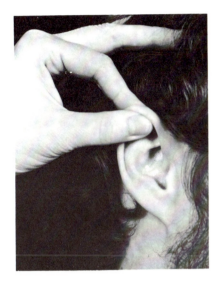

Gehörgang und Trommelfell: Der Kopf des Patienten wird leicht zur Gegenseite geneigt. Die Ohrmuschel wird fest, aber ohne weh zu tun, gefaßt und nach oben, hinten und leicht nach außen gezogen.

Dann wird das größte *Spekulum,* das noch gerade in den Gehörgang paßt, in diesen mit Richtung nach vorn und unten eingeführt. Zwei mögliche Haltungen für diese Untersuchung sind unten dargestellt. Die erste ist die übliche Haltung. Die zweite ist besonders bei unruhigen Patienten, insbesondere bei Kindern, von Nutzen, weil die Hand am Kopf des Patienten Halt findet.

Nichtschmerzhafte knotige Schwellungen im Gehörgang, die von normaler Haut bedeckt sind, weisen auf ein Osteom hin. Dabei handelt es sich um einen benignen Tumor, der das Trommelfell verdecken kann.

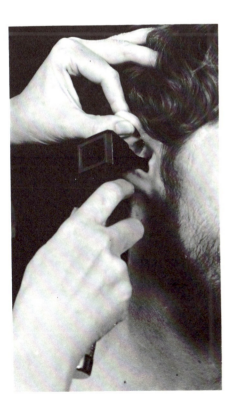
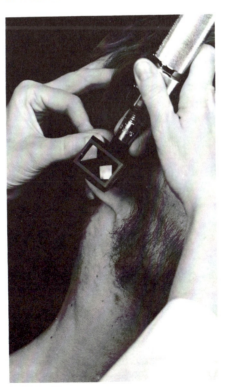

Untersuchungstechniken

Man achte auf Ohrenschmalz, Sekretabsonderung oder Fremdkörper im Gehörgang und suche nach Rötungen oder Schwellungen.

Auffällige Befunde

Blässe oder Rötung, Schwellung, Verengung und Schmerzen können bei akuter Otitis externa auftreten.

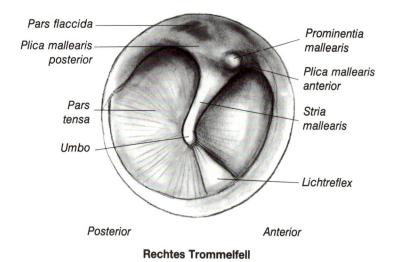

Rechtes Trommelfell

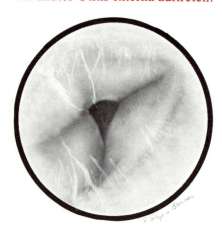

Gehörgang bei Otitis externa

Untersuchen Sie das Trommelfell und identifizieren Sie die Hauptorientierungspunkte: Die Pars tensa mit ihrem Lichtreflex, den Hammer und den kurzen Malleusfortsatz, die vordere und hintere Falte und die Pars flaccida.

Man bewegt das Spekulum vorsichtig, so daß alle Anteile des Trommelfells einschließlich seiner Peripherie gesehen werden können. Achten Sie auf Farbe, Zartheit und Glanz des Trommelfells sowie auf die Lage des Lichtreflexes und des Hammers. Suchen Sie nach Perforationen.

Hörvermögen: Um das Hörvermögen zu testen, wird jedes Ohr einzeln untersucht. Man bittet den Patienten, sich mit seinem Finger ein Ohr zuzuhalten, oder man hält es selbst zu. Wenn das Hörvermögen auf beiden Ohren unterschiedlich ist, reicht das einfache Zuhalten des besser hörenden Ohres nicht aus. In diesem Fall schiebt man den Finger rasch, aber dennoch vorsichtig, in den Gehörgang des Patienten. Das Geräusch, das damit verursacht wird, verhindert, daß das Testgeräusch von dem besser hörenden Ohr wahrgenommen wird. Dann flüstert man aus etwa 50 cm Entfernung in Richtung des nicht verschlossenen Ohres. Man verwendet Zahlen mit etwa gleich stark betonten Silben, z.B. zweiundzwanzig. Falls nötig, kann man die Lautstärke seiner Stimme langsam steigern. Um sicher zu gehen, daß der Patient nicht von den Lippen abliest, hält man den eigenen Mund verdeckt.

Liegt eine Schwerhörigkeit vor, muß man zwischen sensorischer und leitungsbedingter Hörschädigung unterscheiden. Dazu gibt es zwei Untersuchungsmethoden, die beide eine Stimmgabel erfordern. Man benutzt eine Stimmgabel mit einer Frequenz von 512 oder 1024 Hz. Diese Frequenzen liegen im Frequenzbereich der menschlichen Sprache (300–3000 Hz) – dem funktionell wichtigsten Bereich. Stimmgabeln mit niedrigeren Frequenzen können dazu führen, daß man die Knochenleitfähigkeit überschätzt, und können zusätzlich auch als

Siehe Tab. 5.16: Veränderungen des Trommelfells (S. 122).

Flüssigkeit im Mittelohr kann durch das Trommelfell erkannt werden, wenn ein Flüssigkeitsspiegel oder Luftblasen gesehen werden. In den meisten Fällen ist eine Otoskopie erforderlich.

Untersuchungstechniken — Auffällige Befunde

Vibrationen empfunden werden. Man versetzt die Stimmgabel durch Anschlagen an den Handrücken oder Knipsen mit Daumen und Zeigefinger in *leichte* Schwingung.

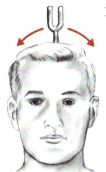

1. *Untersuchung auf Lateralisation (Weber-Test).*
Man setzt die leicht vibrierende Stimmgabel mit der Basis fest auf die Mitte des Schädels oder die Stirne. Dann fragt man den Patienten, wo er den Ton hört: auf beiden Seiten oder nur auf einer. Normalerweise wird der Ton in der Mittellinie oder gleichermaßen auf beiden Ohren wahrgenommen. Manchmal nehmen auch gesunde Personen diesen Ton nur sehr schwach wahr. Wenn nichts gehört wird, drückt man die Stimmgabel noch etwas fester auf.

Bei Schwerhörigkeit aufgrund gestörter Schalleitung wird der Ton ausschließlich oder stärker im erkrankten Ohr wahrgenommen. Bei einseitiger Störung der nervalen Leitung, wird der Ton dagegen im gesunden Ohr wahrgenommen.

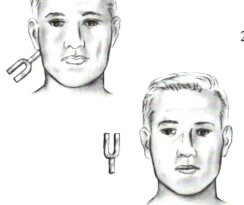

2. *Vergleich von Luft- und Knochenleitung (Rinne-Test).*
Man setzt eine leicht vibrierende Stimmgabel mit ihrer Basis so lange auf den Processus mastoideus auf, bis der Patient nichts mehr hört. Dann hält man die Stimmgabel schnell vor den Gehörgang und fragt den Patienten, ob er den Ton hören kann. Normalerweise ist der Ton mittels Luftleitung länger hörbar als mittels Knochenleitung.

Bei Störung der Schalleitung wird der Ton länger bei Knochenleitung gehört. Bei Störung der nervalen Leitung wird der Ton, wie auch normalerweise, länger bei Luftleitung gehört. Für weitere Erläuterungen s. Tab. 5.17: Schwerhörigkeit (S. 123).

Nase und Nasennebenhöhlen

Inspektion der Nase. Man achtet auf Deformierungen, Asymmetrie und Entzündungen.

Man führt ein Nasenspekulum vorsichtig durch die Nasenlöcher ins Vestibulum ein.
Zweierlei Techniken können angewandt werden:

1. Zur Beleuchtung verwendet man entweder die übliche Stirnlampe oder, wenn nicht vorhanden, eine Taschenlampe. Für die Untersuchung wird ein Nasenspekulum verwendet; es wird in die linke Hand genommen und etwa 1 cm ins Vestibulum eingeführt. Zur Unterstützung wird ein Finger der linken Hand auf einen Nasenflügel aufgesetzt. Man spreizt das Spekulum in anteroposteriorer Richtung und vermeidet dabei die Berührung mit dem schmerzempfindlichen Nasenseptum. Zur Inspektion des zweiten Nasenlochs verwendet man dieselbe Untersuchungshand.

Untersuchungstechniken

2. Verwendung eines *Otoskops* mit einem kurzen weiten Nasenspekulum. Diese Technik hat den Nachteil eines kleineren einsehbaren Gebiets, bietet aber den Vorteil guter Beleuchtung und Vergrößerung. Auch dabei wird eine Berührung des Septums vermieden.

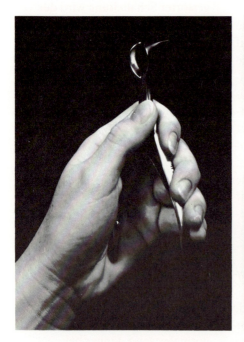
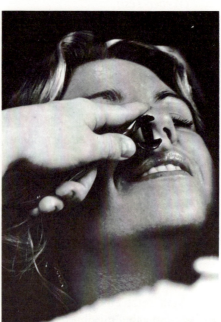

Bei beiden Techniken werden zuerst die unteren und dann die oberen Abschnitte der Nase untersucht. Bei Benutzung des Nasenspekulums in Verbindung mit dem Kopfspiegel beugt man den Kopf des Patienten leicht nach hinten, um die oberen Abschnitte der Nase besser sehen zu können, wie unten dargestellt. Bei Benutzung eines Otoskops kann man den eigenen Kopf und das Instrument bewegen, um die oberen Abschnitte der Nasenhöhle zu sehen.

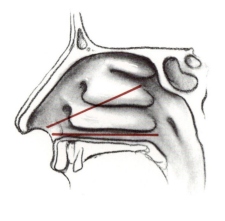
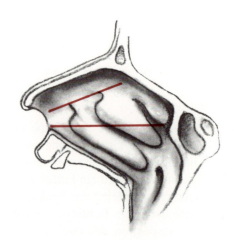

Kopf aufrecht **Kopf zurückgebeugt**

Kopf und Hals

Untersuchungstechniken

Inspizieren Sie:
1. die Nasenschleimhaut, deren Farbe normalerweise etwas rötlicher ist als die der Mundschleimhaut, achten Sie auf Schwellungen, Exsudat und Blutungen;
2. das Nasenseptum, wobei auf Blutungen, Perforationen oder Deviationen zu achten ist;
3. die untere und mittlere Nasenmuschel und den dazwischenliegenden Gang. Hier achtet man auf Farbe, Schwellungen, Exsudat und Polypen.

Auffällige Befunde

Siehe Tab. 5.18: Häufige Veränderungen im Nasenbereich (S. 124).

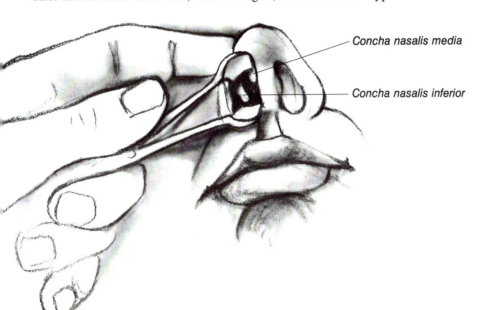

Palpation der Nasennebenhöhlen: Zur Feststellung von Druckschmerz im Bereich der Stirnhöhlen wird von unten gegen den oberen Orbitarand gedrückt. Jeglicher Druck auf die Augen wird vermieden.

Schmerzen finden sich bei akuter Sinusitis.

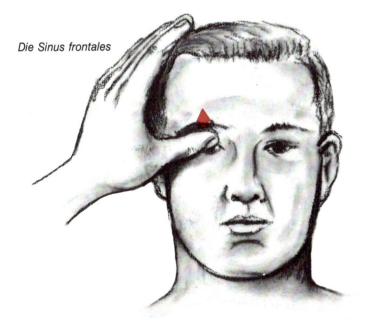

Die Sinus frontales

Untersuchungstechniken

Dann wird von unten gegen beide *Sinus maxillares* gedrückt.

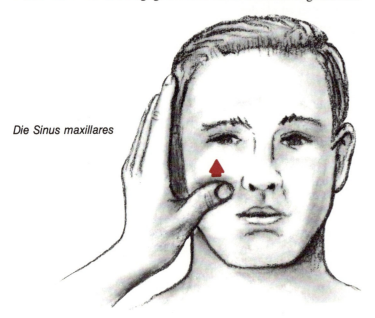

Die Sinus maxillares

Transillumination der Sinus: Obwohl die Transillumination der Sinus kein Bestandteil der Routineuntersuchung ist, kann sie bei Verdacht auf eine Sinusitis sehr von Nutzen sein. Die Untersuchung sollte in einem gut abgedunkelten Raum erfolgen. Man benutzt eine kleine, aber starke Lichtquelle und plaziert sie direkt unter die Augenbraue nahe zur Nase. Man verdeckt das Licht mit der eigenen Hand. Wenn das Licht durch die luftgefüllte Stirnhöhle fällt, sieht man es durch das Gewebe hindurchschimmern.

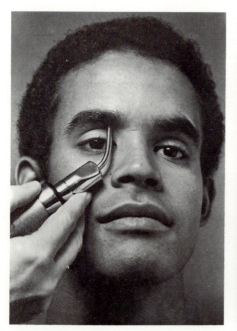 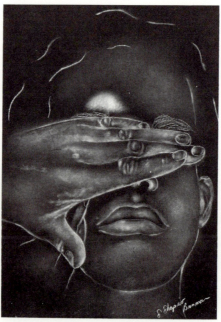

Transillumination des Sinus frontalis

Auffällige Befunde

Schmerzen finden sich bei akuter Sinusitis maxillaris.

Fehlendes Durchscheinen des Lichts auf einer oder beiden Seiten spricht für das Vorliegen einer geschwollenen Mukosa oder für Sekret in der Stirnhöhle. Dieser Befund kann aber auch bei fehlender Anlage der Stirnhöhle vorliegen.

Untersuchungstechniken

Auffällige Befunde

Dann bittet man den Patienten, den Mund weit zu öffnen und den Kopf etwas nach hinten zu beugen. (Eine Zahnprothese im Oberkiefer sollte zuvor entfernt werden). Man plaziert die Lichtquelle nun direkt unterhalb des inneren Augenwinkels und richtet den Lichtstrahl nach unten. Man schaut dann durch den geöffneten Mund auf den harten Gaumen. Ein rötlicher Lichtschimmer weist auf einen normalen luftgefüllten Sinus maxillaris hin.

Fehlen des durchscheinenden Lichts weist auf Schwellung der Schleimhaut oder Sekretansammlung im Sinus maxillaris hin.

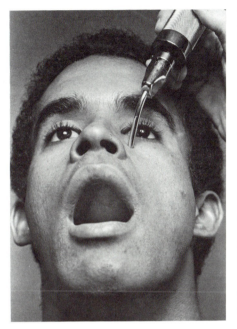 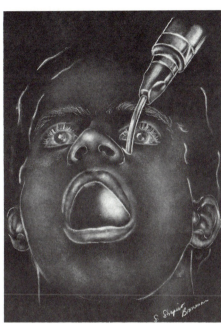

Transillumination des Sinus maxillaris

Mund und Pharynx

Falls der Patient Zahnprothesen trägt, gibt man ihm ein Papiertuch und bittet ihn, die Prothese zu entfernen, so daß man die darunterliegende Schleimhaut sehen kann. Findet man verdächtige Ulzerationen oder Knoten, palpiert man die Läsion mit einem Finger, nachdem ein Handschuh übergestreift wurde. Man achtet bei der Palpation auf Verdickungen oder Infiltrationen in diesem Bereich, die auf ein Malignom hinweisen könnten.

Hellrote ödematöse Mukosa unter der Prothese weist auf Druckstellen der Prothese hin. Es können sich auch Ulzerationen oder papilläre Granulationen finden.

Inspizieren Sie:
Die Lippen: Achten Sie auf Farbe, Befeuchtung, Knoten, Ulzerationen oder Fissuren.

Zyanose, Blässe. Siehe Tab. 5.19: Veränderungen der Lippen (S. 125f.).

Die Wangenschleimhaut: Man bittet den Patienten, den Mund zu öffnen. Mit Hilfe einer guten Lichtquelle und eines Zungenspatels inspiziert man die Wangenschleimhaut auf Farbe, Pigmentierung, Ulzerationen und Knoten. Fleckige Pigmentierung ist bei Farbigen normal.

Siehe Tab. 5.20: Veränderungen der Mundschleimhaut und des harten Gaumens (S. 127).

Bei Zähnen und Zahnfleisch achte man auf:
1. Entzündungen, Schwellungen, Blutungen, Retraktionen oder Entfärbungen des Zahnfleisches,
2. lockere, fehlende oder kariöse Zähne oder Anomalien der Zahnstellung oder -form.

Siehe Tab. 5.21: Veränderungen von Zahnfleisch und Zähnen (S. 128f.).

Untersuchungstechniken

Das Munddach: Man achte auf Farbe und Form des harten Gaumens.

Die Zunge: Bei der Untersuchung des Zungenrückens achtet man auf Farbe und Beschaffenheit der Papillen. Achten Sie auf jegliche ungewöhnliche Erweichung.

Man bittet den Patienten, die Zunge herauszustrecken, und achtet auf Abweichungen von der Mittellinie. Damit wird die Funktion des XII. Hirnnerven (N. hypoglossus) untersucht. Achten Sie auch auf die Größe der Zunge.

Dann untersucht man Seite und Unterseite der Zunge zusammen mit dem Mundboden. In diesem Bereich entwickeln sich am häufigsten Malignome. Man achte auf jede Abblassung, Rötung, Knoten oder Ulzerationen. Da bei Männern im Alter über 50 Jahre, besonders bei Rauchern und Alkoholikern, häufiger Zungenkrebs beobachtet wird, muß bei diesen eine weitere Untersuchung durchgeführt werden. Man erklärt dem Patienten den Ablauf der Untersuchung. Dann zieht man sich Handschuhe an. Der Patient wird gebeten, die Zunge herauszustrecken. Mit der rechten Hand faßt man die Zunge des Patienten mittels einer Kompresse und zieht sie dann leicht nach links. Man schaut die Zunge genau an und palpiert dann mit der linken Hand, ob Indurationen vorliegen. Zur Untersuchung der anderen Zungenseite verfährt man spiegelbildlich.

Auffällige Befunde

Siehe Tab. 5.22: Veränderungen der Zunge (S. 130).

Asymmetrie der herausgestreckten Zunge findet sich bei Läsion des N. hypoglossus und bei Zungenkarzinomen; Vergrößerung bei Myxödem, Akromegalie und Amyloidose.

Zungenkrebs ist nach dem Lippenkrebs der zweithäufigste Krebs im Mundbereich. Jeder persistierende Knoten oder jede Ulzeration von roter oder weißer Farbe ist als verdächtig anzusehen. Induration einer Läsion erhöht noch die Wahrscheinlichkeit für das Vorliegen eines Malignoms. Zungenkrebs ist meist an den Zungenseiten und am Zungengrund lokalisiert.

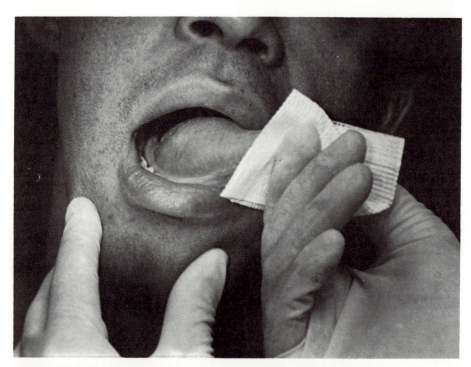

Palpieren Sie alle Veränderungen, die Sie in der Mundhöhle finden.

Der Pharynx: Erneut bittet man den Patienten, den Mund zu öffnen. Dann drückt man mit einem Zungenspatel fest auf die Mitte der Zunge – weit genug nach hinten, daß man den Pharynx gut einsehen kann, aber nicht so weit, daß man einen Würgereiz auslöst. Gleichzeitig wird der Patient gebeten, „Aah" zu sagen oder zu gähnen. Man achtet dabei auf das Anheben des Gaumensegels und testet so die Funktion des X. Hirnnerven (N. vagus).

Siehe Tab. 5.23: Veränderungen des Pharynx (S. 131).

Untersuchungstechniken

Man inspiziert dann den weichen Gaumen, den vorderen und hinteren Gaumenbogen, Uvula, Tonsillen und die Hinterwand des Pharynx. Man achtet auf Farbe und Symmetrie, Exsudat, Ödeme, Ulzerationen oder Tonsillenvergrößerungen. Wenn möglich, palpiert man jedes verdächtige Areal zum Ausschluß von Indurationen oder Druckschmerzhaftigkeit. Tonsillen haben Krypten oder tiefe Falten mit Plattenepithel. Weiße Flecken, bestehend aus sich abstoßendem Plattenepithel, können manchmal in den Krypten gesehen werden.

Nach der Untersuchung wird der Spatel selbstverständlich weggeworfen.

Hals

Inspektion des Halses. Man achte auf Asymmetrie, Schwellungen und Narben, ferner auf Vergrößerung der Speicheldrüsen und alle sichtbaren Lymphknoten.

Lymphknoten: Zur Palpation der Lymphknoten benutzt man die Fingerspitzen von Zeige- und Mittelfingern. Man bewegt die Haut im Untersuchungsgebiet über dem darunterliegenden Gewebe hin und her und fährt nicht mit den Fingern über die Haut. Der Patient sollte eine entspannte Haltung einnehmen. Dazu beugt er seinen Hals leicht nach vorn und, falls notwendig, auch leicht zur Seite der Untersuchung hin.

Nacheinander tastet man folgende Knoten ab:

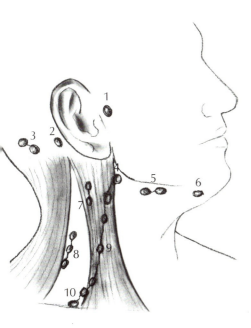

1. präaurikular, direkt vor dem Ohr,
2. retroaurikular, dem Processus mastoideus aufliegend,
3. okzipital, an der Hinterhauptsbasis,
4. tonsillar, im Kieferwinkel,
5. submandibular, in der Mitte zwischen Kinn und Kieferwinkel,
6. submental, direkt unter dem Kinn,
7. superfizial zervikal, auf dem M. sternocleidomastoideus,
8. hintere Halslymphknoten, entlang dem Trapeziusrand,
9. tiefe Zervikallymphknoten, in der Tiefe des M. sternocleidomastoideus und der Untersuchung oft nicht zugänglich. Man schiebt dann den Finger oder den Daumen unter den M. sternocleidomastoideus und versucht, sie zu finden.
10. supraklavikular, in der Tiefe des durch Klavikula und M. sternocleidomastoideus geformten Winkels.

Auffällige Befunde

Weiße Beläge aus Exsudat bei gleichzeitiger Rötung und Schwellung weisen allerdings auf eine akute Pharyngitis hin.

Eine Narbe nach einer Schilddrüsenoperation könnte ein Hinweis auf eine Schilddrüsenfunktionsstörung sein.

Vergrößerung eines supraklavikularen Lymphknotens, besonders auf der linken Seite, ist verdächtig für einen malignen Prozeß im Thorax oder Abdominalbereich.

Untersuchungstechniken

Man achtet dabei auf ihre Größe, Begrenzung, Beweglichkeit, Konsistenz und Schmerzhaftigkeit. Kleine, bewegliche, kaum palpable, nicht schmerzhafte Lymphknoten findet man bei gesunden Personen häufig. Der Befund von vergrößerten oder schmerzhaften Lymphknoten erfordert eine genauere Untersuchung ihres Zuflußgebiets, wenn die Ursache der Veränderung unklar ist.

Trachea und Schilddrüse: Man grenzt zunächst den Schildknorpel und den Ringknorpel sowie die darunterliegende Trachea ab. Das Zungenbein sollte nicht mit einem steinharten Tumor verwechselt werden.

Man achtet dann auf jede Abweichung der Schilddrüse von der Mittellinie. Man palpiert mit einem Finger seitlich an der Trachea, stellt den Zwischenraum zwischen ihr und dem M. sternocleidomastoideus fest und vergleicht diesen mit dem der Gegenseite. Die Zwischenräume sollten gleich groß sein.

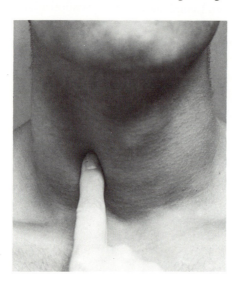

Man reicht dem Patienten ein Glas Wasser, bittet ihn, einen Schluck in den Mund zu nehmen und dann bei leicht gestrecktem Hals zu schlucken. Dabei achtet man auf sichtbares Schilddrüsengewebe, sowie seine Kontur und Verteilung.

Dann *palpiert man die Schilddrüse* und achtet auf Größe, Form, Symmetrie, Schmerzhaftigkeit und das Vorhandensein von Knoten. Es gibt zwei Untersuchungsmöglichkeiten:

1. *Palpation von vorn:* Dabei sollte der Hals des Patienten leicht gestreckt sein, aber nicht so stark, daß der M. sternocleidomastiodeus gespannt wird. Man tastet dann mit den Spitzen von Zeige- und Mittelfinger unterhalb des Ringknorpels nach dem Isthmus. Dann bittet man den Patienten zu schlucken und palpiert das weiche sich aufwärtsbewegende Gewebe des Isthmus.

   Dann bewegt man die Finger langsam nach lateral bis zum Vorderrand des M. sternocleidomastoideus. Palpieren Sie die beiden Schilddrüsenlappen, bevor und während der Patient schluckt.

Auffällige Befunde

Schmerzhafte Lymphknoten weisen auf eine Entzündung hin; harte oder verbackene Lymphknoten weisen auf ein Malignom hin.

Tumoren am Hals oder im Mediastinum können die Trachea einseitig verlagern. Verlagerungen der Trachea können auch auf wichtige Veränderungen im Thorax hinweisen, wie z.B. auf Atelektasen oder einen großen Pneumothorax (s. S. 164).

Die Schilddrüse bewegt sich beim Schlucken nach oben. Eine vergrößerte Schilddrüse wird Struma genannnt.

Larynx, Trachea und Schilddrüse bewegen sich beim Schlucken nach oben. Andere Gewebe, wie z.B. Lymphknoten tun das nicht.

Untersuchungstechniken

Als nächstes bittet man den Patienten, seinen Hals leicht nach vorn und nach rechts zu beugen. Man legt dann den rechten Daumen auf den unteren Anteil des Schildknorpels und verschiebt ihn nach rechts. Die Fingerspitzen von Mittel- und Zeigefinger der linken Hand werden hinter den M. sternocleidomastoideus gebracht, während der Daumen dieser Hand davor liegt, so daß die palpierenden Finger unterhalb des Schildknorpels liegen. Nun palpiert man den Seitenlappen, während der Patient schluckt. Die Untersuchung der Gegenseite erfolgt spiegelbildlich.

Auffällige Befunde

Siehe Tab. 5.24: Vergrößerung und Knoten der Schilddrüse (S. 132).

Man kann manchmal einen vergrößerten Lappen oder einen Knoten zwischen Daumen und Fingerspitzen fühlen.

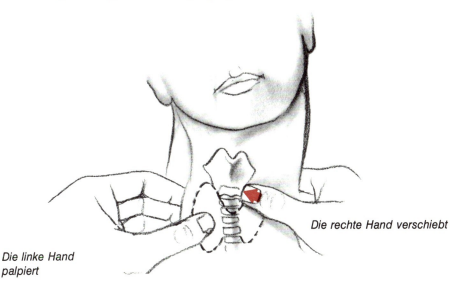

Die linke Hand palpiert

Die rechte Hand verschiebt

2. *Paplpation von hinten:* Von hinten kann man die Finger dem Hals auf natürlichere Weise anlegen und so die Schilddrüse besser palpieren. Wiederum sollte der Hals des Patienten leicht gestreckt sein. Die Daumen ruhen im Nacken des Patienten, man sucht den Ringknorpel auf und tastet unterhalb davon nach dem Isthmus.

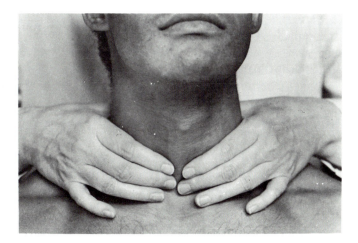

Man bittet den Patienten zu schlucken und bewegt dann die Finger ein wenig nach jeder Seite, um nach den Schilddrüsenlappen zu tasten.

Untersuchungstechniken

Auffällige Befunde

Jetzt bittet man den Patienten, den Hals leicht nach vorn und rechts zu beugen. Man verschiebt den Schildknorpel mit den Fingern der linken Hand nach rechts und palpiert mit der rechten Hand, indem man den Daumen hinter und Zeige- und Mittelfinger vor den M. sternocleidomastoideus plaziert. Dazu wird der Patient gebeten zu schlucken.

Wenn ein Lappen vergrößert ist, kann man ihn möglicherweise mit Daumen und Fingern fassen.

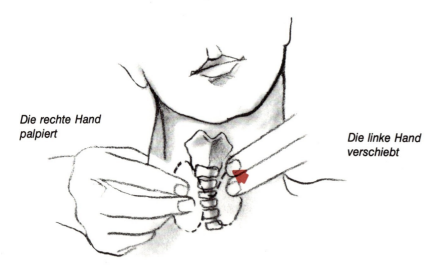

Die rechte Hand palpiert

Die linke Hand verschiebt

Zur Untersuchung der Gegenseite wird spiegelbildlich verfahren.

Gelegentlich ist die Palpation der seitlichen Schilddrüsenlappen zufriedenstellender, wenn der Hals des Patienten leicht gestreckt ist. Bei Personen mit kurzem, untersetztem Hals läßt sich die Schilddrüse durch diese Technik eventuell hinter dem Manubrium hervorholen.

Bei vergrößerter Schilddrüse horcht man mit der Membran des Stethoskops über den Seitenlappen, ob ein Schwirren wahrnehmbar ist. Das Geräusch ähnelt einem Herzgeräusch.

Ein lokalisiertes systolisches Schwirren kann bei Hyperthyreose auftreten und muß von einem Geräusch aus den Karotiden oder Jugularvenen unterschieden werden.

Merke: Die Möglichkeit zur Palpation der Schilddrüse variiert erheblich mit der Größe des Organs sowie mit dem Habitus des Patienten. Bei einer dünnen Person ist sie gewöhnlich palpabel. Es kann unmöglich sein, sie bei untersetztem Hals zu finden. Obwohl normale Seitenlappen manchmal palpabel sind, ist dies meistens nicht der Fall.

Karotiden und Jugularvenen: Die Untersuchung der großen Halsgefäße wird gewöhnlich im Rahmen der kardiovaskulären Untersuchung am liegenden Patienten erfolgen. Eine Stauung der Jugularvenen ist aber häufig schon beim sitzenden Patienten erkennbar und sollte nicht übersehen werden. Ebenso sollte man ungewöhnlich starke Pulsationen der Arterien als wichtigen Befund erachten. Siehe Kapitel 9 betreffs weiterer Einzelheiten.

Tabelle 5.1 Verschiedene Gesichter.

Akromegalie
Die gesteigerte Sekretion von Wachstumshormon verursacht eine Vergrößerung von Knochen und Weichteilen. Der Kopf erscheint gestreckt mit knöcherner Verdickung der Stirn, der Nase und des Unterkiefers. Weichteile der Nase, Lippen und Ohren sind ebenfalls vergrößert. Die Gesichtszüge erscheinen allgemein vergröbert.

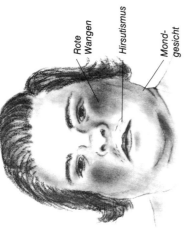

Brauen vorstehend
Weichteile von Nase, Ohren und Lippen vergrößert
Kiefer vergrößert

Cushing-Syndrom
Beim Cushing-Syndrom verursacht die vermehrte adrenale Hormonproduktion ein rundes Gesicht („Mondgesicht") mit roten Wangen. Außerdem kann es an der Oberlippe, den Wangen und am Kinn zu außergewöhnlich starkem Haarwuchs kommen.

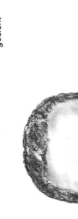

Rote Wangen
Hirsutismus
Mondgesicht

Myxödem
Der Patient mit schwerer Hypothyreose, oder Myxödem, ist durch ein ausdrucksloses schwammiges Gesicht gekennzeichnet. Das Ödem, oft um die Augen am stärksten ausgeprägt, ist nicht eindrückbar. Haare und Augenbrauen sind trocken und spröde; verstärkter Haarausfall. Die Haut ist trocken.

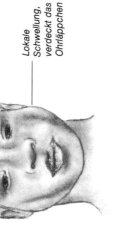

Haar trocken, spröde; Haarausfall
Verlust der lateralen Augenbrauenhaare
Lidödeme
Schwammiges, ausdrucksloses Gesicht; trockene Haut

Schwellung der Ohrspeicheldrüse
Eine chronische, beidseitige und asymptomatische Vergrößerung der Ohrspeicheldrüsen findet sich mitunter bei Leberzirrhose und Ernährungsstörungen. Achten Sie auf die Schwellungen vor den Ohrmuscheln und oberhalb der Kieferwinkel. Langsame einseitig zunehmende Schwellung weist auf ein Neoplasma hin. Akute Schwellungen treten bei Mumps auf.

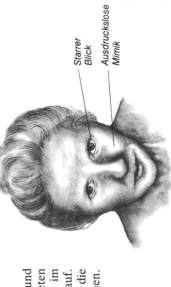

Lokale Schwellung, verdeckt das Ohrläppchen

Nephrotisches Syndrom
Das Gesicht ist ödematös und oft blaß. Gewöhnlich treten die ersten Schwellungen im Bereich der Augenlider auf. Bei starkem Ödem können die Augen schlitzförmig aussehen.

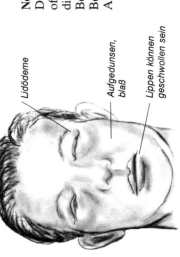

Lidödeme
Aufgedunsen, blaß
Lippen können geschwollen sein

Morbus Parkinson
Zunehmende Ausdruckslosigkeit der Mimik mit vermindertem Lidschlag und starrem Blick kann zu einem maskenhaften Gesichtsausdruck führen. Da der Hals und der obere Thorax gleichzeitig nach vorn gebeugt sind, scheinen die Patienten den Untersucher von unten her anzublicken. Die Gesichtshaut ist fettig („Salbengesicht").

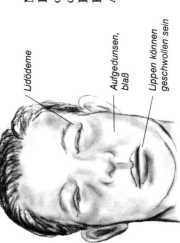

Starrer Blick
Ausdruckslose Mimik

Tabelle 5.2 Gesichtsfeldausfälle durch Läsionen der Sehbahn.

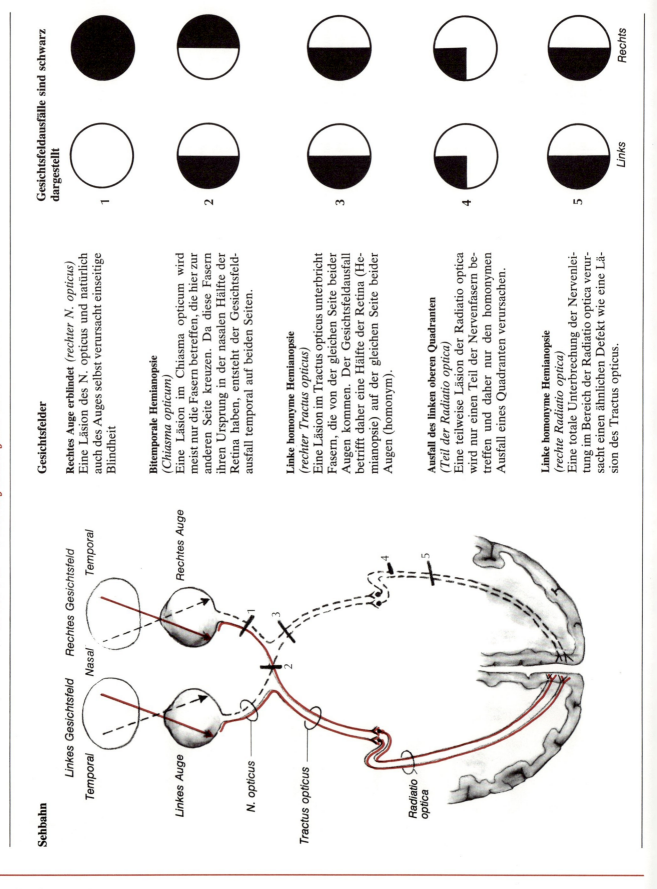

Sehbahn

Gesichtsfelder

Rechtes Auge erblindet (*rechter N. opticus*)
Eine Läsion des N. opticus und natürlich auch des Auges selbst verursacht einseitige Blindheit

Bitemporale Hemianopsie (*Chiasma opticum*)
Eine Läsion im Chiasma opticum wird meist nur die Fasern betreffen, die hier zur anderen Seite kreuzen. Da diese Fasern ihren Ursprung in der nasalen Hälfte der Retina haben, entsteht der Gesichtsfeldausfall temporal auf beiden Seiten.

Linke homonyme Hemianopsie (*rechter Tractus opticus*)
Eine Läsion im Tractus opticus unterbricht Fasern, die von der gleichen Seite beider Augen kommen. Der Gesichtsfeldausfall betrifft daher eine Hälfte der Retina (Hemianopsie) auf der gleichen Seite beider Augen (homonym).

Ausfall des linken oberen Quadranten (*Teil der Radiatio optica*)
Eine teilweise Läsion der Radiatio optica wird nur einen Teil der Nervenfasern betreffen und daher nur den homonymen Ausfall eines Quadranten verursachen.

Linke homonyme Hemianopsie (*rechte Radiatio optica*)
Eine totale Unterbrechung der Nervenleitung im Bereich der Radiatio optica verursacht einen ähnlichen Defekt wie eine Läsion des Tractus opticus.

Tabelle 5.3 Anomalien der Augenlider.

Ptosis

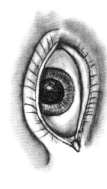

Als Ptosis bezeichnet man ein herabhängendes Oberlid. Zu den Ursachen gehören: 1. muskuläre Schwäche wie bei Myasthenia gravis, 2. Schädigung des N. oculomotorius, der die willkürliche Anhebung des Oberlides bewirkt, 3. Schädigung der sympathischen Nervenfasern, die den Tonus des Oberlides aufrechterhalten (Horner-Syndrom). Ein geschwächter Muskel, erschlafftes Gewebe und das Gewicht von eingelagertem Fettgewebe können die senile Ptosis verursachen.

Retraktion oder Spasmus des Oberlides und Exophthalmus

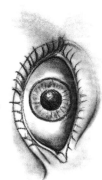

Ein retrahiertes Oberlid erkennt man am Sichtbarwerden eines Sklerarandes zwischen Lid und Iris. Das Auge hat einen starrenden Ausdruck, der oft noch durch einen verminderten Lidschlag akzentuiert wird. Achten Sie auf das Ausbleiben der Abwärtsbewegung des Lides, wenn der Blick nach unten gewandt wird. Diese Zeichen, weisen auf eine Hyperthyreose hin. Sie können einen Exophthalmus (s. S. 80) nachahmen oder akzentuieren.

Ektropium

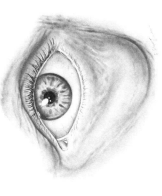

Beim Ektropium ist der Lidrand nach auswärts gedreht, und die Conjunctiva palpebrae wird sichtbar. Wenn das Punctum lacrimale des Unterlides auswärts gedreht wird, kann die Tränenflüssigkeit nicht mehr richtig abfließen und es kommt zum Tränen. Ein Ektropium findet man häufig bei älteren Leuten.

Entropium

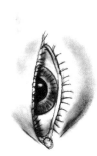

Entropium, ebenfalls häufiger bei älteren als bei jungen Leuten, bezeichnet eine Einwärtsdrehung des Lidrandes. Die Wimpern des Unterlides, die dadurch oft nicht sichtbar sind, irritieren die Konjunktiva und die unteren Abschnitte der Kornea. Wenn man den Patienten bittet, seine Augen zuzukneifen und dann wieder zu öffnen, wird dieser Befund deutlicher sichtbar.

Lidödem

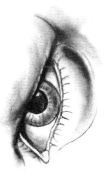

Da die Haut des Augenlides sehr lockerem Unterhautgewebe aufliegt, entstehen hier leichter Ödeme als anderswo. Es gibt viele Ursachen. Denken Sie an Allergien, lokale Infektionen, Myxödem, nephrotisches Syndrom und natürlich auch an kurz zuvor erfolgtes Weinen.

Fettgewebshernien

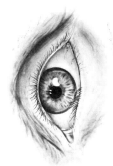

Geschwollene Augenlider können sowohl durch Fettgewebe als auch durch Flüssigkeit verursacht werden. Fettgewebe drückt die erschlaffte Faszie der Lider vor, was zu Vorbuckelung an den Unterlidern und/oder im nasalen Drittel der Oberlider führt. Obwohl diese Veränderung häufiger bei älteren Leuten auftritt, kann sie auch bei jüngeren beobachtet werden.

Tabelle 5.4 Knoten und Schwellungen im Bereich der Augen.

Pinguecula
Ein gelbliches dreieckiges Knötchen in der Conjunctiva bulbi auf beiden Seiten der Iris. Pingueculae sind harmlos und treten fast immer bei älteren Leuten zuerst nasal und dann temporal auf.

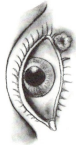

Basaliom
Ein langsam wachsendes Hautkarzinom, das bei Vorkommen nahe dem Auge meist am Unterlid auftritt. Es erscheint als eine Papel mit wulstigem Rand und vertieftem oder ulzeriertem Zentrum.

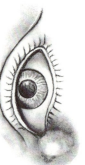

Hordeolum (Gerstenkorn)
Umschriebene, akute, stark druckschmerzhafte Entzündung im Bereich des Lidrandes. Ein Hordeolum ähnelt einem „Pickel".

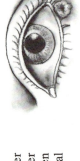

Infektion des Tränensacks (Dakryozystitis)
Eine Schwellung zwischen Unterlid und Nase weist auf eine Entzündung des Tränensacks hin. Sie kann akut oder chronisch sein. Bei einer akuten Entzündung ist sie schmerzhaft, gerötet und kann mit einer Zellulitis des umgebenden Gewebes einhergehen. Bei chronischer Infektion ist der Tränengang meist verschlossen. Es kommt zum Tränen des Auges, und bei Druck auf den Tränensack entleert sich Sekret aus dem Punctum lacrimale.

Chalazion (Hagelkorn)
Ein Chalazion ist eine chronische Entzündung einer oder mehrerer Drüsen. Man sieht und tastet in dem Lid ein Knötchen, das üblicherweise nicht schmerzhaft ist. Gelegentlich kann sich ein Chalazion auch akut entzünden. Im Gegensatz zum Hordeolum ist es mehr zur Lidinnenseite gerichtet.

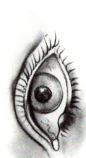

Vergrößerung der Tränendrüse
Eine vergrößerte Tränendrüse kann den Augapfel nach unten, nach nasal und nach vorn verschieben. Eine Schwellung ist manchmal über dem lateralen Drittel des Oberlids sichtbar und gibt dem Lid ein S-förmiges Aussehen. Die Vergrößerung der Drüse läßt sich auch durch Anheben des Oberlides nachweisen. Ursachen einer Vergrößerung der Tränendrüse sind Entzündungen und Tumoren.

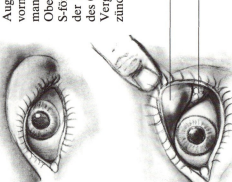

— Tarsus und Konjunktiva
— Glandula lacrimalis

Xanthelasmen
Etwas erhabene, gelbliche, gut abgrenzbare Plaques in der Haut, die in den nasalen Anteilen eines oder beider Lider auftreten. Sie sind bei Lipidstoffwechselstörungen zu sehen, treten aber auch bei Gesunden auf.

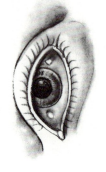

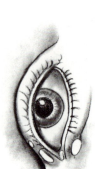

Tabelle 5.5 Gerötete Augen.

	Konjunktivale Injektion	Ziliare Injektion	Akutes Glaukom	Subkonjunktivale Blutung	Blepharitis
Aussehen					
Entstehungsmechanismus	Dilatation der konjunktivalen Gefäße	Erweiterung von Ästen der vorderen Ziliararterie, welche die Iris und benachbarte Strukturen versorgen	Dilatation von Ästen der vorderen Ziliararterie, kann auch mit einer geringen konjunktivalen Injektion einhergehen	Blutung zwischen Konjunktiva und Sklera	Entzündung der Augenlider
Lokalisation	Periphere Gefäße der Konjunktiva, zur Iris hin abnehmend	Zentrale, tiefer gelegene Gefäße um die Iris herum	Zentrale, tiefer gelegene Gefäße um die Iris herum, u. U. auch peripher	Homogener roter Fleck, meist an einer exponierten Stelle der bulbären Konjunktiva gelegen	Lidrand
Aussehen der Gefäße	Unregelmäßig verzweigt	Die Gefäße können gleichmäßig ausstrahlen oder als diffuse Rötung um die Iris erscheinen	Um die Iris herum gleichmäßig ausstrahlend, peripher ist eine unregelmäßige Verzweigung möglich	Gefäße sind nicht sichtbar	Konjunktivale und ziliare Gefäße normal, wenn nicht mit Begleiterkrankung einhergehend
Farbe	Hellrote Gefäße	Eher violett oder rosafarbene Gefäße	Gefäße im Bereich der Iris violett oder rosafarben	Hellroter Fleck, der allmählich zu gelb verblaßt	Rote Lidränder, manchmal gelbliche Schuppenauflagerung
Beweglichkeit	Die Konjunktivalgefäße können durch Druck auf das Unterlid gegen den Bulbus verschoben werden	Die erweiterten Gefäße sind tiefer gelegen und können nicht durch Druck auf das Lid verschoben werden	Die dilatierten Gefäße um die Iris liegen tief und lassen sich nicht durch Druck auf das Lid verschieben	Nicht verschieblich	Ohne Bedeutung
Pupillengröße und -form	Normal	Normal oder klein und unregelmäßig	Dilatiert, oft oval, hinter einer getrübten Kornea	Normal	Normal
Visus	Nicht betroffen	Vermindert	Vermindert	Nicht betroffen	Nicht betroffen
Bedeutung	Oberflächliches, auf die Konjunktiven begrenztes Phänomen, z. B. bei Reizung, Infektion, Allergie oder Vasodilatatorenmedikation	Erkrankung der Kornea oder der inneren Strukturen des Auges bedarf sofortiger Abklärung	Plötzlicher Anstieg des intraokulären Drucks infolge einer Abflußbehinderung aus der Vorderkammer – ein augenärztlicher Notfall!	Oft keine Bedeutung; kann nach Trauma oder nach einer plötzlichen Erhöhung des venösen Drucks auftreten (z. B. Husten) oder bei Gerinnungsstörungen	Oft mit Seborrhoe vergesellschaftet; Staphylokokkeninfektion

Tabelle 5.6 Trübungen von Kornea und Linse.

Kornealring

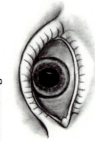

Ein Kornealring ist ein dünner, gräulich-weißer Bogen oder Kreis, nicht ganz am Rand der Kornea gelegen. Er findet sich beim normalen Alterungsprozeß (Arcus senilis), wird aber auch bei jüngeren Menschen beobachtet, insbesondere bei Schwarzen. Bei jungen Erwachsenen weist der Kornealring auf eine Hyperlipoproteinämie hin, ist jedoch nicht beweisend. Die Sehkraft wird durch den Kornealring nicht beeinträchtigt.

Katarakt
Querschnitt durch die Linse

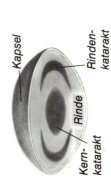

Kapsel
Rindenkatarakt
Rinde
Kernkatarakt

Eine Katarakt ist eine Trübung der Linse und kann daher nur durch die Pupille und in einer tieferen Schicht gesehen werden als die Korneatrübungen. Katarakte können auf mannigfaltige Weise klassifiziert werden – z. B. anhand ihrer vielen möglichen Ursachen oder ihrer Lokalisation in der Linse. Die häufigste Form ist die altersbedingte senile Katarakt (grauer Star). Zwei Formen sind dargestellt, beide mit weit dilatierten Pupillen, so daß nur ein schmaler Saum der Iris zu sehen ist.

Kernkatarakt

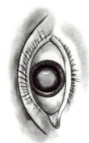

Eine Kernkatarakt bildet eine zentrale graue Trübung, hier gegen einen schwarzen Hintergrund betrachtet, wie sie bei Verwendung einer Taschenlampe zu sehen wäre. Durch das Ophthalmoskop würde sie gegen den roten Lichtreflex schwarz erscheinen.

Rindenkatarakt

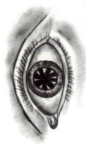

Eine Rindenkatarakt zeigt nach innen weisende, speichenartig geformte Schatten, die bei Taschenlampenlicht grau gegen schwarz, im Ophthalmoskop schwarz gegen rot abgehoben sind.

Hornhautnarbe

Eine Hornhautnarbe ist eine oberflächliche, gräulich-weiße Trübung der Kornea. Sie entsteht nach einer Verletzung oder Entzündung. Ihre Größe und Form ist variabel. Sie sollte nicht mit einer Linsentrübung (Katarakt) verwechselt werden, die in einer tieferen Schicht und nur durch die Pupille sichtbar ist.

Pterygium

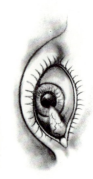

Ein Pterygium ist keine echte Trübung der Kornea, sondern eine dreieckförmige Verdickung der bulbären Konjunktiva, die langsam über die Kornea wächst, meist von der nasalen Seite her. Es kann eine intermittierende Rötung auftreten. Ein Pterygium beeinträchtigt die Sehkraft nur, wenn es die Pupille überzieht.

Tabelle 5.7 Anomalien der Pupille.

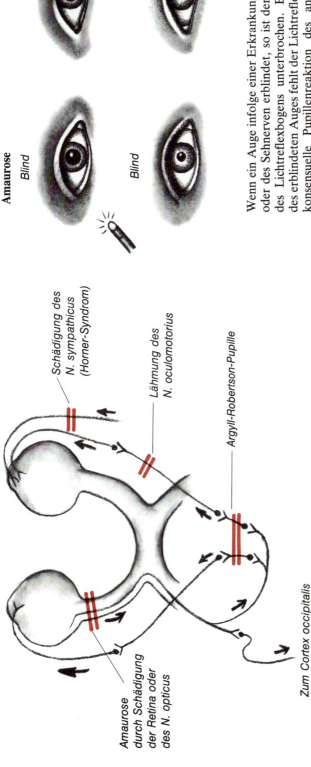

Amaurose durch Schädigung der Retina oder des N. opticus

Schädigung des N. sympathicus (Horner-Syndrom)

Lähmung des N. oculomotorius

Argyll-Robertson-Pupille

Zum Cortex occipitalis

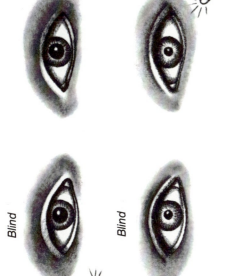

Amaurose
Blind

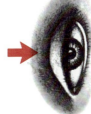

Blind

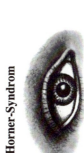

Wenn ein Auge infolge einer Erkrankung der Netzhaut oder des Sehnerven erblindet, so ist der afferente Teil des Lichtreflexbogens unterbrochen. Bei Belichtung des erblindeten Auges fehlt der Lichtreflex wie auch die konsensuelle Pupillenreaktion des anderen Auges. Jedoch wird bei intaktem N. oculomotorius (= efferenter Teil des Lichtreflexes) eine Belichtung des gesunden Auges zu einer normalen Pupillenreaktion in beiden Augen führen – die konsensuelle Mitreaktion des erblindeten Auges ist intakt.

Horner-Syndrom

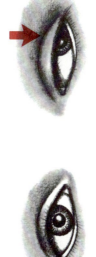

Tritt einseitig auf, die Pupille ist klein und regelmäßig. Gleichzeitig findet sich eine Ptosis des Augenlides und häufig ein Verlust der Schweißsekretion im Stirnbereich der betroffenen Seite. Die Ptosis läßt den Bulbus kleiner erscheinen. Das Horner-Syndrom wird verursacht durch eine Unterbrechung sympathischer Nervenfasern, meist im Halsbereich. Die Pupille reagiert auf Licht und Konvergenz.

Lähmung des N. oculomotorius

Eine Schädigung des N. oculomotorius führt zu einer Dilatation der Pupille, die weder auf Licht noch auf Konvergenz reagiert. Gleichzeitig können eine Ptosis und eine Abweichung des Auges nach außen und unten auftreten.

▶ Fortsetzung

Tabelle 5.7 (Fortsetzung).

Argyll-Robertson-Pupille

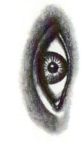
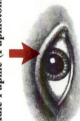

Argyll-Robertson-Pupillen sind eng, unregelmäßig begrenzt und treten beidseitig auf. Sie reagieren auf Akkommodation, aber nicht auf Licht. Sie sind hinweisend, aber nicht beweisend, für eine Syphilis des Zentralnervensystems (Tabes dorsalis).

Anisokorie

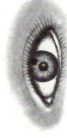
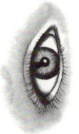

Anisokorie ist ein beschreibender, kein diagnostischer Terminus und bezeichnet lediglich die Ungleichheit der Pupillen. Man sieht sie meist im Dämmerlicht besser. Obwohl eine geringe Ungleichheit der Pupillen mit normalen Pupillenreaktionen eine häufig anzutreffende Variante ist, sollte eine Anisokorie immer sorgfältig abgeklärt werden.

Weite lichtstarre Pupillen

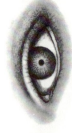
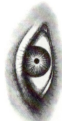

Beidseits weite und lichtstarre Pupillen sind eine Folge der Wirkung von Anticholinergika (z. B. Atropin, Pilzgift) oder einer Vergiftung, z.B. mit Glutethimid (Doriden). Bei komatösen Patienten sollten als weitere Ursachen ein schwerer Hirnschaden und eine ausgeprägte Hypoxie in Betracht gezogen werden.

Adie-Pupille (Pupillotonie)

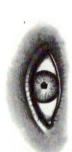
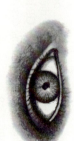

Dies ist eine meist nur einseitig auftretende Pupillenveränderung. Die Pupille ist weit und regelmäßig. Sie reagiert nur sehr langsam auf Licht und Konvergenz. Die Störung ist gutartig und tritt gelegentlich zusammen mit abgeschwächten Muskeldehnungsreflexen auf.

Iridektomie

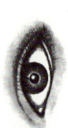
Periphere

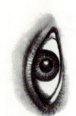
Totale

Eine häufig anzutreffende Ursache unregelmäßiger Pupillen ist bei älteren Menschen die Iridektomie, die zu einer Einkerbung der Iris führt.

Enge lichtstarre Pupillen

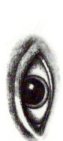
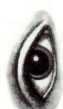

Beidseits enge, lichtstarre regelmäßige Pupillen werden durch Morphin und verwandte Drogen hervorgerufen sowie durch Miotika, wie sie beispielsweise zur Therapie des Glaukoms verwendet werden. Bei einem komatösen Patienten sollte ferner auch an eine pontine Blutung gedacht werden.

Tabelle 5.8 Schielen.

Die Abweichung der Augen von ihrer normalen parallelen Stellung (Strabismus oder Schielen genannt) kann in zwei große Gruppen unterteilt werden: 1. das Lähmungsschielen (paralytischer Strabismus): hierbei sind entweder die äußeren Augenmuskeln oder die sie versorgenden Nerven betroffen. 2. der nichtparalytische Strabismus.

Paralytischer Strabismus

Abweichungen beim Testen der sechs Hauptblickrichtungen	Nur im Wirkungsbereich des gelähmten Muskels oder Nerven	
Weitere Merkmale	Beachten Sie, bei welcher Blickrichtung die Lähmung erkennbar ist! Als Beispiel diene die Lähmung des linken N. abducens:	
	Beim Blick geradeaus – Augenstellung parallel	Beim Blick nach rechts – Augenstellung parallel 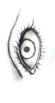
		Beim Blick nach links – die Abweichung wird deutlich, wenn sich das linke Auge nicht nach außen wendet.

Nichtparalytischer Strabismus

Abweichungen beim Testen der sechs Hauptblickrichtungen	Konstant beim Blick in alle Richtungen	
Weitere Merkmale	Beachten Sie, ob die Abweichung konvergent oder divergent ist: konvergent divergent	Überprüfen Sie die Befunde mit dem Abdecktest. Bitten Sie den Patienten, ein entferntes Objekt zu fixieren 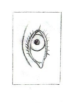
		Beobachten Sie das linke Auge, während das rechte abgedeckt ist. 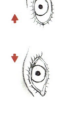
		Dann bedeckt man das linke Auge und beobachtet das rechte. 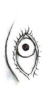
		Wenn das unbedeckte Auge eine Einstellbewegung vollzieht, während das andere abgedeckt wird, so muß eine Abweichung vorgelegen haben. Wiederholen Sie den Test!

Tabelle 5.9 Normvarianten der Papille.

Physiologische Exkavation

Ringe und Konusbildungen

Markhaltige Nervenfasern

Die physiologische Exkavation ist eine kleine weißliche Trichterbildung in der Papille, aus der die Netzhautgefäße hervorzutreten scheinen. Sie ist meist im zentralen Teil der Papille oder etwas nach temporal hin zu erkennen, kann aber auch fehlen. An ihrer Basis findet man häufig eine gräuliche Fleckung.

Ringe oder ein halbmondförmig begrenzter Konus finden sich häufig um die Ränder der Papille. Zwei Arten lassen sich unterscheiden: 1. weiße Sklerenringe und 2. schwarz pigmentierte Aderhautringe.

Markhaltige Nervenfasern sind ein seltener, aber auffälliger Befund. Als unregelmäßige weiße Flecken mit ausgefransten Rändern verdecken sie den Rand der Papille und die Netzhautgefäße.

Tabelle 5.10 Pathologische Befunde der Papille.

	Normal	Optikusatrophie	Papillenödem	Glaukomatöse Exkavation
Mechanismus	Kleine Gefäße geben der Papille ihre normale Färbung.	Die Atrophie von Fasern des N. opticus führt zum Verlust der kleinen Papillengefäße.	Venöse Stase	Erhöhter Augeninnendruck bewirkt eine verstärkte Exkavation (Ausbuchung der Papille nach hinten) und Atrophie.
Ophthalmoskopisches Bild	Farbe: gelblich-orange bis rosa-gelblich Winzige Papillengefäße Papillenrand scharf begrenzt (nasal vielleicht ein wenig unscharf) Die physiologische Exkavation ist zentral oder etwas nach temporal gelegen. Sie kann auffällig sichtbar sein oder fehlen. Ihr Durchmesser beträgt gewöhnlich weniger als die Hälfte des Papillendurchmessers.	Farbe: weiß Papillengefäße fehlen	Farbe: rosa, hyperämisch Die Papillengefäße sind besser zu erkennen, sie erscheinen zahlreicher und über den Rand der Papille gebogen. Geschwollene Papille mit unscharfer Begrenzung Die physiologische Exkavation ist nicht sichtbar.	Die Basis der vergrößerten Exkavation ist blaß. Die physiologische Exkavation ist vergrößert und nimmt mehr als die Hälfte des Papillendurchmessers ein, manchmal erstreckt sie sich bis an den Rand der Papille. Die Gefäße verschwinden in der Exkavation und können nach nasal verdrängt sein.

Tabelle 5.11

Tabelle 5.11 Retinale Arterien und arteriovenöse Kreuzungen: Normaler Befund und Befund bei Hypertonie.

Normale retinale Arterie und arteriovenöse (AV)-Kreuzung

Die normale Arterienwand ist nicht sichtbar. Gewöhnlich kann man nur die zwischen ihr gelegene Blutsäule erkennen. Der normale Lichtreflex ist schmal – etwa von einem Viertel der Breite der Blutsäule.

Arterienwand nicht sichtbar
Blutsäule
Lichtreflex

Da die Arterienwand durchsichtig ist, bleibt eine unterkreuzende Vene bis an den Rand der Blutsäule sichtbar.

Vene
Arterienwand
Arterie

Die retinalen Arterien bei Hypertonie

Spasmus und Verdickung der Arterienwand

Bei Hypertonie können die Arterien einen lokalen oder generalisierten Spasmus zeigen, mit entsprechender Einengung der Blutsäule. Der Lichtreflex ist ebenfalls verschmälert. Wenn die Verengung häufig wiederkehrt oder über viele Monate und Jahre bestehen bleibt, verdickt sich die Arterienwand und erscheint weniger transparent.

Lokalisierte Verengung
Verschmälerte Blutsäule
Verschmälerter Lichtreflex

Silberdraht- und Kupferdrahtarterien

Gelegentlich bildet sich an einer Stelle einer verengten Arterie eine solche Wandverdickung aus, daß kein Blut im Lumen zu erkennen ist. Das ist eine *„Silberdrahtarterie"*.

Manchmal erscheinen die Arteriolen, insbesondere die nahe der Papille gelegenen, prall und etwas geschlängelt. Sie zeigen einen verbreiterten Lichtreflex mit metallischem Glanz. Ein solches Gefäß nennt man *„Kupferdrahtarterie"*.

Arteriovenöse Kreuzungen

Eine Verdickung der Arterienwand ist oft verbunden mit sichtbaren Veränderungen an den arteriovenösen Kreuzungen. Wahrscheinlich trägt auch die verminderte Transparenz der Retina zu den ersten beiden der folgenden Veränderungen bei.

Gunnsches Zeichen

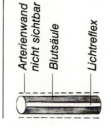

Die Vene erscheint an beiden Seiten der Arterie sanduhrartig verengt.

Durchschneidungsphänomen

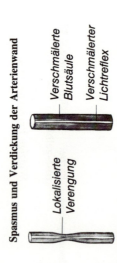

Die Vene scheint auf beiden Seiten der Arterie abrupt abzubrechen.

Salussches Zeichen

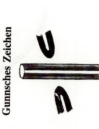

Die Vene ist an der distalen Seite der Arterie gedreht und bildet ein dunkles, weit ausgebuchtetes Knie.

Tabelle 5.12 Rote Flecken auf der Retina.

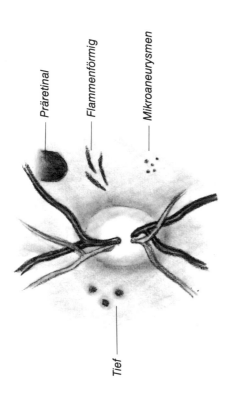

1. *Flammenförmige Blutungen* sind kleine, lineare Blutungen, die häufig bei schwerer Hypertonie gefunden werden, für diese jedoch nicht spezifisch sind.

2. *Tiefe Blutungen* sind kleine, unregelmäßig begrenzte Flecken, die man häufig bei Diabetes findet. Sie treten aber auch bei einer Anzahl anderer Erkrankungen auf.

3. *Mikroaneurysen* zeigen sich als winzige, rote Flecken, die bevorzugt, aber nicht ausschließlich, in der Makularegion zu finden sind. Sie sind typisch für die diabetische Retinopathie.

4. Eine *präretinale Blutung*, zwischen Netzhaut und Glaskörper gelegen, ist größer und wird oft durch eine horizontal verlaufende Trennlinie zwischen roten Blutzellen und Plasma charakterisiert.

Tabelle 5.13 Helle Flecken auf der Retina.

	Cotton-wool-Exsudate (weiche Exsudate)	Harte Exsudate	Drusen (Kolloidablagerungen)	Ausgeheilte Chorioretinitis
Begrenzung	Unscharf begrenzt, flockig	Scharf begrenzt	Relativ scharf begrenzt	Scharf begrenzt, oft durch Pigmentsaum umrissen
Form	Oval oder polygonal, unregelmäßig	Können klein und rund sein oder sich zu größeren Flecken vereinigen	Rund	Unregelmäßig
Größe	Relativ groß, aber kleiner als die Papille	Klein	Winzig bis klein	Variabel – klein bis sehr groß
Farbe	Weiß oder grau	Cremefarben oder gelb, oft glänzend	Weiß bis gelblich	Weiß oder grau mit schwarzen Pigmentklumpen
Verteilung	Ohne bestimmtes Muster	Oft in Haufen, zirkulär, linear oder sternförmig angeordnet	Ohne bestimmtes Muster, können gehäuft am hinteren Pol auftreten	Variabel
Bedeutung	Hypertonie und andere Erkrankungen	Diabetes mellitus, Hypertonie und andere Erkrankungen	Normaler Alterungsprozeß	Weist auf eine abgelaufene Entzündung hin, die Ursachen dafür sind vielfältig.

Tabelle 5.14 Der Fundus.

Simulation einer ophthalmologischen Untersuchung: Nehmen Sie ein Stück Papier und schneiden Sie aus seiner Mitte einen Kreis von der Größe der Papille heraus. Legen Sie es dann auf jede Abbildung und untersuchen Sie systematisch jeden Fundus.

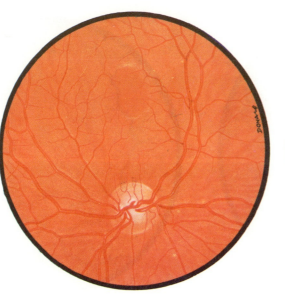 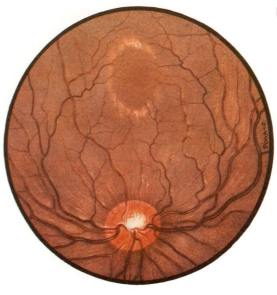

Normaler Fundus eines hellhäutigen Menschen

Suchen Sie die Papille und betrachten Sie sie genau. Folgen Sie dem Verlauf der großen Gefäße nach allen Richtungen, beachten Sie die Größenverhältnisse und die Beschaffenheit der arteriovenösen Kreuzungen – beides hier normal. Untersuchen Sie die Makula. Die Fovea ist hier nicht einsehbar. Suchen Sie nach Läsionen der Retina. Beachten Sie die gestreifte oder mosaikartig ausgelegte Struktur des Fundus, insbesondere im unteren Feld. Sie kommt durch normale Aderhautgefäße zustande, die nicht durch Pigment verdeckt sind.

Normaler Fundus einer dunkelhäutigen Person

Betrachten Sie wiederum Papille, Gefäße, Makula und den retinalen Hintergrund. Der Ring um die Makula ist eine normale Lichtreflexion. Vergleichen Sie die Farbe des Fundus mit der in der obigen Abbildung. Sie zeigt eine gräulich-bräunliche, fast purpurfarbene Schattierung, die durch das Pigment der Retina und Chorioidea entsteht. Dieses Pigment verdeckt die Chorioideagefäße, so daß keine Mosaikstruktur sichtbar wird. Im Gegensatz zu diesen beiden Abbildungen ist der Fundus eines relativ dunkelhäutigen Weißen von mehr rötlicher Färbung.

▼ Fortsetzung

Tabelle 5.14 (Fortsetzung)

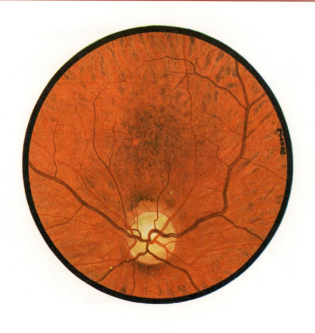
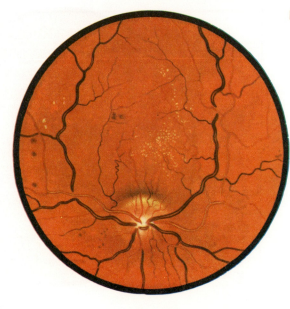

Normaler Fundus im höheren Alter

Untersuchen Sie den Fundus wie zuvor. Welche Unterschiede sind auffällig? In diesem Beispiel finden sich zwei Charakteristika des Altersfundus: Die Blutgefäße sind gerader und enger als bei jungen Menschen, und die Aderhautgefäße sind leicht zu erkennen. Bei dieser Person ist die Papille etwas blasser; temporal im Bereich um die Papille und in der Makularegion findet sich Pigment.

Hypertensive Retinopathie

Betrachten Sie den Fundus wie zuvor. Die nasale Begrenzung der Papille ist unscharf. Die Lichtreflexe der über- und unterhalb der Papille gelegenen Arterien sind verbreitert. Beachten Sie das Sanduhrphänomen an der arteriovenösen Kreuzung etwa einen Papillendurchmesser oberhalb der Papille. Diese Verjüngung findet sich – zusammen mit einer Bogenbildung – auch bei 4.30 Uhr, zwei Papillendurchmesser von dieser entfernt. Punktförmige harte Exsudate und einige tiefe Blutungen sind leicht zu erkennen.

▶ Fortsetzung

Tabelle 5.14 (Fortsetzung)

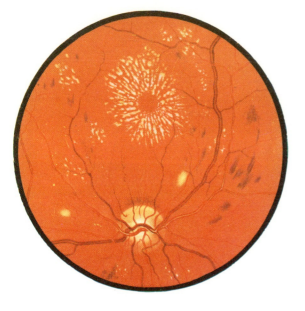 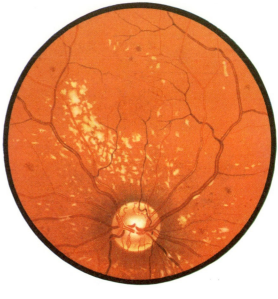

Hypertensive Retinopathie mit Sternfigur in der Makula

Die punktförmigen Exsudate sind hier gut zu erkennen. Einige liegen verstreut, während andere strahlenförmig von der Makula abgehen und eine Sternfigur bilden. Beachten Sie die zwei kleinen, etwa einen Papillendurchmesser von der Papille entfernt liegenden weichen Exsudate, ferner die flammenförmigen Blutungen bei 2, 4 und 5 Uhr.

Diabetische Retinopathie

Punktförmige Exsudate sind hier zu den für die diabetische Retinopathie typischen, homogen wachsartig erscheinenden Flecken verschmolzen. Mikroaneurysmen sind etwa eine Papillenbreite unterhalb der Papille deutlich zu erkennen. Außerdem befinden sich einige tiefe Blutungen bei 2 und 3 Uhr, im Abstand von etwa drei Papillendurchmessern von der Papille.

(aus MICHAELSON, I. C.: Textbook of the Fundus of the Eye, 3 rd. ed., pp. 52, 131, 141. Churchill, Livingston, Edinburgh 1980)

Tabelle 5.15 Knoten in der Ohrregion.

Lymphknoten

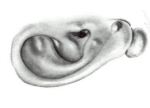

Präaurikulärer Lymphknoten
Retroaurikulärer Lymphknoten
Processus mastoideus

Kleine Lymphknoten vor dem Tragus oder über dem Processus mastoideus sind nicht selten. Manchmal sind sie sichtbar, sie werden jedoch am besten durch die Palpation entdeckt.

Talgzysten

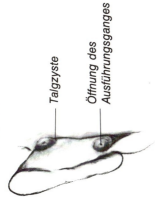

Talgzyste
Öffnung des Ausführungsganges

Talgzysten (Atherome) sind ein häufiger Befund, besonders hinter dem Ohr. Sie liegen typischerweise mehr in als unter der Haut und besitzen oft einen zentralen schwarzen Punkt, der die verstopfte Öffnung der Talgdrüse markiert.

Keloide

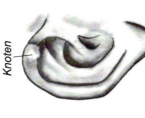

Ein Keloid, also knotiges, hypertrophes Narbengewebe, kann sich an durchstochenen Ohrläppchen (Ringe) entwickeln. Keloide sind besonders häufig bei Schwarzen.

Tophus

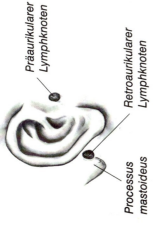

Tophi

Tophi sind Ablagerungen der für die Gicht charakteristischen Harnsäurekristalle. Sie bilden harte Knoten in der Helix oder Anthelix. Gelegentlich stoßen sie weiße, kalkige Kristalle ab.

Darwinsches Höckerchen

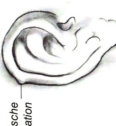

Typische Lokalisation

Das Darwinsche Höckerchen, eine kleine Auszipfelung an der oberen Helix (als Äquivalent der Spitze des Säugetierohres) ist eine harmlose kongenitale Normvariante. Es sollte nicht mit einem Tophus verwechselt werden.

Chondrodermatitis helicis

Schmerzhafter Knoten

Dieses Krankheitsbild ist durch einen kleinen chronischen schmerzhaften Knoten in der Helix charakterisiert. Meist betrifft es Männer, das rechte Ohr häufiger als das linke. Es kann mit einem Tophus oder mit Hautkrebs verwechselt werden. Die Biopsie ist zur Diagnosestellung wichtig.

Tabelle 5.16 Veränderungen des Trommelfells.

Normales Trommelfell

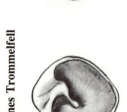

Das Trommelfell ist perlgrau und zeigt einen deutlichen Lichtreflex. Das Manubrium (Griff) und der kurze Fortsatz des Malleus sind gut erkennbar; der Griff steht in einem normalen Winkel. Vergleiche dieses Bild mit den Veränderungen auf den nebenstehenden Abbildungen.

Eingezogenes Trommelfell

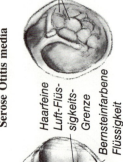

Der Griff des Malleus scheint verkürzt und mehr horizontal ausgerichtet zu sein. Der kurze Fortsatz steht scharf umrissen vorgewölbt, als ob er durch die Membran herausträte. Der Lichtreflex ist gebrochen, gekrümmt oder fehlt ganz. Die Retraktion des Trommelfells ist eine Folge der Absorption von Luft aus dem Mittelohr, wie sie bei Blockierung der Tuba Eustachii auftritt.

Seröse Otitis media

Haarfeine Luft-Flüssigkeits-Grenze
Luftblasen
Bernsteinfarbene Flüssigkeit

Eine virale Infektion oder eine Blockierung der Eustachischen Röhre kann zu einer serösen Otitis führen, wobei sich bernsteinfarbene Flüssigkeit unterhalb eines haarfeinen Flüssigkeitsspiegels abgrenzen läßt. Es können sich Luftblasen bilden.

Bullöse Myringitis

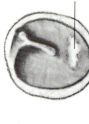

Blase

Bläschenbildung am Trommelfell nach Infektion durch verschiedene Viren oder Mykoplasmen.

Akute eitrige Otitis media

Frühstadium

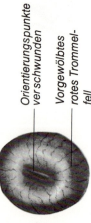

Hyperämisches Gefäß

Die akute eitrige Otitis media beginnt mit der Ausbildung hyperämischer Gefäße, die das Trommelfell überziehen. Unterscheiden Sie diese von vereinzelten erweiterten Gefäßen, die manchmal im Bereich des Hammergriffs sichtbar sind und normal sein können.

Fortgeschrittenes Stadium

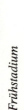

Orientierungspunkte verschwunden
Vorgewölbtes rotes Trommelfell

Später wölbt sich das Trommelfell nach außen vor, alle Markierungspunkte verschwinden. Es kann zur Perforation kommen.

Alte Perforationen

Randständig
Zentral

Trommelfellperforationen, z. B. nach vorausgegangener Infektion, können zentral oder randständig gelegen sein. Suchen Sie den gesamten Rand des Trommelfells ab, um letztere nicht zu übersehen. Perforationen sind manchmal von einer dünnen, fast transparenten Epithelschicht überzogen.

Narben und Kalkablagerungen

Kalkweiße Ablagerung

Abgelaufene Infektionen können ein verdicktes, glanzloses Trommelfell und weiße Kalkablagerungen hinterlassen.

Tabelle 5.17 Schwerhörigkeit.

Schwerhörigkeit läßt sich in zwei Hauptgruppen unterteilen: Leitungs- und Empfindungsschwerhörigkeit. 1. *Die Leitungsschwerhörigkeit* wird durch Störungen im äußeren Ohr oder im Mittelohr verursacht, wie z. B. Schmalzpfropfen im Gehörgang oder eine Otitis, die die Schalleitung zum Innenohr beeinträchtigt. Charakteristischerweise ist die Luftleitung abgeschwächt, während die Knochenleitung intakt bleibt. 2. Im Gegensatz dazu verursachen Störungen des Innenohrs oder des VIII. Hirnnerven eine *Schallempfindungsschwerhörigkeit*. Als Beispiel seien die Presbyakusis (normale Altersschwerhörigkeit), Drogenintoxikation sowie die Kompression des VIII. Hirnnerven durch einen Tumor genannt. Bei der Schallempfindungsstörung werden sowohl die Luft- als auch die Knochenleitung vermindert empfunden, bewahren jedoch ihr normales Verhältnis zueinander.

Stellen Sie sich einen Patienten mit einseitiger Schwerhörigkeit vor:

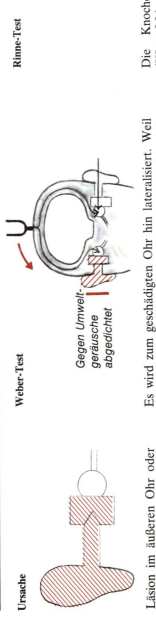

	Weber-Test	Rinne-Test
Ursache		

Leitungsschwerhörigkeit

Läsion im äußeren Ohr oder im Mittelohr

Es wird zum geschädigten Ohr hin lateralisiert. Weil dieses nicht durch Umweltgeräusche abgelenkt wird, kann es Knochenvibrationen besser erfassen. Führen Sie den Weber-Test an sich selbst durch, indem Sie das eine Ohr mit einem Finger verschließen. In einem schalltoten Raum ist die Lateralisation aufgehoben.

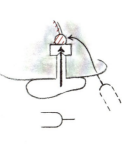

Die Knochenleitung überdauert die Luftleitung (KL > LL). Die normalen Leitungswege durch das äußere Ohr oder Mittelohr sind blockiert. Im Knochen umgehen die Vibrationen das Hindernis.

Schallempfindungsschwerhörigkeit

	Weber-Test	Rinne-Test
Ursache		

Läsion im Innenohr oder im Nerven

Lateralisiert zum gesunden Ohr. Innenohr und Nerv können die über Luft- und Knochenleitung ankommenden Vibrationen nur eingeschränkt wahrnehmen. Deshalb ist die Hörempfindung im gesunden Ohr besser.

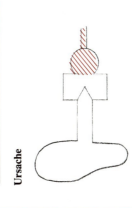

Über Luftleitung werden die ankommenden Töne länger wahrgenommen als über Knochenleitung. Innenohr und Nerv sind kaum in der Lage, die über Luft- und Knochenleitung eintreffenden Vibrationen aufzunehmen. Das normale Muster bleibt erhalten.

Tabelle 5.18 Häufige Veränderungen im Nasenbereich.

Furunkel der Nase

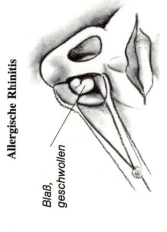

Weißes Zentrum
Roter Rand

Furunkel sind im vorderen Abschnitt der Nasenhöhle (Vestibulum) recht häufig. Das Gewebe ist schmerzhaft und kann rot und geschwollen sein; es bildet sich eine typische Eiterblase. Die Untersuchung muß vorsichtig und schonend erfolgen. Manipulationen sind zu vermeiden, da sie eine Ausbreitung der Infektion begünstigen.

Akute Rhinitis („Schnupfen")

Gerötet und geschwollen

Die Nasenschleimhaut ist rot und geschwollen. Das nasale Sekret, anfangs wäßrig und in großen Mengen abgesondert, wird dickflüssig und erhält eine schleimig-eitrige Konsistenz.

Allergische Rhinitis

Blaß, geschwollen

Die Nasenschleimhaut ist geschwollen, blaß und meist von gräulicher Farbe. Manchmal erscheint sie auch matt rötlich oder bläulich gefärbt. Ähnlich ist der Befund bei einigen Patienten mit nichtallergischer vasomotorischer Rhinitis.

Nasenpolypen

Nasenpolypen können sich bei Patienten mit allergischer Rhinitis ausbilden. Man findet sie gewöhnlich im mittleren Nasengang, wo sie gelatinöse oder weiche, blaßgraue Strukturen bilden. Im Gegensatz zu den Nasenmuscheln, mit denen sie verwechselt werden, sind sie beweglich.

Septumdeviation

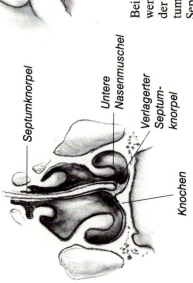

Verlagertes Septum

Septumknorpel
Untere Nasenmuschel
Verlagerter Septumknorpel
Knochen

Frontalschnitt

Bei den meisten Erwachsenen ist das Septum ein wenig zur Seite verlagert. Dargestellt ist hier eine der häufigsten Typen – die Verlagerung des Septumknorpels im vorderen Anteil der Nase. Die Septumdeviation kann zu einer nasalen Obstruktion führen, die Nasenmuscheln gleichen die Asymmetrie aber oft wieder aus. Die meisten Septumdeviationen sind asymptomatisch.

Tabelle 5.19 Veränderungen der Lippen.

Herpes simplex
(„Fieberblasen")

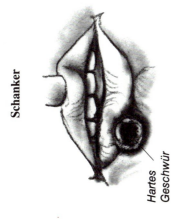

Bläschen mit Verkrustung

Das Herpes-simplex-Virus kann rezidivierend die Eruption kleiner Bläschen auf den Lippen und den angrenzenden Hautarealen auslösen. Es entwickelt sich eine kleine Anhäufung solcher Bläschen, die schließlich aufbrechen und verkrusten. Nach 10–14 Tagen sind die Bläschen abgeheilt.

Schanker

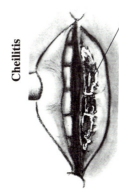

Hartes Geschwür

Die primäre Läsion der Syphilis kann sich auch auf den Lippen befinden, häufiger aber im Genitalbereich. Es handelt sich um eine harte knopfförmige Läsion, die schließlich auch ulzerieren und verkrusten kann. Der Schanker kann einem Karzinom oder einer verkrusteten Herpes-Effloreszenz ähneln. Benutzen Sie für die Palpation einen Schutzhandschuh. Zur Diagnose ist die Dunkelfeldmikroskopie erforderlich.

Mundwinkelrhagaden
(*Cheilosis*)

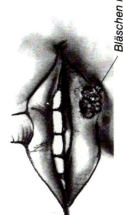

Aufgeweicht, Fissuren

Eine Hauterweichung im Mundwinkelbereich, gefolgt von Fissurenbildung oder Aufplatzen, wird mit dem Terminus Mundwinkelrhagaden oder Cheilosis bezeichnet. Selten sind sie Ausdruck eines Riboflavinmangels, die häufigere Ursache ist ein überfester Mundschluß (z. B. bei Patienten mit fehlenden oder zu kurzen Zähnen). Speichel näßt und mazeriert dann die eingefalteten Hautpartien, was oft eine sekundäre Infektion mit Candida oder mit Bakterien zur Folge hat. Die Schleimhaut ist nicht betroffen.

Cheilitis

Fissuren, Schuppen, Krusten

Schmerzhafte Fissuren mit Entzündung, Schuppen- und Krustenbildung kennzeichnen die Cheilitis. Sie verläuft häufig chronisch und betrifft vorwiegend die Unterlippe. Oft findet sich keine Ursache.

▶ Fortsetzung

Tabelle 5.19 (Fortsetzung).

Mukozele

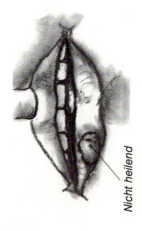

Rundliche Vorwölbung

Ein rundlicher, regelmäßig geformter, teilweise durchscheinender oder bläulicher Knoten in der Lippe ist wahrscheinlich eine Schleimhautretentionszyste oder Mukozele. Diese gutartige Veränderung hat hauptsächlich kosmetische Bedeutung. Sie kann sehr klein sein, aber auch einen Durchmesser von 1–2 cm erreichen. Die Zysten können auch an der Innenseite der Unterlippe in der Mundschleimhaut auftreten.

Lippenkarzinom

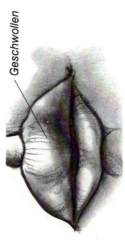

Nicht heilend

Das Lippenkarzinom befällt meist die Unterlippe und kann als verdickte Plaque, als Geschwür oder als warzenähnliches Gewächs imponieren. Es ist die häufigste Form von Mundkrebs und betrifft überwiegend Männer. Jede nicht heilende Wunde oder verkrustende Läsion der Lippen ist verdächtig.

Peutz-Jeghers-Syndrom

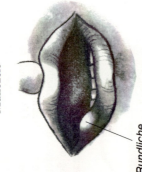

Pigmentierte Flecken

Wenn pigmentierte Flecken auf den Lippen deutlicher hervortreten als die Sommersprossen auf den angrenzenden Hautarealen, so kann es sich um ein Peutz-Jeghers-Syndrom handeln. Dabei ist oft auch die Mundschleimhaut abnorm pigmentiert. Pigmentflecken können sich auch im Gesicht sowie an Fingern und Händen finden. Diese Befunde sind wichtig, weil sie häufig mit multiplen intestinalen Polypen vergesellschaftet sind.

Angioneurotisches Ödem

Geschwollen

Das angioneurotische Ödem bildet eine diffuse, straffe subkutane Schwellung, die verschiedene Strukturen, auch die Lippen, einbeziehen kann. Es entwickelt sich rasch und verschwindet meist innerhalb von 1 oder 2 Tagen. Obwohl meist allergischer Genese und manchmal auch mit Nesselfieber (Urtikaria) einhergehend, besteht gewöhnlich kein Juckreiz.

Tabelle 5.20 Veränderungen der Mundschleimhaut und des harten Gaumens.

Aphthen

Weißes Geschwür mit rotem Saum

Fordyce-Flecken

Gelbliche Granula

Die Aphthe ist durch ein kleines, rundes oder ovales, von einem Hof geröteter Mukosa gesäumtes Geschwür gekennzeichnet. Solche Geschwüre sind schmerzhaft, können einzeln oder multipel auftreten und rezidivieren häufig. Sie können im gesamten Bereich der Mundschleimhaut lokalisiert sein.

Fordyce-Flecken sind kleine gelbliche Flecken, die bei den meisten Erwachsenen in der Wangenschleimhaut sichtbar sind. Sie können auch auf den Lippen lokalisiert sein. Es handelt sich nicht um einen pathologischen Befund, sondern um Talgdrüsen. Wenn der Patient sie plötzlich bemerkt und darüber beängstigt ist, so kann er leicht beruhigt werden.

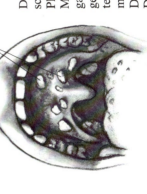

Torus palatinus

Knöchern

Candidiasis

Weiße, quarkähnliche Flecken

Der Torus palatinus ist eine relativ häufige knöcherne Vorwölbung im Bereich der Mittellinie des harten Gaumens, die sich meist erst im Erwachsenenalter entwickelt. Größe und Lappenbildung variieren. Obwohl der Torus palatinus auf den ersten Blick alarmierend erscheint, hat er keinerlei klinische Bedeutung, ausgenommen bei der Anpassung von Zahnersatz. Eine außerhalb der Mittellinie gelegene Vorwölbung ist kein Torus und sollte an einen Tumor denken lassen.

Die Candidiasis kann die gesamte Mundschleimhaut befallen. Sie ist durch weiße Plaques gekennzeichnet, die an dicke Milch erinnern. Die Plaques sind nicht ganz leicht ablösbar. Die Schleimhaut ist gerötet oder von normaler Färbung. Selten erscheint die Candidiasis als schimmernde Rötung ohne die weißen Flecken. Die Hefepilzkultur führt zur endgültigen Diagnose.

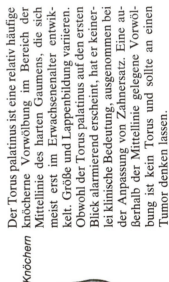

Tabelle 5.21 Veränderungen von Zahnfleisch und Zähnen.

Normales Zahnfleisch

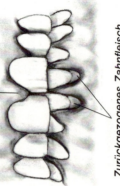

Blaßrot mit normaler Tüpfelung

Scharf begrenzte interdentale Papille

Das Zahnfleisch (Gingiva) hat normalerweise eine blaßrote, getüpfelte Oberfläche. Sein über den Zähnen gelegener Rand ist scharf begrenzt, die zwischen Zahnfleisch und Zähnen gelegene Spalte ist flach (etwa 1 bis 2 mm). Die Zähne sind fest in ihrer knöchernen Fassung verankert.

Gingivitis

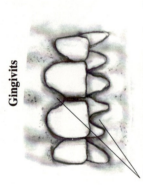

Rötung und Schwellung des Zahnfleischrandes mit aufgetriebenen interdentalen Papillen

Rötung und Schwellung des Zahnfleischrandes charakterisieren die Gingivitis, die häufig eine Folge der Irritation durch Zahnstein ist. Die normale Tüpfelung ist vermindert oder ganz verschwunden. Das Zahnfleisch zwischen den Zähnen (interdentale Papillen) kann aufgetrieben wirken und schon bei leichter Berührung bluten.

Periodontitis

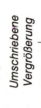

Begleitende Gingivitis

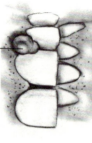

Zurückgezogenes Zahnfleisch

Wenn die Gingivitis unbehandelt bleibt, so kann sich daraus eine Periodontitis entwickeln, eine Entzündung der Wurzelhaut des Zahnes. Sie ist ein häufiger Grund für den Zahnverlust im Erwachsenenalter. Die Spalten zwischen Zahnfleisch und Zähnen werden breiter, so daß sich dort mit Schmutz und Eiter gefüllte Taschen ausbilden können. Der Zahnfleischrand weicht zurück und gibt den Zahnhals frei. Die Zähne können sich lockern.

Akute nekrotisierende Gingivitis

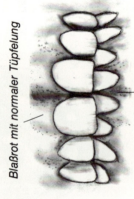

Gräuliche Membran über ulzeriertem Zahnfleisch

Diese schmerzhafte Gingivitis ist durch Schwellung, Rötung und Ulzeration des Zahnfleischs charakterisiert. Die interdentalen Papillen können durch die Geschwürbildung zerfressen sein. Die entzündeten und ulzerierten Zahnfleischränder sind von einer gräulichen Membran belegt.

Hypertrophe Gingiva

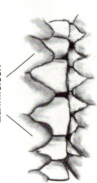

Überquellendes Zahnfleisch

Die Massenzunahme des Zahnfleischs hat viele Gründe, wie z.B. Pubertät, Schwangerschaft, Medikamente und Leukämie. Das Zahnfleisch erscheint hypertroph und bedeckt einen Teil der Zähne.

Epulis

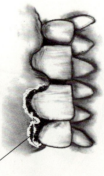

Umschriebene Vergrößerung

Mit dem Begriff Epulis beschreibt man eine lokalisierte Vergrößerung des Zahnfleischs. Sie ist meist entzündlich bedingt, in einigen Fällen neoplastisch.

▶ *Fortsetzung*

Tabelle 5.21 (Fortsetzung).

Blei- oder Wismuthsaum

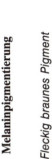

Blauschwarzer Saum

Bei chronischer Blei- oder Wismuthvergiftung kann sich eine blauschwarze Linie – etwa 1 mm vom Zahnfleischrand entfernt – ausbilden. Sie erscheint nicht im Bereich von Zahnlücken. Sie ist wesentlich seltener als die ähnlich aussehende Melaninpigmentierung.

Melaninpigmentierung

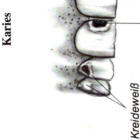

Fleckig braunes Pigment

Eine bräunliche Melaninpigmentierung des Zahnfleischs wird häufig beobachtet. Sie ist normal bei Menschen mit dunkler Hautfarbe und wird gelegentlich sogar bei Hellhäutigen gefunden. Eine ähnliche Pigmentierung findet man beim Morbus Addison.

Karies

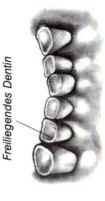

Kreideweiß

Verfärbt mit Höhlenbildung

Karies zeigt sich zuerst als kreideweiße Ablagerung im Zahnschmelz. Dieser Bereich kann sich dann zu braun oder schwarz verfärben, erweichen und durch allmählichen Substanzverlust aushöhlen. Spezielle Techniken, einschl. der Röntgenuntersuchung, sind zur Früherfassung erforderlich.

Hutchinson-Zähne

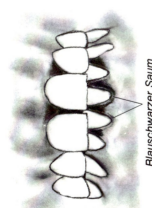

Schmale Zähne, weite Zwischenräume

Zentrale Einkerbung

Seiten konisch auslaufend

Hutchinson-Zähne sind auf ihrer Kaufläche eingekerbt, schmaler als normale Zähne und in größeren Abständen gesetzt. Ihre Seiten verjüngen sich zur Spitze hin. Es sind überwiegend die oberen zentralen Schneidezähne betroffen, die bleibenden Zähne mehr als das Milchgebiß. Sie weisen auf eine kongenitale Syphilis hin.

Einkerbung der Zähne durch Abnutzung

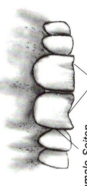

Schmale Seiten, nicht verjüngend

Kerben

Die Kauflächen der Zähne kann durch wiederholte Traumen abgeschliffen oder eingekerbt werden (z.B. durch Öffnen von Kronkorkenverschlüssen oder durch Halten von Nägeln mit den Zähnen). Im Gegensatz zu den Hutchinson-Zähnen zeigen die Seiten hier normale Konturen. Größe und Abstand sind nicht beeinträchtigt.

Abnutzung der Zähne

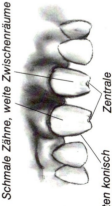

Freiliegendes Dentin

Die Zähne vieler alter Menschen sind durch ständiges Kauen abgenutzt. Die Kauflächen sind eingeebnet, der Schmelz abgetragen. Das Dentin ist freigelegt und verfärbt sich zunehmend gelblich oder bräunlich.

Tabelle 5.22 Veränderungen der Zunge.

Glatte Zunge (*Lingua glabra*)	Haarzunge (*Lingua villosa nigra*)	Landkartenzunge (*Lingua geographica*)	Faltenzunge (*Lingua plicata*)
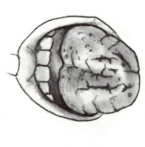	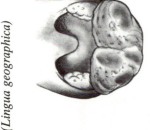	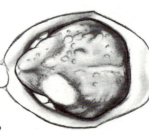	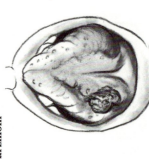
Eine belegte Zunge ist normal, eine glatte rote Zunge ist es nicht. Das glatte Aussehen erhält die Zunge durch den Verlust ihrer Papillen, der oft an den Rändern beginnt. Die glatte Zunge deutet auf einen Mangel an Vitamin B_{12}, Eisen oder Niacin hin, kann aber auch durch eine Zytostatikabehandlung hervorgerufen werden.	Die „Haare" der Haarzunge bestehen aus elongierten Papillen auf dem Zungenrücken und sind von gelblich-bräunlicher, manchmal schwärzlicher Färbung. Die Haarzunge kann nach Antibiotikatherapie, aber auch spontan auftreten. Der Grund ist unbekannt und der Befund harmlos.	Die Landkartenzunge ist durch verstreute rote Flecken auf dem Zungenrücken gekennzeichnet, die nach dem Verlust der Papillen glatt erscheinen. Im Kontrast zu der normal rauhen und belegten Zungenoberfläche bilden sie ein landkartenähnliches Muster, das mit der Zeit verändert. Eine Ursache ist nicht bekannt, die Veränderung ist gutartig.	Mit zunehmendem Alter können auf der Zunge Furchen auftreten und sehr zahlreich werden, so daß auch der Begriff „Skrotalzunge" synonym verwendet wird. Obwohl sich gelegentlich Essensreste in den Furchen ansammeln können und dann zu einer chronischen Irritation führen, hat die Faltenzunge nur geringe Bedeutung. Die Faltenzunge kann auch angeboren sein.

Lähmung des N. hypoglossus	Variköse Zungenvenen	Leukoplakie	Karzinom
	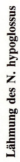		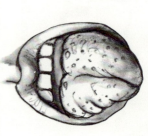
Eine Lähmung des XII. Hirnnerven ist an der Atrophie und den Faszikulationen der betroffenen Zungenseite erkennbar. Beim Herausstrecken weicht die Zunge zur gelähmten Seite ab.	Kleine purpurne oder schwarzblaue runde Schwellungen können im Alter unter der Zunge auftreten. Sie besitzen keinen Krankheitswert.	Mit diesem Terminus bezeichnet man einen verdickten weißen, der Mukosa anhaftenden Fleck, der wie eingetrocknete weiße Farbe aussieht. Hier ist die Zunge betroffen, die Leukoplakie kann jedoch jeden Abschnitt der Mundschleimhaut befallen. Sie ist eine Präkanzerose.	Das Karzinom befindet sich gewöhnlich nicht am Zungenrücken, wo es leicht bemerkt werden könnte. Suchen Sie danach an der Zungenwurzel und in den Randbereichen. Jedes Geschwür und jeder Knoten, der nicht innerhalb von 3 Wochen abheilt, ist verdächtig.

Tabelle 5.23 Veränderungen des Pharynx.

Virale Pharyngitis

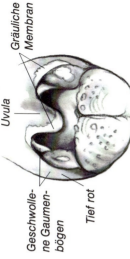

Leichte Rötung
Hervorstehende Lymphareale

Die Viruspharyngitis zeigt nur wenige oder gar keine Veränderungen. Gewöhnlich sieht man eine leichte Rötung und Schwellung der Gaumenbögen sowie hervorstehende Lymphareale an der Rachenhinterwand.

Streptokokkenpharyngitis

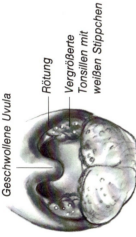

Geschwollene Uvula
Rötung
Vergrößerte Tonsillen mit weißen Stippchen

Die klassische Streptokokkenpharyngitis verursacht eine Rötung und Schwellung der Tonsillen, der Gaumenbögen und der Uvula. Auf den Tonsillen findet man weiße oder gelbliche Flecken eines Exsudates. Die Streptokokkenpharyngitis kann aber auch ohne Exsudat auftreten, andererseits können einige Virusinfektionen und auch die infektiöse Mononukleose, ebenfalls mit einer exsudativen Pharyngitis einhergehen.

Tonsillenvergrößerung

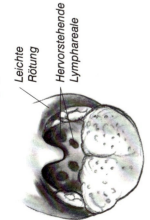

Vergrößerte Tonsillen

Die Tonsillen können auch, ohne entzündet zu sein, vergrößert erscheinen. Sie können sich nach medial hin über den Rand der Gaumenbögen, bei herausgestreckter Zunge sogar bis zur Mittellinie vorschieben. Die alleinige Vergrößerung der Tonsillen bedeutet noch keine krankhafte Veränderung.

Diphtherie

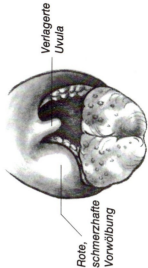

Geschwollene Uvula
Gräuliche Membran
Geschwollene Gaumenbögen
Tief rot

Obwohl sie heute selten ist, wird die Diphtherie hier dargestellt, weil sie ohne rasche Diagnose und Behandlung eine verhängnisvolle Entwicklung nimmt. Der Hals ist düsterrot und geschwollen. Auf den Tonsillen bildet sich ein zähes Exsudat, das sich – im Gegensatz zum Streptokokkenexsudat – auch auf den weichen Gaumen und die Uvula ausdehnen kann. Der Hals ist weniger schmerzhaft als der Befund erwarten läßt, der Patient ist jedoch schwer krank.

Lähmung des N. vagus

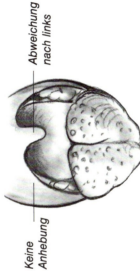

Abweichung nach links
Keine Anhebung

Wenn der Patient „Ah" sagt (d.h. bei Phonation) kommt es auf der gelähmten Seite nicht zur Anhebung des Gaumens, während die Uvula zur gesunden Seite abweicht.

Peritonsillarabszeß

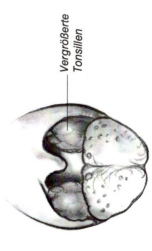

Verlagerte Uvula
Rote, schmerzhafte Vorwölbung

Gelegentlich bei akuter Tonsillitis. Die meist durch Strepto- oder Staphylokokken verursachte Entzündung breitet sich von den Tonsillen auf die angrenzenden Weichteile aus; meist schmerzhafte, einseitig rote Vorwölbung, Schlucken ist schmerzhaft, verstärkter Speichelfluß.

Tabelle 5.24 Vergrößerung und Knoten der Schilddrüse.

Normale Schilddrüse

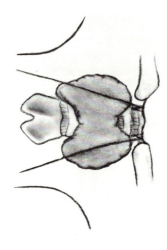

Als einziger Teil der Schilddrüse ist gewöhnlich der Isthmus palpabel. Bei einer stämmigen, untersetzten Person kann der Isthmus sehr tief, nahe dem Sternum, liegen und nur bei Reklination des Kopfes tastbar werden. Die Schilddrüsenlappen, die mehr posterior liegen, sind viel seltener abzugrenzen.

Diffuse Vergrößerung der Schilddrüse (*Struma diffusa*)

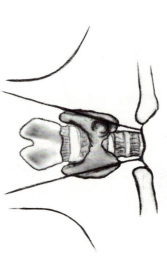

Sowohl der Isthmus als auch die beiden seitlichen Lappen einer diffus vergrößerten Schilddrüse sind normalerweise tastbar. Die Oberfläche kann sich läppchenartig unterteilt anfühlen, es lassen sich aber keine Knoten abgrenzen. Diese Vergrößerung kann mit einer Hyperthyreose, mit einem endemischen Kropf, einer Hashimoto-Thyreoiditis und mit einigen anderen weniger häufigen Erkrankungen einhergehen.

Multinoduläre Struma

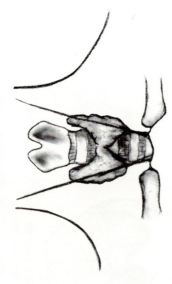

Der Begriff kennzeichnet eine vergrößerte Schilddrüse mit zwei oder mehr abgrenzbaren Knoten. Das Vorhandensein multipler Knoten läßt eher eine metabolische Störung, weniger einen malignen Prozeß vermuten. Dennoch sollten eine ungewöhnliche Festigkeit oder die rasche Größenzunahme eines Knotens den Verdacht auf ein Neoplasma lenken.

Solitärer Schilddrüsenknoten

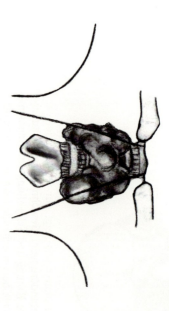

Obwohl ein klinisch feststellbarer solitärer Knoten einer Zyste, einem gutartigen Tumor oder einem Knoten innerhalb einer multinodulären Drüse entsprechen kann, läßt er immer die Frage der Malignität aufkommen und muß sorgfältig abgeklärt werden. Besonders verdächtig sind Verhärtung, rasche Größenzunahme und die Fixierung am umgebenden Gewebe. Ein solitärer Knoten kann sich in jedem Abschnitt der Schilddrüse entwickeln.

Kapitel 6
Thorax und Lungen

Anatomie und Physiologie

Wiederholen Sie die *Anatomie der Thoraxwand* und identifizieren Sie die dargestellten Strukturen.

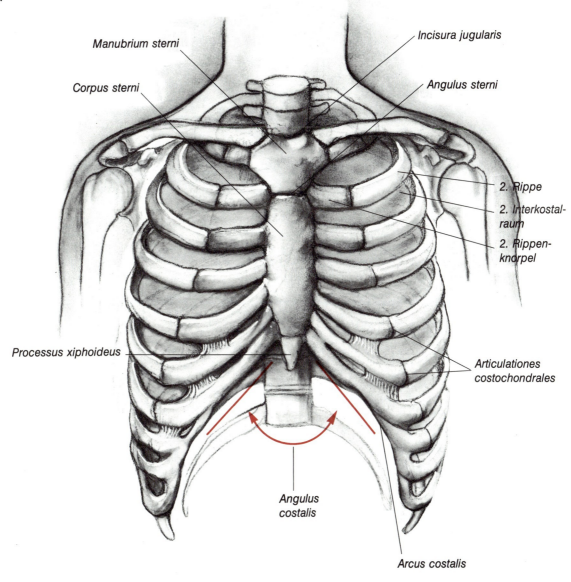

Anatomie und Physiologie

Um einen Befund im Thoraxbereich beschreiben und lokalisieren zu können, muß man die Rippen richtig numerieren. Der Angulus sterni (Ludovici) ist dazu der beste Ausgangspunkt. Man findet ihn, indem man zunächst die Incisura jugularis aufsucht und dann mit dem Finger etwa 5 cm abwärts geht; dort erreicht man einen horizontal verlaufenden Knochengrat genau zwischen Manubrium und Corpus sterni. Führt man den Finger seitwärts, so erreicht man die 2. Rippe bzw. den angrenzenden Rippenknorpel. Der unmittelbar darunter liegende Zwischenrippenraum ist der 2. Interkostalraum. Um Rippen und Zwischenrippenräume weiter unterhalb an der vorderen Thoraxwand lokalisieren zu können, fängt man am Angulus sterni bzw. an der 2. Rippe an und zählt in einer schrägen Linie – einige Zentimeter lateral vom Sternalrand bzw. Arcus costalis – abwärts. Bei Frauen mit großen Brüsten erleichtert man sich das Zählen der Rippen, indem man die Brüste zur Seite schiebt oder etwas mehr medial palpiert als normalerweise.

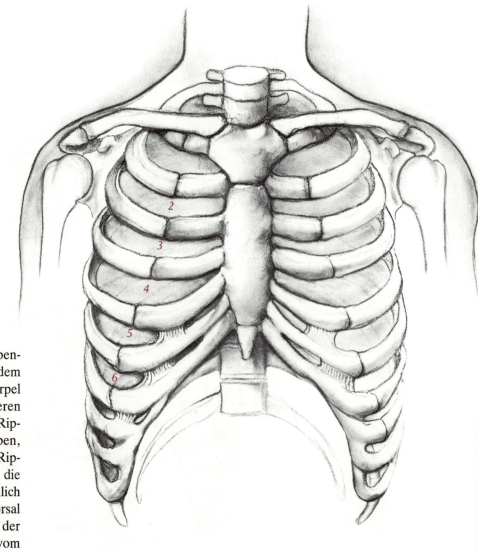

Beachten Sie, daß nur die Rippenknorpel der ersten 7 Rippen mit dem Brustbein artikulieren. Die Knorpel der 8., 9. und 10. Rippen artikulieren mit den direkt darüberliegenden Rippenknorpeln. Die 11. und 12. Rippen, sogenannte „freischwebende" Rippen, haben freie vordere Spitzen, die man bei den 11. Rippen gewöhnlich seitlich und bei den 12. Rippen dorsal tasten kann. Der knorpelige Teil der Rippen kann palpatorisch nicht vom knöchernen Teil unterschieden werden.

Am Rücken ist die genaue Numerierung der Rippen noch schwerer. Der Angulus inferior des Schulterblattes ist ein hilfreicher Orientierungspunkt; er befindet sich in Höhe der 7. Rippe oder des 7. Interkostalraumes. Man kann Befunde außer an den Rippen auch anhand ihrer topographischen Beziehung zu den Wirbelkörper-Dornfortsätzen lokalisieren. Beugt der Patient Kopf und Hals nach vorn, tritt gewöhnlich der Dornfortsatz des 7. Halswirbels (Vertebra prominens) am stärksten hervor. Es kann aber auch einmal der Dornfortsatz des 1. Brustwirbels sein. Die weiter unten liegenden Dornfortsätze können meistens gut getastet und gezählt werden, besonders bei gebeugter Wirbelsäule. Da die Dornfortsätze der 4. bis 12. Brustwirbelkörper schräg nach unten verlaufen, überdeckt jeder Dornfortsatz nicht nur den eigenen Wirbelkörper, sondern auch noch den nächsten. Z.B. überragt der Dornfortsatz des 6. Brustwirkelkörpers den 7. Brustwirbel und endet in Höhe der 7. Rippe. Etwas einfacher ist es gewöhnlich, in der unteren Thoraxhälfte die 12. Rippe aufzusuchen und den darüberliegenden 11. Interkostalraum und dann von dort aufwärts zu zählen.

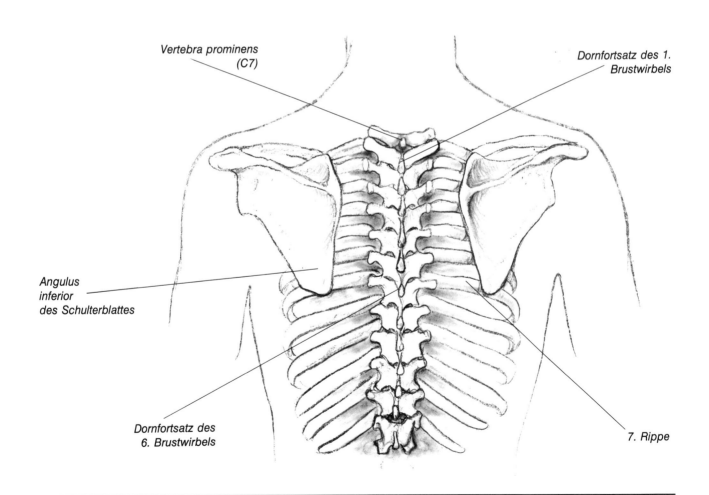

Anatomie und Physiologie

Die Lokalisation von Befunden läßt sich nicht nur den Rippen und den Wirbelkörpern (bzw. Dornfortsätzen) zuordnen, sondern auch imaginären, auf die Thoraxwand projizierten Linien.

Machen Sie sich mit Folgendem vertraut:

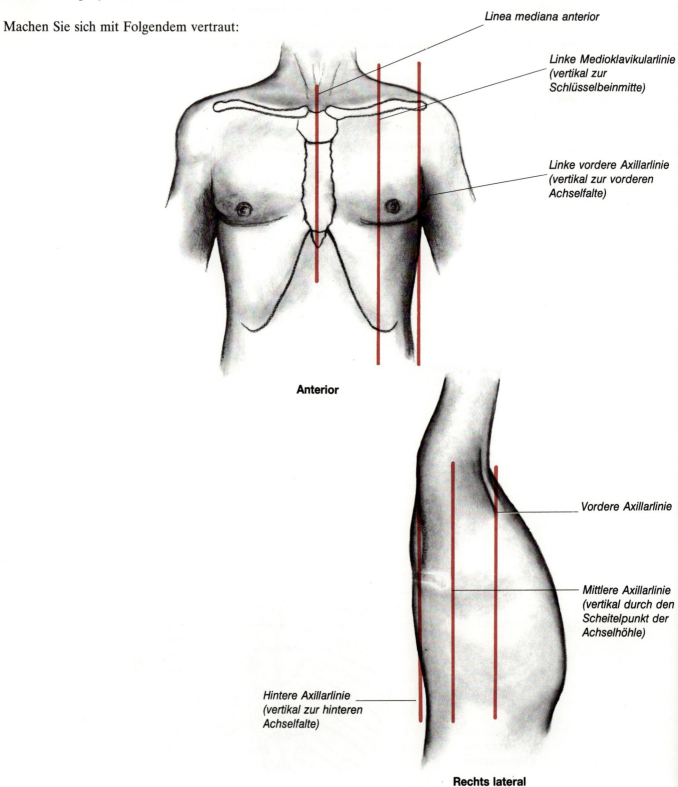

136 Thorax und Lungen

Anatomie und Physiologie

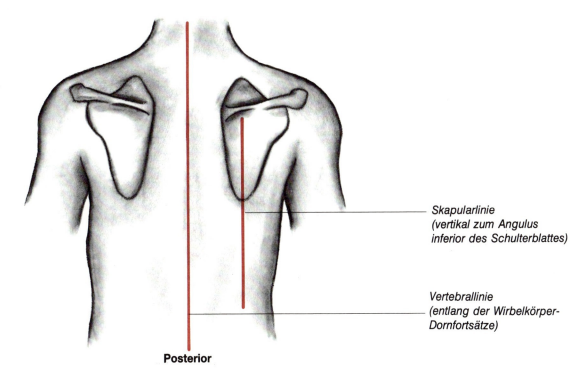

Skapularlinie
(vertikal zum Angulus inferior des Schulterblattes)

Vertebrallinie
(entlang der Wirbelkörper-Dornfortsätze)

Posterior

Allgemeiner gehaltene Bezeichnungen sind ebenso nützlich: supraklavikular (oberhalb des Schlüsselbeins), infraklavikular (unterhalb des Schlüsselbeins), interskapular (zwischen den Schulterblättern) und infraskapular (unterhalb des Schulterblattes).

Schon während der Untersuchung des Brustkorbes sollte man die Topographie der darunter befindlichen Lungen und ihrer Lappen bedenken. Die Lungengrenzen kann man auf die Thoraxwand projizieren. Man orientiert sich dabei an folgenden Punkten:

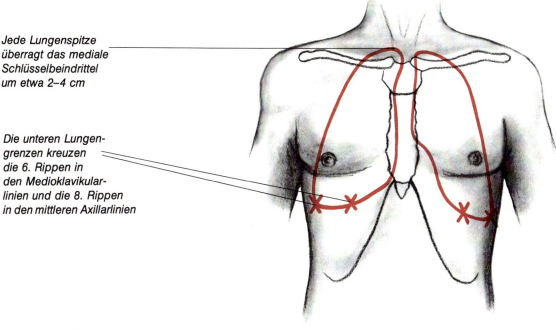

Jede Lungenspitze überragt das mediale Schlüsselbeindrittel um etwa 2–4 cm

Die unteren Lungengrenzen kreuzen die 6. Rippen in den Medioklavikularlinien und die 8. Rippen in den mittleren Axillarlinien

Anterior

137

Anatomie und Physiologie

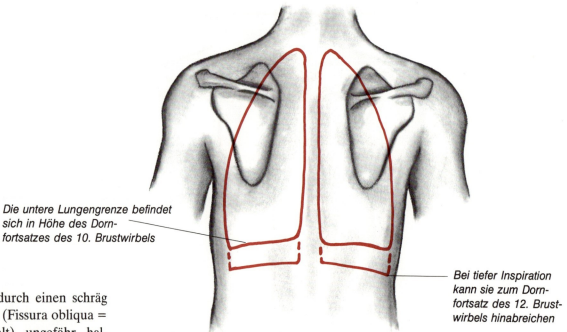

Die untere Lungengrenze befindet sich in Höhe des Dornfortsatzes des 10. Brustwirbels

Bei tiefer Inspiration kann sie zum Dornfortsatz des 12. Brustwirbels hinabreichen

Posterior

Jede Lunge wird durch einen schräg verlaufenden Spalt (Fissura obliqua = großer Lappenspalt) ungefähr halbiert. Von dorsal gesehen (posterior), verläuft dieser Spalt jeweils entlang einer vom Dornfortsatz des 3. Brustwirbels schräg nach unten-seitwärts ziehenden Linie. Bei einem Menschen, der die Hände auf den Kopf legt, verlaufen diese Linien längs der medialen (vertebralen) Ränder der Schulterblätter. Diese Linien trennen die Oberlappen von den Unterlappen.

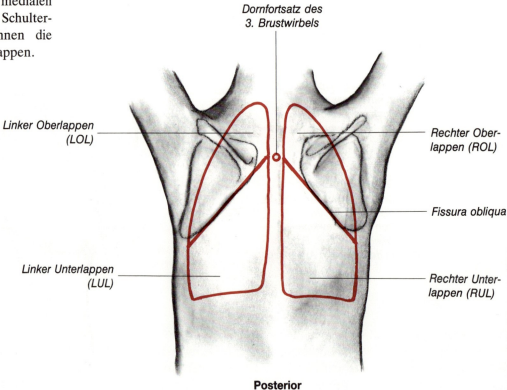

Dornfortsatz des 3. Brustwirbels

Linker Oberlappen (LOL)

Rechter Oberlappen (ROL)

Fissura obliqua

Linker Unterlappen (LUL)

Rechter Unterlappen (RUL)

Posterior

Thorax und Lungen

Anatomie und Physiologie

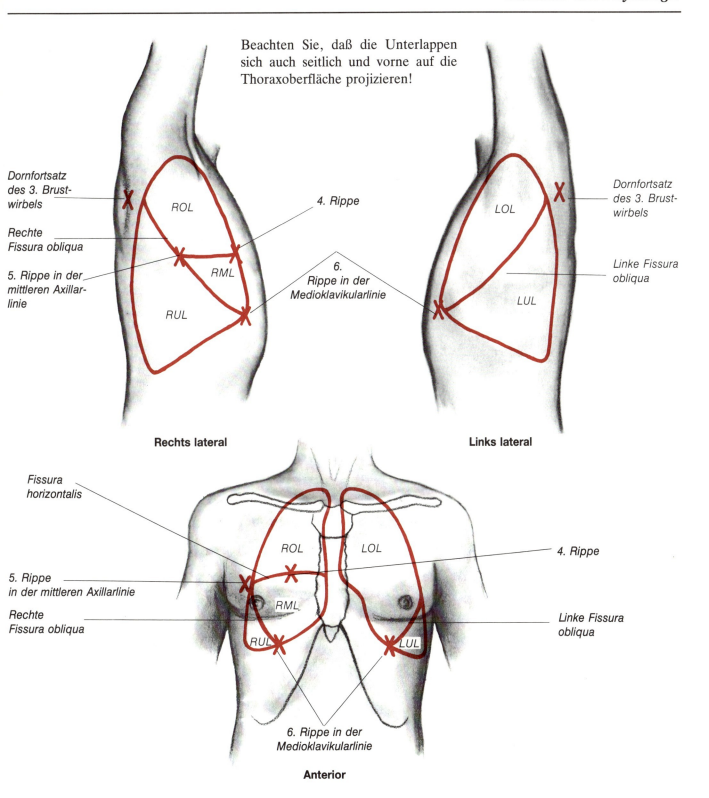

Die rechte Lunge wird außerdem durch die Fissura horizontalis (= kleiner Lappenspalt) in den rechten Oberlappen (ROL) und den rechten Mittellappen (RML) geteilt; dieser Spalt zieht von der 5. Rippe in der mittleren Axillarlinie horizontal nach vorn zur 4. Rippe.

Anatomie und Physiologie

Obwohl bei der klinischen Untersuchung und bei der Zuordnung von Röntgenbefunden im Thoraxbereich die genaue Topographie der Lungen berücksichtigt werden muß, sollte man die klinischen Befunde normalerweise mit weniger anatomisch geprägten Ausdrücken beschreiben, wie z.B.: Lungenober-, Lungenmittel- oder Lungenunterfeld, oder Lungenbasis (für die Bezeichnung der basalen Lungenabschnitte). Aus diesen Beschreibungen kann dann geschlossen werden, welcher Lungenlappen beteiligt ist. Symptome im Bereich des rechten Lungenoberfeldes können also vom rechten Oberlappen ausgehen, während Symptome über der linken Lungenbasis eher dem linken Unterlappen zuzuordnen sind. Symptome über dem rechten lateralen Mittelfeld können hingegen von jedem der 3 verschiedenen Lappen ausgehen.

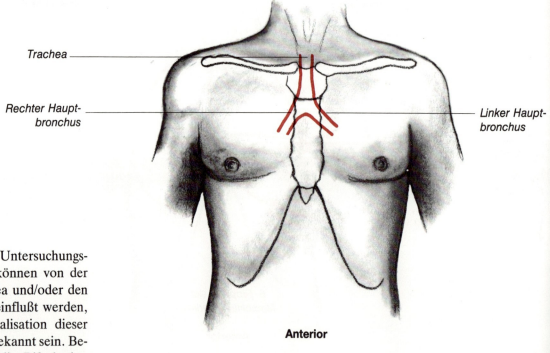

Bestimmte klinische Untersuchungsbefunde am Thorax können von der nahegelegenen Trachea und/oder den großen Bronchien beeinflußt werden, daher sollte die Lokalisation dieser Strukturen ebenfalls bekannt sein. Beachten Sie, daß sich die Bifurkation der Trachea etwa in Höhe des Angulus sterni (anterior) befindet, bzw. in Höhe des Dornfortsatzes des 4. Brustwirbels (posterior).

Anatomie und Physiologie

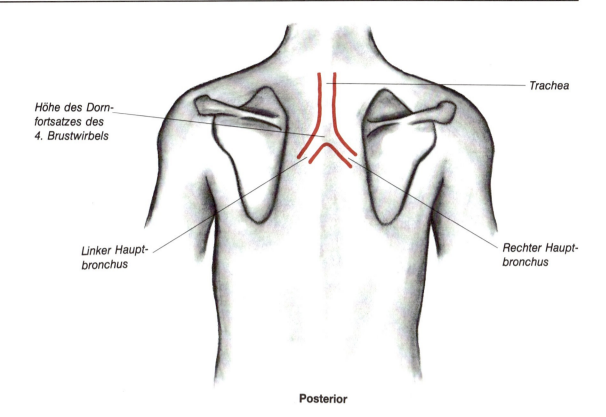

Posterior

Die *Atmung* vollzieht sich größtenteils automatisch – gesteuert vom Hirnstamm – vermittels der Atemmuskulatur. Während des Einatmens (Inspiration) kontrahieren sich das Zwerchfell und die Interkostalmuskulatur, wodurch sich der Brustkorb erweitert und sich die Lungen und die Pleurahöhlen ausdehnen. Die Thoraxwand hebt sich nach vorn und zur Seite, das Zwerchfell senkt sich. Ist die Einatmung beendet, ziehen sich die Lungen wieder zusammen, das Zwerchfell hebt sich passiv, und die Thoraxwand geht in ihre Ruheposition zurück. Bei forcierter Atmung, also bei Anstrengung durch Arbeit oder bei bestimmten Krankheiten, kommen weitere Muskeln ins Spiel: die Mm. trapezii, sternocleidomastoidei und scaleni bei Inspiration und die Bauchmuskulatur bei der Exspiration. Beobachten Sie Ihre eigene Halsmuskulatur während einer forcierten Inspiration!

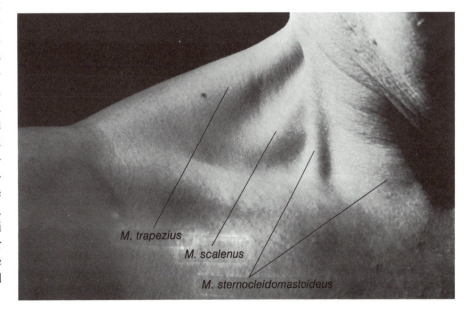

Anatomie und Physiologie

Die normale Atmung ist sehr leise, als ein schwaches Hauchen selbst bei geöffnetem Mund kaum hörbar. Dieses Geräusch hat keine definierte Tonhöhe, denn es besteht aus verschiedenen Komponenten mit einer Vielzahl verschiedener Frequenzen. Das Geräusch des Atmens entsteht irgendwo zwischen Pharynx und kleinen Bronchien, der genaue Ursprungsort ist letztlich nicht geklärt.

Atemgeräusche werden auf die Lungen und die Thoraxwand übertragen, wo man sie mit dem Stethoskop abhören kann. Auf dem Weg zur Thoraxwand müssen die Atemgeäusche verschiedene Gewebestrukturen durchdringen, die die höherfrequenten Geräuschanteile herausfiltern. So hört man (mit dem Stethoskop) über der Lunge großenteils weiche, niedrigfrequente Geräusche, die eigentlich nur während der Inspiration wahrnehmbar sind und mit Beginn der Exspirationsphase verschwinden. Diese Geräusche werden *Vesikuläratmen* (vesikuläres Atemgeräusch) genannt. Horchen Sie sich selbst oder einen Kollegen über den Lungenunterfeldern ab, zum Beispiel in der mittleren Axillarlinie oder weiter dorsal, und achten Sie auf dieses vesikuläre Atemgeräusch. Obwohl die exspiratorische Komponente beim Vesikuläratmen dem menschlichen Ohr eher kurz *vorkommt*, ist die Exspirationsphase tatsächlich von längerer Dauer als die normale Inspirationsphase.

Beim Abhorchen in der Nähe der Trachea – über dem Manubrium sterni oder zwischen den Schulterblättern – befindet sich das Stethoskop so nahe dem Ursprungsort des Atemgeräusches, daß nur wenig davon weggefiltert wird. Hier ist das Atemgeräusch laut und höherfrequent. Im Unterschied zur Auskultation der Lungen kann man hier höherfrequente Atemgeräusche während der gesamten Exspirationsphase hören, die ebenso lange dauern wie die Geräusche bei der Inspiration oder sogar länger. Werden diese Geräusche *(Bronchialatmen)* in einigem Abtand von den großen Luftwegen über der Lunge gehört, so ist das ein pathologischer Befund.

Die Merkmale dieser beiden Geräuschtypen sind in der nachstehenden Tabelle zusammengefaßt. Beachten Sie die *Kriterien für die Beurteilung von Geräuschen: Geräusch-Dauer, -Höhe (Frequenz) und -Intensität*.

Atem-geräusche	Dauer (während In- bzw. Exspiration)	Relative Frequenz	Relative Intensität bei Exspiration	Normales Vorkommen
Vesikulär-atmen	Inspirationsgeräusch dauert länger als Exspirationsgeräusch	Niedrig	Leise	Über dem größten Teil der Lunge, in einiger Entfernung von Trachea und großen Bronchien
Bronchial-atmen	Exspirationsgeräusch dauert ebensolang oder länger als Inspirationsgeräusch	Hoch	Laut	In der Nähe der großen Luftwege (d.h., nahe dem Manubrium sterni und zwischen den Schulterblättern) besonders rechtsseitig

Ebenso wie die Atemgeräusche durch das Lungengewebe und den Brustkorb an die Oberfläche fortgeleitet werden, wird das Geräusch der Stimme auf die Thoraxwand übertragen. Man kann die Stimme als *Fremitus* mit der Hand fühlen oder sie mit dem Stethoskop hören. Ebenso wie beim Atemgeräusch werden beim *Stimmengeräusch* die höherfrequenten Anteile herausgefiltert, und das Geräusch wird beim Passieren des Lungengewebes gedämpft. Normales Sprechen wird folglich als relativ niedrigfrequentes, undeutliches Murmeln wahrgenommen; Flüstersprache – ohne niedrigfrequente Anteile – ist kaum wahrnehmbar. Krankhafte Veränderungen der Lunge können sowohl das Atemgeräusch als auch das Stimmengeräusch verändern (s. Tab. 6.3: Veränderungen der Atem- und Stimmengeräusche, S. 159).

Altersabhängige Veränderungen

Mit zunehmendem Lebensalter nimmt die Vitalkapazität (die maximale Luftmenge, die nach tiefer Inspiration ausgeatmet werden kann) allmählich ab; die maximale Geschwindigkeit des Ausatmens geht ebenfalls zurück. Diese funktionellen Veränderungen (und eine Reihe anderer) können vom Alterungsprozeß, aber auch von Krankheiten herrühren. Oftmals ist, durch altersbedingte Veränderungen der Knochenstruktur, die dorsale Krümmung der Brustwirbelsäule verstärkt mit der Folge einer Kyphose und der Zunahme des sagittalen Thoraxdurchmessers. Ein solcher „Faßthorax", für sich genommen, muß jedoch die Lungenfunktion nicht beeinträchtigen.

Untersuchungstechniken *Auffällige Befunde*

Untersuchungstechniken

Allgemeines Vorgehen

1. Der Patient sollte bis zur Taille ausgezogen sein, die Untersuchung sollte bei guter Beleuchtung stattfinden.
2. Gehen Sie immer in der nachstehenden Reihenfolge vor:
   a) Inspektion, Palpation, Perkussion, Auskultation.
   b) Vergleichen Sie beide Seiten miteinander. Von Patient zu Patient finden sich oft erhebliche Unterschiede. Der Vergleich der linken mit der rechten Seite erlaubt Ihnen, den Patienten gewissermaßen als seine eigene Kontroll-(Vergleichs-)person anzusehen.
   c) Arbeiten Sie von oben nach unten.
3. Versuchen Sie während der Untersuchung, sich die unter der Thoraxwand gelegenen Gewebestrukturen (die Lungenlappen beispielsweise) vorzustellen.
4. Untersuchen Sie die Rückseite von Brustkorb und Lungen am sitzenden Patienten; er sollte seine Arme vor der Brust verschränkt halten, damit die Schulterblätter bei der Untersuchung nicht stören. Dann bitten Sie den Patienten, sich hinzulegen, damit Sie mit der Untersuchung der Vorderseite von Brustkorb und Lungen fortfahren können.

Untersuchung der Rückseite des Brustkorbes

Inspektion

Beobachten Sie *Frequenz, Rhythmus* und *Anstrengung* des Atmens. Ein Erwachsener atmet normalerweise in Ruhe leise und regelmäßig 8- bis 16mal pro Minute. Ein gelegentlicher Seufzer ist normal.

Siehe Tab. 6.1: Krankhafte Veränderungen von Atemfrequenz und Atemrhythmus (S. 157).

Stellen Sie sich in der Mittellinie hinter den Patienten und beobachten Sie die *Form des Brustkorbes und seine Bewegungen*. Beachten Sie dabei:

Thoraxdeformitäten

Siehe Tab. 6.2: Thoraxdeformitäten (S. 158).

Thoraxdurchmesser (sagittal : frontal = 1 : 2 bis ungefähr 5 : 7)

Neigung der Rippen

Mehr horizontal bei Emphysem.

Abnormale Einziehungen der Interkostalräume während der Inspiration

Bei schwerem Asthma, Emphysem, Larynx- oder Tracheaobstruktion.

Abnormale Vorwölbung der Interkostalräume während der Exspiration

Bei Asthma, Emphysem oder massiven Pleuraergüssen.

Seitendifferente Verzögerung oder Beeinträchtigung der Atemexkursionen

Bei Erkrankung der darunterliegenden Lunge bzw. Pleura.

Untersuchungstechniken   *Auffällige Befunde*

Palpation

Die Palpation des Thorax ist aus den folgenden Gründen sinnvoll:

1. *Zum Auffinden schmerzhafter Stellen.* Palpieren Sie sorgfältig alle jene Bereiche, über denen Schmerzen angegeben werden oder in denen sich krankhafte Veränderungen befinden.
2. *Zur näheren Beurteilung von sichtbaren Veränderungen* wie Tumoren oder Hautfisteln (entzündete, röhrenförmige Gänge, die an der Hautoberfläche münden),
3. *Zur weiteren Beurteilung der Atemexkursionen.* Dazu legen Sie die Daumen etwa in Höhe der 10. Rippe parallel zum Knochenverlauf, die Hände fassen seitlich um den Brustkorb. Beim Auflegen der Hände verschieben Sie diese leicht zur Mittel hin, damit eine kleine Hautfalte zwischen Daumen und Wirbelsäule entsteht. Bitten Sie den Patienten, tief einzuatmen.

Die selten vorkommenden Hautfisteln können auf Infektionen der darunterliegenden Pleura oder Lunge hinweisen, z.B. auf Tuberkulose oder Aktinomykose.

Verzögerte oder beeinträchtigte Atemexkursion weist auf eine krankhafte Veränderung der entsprechenden Lungen- bzw. Pleuraabschnitte hin.

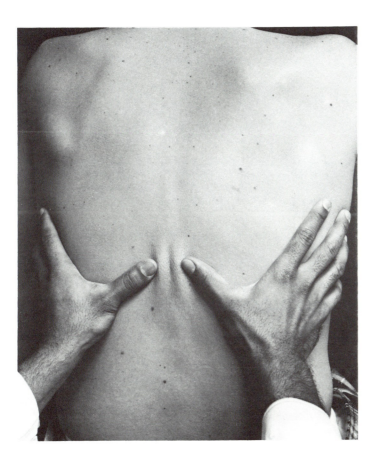

Beobachten Sie, wie sich die Daumen auseinanderbewegen, und fühlen Sie das Ausmaß und die Symmetrie der Atemexkursion.

Untersuchungstechniken

4. *Zur Beurteilung des Stimmfremitus.* Der „Fremitus" entspricht den tastbaren Vibrationen, die durch das bronchopulmonale System auf die Thoraxwand übertragen werden, wenn der Patient spricht. Bitten Sie den Patienten, das Wort „neunundneunzig" zu sagen. Wenn der Fremitus schwach ist, bitten Sie ihn (sie), lauter und/oder mit tieferer Stimme zu sprechen.

Palpieren und vergleichen Sie symmetrische Lungenareale, indem Sie den Handteller flach auflegen (die Handfläche über den Fingergrundgelenken). Nehmen Sie zunächst nur eine Hand dazu, bis Ihnen der Fremitus (das Gefühl des Vibrierens) vertraut ist. Einige Klinikärzte finden, daß diese Technik genauer ist; der gleichzeitige Gebrauch beider Hände zur seitenvergleichenden Untersuchung beschleunigt den Untersuchungsvorgang allerdings.

Auffällige Befunde

Der Stimmfremitus ist vermindert oder aufgehoben, wenn mit zu leiser Stimme gesprochen wird, wenn der Bronchus verlegt ist, die Pleurahöhle mit Luft, Flüssigkeit oder organisiertem Gewebe angefüllt ist. Der Stimmfremitus ist verstärkt über den großen Bronchien und über Verdichtungen des Lungengewebes, z.B. bei einer Lungenentzündung.

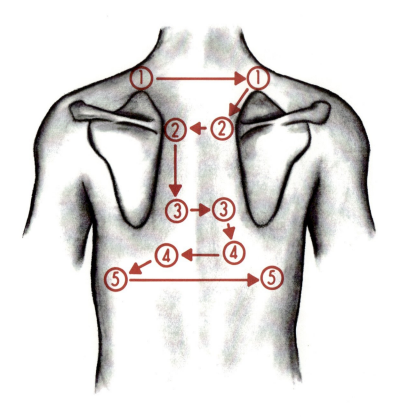

Die Zahlen und Pfeile zeigen die Reihenfolge der Untersuchung an

Identifizieren, beschreiben und lokalisieren Sie alle Bereiche mit abgeschwächtem oder verstärktem Stimmfremitus.

Untersuchungstechniken

Schätzen Sie den Zwerchfellstand auf beiden Seiten, indem Sie die flache Hand mit der Ulnarseite parallel zur vermuteten Zwerchfellhöhe an die Thoraxwand legen; bewegen Sie die Hand schrittweise abwärts, bis kein Stimmfremitus mehr zu spüren ist. In dieser Höhe etwa befindet sich das Zwerchfell. Es steht rechts gewöhnlich etwas höher als links.

Auffällige Befunde

Ein Zwerchfellhochstand signalisiert eine Zwerchfellähmung (Phrenikusparese) oder eine Atelektase; er kann durch einen Pleuraerguß vorgetäuscht werden.

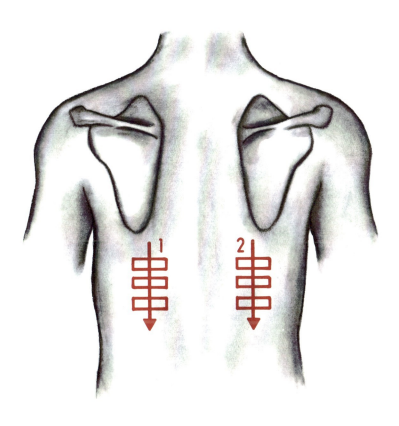

Perkussion

Die Perkussion (das Beklopfen) des Brustkorbes versetzt die Thoraxwand und das darunter befindliche Gewebe in Schwingungen, die man als Geräusche hören und als Vibrationen tasten kann. Die Perkussion ermöglicht es Ihnen festzustellen, ob die intrathorakalen Gewebestrukturen luftgefüllt, flüssigkeitsgefüllt oder solide sind. Die durch die Perkussion erzeugten Schwingungen dringen jedoch nur bis zu einer Tiefe von etwa 5–7 cm vor und können daher krankhafte Veränderungen, die tiefer liegen, nicht erfassen.

Untersuchungstechniken *Auffällige Befunde*

Die *Technik der Perkussion* kann auf jeder Oberfläche geübt werden. Wichtig ist dabei Folgendes:

1. Überstrecken Sie den Mittelfinger der einen Hand (den Plessimeter-Finger) und drücken Sie Fingerendgelenk und Fingerendglied fest auf die Oberfläche, die Sie perkutieren wollen. Vermeiden Sie Berührungen durch andere Teile der Hand, sie würden die Schwingungen dämpfen.

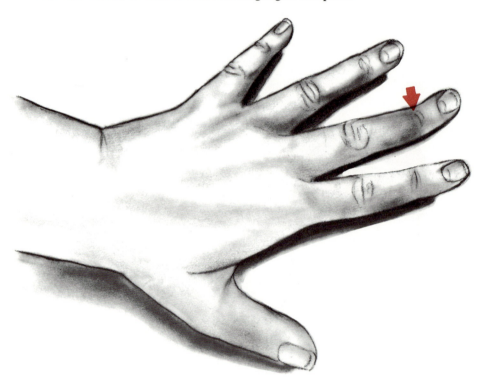

2. Halten Sie den Unterarm der anderen Seite mit aufgerichteter Hand dicht über die Oberfläche. Der Mittelfinger sollte leicht gekrümmt, aber entspannt und zum Klopfen bereit sein.

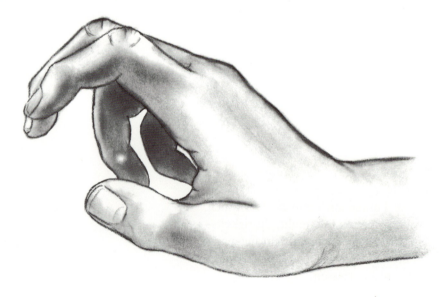

Untersuchungstechniken *Auffällige Befunde*

3. Klopfen Sie mit dem Mittelfinger in einer schnellen, kurzen aber entspannten Bewegung aus dem Handgelenk auf den Plessimeter-Finger.

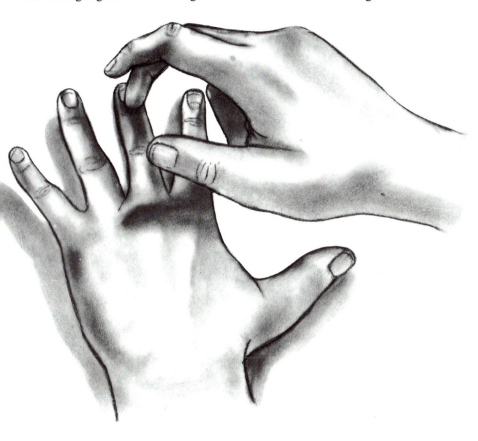

Zielen Sie dabei auf die Basis der Endphalanx bzw. auf das distale Interphalangealgelenk – also auf den Teil des Plessimeter-Fingers, der den größten Druck auf die Oberfläche ausübt.

Benutzen Sie die Fingerspitze zum Klopfen, nicht die Fingerbeere. Die Endphalanx sollte nahezu im rechten Winkel auf den Plessimeter-Finger niedergehen. (Damit man sich nicht selbst verletzt, muß der Fingernagel ausreichend kurz geschnitten sein!) Bei der Perkussion der dorsalen Thoraxwand erreicht man die korrekte Haltung (der Hände und Finger) leichter, wenn man nicht direkt hinter dem Patienten steht, sondern etwas seitlich von ihm.

4. Ziehen Sie den klopfenden Finger rasch zurück, damit die Schwingungen nicht gedämpft werden.

5. Klopfen Sie nur ein- oder zweimal auf einer Stelle, gehen Sie dann zur nächsten über. Perkutieren Sie stets mit gleichbleibender Technik, wenn Sie einen Bereich des Brustkorbes mit einem anderen vergleichen.

Zur Erinnerung: Die Bewegung kommt aus dem Handgelenk, nicht aus dem Finger, dem Ellenbogen oder der Schulter; sie erfolgt vertikal, nicht schräg oder tangential. Benutzen Sie das leichteste Klopfen, das eben gerade einen eindeutigen Schalleffekt hervorruft.

Untersuchungstechniken

Lernen Sie, fünf verschiedene Arten von Klopfschall zu unterscheiden; vier dieser Klopfschallqualitäten können Sie an sich selbst reproduzieren. Sie unterscheiden sich durch ihre wesentlichen Eigenschaften *Intensität, Frequenz* (Tonhöhe) und *Dauer*. Üben Sie Ihr Ohr in der Wahrnehmung dieser Unterschiede, indem Sie sich zunächst nur auf eine Schalleigenschaft konzentrieren, während Sie von einer Stelle zur anderen perkutieren.

Klopfschallqualität	Relative Intensität	Relative Tonhöhe	Relative Dauer	Beispiel (Lokalisation)
Verkürzt	Schwach	Hoch	Kurz	Hüfte, Oberschenkel
Gedämpft	Mittel	Mittel	Mittel	Leber
Sonor	Laut	Niedrig	Lang	Normale Lunge
Hypersonor	Sehr laut	Sehr niedrig	Länger	Lungenemphysem
Tympanitisch	Laut	*	*	Magenblase oder geblähte Wangen

* Hauptsächlich durch den musikalischen Beiklang zu erkennen.

Perkutieren Sie auch entlang der Schultern, um die etwa 5 cm breite Resonanzzone zu identifizieren, die sich über den Lungenspitzen befindet. Dann perkutieren Sie weiter in 5-cm-Abständen die Thoraxwand hinunter, wobei der Patient seine Arme vor der Brust verschränkt halten soll. Legen Sie den Plessimeter-Finger möglichst in einen Interkostalraum. Unterhalb der Schulterblätter perkutieren Sie die Thoraxwand sowohl medial als auch lateral. Die Schulterblätter selbst sollten nicht perkutiert werden, da wegen der Dicke der Muskel- und Knochenstrukturen kaum ein sinnvolles Perkussionsergebnis zu erwarten ist.

Auffällige Befunde

Gedämpfter Klopfschall tritt an die Stelle von sonorem Klopfschall, wenn Flüssigkeit oder organisiertes Gewebe den Pleuraraum ausfüllt oder anstelle des luftgefüllten Lungengewebes tritt.
Hypersonorer Klopfschall ist über der überblähten Lunge bei Lungenemphysem zu hören.

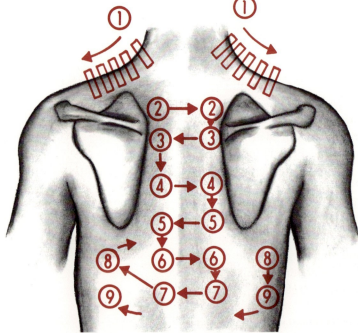

Identifizieren, beschreiben und lokalisieren Sie alle Abschnitte mit abnormalem Klopfschall!

Untersuchungstechniken

Den Plessimeter-Finger parallel zur vermuteten Zwerchfellgrenze aufgelegt, perkutieren Sie schrittweise abwärts; identifizieren Sie die zwerchfellbedingte Klopfschalldämpfung auf beiden Seiten (rechts steht das Zwerchfell normalerweise etwas höher als links). Der Patient soll dabei flach und ruhig atmen.

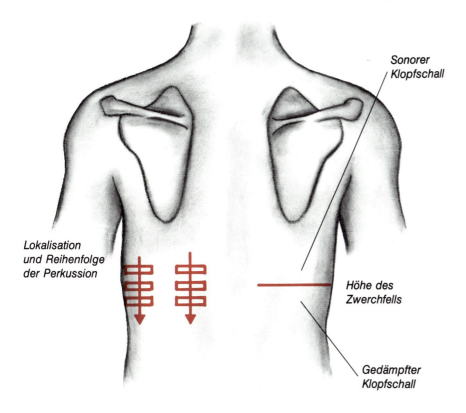

Die atmungsabhängige Verschieblichkeit des Zwerchfells beträgt normalerweise ungefähr 5–6 cm. Sie ergibt sich aus der Differenz der Höhe des gedämpften Klopfschalls zwischen maximaler Inspiration und maximaler Exspiration.

Auskultation

Mittels der Auskultation der Lungen kann man das Strömen der Luft durch den Tracheobronchialbaum beurteilen und eine Verengung dieser Atemwege bzw. die Beschaffenheit des umgebenden Lungengewebes sowie des Pleuraraumes erfassen.

Hören Sie nun die Lungen des Patienten mittels der Membran Ihres Stethoskopes ab; der Patient soll dabei etwas kräftiger als üblich durch den offenen Mund ein- und ausatmen. Unterscheiden Sie diejenigen Bereiche, die Sie bereits perkutiert haben; vergleichen Sie symmetrische Areale, gehen Sie wieder von oben nach unten vor. Achten Sie darauf, daß der Patient nicht hyperventiliert und dadurch z.B. verwirrt oder schwindelig wird. Lassen Sie ihn, wenn nötig, Pausen machen. Achten Sie auf folgende Geräusche:

Auffällige Befunde

Ein Zwerchfellhochstand signalisiert Zwerchfellähmung (Phrenikusparese) oder Atelektase; er kann durch einen Pleuraerguß vorgetäuscht werden.

Ein typischer, mittelgroßer Pleuraerguß ist im folgenden Bild dargestellt.

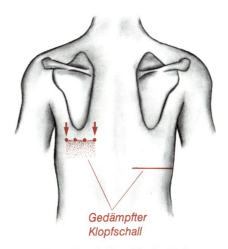

Beachten Sie, daß auf jeder Seite des Patienten die Grenzlinie zwischen dem sonoren Klopfschall (Lungengewebe, oben) und dem gedämpften Klopfschall (unten) erfaßt wird. Liegt diese Linie in normaler Höhe, kann man davon ausgehen, daß sie der normalen Zwerchfellgrenze zwischen Lunge und dem festen Gewebe unterhalb des Zwerchfells entspricht. Das Zwerchfell selbst kann man natürlich nicht perkutorisch erfassen; ebensowenig kann man bei diesem Patienten definieren, wo sich das Zwerchfell im Bereich der linksseitigen Klopfschalldämpfung befindet.

Untersuchungstechniken

1. Die *Atemgeräusche*. Beachten Sie ihre Intensität; die Atemgeräusche sind abgeschwächt, wenn der Patient nicht tief genug atmet oder wenn er eine sehr dicke Thoraxwand hat (wie z.B. bei übergewichtigen Patienten).

   Hören Sie auf die Frequenz, die Intensität und die Dauer der Geräusche beim Ein- und Ausatmen. Normalerweise ist das exspiratorische Atemgeräusch relativ niedrigfrequent, weich und kürzer als das Inspirationsgeräusch. Können Sie dieses Geräusch an den üblichen Stellen über der Thoraxwand hören oder hören Sie Bronchialatmen an ungewöhnlichen Stellen?

2. *Nebengeräusche* (Giemen, Pfeifen, Brummen, blasige Rasselgeräusche). Achten Sie bei diesen Geräuschen darauf, in welcher Atemphase und wo sie über dem Thorax zu hören sind. Wenn diese Geräusche sehr leise sind, oder wenn Sie eine Bronchialverengung vermuten, Sie diese aber nicht hören können, bitten Sie den Patienten, mit offenem Mund forciert ein- und auszuatmen. Dann können selbst die abgeschwächten Atemgeräusche eines übergewichtigen Patienten zu hören sein und auch Nebengeräusche, die zuvor nicht wahrnehmbar waren.

Wenn Sie bereits abnormalen Stimmfremitus, Klopfschall oder einen anderen pathologischen Auskultationsbefund erhoben haben, dann fahren Sie jetzt mit der Prüfung der *Bronchophonie* fort. Bitten Sie den Patienten, mit zischender Stimme „sechsundsechzig" zu sagen. Hören Sie die Lungen symmetrisch ab und achten Sie auf die Intensität und die Deutlichkeit dieses Geräusches. Normalerweise ist dieses zischende Geräusch über der Lunge kaum hörbar und undeutlich (nicht fortgeleitet).

Untersuchung der Vorderseite des Brustkorbs

Der Patient sollte bequem liegen und die Arme leicht vom Thorax abduzieren.

Inspektion

Beobachten Sie *Frequenz, Rhythmus* und *Anstrengung* des Atmens. Ein gesunder Mensch kann in Ruhe ohne Atembeschwerden liegen, er benutzt beim Atmen nicht die Atemhilfsmuskulatur.

Auffällige Befunde

Das Atemgeräusch kann weiterhin abgeschwächt sein, wenn der Luftstrom infolge obstruktiver Ventilationsstörung vermindert ist („stille Lunge") oder wenn eine Muskelschwäche besteht; wenn Flüssigkeit oder Luft die Fortleitung des Geräusches verhindert (bei Pleuraerguß oder Pneumothorax).

Siehe Tab. 6.3: Veränderungen der Atem- und Stimmengeräusche (S. 159).

Siehe Tab. 6.4: Lungen-Nebengeräusche: Rasseln, Pfeifen, Reiben (S. 160 f.).

Bei Lungenemphysem ist das Atemgeräusch vermindert; Giemen und Pfeifen (trockene Rasselgeräusche) treten bei Asthma oder Bronchitis auf.

Siehe Tab. 6.3: Veränderungen der Atem- und Stimmengeräusche (S. 159).

Siehe Tab. 6.5: Klinische Zeichen einiger Bronchial- und Lungenerkrankungen (S. 162 ff.).

Die Mm. sternocleidomastoidei, scaleni und trapezii kontrahieren sich sichtbar bei verstärkter Atemarbeit. Patienten mit schwerer chronischer obstruktiver Lungenerkrankung atmen durch die halbgeschlossenen Lippen aus, sie sitzen meist leicht vornübergebeugt und stützen sich auf den Knien oder auf einem Tisch mit den Armen auf.

| Untersuchungstechniken | Auffällige Befunde |

Hören Sie gleichzeitig auf die *Atmung des Patienten*. Normalerweise sind die inspiratorischen Atemgeräusche bei einer ruhenden Person in größerem Abstand als einige Zentimeter vom geöffneten Mund nicht wahrnehmbar.

Bei Asthma oder chronischer Bronchitis kann das inspiratorische Atemgeräusch verstärkt sein oder sogar auf größere Entfernung – durch den Raum! – gehört werden.

Beobachten Sie die *Thoraxform und die Thoraxbewegungen*. Beachten Sie: Thoraxdeformitäten

Siehe Tab. 6.2: Thoraxdeformitäten (S. 158).

Die Weite des Rippenwinkels (Angulus costalis, s. S. 133); gewöhnlich ist er kleiner als 90 Grad, ausgenommen bei kleinen, gedrungenen Menschen

Bei Lungenemphysem ist der Rippenwinkel größer als 90 Grad.

Abnormale Einziehungen der Interkostalräume oder der Fossae supraclaviculares während der Inspiration

Schweres Asthma, Emphysem, Verengung der Trachea.

Abnormale Vorwölbungen der Interkostalräume während der Exspiration

Asthma, Emphysem, massiver Pleuraerguß.

Lokale Einschränkung oder Zurückbleiben der Atemexkursion

Erkrankung des entsprechenden Pleura- oder Lungenabschnittes.

Palpation

Die Palpation ist aus vier Gründen aufschlußreich:

1. *Zum Auffinden schmerzhafter Bereiche*

2. *Zur näheren Beurteilung sichtbarer Veränderungen*

Bei Thoraxschmerzen können schmerzempfindliche Brustmuskeln und Rippenknorpel für eine Ursache der Schmerzen in diesem Bereich sprechen, sind dafür aber nicht beweisend.

3. *Zur zusätzlichen Beurteilung der Atemexkursionen.* Legen Sie die Daumen auf den Rippenrand, schieben Sie diese ein wenig nach medial, so daß zwischen ihnen eine kleine Hautfalte entsteht. Bitten Sie den Patienten, tief einzuatmen. Achten Sie darauf, wie sich die Daumen durch den sich ausdehnenden Thorax auseinanderbewegen, und fühlen Sie die Symmetrie und das Ausmaß der Atemexkursion.

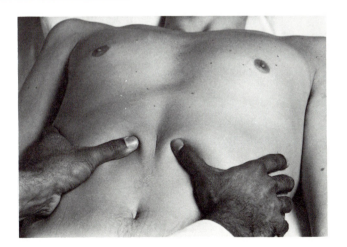

Untersuchungstechniken

Auffällige Befunde

4. *Zur Prüfung des Stimmfremitus.* Vergleichen Sie symmetrische Lungenareale vorne und seitlich, benutzen Sie dabei den Handballen. Wenn eine Frau untersucht wird, schieben Sie die Brüste erforderlichenfalls vorsichtig zur Seite. Beachten Sie, daß der Stimmfremitus über dem Herzen gewöhnlich abgeschwächt oder gar nicht spürbar ist.

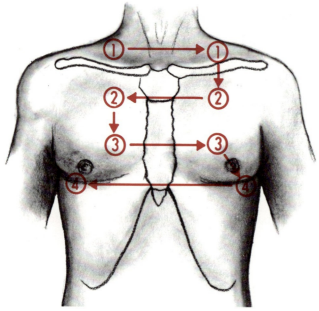

Perkussion

Perkutieren Sie die vordere und seitliche Brustwand und vergleichen Sie dabei wiederum symmetrische Bereiche, wie z.B. die Supraklavikular- und die Infraklavikulargegend; perkutieren Sie in 5-cm-Abständen abwärts. Über dem Herzen ist der Klopfschall normalerweise gedämpft, und zwar links vom Sternum vom 3. bis zum 5. Interkostalraum.

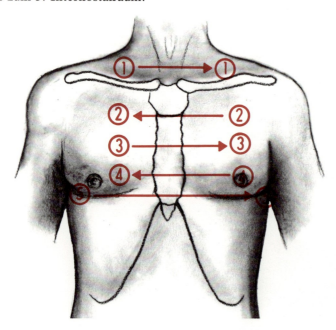

Klopfschalldämpfung tritt anstelle des sonoren Klopfschalls, wenn Flüssigkeit oder festes Gewebe die luftgefüllte Lunge verdrängt oder den Pleuraraum ausfüllt. Da Pleuraflüssigkeit (Erguß) normalerweise an die tiefste Stelle der Pleurahöhle absinkt (beim liegenden Patienten befindet sich diese Stelle am Rücken), kann nur ein sehr großer Pleuraerguß von vorne diagnostiziert werden.

Der hypersonore Klopfschall bei Lungenemphysem kann die Herzdämpfung völlig übertönen.

Untersuchungstechniken

Wenn bei der Untersuchung einer Frau die Brüste beim Perkutieren stören, schieben Sie sie mit der einen Hand vorsichtig zur Seite, während Sie mit der anderen perkutieren.

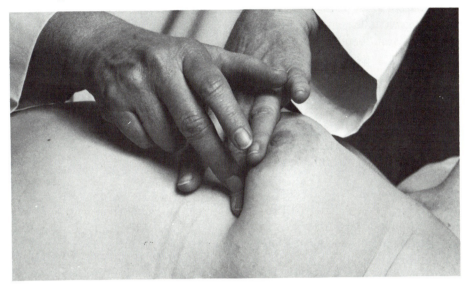

Sie können aber auch die Patientin bitten, selbst ihre Brüste zur Seite zu schieben.

Identifizieren, lokalisieren und beschreiben Sie alle Bereiche mit auffälligem Perkussionsbefund.

Legen Sie den Plessimeter-Finger parallel zur vermuteten Leberobergrenze und perkutieren Sie schrittweise in der rechten Medioklavikularlinie abwärts. Identifizieren Sie die obere Grenze der Leberdämpfung.

In gleicher Weise können Sie auf der linken Seite den tympanitischen Klopfschall über der Magenblase feststellen.

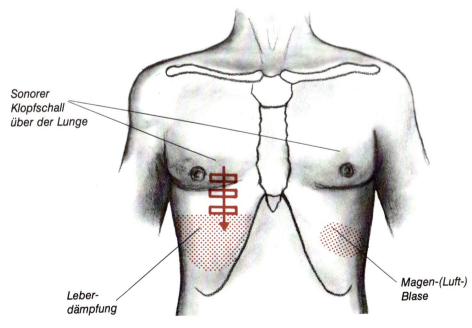

Sonorer Klopfschall über der Lunge

Leberdämpfung

Magen-(Luft-)Blase

Auffällige Befunde

Die Dämpfung bei einer Pneumonie des rechten Mittellappens findet sich typischerweise hinter der rechten Brust; wird die Brust nicht zur Seite geschoben, dann entgeht Ihnen dieser Befund!

Untersuchungstechniken | *Auffällige Befunde*

Auskultation

Hören Sie den Brustkorb von vorne und von der Seite ab, insbesondere auch den rechten Mittellappen in der mittleren Axillarlinie rechts. Der Patient sollte dabei mit geöffnetem Mund und etwas tiefer als gewöhnlich ein- und ausatmen. Vergleichen Sie symmetrische Lungenabschnitte, von oben nach unten vorgehend.

1. Hören Sie auf die *Atemgeräusche* und beachten Sie ihre Intensität sowie sämtliche Abweichungen vom normalen Vesikuläratmen. Bronchialatmen kann über den großen Luftwegen gehört werden, besonders rechts.

2. Identifizieren Sie *Nebengeräusche;* ordnen Sie sie den Atemphasen zu und lokalisieren Sie sie über der Thoraxwand.

Siehe Tab. 6.4: Lungen-Nebengeräusche: Rasseln, Pfeifen, Reiben (S. 160 f.).

Wenn das Atemgeräusch sehr leise ist oder das vermutete Geräusch einer Bronchialverengung nicht sofort wahrnehmbar ist, dann bitten Sie den Patienten, bei geöffnetem Mund rasch und vertieft ein- und auszuatmen.

Falls erforderlich, untersuchen Sie nun Stimmfremitus und Bronchophonie.

Eine Ergänzung zur Untersuchung von Patienten, die sich nicht aufsetzen können. Beim liegenden Patienten können dem Untersucher Thoraxbefunde verzerrt erscheinen oder überhaupt nicht zur Darstellung kommen; darum versuchen Sie, diese Patienten mit Hilfe aufzusetzen, um die Thoraxrückseite untersuchen zu können. Falls das nicht möglich ist, drehen Sie den Patienten zuerst auf die eine Seite, dann auf die andere, und untersuchen Sie die Lungenoberfelder auf diese Weise.

Klinische Beurteilung der Lungenfunktion

Eine informative, aber häufig übergangene Methode zur Beurteilung von Luftnot (Dyspnoe, Kurzatmigkeit) besteht darin, mit dem Patienten den Flur entlang zu gehen oder einige Treppenstufen mit ihm zu steigen.

Erhebliche, generalisierte Verminderung des Atemgeräusches bei Patienten mit chronischer Bronchitis oder Emphysem weist auf eine schwere, obstruktive Lungenerkrankung hin. Hier kann der „Streichholz-Test" weiterhelfen. Halten Sie ein angezündetes Streichholz in etwa 15 cm Entfernung vor den Mund des Patienten und bitten Sie ihn, es auszublasen. Zahnersatz sollte gegebenenfalls vorher entfernt werden; die Lippen sollten dabei nicht gespitzt werden!

Kann der Patient das Streichholz nicht ausblasen, so ist eine schwere obstruktive Lungenerkrankung wahrscheinlich.

Tabelle 6.1 **Krankhafte Veränderungen von Atemfrequenz und Atemrhythmus.**

Bei der Beobachtung von Atmungsmustern halten Sie sich an Begriffe wie Tiefe, Frequenz und Regelmäßigkeit der Atmung. Beschreiben Sie Ihre Beobachtungen mit diesen Worten. Traditionelle Begriffe wie z.B. „Tachypnoe" werden im folgenden ebenfalls gebraucht, so daß Sie diese verstehen lernen; für den allgemeinen Gebrauch werden möglichst einfache Begriffe empfohlen.

Normal

Inspiration   Exspiration

Luft-Volumen   *Zeit*

Die Atemfrequenz beträgt 8–16/min bei Erwachsenen und bis zu 44/min bei Kindern

Rasche flache Atmung
(Tachypnoe)

Rasche flache Atmung hat eine Vielzahl von Ursachen wie z.B. restriktive Lungenerkrankung, pleuritischer Thoraxschmerz oder Zwerchfellhochstand

Rasche tiefe Atmung
(Hyperpnoe, Hyperventilation)

Rasche tiefe Atmung hat ebenfalls eine Reihe von Ursachen, darunter Muskelarbeit, Angst, metabolische Azidose. Bei einem komatösen Patienten muß an eine Mittelhirn- oder Ponsläsion gedacht werden, bedingt durch Infarkt, Hypoxie oder Hypoglykämie. *Kußmaulsche Atmung* ist die vertiefte Atmung bei metabolischer Azidose. Sie kann mit geringer, normaler oder hoher Atemfrequenz vorkommen.

Langsame Atmung
(Bradypnoe)

Langsame Atmung kann bei drogeninduzierter Atemdepression, erhöhtem intrakraniellen Druck oder bei Coma diabeticum vorkommen.

Cheyne-Stokes-Atmung

Hyperpnoe   Apnoe

Zyklisches Zu- und Abnehmen der Atemtätigkeit mit abwechselnden Phasen vertiefter Atmung und Atemstillstand. Kinder und alte Menschen können dieses Muster normalerweise während des Schlafes aufweisen. Herzinsuffizienz, drogeninduzierte Atemdepression und Hirnschäden (typischerweise in beiden Hirnhemisphären bzw. im Dienzephalon) sind andere Ursachen.

Biotsche Atmung

Dieser Atemtyp ist durch völlige Irregularität gekennzeichnet. Die Atmung kann flach sein oder vertieft und kann für kurze Zeit ganz aussetzen. Zu den Ursachen zählen Atemdepression und Hirnschäden (typischerweise im Bereich der Medulla oblongata).

Seufzer-Atmung

Seufzer

Atmung, die von häufigen Seufzern unterbrochen wird, ist ein Hinweis auf ein mögliches Hyperventilationssyndrom – eine häufige Ursache von Benommenheit und Atemnot.

Gelegentliche Seufzer sind normal.

Atmung bei Obstruktion
Verlängertes Exspirium

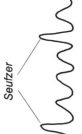

Air trapping

Bei obstruktiver Lungenerkrankung ist das Exspirium wegen des erhöhten Atemwegswiderstandes verlängert. Muß nun der Patient seine Atemfrequenz erhöhen, bleibt ihm nicht genügend Zeit zum Ausatmen. Sein Brustkorb wird überdehnt (durch die zurückbleibende, nicht ausgeatmete Luft: „air trapping") und die Atmung wird noch flacher.

Tabelle 6.2 Thoraxdeformitäten.

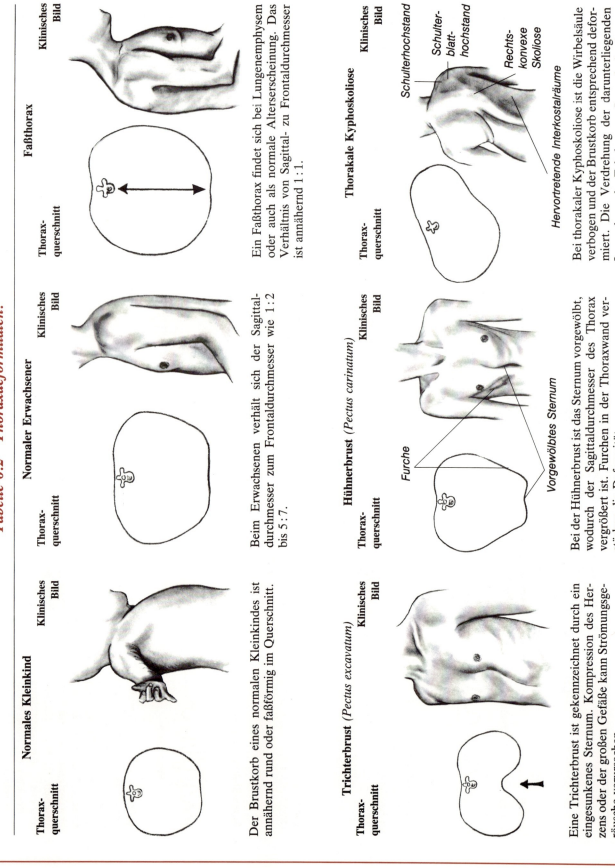

Tabelle 6.3 Veränderungen der Atem- und Stimmengeräusche.

Immer dann, wenn normalerweise luftgefülltes Lungengewebe sich verdichtet oder luftleer wird, werden die Geräusche, die durch den offenen Bronchialbaum auf die Thoraxwand übertragen werden, stärker als üblich abgeschwächt.

Die höherfrequenten Geräuschanteile, die normalerweise herausgefiltert werden, dringen dann eher durch. Charakteristische Veränderungen der Atem- und Stimmengeräusche finden sich in den Arealen unmittelbar über den abnormalen Geweben. Diese Veränderungen wurden „Bronchialatmen", „Bronchophonie", „Egophonie" bzw. „Pektoriloquie" genannt, obwohl einige Fachleute einfachere Beschreibungen wie „erhöhte Wahrnehmbarkeit von geflüsterten und gesprochenen Worten" empfehlen. Als Ursachen kommen unter anderem in Frage Verdichtungen des Lungengewebes bei Lobärpneumonie oder Kompression der Lunge z.B. oberhalb eines (basalen) Pleuraergusses.

Bronchialatmen
Das Ausatmungsgeräusch ist höherfrequent und lauter als das Vesikuläratmen. Es ist ebenso lang oder länger als das Einatmungsgeräusch. Derartige Geräusche sind normal in unmittelbarer Nähe der Trachea oder der großen Bronchien, aber nicht über den weiter peripher gelegenen Lungenabschnitten.

Egophonie
Abnormale Filterung von Geräuschen kann einen näselnden Eindruck vermitteln und aus einem „ii" ein näselndes „ei" entstehen lassen.

Bronchophonie
Stimmengeräusche sind lauter und deutlicher als normalerweise hörbar, weil ihre hochfrequenten Anteile vom luftleeren Lungengewebe besser geleitet werden.

Pektoriloquie
Geflüsterte Geräusche werden deutlicher wahrgenommen als normalerweise, weil sie vom luftleeren Lungengewebe besser fortgeleitet werden.

Tabelle 6.4 Lungen-Nebengeräusche: Rasseln, Pfeifen, Reiben.

Es gibt zwei Arten von Lungen-Nebengeräuschen: 1. diskrete, diskontinuierliche Geräusche, genannt *Rasselgeräusche*, und 2. kontinuierliche Geräusche von längerer Dauer, genannt *Pfeifgeräusche*. Pleurareiben gehört, technisch gesehen, zu den Rasselgeräuschen.

Die Bezeichnungen der Lungen-Nebengeräusche sind seit über 100 Jahren ziemlich konfus, ändern sich dauernd und werden unterschiedlich gehandhabt. Knisterrasseln und blasiges Rasseln (Krepitieren) sind ältere Bezeichnungen.

Viele Kliniker bevorzugen bei den Rasselgeräuschen die Unterscheidung von zwei Typen: das weiche, sehr kurze hochfrequente *feinblasige Rasseln* (auch „ohrnahes" Knisterrasseln) und das lautere, etwas länger dauernde und niedrigerfrequente, *grobblasige Rasselgeräusch*. Daneben kann man bei den kontinuierlichen Geräuschen ebenfalls zwei Sorten unterscheiden: das klingende, niedrigfrequente *Brummen*, und das pfeifende, höherfrequente *Giemen*. Im folgenden stellen wir eine einfache Einteilung dar, die im Wesentlichen auf den Arbeiten von FORGACS basiert:

Rasseln

Das diskrete, diskontinuierliche Geräusch (Rasselgeräusch) läßt sich simulieren, indem man ein Haarbüschel oder eine Haarlocke in Ohrnähe zwischen den Fingern reibt. Rasselgeräusche werden relativ spät, am Ende der Inspirationsphase, gehört; sie entstehen durch eine Serie von kleinen Explosionen, die sich ereignen, wenn die eben noch luftleeren Atemwege sich wieder mit Luft anfüllen und die Luftdrücke zwischen den eben noch voneinander separierten Räumen sich plötzlich wieder ausgleichen. Diese Situation besteht bei Pneumonie, kongestiver Herzinsuffizienz (mit Lungenstauung) oder diffuser Lungenfibrose. Rasselgeräusche können auch bei älteren, bettlägerigen Patienten auftreten und sogar bei Gesunden, verschwinden dann aber bei tiefer Inspiration und haben dann auch keine pathologische Bedeutung.

Bei chronischer obstruktiver Bronchitis kann man auch (allerdings nur gering ausgeprägte) Rasselgeräusche hören. Im Gegensatz zu den genannten Geräuschen am Ende der Inspirationsphase sind diese bereits zu Beginn der Einatmung zu hören und oft auch durch den geöffneten Mund wahrzunehmen.

Frühe inspiratorische und exspiratorische Rasselgeräusche werden bei Bronchiektasen gefunden.

Lautes Gurgeln und Blubbern, sowohl bei Inspiration als auch bei Exspiration, werden durch Sekret in der Trachea und den großen Bronchien verursacht. Solche Geräusche hört man bei Lungenödem, bei moribunden Patienten oder anderen, die ihr Bronchialsekret nicht abhusten können. Dieses Geräusch hat man auch „Todesröcheln" genannt.

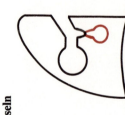

Inspiration   Exspiration

Pfeifen

Pfeifen gehört zu den musikalischen Geräuschen, die durch rasche Luftströmung in hochgradig verengten Bronchien hervorgerufen werden. Die Bronchialwand wechselt zwischen leicht geöffnetem und verschlossenem Zustand, und verursacht dabei hörbare Geräusche.

Pfeifen ist charakteristisch für obstruktive Lungenerkrankungen. Man hört es typischerweise bei der Exspiration, aber es kann auch beim Ein- und Ausatmen zu hören sein. Obwohl diese Pfeifgeräusche unterschiedliche Tonhöhen aufweisen, kann man doch aus der Tonhöhe des Pfeifens nichts über die Weite der beteiligten Luftwege aussagen.

Ein einzelnes Pfeifgeräusch kann eine Menge musikalischer Einzelkomponenten haben mit unterschiedlichen Frequenzen, die aber alle zur selben Zeit beginnen und aufhören. Solch ein Pfeifgeräusch wird *polyphon* genannt.

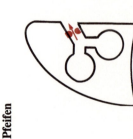

▶ *Fortsetzung*

Tabelle 6.4 (Fortsetzung).

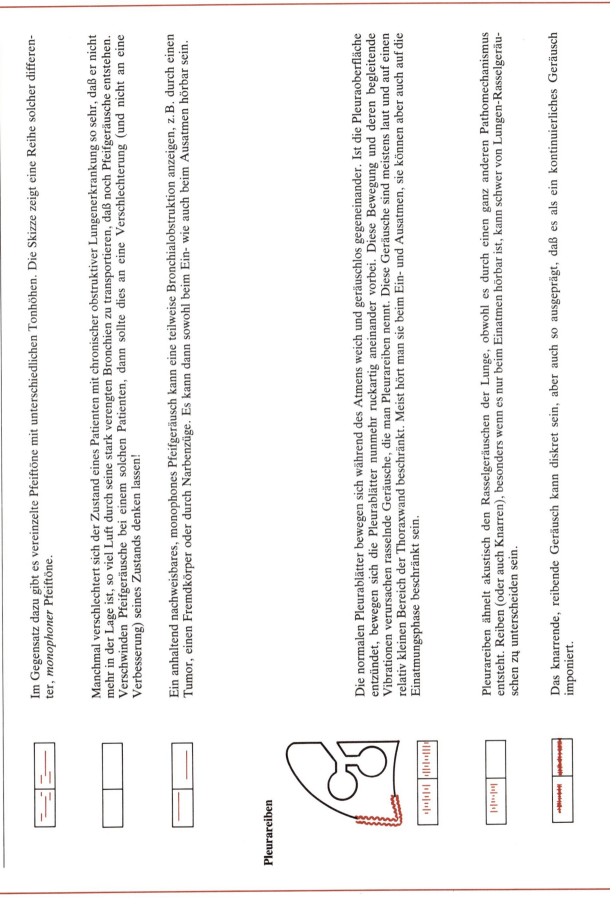

Im Gegensatz dazu gibt es vereinzelte Pfeiftöne mit unterschiedlichen Tonhöhen. Die Skizze zeigt eine Reihe solcher differenter, *monophoner* Pfeiftöne.

Manchmal verschlechtert sich der Zustand eines Patienten mit chronischer obstruktiver Lungenerkrankung so sehr, daß er nicht mehr in der Lage ist, so viel Luft durch seine stark verengten Bronchien zu transportieren, daß noch Pfeifgeräusche entstehen. Verschwinden Pfeifgeräusche bei einem solchen Patienten, dann sollte dies an eine Verschlechterung (und nicht an eine Verbesserung) seines Zustands denken lassen!

Ein anhaltend nachweisbares, monophones Pfeifgeräusch kann eine teilweise Bronchialobstruktion anzeigen, z.B. durch einen Tumor, einen Fremdkörper oder durch Narbenzüge. Es kann dann sowohl beim Ein- wie auch beim Ausatmen hörbar sein.

Pleurareiben

Die normalen Pleurablätter bewegen sich während des Atmens weich und geräuschlos gegeneinander. Ist die Pleuraoberfläche entzündet, bewegen sich die Pleurablätter nunmehr ruckartig aneinander vorbei. Diese Bewegung und deren begleitende Vibrationen verursachen rasselnde Geräusche, die man Pleurareiben nennt. Diese Geräusche sind meistens laut und auf einen relativ kleinen Bereich der Thoraxwand beschränkt. Meist hört man sie beim Ein- und Ausatmen, sie können aber auch auf die Einatmungsphase beschränkt sein.

Pleurareiben ähnelt akustisch den Rasselgeräuschen der Lunge, obwohl es durch einen ganz anderen Pathomechanismus entsteht. Reiben (oder auch Knarren), besonders wenn es nur beim Einatmen hörbar ist, kann schwer von Lungen-Rasselgeräuschen zu unterscheiden sein.

Das knarrende, reibende Geräusch kann diskret sein, aber auch so ausgeprägt, daß es als ein kontinuierliches Geräusch imponiert.

Tabelle 6.5 Klinische Zeichen einiger Bronchial- und Lungenerkrankungen.

Zustand	Beschreibung	Klopfschall	Stimmfremitus	Atemgeräusche	Nebengeräusche
Normal *Bronchus, Pleura, Alveoli*	Tracheobronchialbaum und Alveolen sind frei; die Pleurablätter sind dünn und nahe zusammen, die Beweglichkeit der Thoraxwand ist nicht beeinträchtigt.	Sonor	Normal	Vesikuläratmen, gegebenenfalls Bronchialatmen über den großen Bronchien	Keine; selten vereinzelte, vorübergehende, inspiratorische Rasselgeräusche (Entfaltungsknistern) nach dem Schlaf oder nach längerem Liegen
Linksherzinsuffizienz *Schleimhautschwellung (manchmal), Luftleerer Atemweg*	Bei Linksherzinsuffizienz können die Luftwege in den abhängigen Partien nicht ventiliert sein. Die Schleimhaut kann geschwollen sein.	Sonor	Normal	Normales oder gegebenenfalls verlängertes Exspirium	Rasseln über der Lungenbasis, manchmal Pfeifen
Pleuraerguß oder Pleuraverdickung *Pleuraflüssigkeit oder -verdickung*	Flüssigkeit im Pleuraspalt oder Verdickung der Pleura dämpft alle Geräusche.	Gedämpft bis verkürzt	Vermindert oder nicht nachweisbar; Bronchophonie, Egophonie und Pektoriloquie können über komprimierten Lungenanteilen hörbar werden, wenn z.B. ein basaler Pleuraerguß besteht.	Abgeschwächtes Vesikuläratmen; wenn allerdings Flüssigkeit das Lungengewebe komprimiert, kann Bronchialatmen hörbar sein.	Keine, sofern nicht eine Lungenerkrankung besteht.

▶ Fortsetzung

Tabelle 6.5 (Fortsetzung).

Zustand	Beschreibung	Klopfschall	Stimmfremitus	Atemgeräusche	Nebengeräusche
Infiltration (Lungenverdichtung) z.B. bei Lobärpneumonie *Nicht ventilierter Luftweg* *Alveolen, gefüllt mit Flüssigkeit und roten und weißen Blutzellen*	Über einer infiltrierten Lunge ist der Klopfschall gedämpft; solange die großen Luftwege aber frei sind, werden Fremitus, Atem- und Stimmgeräusche so deutlich weitergeleitet, als kämen sie direkt vom Larynx oder von der Trachea. Nichtbelüftete Lungenteile verursachen Rasselgeräusche.	Gedämpft	Verstärkt; mit Bronchophonie, Egophonie und Pektoriloquie	Bronchialatmen	Rasseln (Knisterrasseln, ohrnah, feinblasig)
Bronchitis *Bronchialverengung* *Nicht ventilierter Luftweg*	Bei Bronchitis kann es zur Verengung der Atemwege kommen, durch Sekret oder Bronchialspasmus. Nicht ausreichend ventilierte Luftwege können Rasselgeräusche verursachen	Sonor	Normal	Normal; oder verlängertes Exspirium	Pfeifen oder auch Rasseln
Emphysem *Überblähte Alveolen mit zerstörten Wänden*	Eine überblähte Lunge (Lungenemphysem) hat einen hypersonoren Klopfschall. Die überfüllten Luftwege dämpfen die Stimm- und Atemgeräusche.	Hypersonor	Vermindert	Vermindertes Vesikuläratmen, meist mit verlängertem Exspirium	Keine, oder Zeichen der Bronchitis

▶ Fortsetzung

Tabelle 6.5 (Fortsetzung).

Zustand	Beschreibung	Klopfschall	Stimmfremitus	Atemgeräusche	Nebengeräusche
Pneumothorax	Freie Luft im Pleuraraum kann obstruktive Lungenveränderungen vortäuschen, ist aber meist nur einseitig, und drängt die Trachea nach der Gegenseite! Freie Luft im Pleuraraum erzeugt hypersonoren Klopfschall, aber abgeschwächte Stimm- und Atemgeräusche.	Hypersonor	Abgeschwächt oder gar nicht nachweisbar	Abgeschwächt oder nicht nachweisbar	Keine
Atelektase	Eine kollabierte oder atelektatische Lunge ergibt abgeschwächten Klopfschall. Bronchialverengung (oder -verlegung) verhindert die Fortleitung der Stimm- bzw. Atemgeräusche. Die Trachea kann zur selben Seite hin verzogen sein.	Gedämpft	Abgeschwächt oder nicht nachweisbar	Abgeschwächtes Vesikuläratmen oder nicht nachweisbares Atemgeräusch	Keine

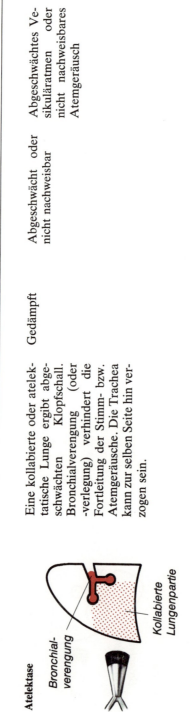

Luft im Pleuraraum

Bronchialverengung

Kollabierte Lungenpartie

Kapitel 7
Herz und Kreislauf

Anatomie und Physiologie

Oberflächenprojektionen des Herzens und der großen Gefäße

Das Herz ist für die Untersuchung in erster Linie über die vordere Brustwand zugänglich. Der größte Teil der vorderen Herzfläche wird durch den rechten Ventrikel gebildet. Diese Kammer und die Pulmonalarterie kann man sich als einen Keil vorstellen, der hinter dem Brustbein und links von ihm liegt.

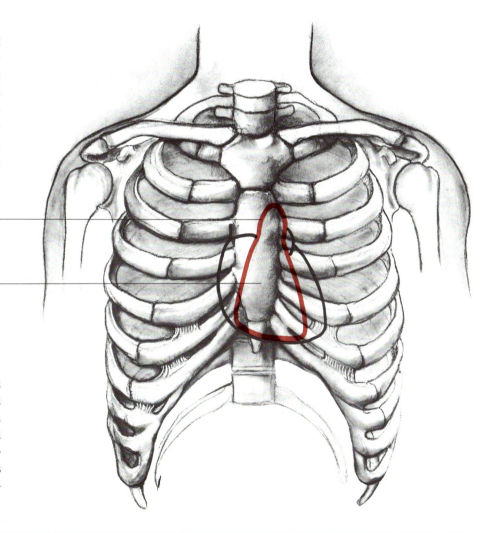

A. pulmonalis

Rechter Ventrikel

Die untere Grenze des rechten Ventrikels befindet sich etwa in Höhe der Verbindung von Sternum und Xiphoid. Er verjüngt sich nach kranial bis zum Ursprung des Pulmonalarterienstammes in Höhe des dritten linken Rippenknorpels nahe dem Sternum.

Anatomie und Physiologie

Der linke Ventrikel, der links und hinter dem rechten Ventrikel liegt, hat nur geringen Anteil an der Vorderfläche des Herzens. Dieser Anteil ist jedoch von klinischer Bedeutung, weil er die linke Begrenzung des Herzens bildet und den Herzspitzenstoß verursacht. Der Herzspitzenstoß ist ein kurzer systolischer Impuls, den man gewöhnlich im 5. Interkostalraum etwa 7–9 cm links von der Mitte des Sternums (Linea mediana anterior) entfernt findet.

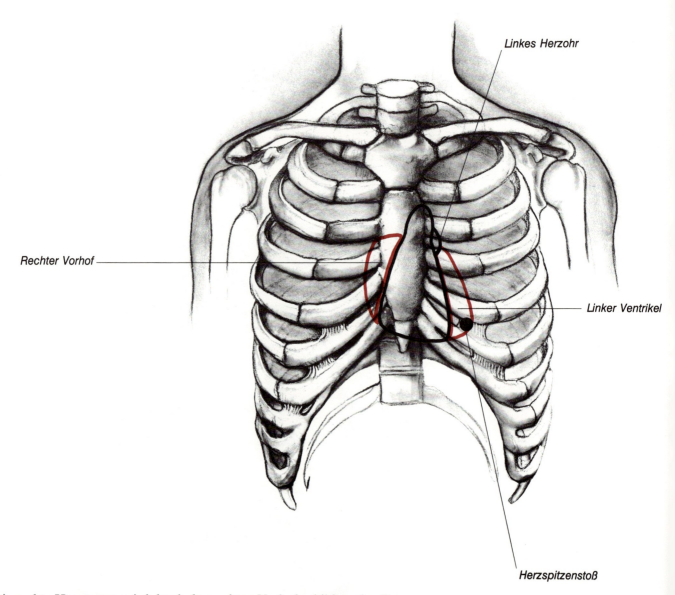

Die rechte Herzgrenze wird durch den rechten Vorhof gebildet, eine Kammer, die man bei der körperlichen Untersuchung gewöhnlich nicht identifizieren kann. Der linke Vorhof liegt überwiegend hinten und kann nicht direkt untersucht werden, obwohl sein Herzohr einen Teil der linken Herzgrenze zwischen Pulmonalarterie und linkem Ventrikel bildet.

Anatomie und Physiologie

Oberhalb des Herzens liegen die großen Gefäße. Der Pulmonalarterienstamm, bereits erwähnt, teilt sich rasch in seine linken und rechten Äste. Die Aorta verläuft vom linken Ventrikel nach oben bis in Höhe des Sternalwinkels, wo sie sich nach hinten krümmt und dann abwärts wendet. Auf der rechten Seite entleert sich die obere Hohlvene in den rechten Vorhof.

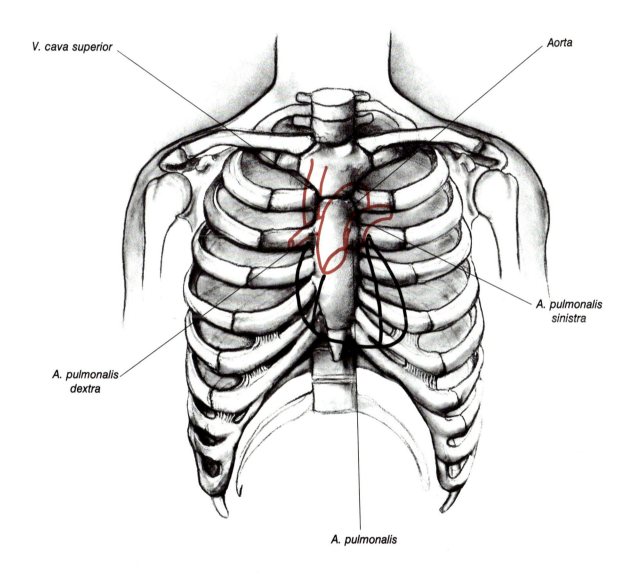

Die V. cava inferior (oben nicht abgebildet) mündet ebenfalls in den rechten Vorhof. Obere und untere Hohlvene führen Blut aus der oberen bzw. unteren Körperhälfte.

Anatomie und Physiologie

Herzkammern, Klappen und Kreislauf

Der Blutfluß durch das Herz wird auf der folgenden Abbildung veranschaulicht. Die Abbildung zeigt die Kammern, die Klappen und die Richtung des Blutflusses. Wegen ihrer Lage werden die Trikuspidal- und die Mitralklappe auch atrioventrikuläre Klappen genannt. Die Aorten- und die Pulmonalklappe werden als Semilunarklappen bezeichnet, weil ihre Segel eine halbmondförmige Konfiguration haben.

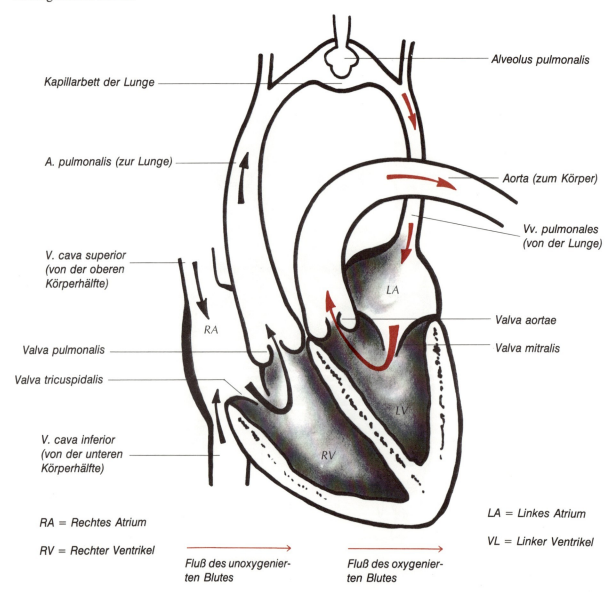

Die Abbildung zeigt alle Klappen in einer geöffneten Position, im lebenden Herzen sind sie jedoch nie alle gleichzeitig geöffnet. Der Schluß der Klappen ist zum großen Teil verantwortlich für die normalen Herztöne. Die Lage und die Bewegungen der Klappen müssen in Relation zu den Abläufen während eines Herzzyklus gesehen werden.

Anatomie und Physiologie

Ablauf des Herzzyklus

Wenn man den Druck im linken Ventrikel während einer Herzaktion mißt, erhält man eine Druckkurve wie die folgende:

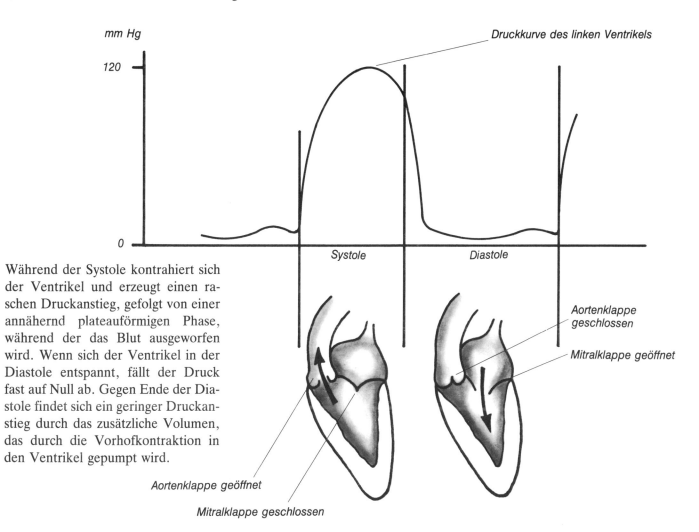

Während der Systole kontrahiert sich der Ventrikel und erzeugt einen raschen Druckanstieg, gefolgt von einer annähernd plateauförmigen Phase, während der das Blut ausgeworfen wird. Wenn sich der Ventrikel in der Diastole entspannt, fällt der Druck fast auf Null ab. Gegen Ende der Diastole findet sich ein geringer Druckanstieg durch das zusätzliche Volumen, das durch die Vorhofkontraktion in den Ventrikel gepumpt wird.

Während der plateauförmigen Druckphase ist die Aortenklappe geöffnet und ermöglicht den Auswurf des Blutes aus dem linken Ventrikel in die Aorta. Die Mitralklappe ist geschlossen und verhindert den Rückfluß in den linken Vorhof. Demgegenüber ist während der Diastole die Aortenklappe geschlossen und verhindert, daß Blut aus der Aorta zurück in den Ventrikel strömt. Die Mitralklappe ist geöffnet und gestattet den Einstrom des Blutes aus dem linken Vorhof in den entspannten linken Ventrikel.

Die wechselseitigen Abhängigkeiten der Drücke in diesen drei Bereichen – linker Vorhof, linker Ventrikel und Aorta – zusammen mit der Lage und Bewegung der Klappen sind die Grundlagen für das Verständnis der Herztöne. Die Ereignisse im rechten Herzen tragen natürlich auch ihren Teil hierzu bei; zum besseren Verständnis soll das jedoch später erörtert werden.

Anatomie und Physiologie

Während der Diastole übersteigt der Druck im blutgefüllten linken Vorhof den des entspannten linken Ventrikels geringfügig, und das Blut fließt über die geöffnete Mitralklappe vom linken Vorhof in den linken Ventrikel. Kurz vor Beginn der ventrikulären Systole erzeugt die atriale Kontraktion einen leichten Druckanstieg in Vorhof und Kammer.

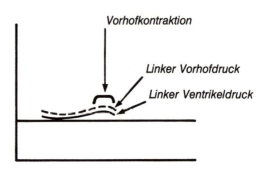

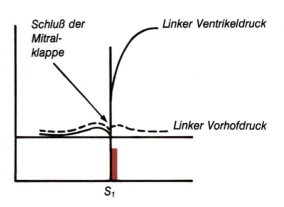

Sobald sich der Ventrikel zu kontrahieren beginnt, übersteigt sein Druck sehr rasch den linken Vorhofdruck, schließt so die Mitralklappe und erzeugt den ersten Herzton (S_1).*

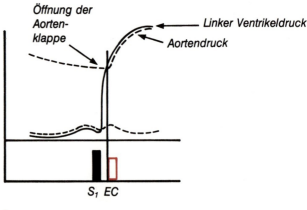

Im weiteren Verlauf übersteigt der Ventrikeldruck den diastolischen Druck in der Aorta und öffnet die Aortenklappe. Ein Öffnungston ist normalerweise nicht zu hören; ein frühsystolischer Austreibungston ist pathologisch (EC, „ejection click").

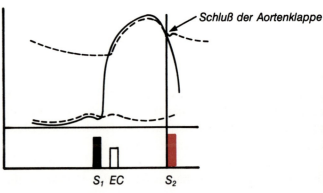

Nachdem der Ventrikel den größten Teil des Blutes ausgeworfen hat, beginnt sein Druck abzufallen. Die Aortenklappe schließt, wenn der linksventrikuläre Druck unter dem Aortendruck liegt. Dadurch entsteht der zweite Herzton (S_2).

---

* Über die Grundlagen zur Entstehung der Herztöne gibt es eine umfangreiche Literatur (z.B. über den tatsächlichen Schluß der Klappensegel, die Bedeutung der umliegenden Gewebeformationen und des Blutflusses). Die hier gegebenen Erklärungen sind schematisiert, werden jedoch den klinischen Anforderungen gerecht.

Der linksventrikuläre Druck sinkt während der Entspannungsphase weiter, bis unter den atrialen Druck. Die Mitralklappe öffnet sich. Dieses Ereignis ist gewöhnlich stumm, mag jedoch bei der Mitralstenose als Öffnungston (ÖT) hörbar sein.

Als nächstes kommt eine Phase der raschen ventrikulären Füllung, wenn das Blut in der frühen Diastole vom linken Vorhof in den linken Ventrikel fließt. Bei Kindern und jungen Erwachsenen kann dieser Zeitpunkt durch einen dritten Herzton (S_3) markiert werden.

Schließlich findet man noch einen vierten Herzton (S_4) zum Zeitpunkt der Vorhofkontraktion, der dem S_1 des folgenden Schlages unmittelbar vorausgeht. Bei gesunden Erwachsenen ist er nur selten zu hören.

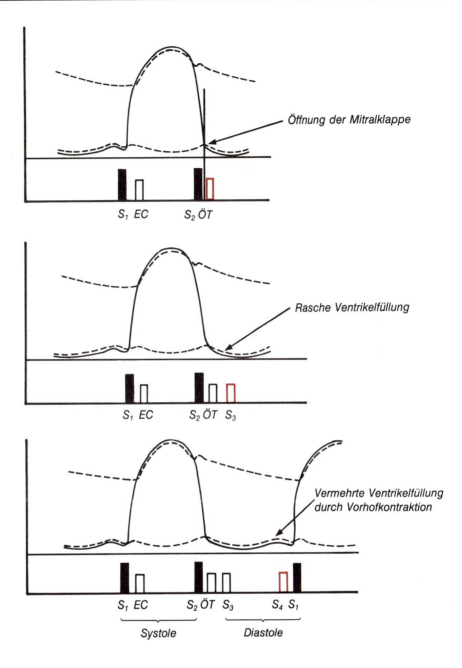

Während sich diese Vorgänge auf der linken Seite des Herzens abspielen, ereignet sich Ähnliches auch auf der rechten Seite unter Beteiligung von rechtem Vorhof und Ventrikel, Trikuspidalklappe, Pulmonalklappe und Pulmonalarterie. Die rechtsventrikulären und Pulmonalarteriendrücke sind bedeutend niedriger als die entsprechenden Werte auf der linken Seite. Darüberhinaus ereignet sich auf der rechten Seite alles etwas später als auf der linken. Daher kann man auch statt eines einzigen Herztones zwei unterscheidbare Komponenten hören, wobei jeweils die erste durch das linke Herz, die zweite durch das rechte Herz entsteht. Der normale zweite Herzton z.B. spaltet sich typischerweise während der Inspiration in eine aortale und eine pulmonale Komponente, wobei die Spaltung während der Exspiration wieder abnimmt.

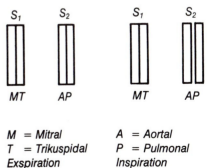

Anatomie und Physiologie

Beziehungen der Herzgeräusche zur Brustwand

Die durch die Bewegung der Herzklappen und die Blutströmungen verursachten Töne und Geräusche hört man am besten *nicht über ihren anatomischen Lokalisationen,* sondern über bestimmten *Auskultationspunkten,* die jeweils den Namen derjenigen Herzklappe tragen, der das an diesem Punkt zu hörende Geräusch zugeordnet wird. Das heißt natürlich nicht, daß Geräusche, die dort zu hören sind, auch nur von diesen Klappen ausgehen.

Aortenregion – 2. Interkostalraum rechts parasternal

Pulmonalregion – 2. Interkostalraum links parasternal

} Diese beiden Regionen werden auch als Herzbasis bezeichnet.

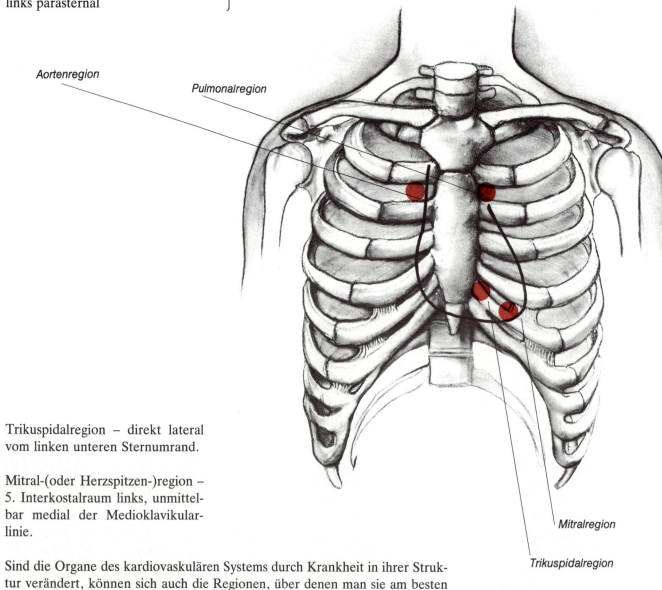

Trikuspidalregion – direkt lateral vom linken unteren Sternumrand.

Mitral-(oder Herzspitzen-)region – 5. Interkostalraum links, unmittelbar medial der Medioklavikularlinie.

Sind die Organe des kardiovaskulären Systems durch Krankheit in ihrer Struktur verändert, können sich auch die Regionen, über denen man sie am besten auskultieren kann, verschieben.

Die Druckveränderungen während des Herzzyklus stehen in direktem Bezug zur relativen Lautstärke der Herztöne über den einzelnen Regionen.

S_2 entsteht durch den Schluß der beiden Semilunarklappen von Aorta und Pulmonalarterie. Der Schluß der Aortenklappe, der unter dem relativ hohen Aortendruck erfolgt, bildet die Hauptkomponente des S_2. Diese Komponente (A_2) ist über der Aortenregion am lautesten, kann jedoch über dem ganzen Herzen gehört werden. Über der Pulmonalregion ist es möglich, auch die zweite Komponente von S_2, nämlich jene, die durch den Schluß der Pulmonalklappe (P_2) gebildet wird, zu unterscheiden. Wegen des niedrigeren Drucks in der Pulmonalarterie ist P_2 leiser als A_2. Er kann normalerweise nur im zweiten oder dritten Interkostalraum links gehört werden. Die physiologische Spaltung von S_2 ist daher gewöhnlich nur in dieser Region zu hören.

Der erste Herzton (S_1) entsteht überwiegend durch den Schluß der Atrioventrikularklappen, vor allem der Mitralklappe. Die Trikuspidalklappe trägt wahrscheinlich zusätzlich eine leise Komponente bei. S_1 ist, wie erwartet, am besten in der Mitralregion, normalerweise aber auch über dem gesamten Herzen zu hören. In der Trikuspidalregion läßt sich manchmal die trikuspidale Komponente von S_1 von der lauteren mitralen Komponente unterscheiden.

Reizleitungssystem

Die Muskelkontraktionen der Herzkammern werden vom elektrischen Reizleitungssystem des Herzens stimuliert und koordiniert.

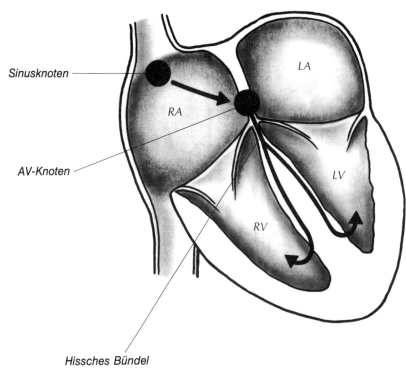

Jeder normale Impuls hat seinen Ursprung in einer Gruppe von Zellen, dem Sinusknoten. Er liegt im rechten Atrium und funktioniert als Herzschrittmacher, der automatisch ungefähr 60 bis 100 Impulse pro Minute abgibt. Dieser Impuls wandert durch die beiden Vorhöfe zum atrioventrikulären (AV-)Knoten. Dieser besteht aus einer Gruppe spezieller Zellen, die im unteren Vorhofseptum liegen. An dieser Stelle wird der Impuls etwas verzögert und breitet sich danach über die Schenkel des Hisschen Bündels zum Ventrikelmyokard aus. Der normale Reizleitungsweg ist rechts in vereinfachter Form abgebildet.

Anatomie und Physiologie

Das Elektrokardiogramm zeichnet diese Vorgänge auf. Jeder normale Impuls verursacht mehrere Wellen:

Eine *kleine P-Welle* entspricht der Vorhofdepolarisation (elektrische Aktivierung).

Ein *größerer QRS-Komplex* entsteht durch die Ventrikeldepolarisation. Jeder QRS-Komplex besteht aus einem oder mehreren der folgenden Teile:

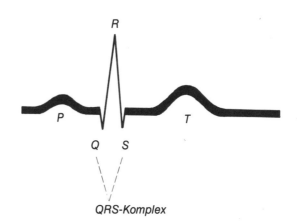

eine *Q-Welle*, wenn anfangs ein Ausschlag nach unten besteht,
eine *R-Welle* bei einem Ausschlag nach oben,
eine *S-Welle* bei einem Ausschlag nach unten, der der R-Welle folgt.

Die *T-Welle* ist das Zeichen der ventrikulären Repolarisation (oder Erholungsphase).

Der elektrische Impuls geht der myokardialen Kontraktion, die er verursacht, etwas voraus. Die folgende Abbildung zeigt die Beziehung zwischen elektrokardiographischen Wellen und dem Herzzyklus.

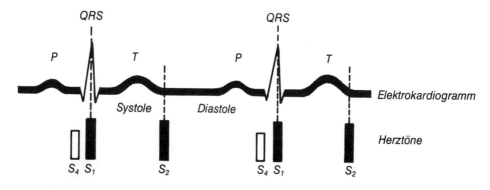

Arterielle Pulse und Blutdruck

Mit jeder Kontraktion wirft der linke Ventrikel ein bestimmtes Blutvolumen (das Schlagvolumen) in die Aorta und von da in die arteriellen Gefäße aus. Eine Druckwelle bewegt sich rasch durch das arterielle System, wo sie als *arterieller Puls* getastet werden kann. Obwohl sich die Druckwelle wesentlich schneller fortbewegt – ungefähr 10mal schneller als das Blut selbst –, besteht doch eine so große Verzögerung zwischen ventrikulärer Kontraktion und peripherem Puls (z.B. in der A. radialis), daß der letztere zur zeitlichen Festlegung der Herzaktion wenig geeignet ist. Man sollte dafür immer den Puls in den Karotiden benutzen.

Der Blutdruck im arteriellen System schwankt mit der Herzaktion; er erreicht einen systolischen „Gipfel" und ein diastolisches „Tal", deren Werte durch die

Sphygmomanometrie bestimmt werden können. Die Differenz zwischen systolischem und diastolischem Druck nennt man die Blutdruckamplitude.

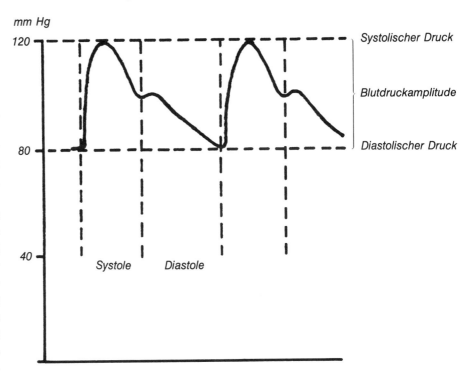

Verschiedene Faktoren beeinflussen den arteriellen Druck:

1. *Herzzeitvolumen.* Die Pumpaktion des linken Ventrikels ist natürlich essentiell für die Aufrechterhaltung des Blutdrucks. Sie beeinflußt hauptsächlich den systolischen Druck.
2. *Die elastische Spannung von Aorta und großen Gefäßen.* Wenn der linke Ventrikel Blut in die Aorta und die großen Gefäße preßt, dehnt er ihre elastischen Wände. Die Spannung der Gefäßwände sorgt für den Blutstrom in die Peripherie und hilft, den diastolischen Druck aufrechtzuerhalten. Eine funktionstüchtige Aortenklappe ist dazu ebenfalls erforderlich.
3. *Peripherer Widerstand.* Der periphere Widerstand gegenüber dem Blutstrom hängt in erster Linie vom Durchmesser der Arteriolen und somit von der Kontrolle des autonomen Nervensystems ab. Er ist die Hauptdeterminante des diastolischen Drucks.
4. *Das Blutvolumen im arteriellen System.*
5. *Die Viskosität des Blutes.*

Veränderungen dieser 5 Faktoren beeinflussen den systolischen Druck, den diastolischen Druck oder beide. Die Blutdruckwerte schwanken deutlich während einer 24-Stunden-Periode, z.B. bedingt durch körperliche Aktivität, den emotionalen Zustand, Schmerz, Lärm, Umgebungstemperatur, Nahrungsaufnahme, Rauchgewohnheiten und Medikamenteneinnahme, ja selbst in Abhängigkeit von der Tageszeit.

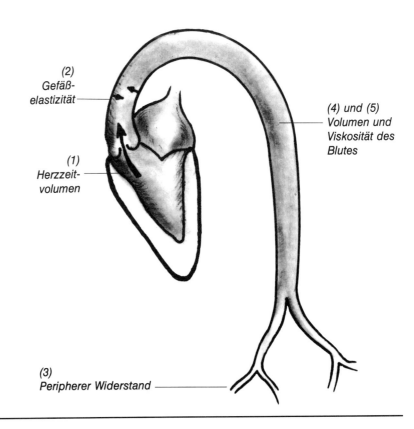

Anatomie und Physiologie

Jugularvenendruck und -puls

Der Druck im venösen Gefäßsystem ist viel niedriger als im arteriellen. Letztendlich ist er von der Funktion des linken Ventrikels abhängig, obwohl viel von diesem Einfluß verlorengeht, während das Blut das arterielle Gefäßsystem passiert. Weitere wichtige Faktoren, die sich auf den venösen Druck auswirken, sind 1. das Blutvolumen und 2. die Fähigkeit des rechten Herzens, Blut aufzunehmen und es in das Lungengefäßsystem weiterzupumpen. Ist eine dieser Variablen pathologisch verändert, kommt es zu Abnormitäten des Venendrucks. Nimmt z.B. das linksventrikuläre Auswurfvolumen oder das Blutvolumen deutlich ab, kann auch der venöse Druck fallen. Er steigt hingegen bei Versagen des rechten Herzens oder wenn ein erhöhter intraperikardialer Druck ein Zurückströmen des Blutes in den rechten Vorhof erschwert.

Im Labor wird der Venendruck gemessen, indem man den Nullpunkt im rechten Vorhof ansetzt. Bei der physikalischen Untersuchung ist es schwierig, diesen Punkt verläßlich zu bestimmen. Daher verwendet man statt dessen einen festen, reproduzierbaren Orientierungspunkt – den Angulus sterni. In den meisten Körperlagen, gleichgültig, ob der Patient steht oder liegt, befindet sich der Sternalwinkel ungefähr 5 cm oberhalb des rechten Atriums.

Prinzipiell kann man den Venendruck überall im venösen Kreislaufsystem messen. Der rechte Vorhofdruck und somit die Rechtsherzfunktion lassen sich jedoch am besten über die inneren Jugularvenen bestimmen. Sind diese nicht sichtbar, können auch die äußeren Jugularvenen herangezogen werden, die Aussagen sind dabei aber weniger verläßlich. Zur Beurteilung des Venendrucks sucht man den höchsten Punkt der Oszillation in der inneren Halsvene oder, wenn nötig, jenen Punkt der äußeren Jugularvene, über dem sie kollabiert ist. Der Venendruck ist dann der vertikale Abstand in Zentimeter zwischen einem dieser beiden Punkte und dem Angulus sterni. Der verwandte Nullpunkt (z.B. der Angulus sterni) sollte angegeben werden. Ein Jugularvenendruck von 2 cm oberhalb des Angulus sterni entspricht ungefähr einem zentralen Venendruck von 7 cm H_2O.

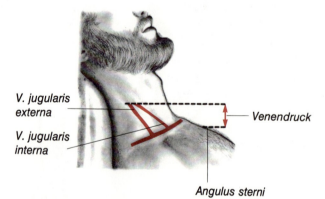

Will man den Venendruck abschätzen, kann es notwendig sein, die Lage des Patienten zu verändern. Stellen Sie sich z.B. vor, auf der oberen Abbildung würde der innere Jugularvenendruck Null betragen, gerade im Niveau des Sternalwinkels. Man könnte dann die venösen Pulsationen kaum und wenn überhaupt, nur direkt über der Klavikula sehen. Betten Sie hingegen den Kopf des Patienten tiefer, sollten Sie die Pulsationen am Hals des Patienten sehen können. Auch wenn die Venendrücke extrem hoch sind, z.B. bis zum Ohrläppchen reichen, können Sie so die obere Grenze nicht feststellen. Sitzt der Patient jedoch aufrecht, könnten Sie wahrscheinlich das Ende der oszillierenden Blutsäule sehen.

Erhöhte Drücke liegen vor bei Werten von mehr als 3–4 cm oberhalb des Sternalwinkels.

Die Oszillationen, die Sie an den inneren Jugularvenen (und manchmal auch an den äußeren) beobachten können, entstehen nicht im venösen System selbst. Sie spiegeln vielmehr Druckänderungen im rechten Vorhof wider. Von allen sichtbaren Venen hat die rechte V. jugularis interna die kürzeste und geradlinigste Verbindung mit dem rechten Vorhof. Aus diesem Grund kann man hier die Druckveränderungen im rechten Vorhof am besten ablesen.

Bei genauerer Betrachtung wird deutlich, daß der Druck in der inneren Jugularvene aus 2, manchmal 3 Druckwellen zusammengesetzt ist. Diese heißen a-, c- und v-Wellen. Wenn man sie näher analysiert, kann man daraus wichtige Informationen über die Vorgänge im Herzen und über die rechten Vorhofdrücke ableiten.

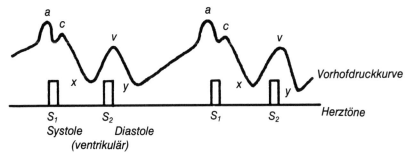

Die *a-Welle* entsteht durch den geringen Druckanstieg im Vorhof während der Vorhofkontraktion, unmittelbar vor der ventrikulären Systole. Mit Beginn der ventrikulären Systole schließt sich die Trikuspidalklappe und der Vorhof erschlafft. Die resultierende Abnahme des rechten Vorhofdrucks führt zu einem Absacken der Blutsäule in der Jugularvene. Ein Wellental – das *x-Tal* – entsteht. Sobald sich der Vorhof wieder zu füllen beginnt, kommt es erneut zum Druckanstieg, der *v-Welle*. Diese Welle beginnt gegen Ende der ventrikulären Systole. Mit Beginn der Diastole und dem Öffnen der Trikuspidalklappe entleert sich der rechte Vorhof rasch in den rechten Ventrikel. Der rechte Vorhofdruck fällt wieder ab und bildet dabei ein zweites Wellental, das *y-Tal*, manchmal sieht man noch eine *c-Welle*. Diese entsteht durch Druckübertragung von der danebenliegenden A. carotis.

Altersabhängige Veränderungen

Die normalen kardiovaskulären Befunde hängen wesentlich vom Alter ab. Bei Kindern und Jugendlichen kann der Herzspitzenstoß meist leicht gefunden wer-

Anatomie und Physiologie

den, beim alten Menschen ist dies oft schwieriger, da sich der Brustkorb in seinem anteriorposterioren Durchmesser vertieft hat. Aus demselben Grund ist die pulmonale Komponente des zweiten Herztons im Alter noch leiser und eine physiologische Spaltung des Herztones noch schwerer zu hören. Ein physiologischer S_3, wie er bei Kindern und jungen Erwachsenen häufig vorkommt, kann bis zum 40. Lebensjahr, besonders bei Frauen, persistieren. Nach dem 40. Lebensjahr ist ein S_3 jedoch sehr verdächtig auf eine Myokardinsuffizienz oder eine Volumenüberlastung bei Herzklappenerkrankungen, z.B. Mitralinsuffizienz. Im Gegensatz dazu hört man bei jungen Menschen selten einen S_4. Dieser kann jedoch häufig – auch ohne Krankheitswert – bei älteren Menschen gefunden werden (s. Tab. 7.8: Extratöne während der Diastole [S. 208]).

Irgendwann während des Lebens tritt fast bei jedem Menschen einmal ein Herzgeräusch auf. Diese Geräusche dauern länger als die Herztöne und entstehen durch Turbulenzen im Blutfluß oder durch Klappenvibrationen. Die meisten dieser Geräusche sind harmlos, sie treten ohne organische Herzerkrankungen auf (sogenannte akzidentelle Geräusche), sie sind Normvarianten. Diese Geräusche ändern sich entscheidend mit dem Alter, und wenn man sich einmal mit ihnen vertraut gemacht hat, kann man sie meist von pathologischen Geräuschen unterscheiden.

Kinder, Jugendliche und junge Erwachsene haben häufig ein leises *pulmonales systolisches Geräusch* (S. 212).

Viele Frauen haben während der Spätschwangerschaft und Laktation ein sogenanntes „Mammary souffle" als Folge des erhöhten Blutflusses durch die Brust. Dieses Geräusch ist überall über der Brust zu hören, am besten jedoch meist im 2. und 3. Interkostalraum beidseits parasternal. Typischerweise tritt das „Mammary souffle" während der Systole und Diastole auf, oft ist aber nur die lautere systolische Komponente hörbar.

Viele Menschen im mittleren und höheren Alter haben ein *aortales systolisches Geräusch*. Es kommt bei etwa einem Drittel der Leute vor, die älter als 60 Jahre sind und in mindestens der Hälfte von jenen, die 85 Jahre alt werden. Im Alter fibrosieren und verkalken die Basen der Aortenklappen, die Folge ist ein Vibrationsgeräusch. Turbulenzen, die sich beim Blutfluß durch eine erweiterte Aorta ergeben, können zu diesem Geräusch beitragen. Bei den meisten Menschen behindert dieser Fibrosierungs- und Kalzifizierungsprozeß – bekannt als Aortensklerose – den Blutfluß nicht. Selten jedoch kommt es zu einer fortschreitenden Sklerosierung und Immobilisierung und einer echten Aortenstenose oder Obstruktion der Blutstrombahn. Damit verliert das systolische Geräusch seine Harmlosigkeit. Die Unterscheidung zwischen der Aortensklerose und der Aortenstenose kann sehr schwierig sein.

Ein ähnlicher Degenerationsprozeß tritt auch an der Mitralklappe auf, meist ein Jahrzehnt später als an der Aortenklappe. Die Kalzifizierungen beeinträchtigen dabei den normalen Mitralklappenschluß während der Systole, und ein *systolisches Mitralklappeninsuffizienzgeräusch* ist die Folge. Obwohl diese Veränderungen relativ häufig sind, ist ein Mitralinsuffizienzgeräusch niemals harmlos.

Herzgeräusche können sowohl im Herzen selbst als auch in den großen Blutgefäßen entstehen. Das *Jugularvenensausen („Nonnensausen")*, das sehr häufig bei Kindern vorkommt und auch noch bei jungen Erwachsenen gehört werden kann, ist nur ein Beispiel hierfür (S. 216f.). Ein weiteres, wichtigeres Beispiel sind *systolische Geräusche über dem Hals*. Ein solches Geräusch bei älteren Menschen über dem mittleren oder oberen Teil der Karotiden deutet auf die Möglichkeit einer arteriosklerotischen Verengung hin, ist jedoch kein Beweis dafür. Im Gegensatz dazu sind Geräusche über dem Hals bei jüngeren Menschen meist harmlos. Bei Kindern und Jugendlichen ist häufig direkt über der Klavikula ein systolisches Geräusch zu hören. In einer Studie konnte gezeigt werden, daß bei 9 von 10 Kindern, die jünger als 5 Jahre sind, ein Geräusch über dem Hals zu hören ist. Bei Jugendlichen und jungen Erwachsenen war ein solches nur mehr in einem von 3 Fällen zu hören und bei Personen mittleren Alters bei weniger als einem Prozent. Weiteres zu kardiovaskulären Geräuschen s. Tab. 7.10 bis 7.14, S. 210ff.).

Mit zunehmendem Alter und zunehmender Arteriosklerose werden die Aorta und die großen Arterien starrer. Da die Dehnbarkeit der Aorta abnimmt, ist ein bestimmtes Schlagvolumen mit einem höheren systolischen Blutdruck verbunden; es kann eine *systolische Hypertonie* zusammen mit einer *höheren Blutdruckamplitude* auftreten. Die peripheren Arterien werden länger und schlängeln sich, sie fühlen sich härter und weniger elastisch an. Diese Veränderungen entsprechen jedoch nicht notwendigerweise einer Arteriosklerose. Sie können aus diesen Befunden auch nicht auf den Zustand der Koronar- und Zerebralgefäße rückschließen. Die Verlängerung und die damit auftretende Schlängelung der Aorta und ihrer Äste führen gelegentlich zum Umknicken und Abbiegen der Karotiden im unteren Halsbereich, besonders auf der rechten Seite. Die daraus resultierende pulsierende Masse kann fälschlicherweise als Karotisaneurysma gedeutet werden. Diese Veränderng tritt vorwiegend bei Frauen mit Hypertonie auf. Eine geschlängelte Aorta führt gelegentlich zu einem Druckanstieg in den linken Jugularvenen und kann deren Abfluß in den Brustraum behindern.

Sowohl der systolische als auch der diastolische Blutdruck werden von der Kindheit bis zum Alter von ungefähr 65 bis 70 Jahren zunehmend höher, und mit zunehmendem Alter wird es auch schwieriger, die Grenze zwischen normalen und erhöhten Blutdruckwerten zu ziehen. Andererseits entwickeln viele ältere Leute eine Neigung zu *orthostatischer Hypotension* – einem plötzlichen Abfall des Blutdrucks während des Aufsitzens oder Aufstehens. Das ist ein häufiges Problem mit unterschiedlichen, oft behandelbaren Ursachen und sollte nicht übergangen werden.

Untersuchungstechniken

Herz

Der Patient sollte entweder ganz flach liegen oder seinen Oberkörper etwas erhoben haben. Letztere Lage eignet sich besonders für jenen Patienten, der orthopnoisch ist, oder wenn Sie Beziehungen zwischen Herzbefunden und dem Jugularvenenpuls herstellen wollen. Stellen sie sich an die rechte Seite des Patienten. Wenn eine Frau eine sehr große Brust hat, kann es notwendig sein, die linke Brust nach oben oder nach links zu schieben. Sie können die Patientin aber auch bitten, dies selbst zu tun. Im Untersuchungsraum muß es ruhig sein.

Veränderungen sollten folgendermaßen beschrieben werden:

1. Ihr zeitliches Auftreten im Herzzyklus.

2. Ihre Lokalisation (d.h., Interkostalraum und Abstand von der Linea mediana anterior, Linea medioclavicularis oder den Axillarlinien). Die Linea mediana anterior hat den Vorteil, daß sie von einem Untersucher zum anderen am zuverlässigsten ist.* Wenn Sie diese Bezugslinie verwenden, halten Sie ein Lineal tangential zur vorderen Brustwand.

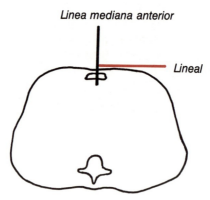

Inspektion und Palpation

Untersuchen Sie die vordere Brustwand des Patienten und stellen Sie sich dabei die darunterliegenden Herzkammern und großen Gefäße vor: den rechten und linken Ventrikel, die Aorta und die Pulmonalarterie. Achten Sie darauf, ob pathologische Pulsationen vorhanden sind. Tatsächlich können Sie gelegentlich akzentuierte Herztöne, zusätzliche Herztöne und die Vibrationen lauter Herzgeräusche fühlen. Diese Vibrationen, die sich wie der Hals einer schnurrenden Katze anfühlen, werden auch als Schwirren bezeichnet (ein Ausdruck, den Sie dem Patienten unbedingt erklären sollten, falls Sie ihn in seiner Gegenwart verwenden!).

Kardiovaskuläre Pulsationen kann man leichter sehen und fühlen, wenn die Patienten dünn sind. Eine dicke Brustwand kann sie hingegen verbergen, und Lungengewebe kann sie dämpfen, sobald sich der anteroposteriore Durchmes-

---

* Im deutschen Sprachraum wird zur Lokalisierung meist Bezug auf die Medioklavikularlinie (MCL) genommen.

Untersuchungstechniken

ser des Thorax im Alter oder durch Emphysem vergrößert. Denken Sie immer an diese häufig vorkommenden Abweichungen, wenn Sie Ihre Untersuchungen durchführen.

Da sich Inspektion und Palpation gegenseitig ergänzen, werden sie hier zusammen beschrieben.

Achten Sie auf Folgendes:

1. Die Pulsationen können leichter bei tangential einfallendem Licht erkannt werden. Auch das tangentiale Beobachten der Brustoberfläche erleichtert das Auffinden von Pulsationen.

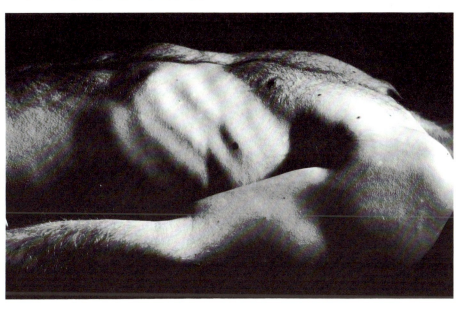

2. Die Handballen (über den Fingerbasen) sind am empfindlichsten für Vibrationen. Man kann mit ihnen daher am leichtesten das Schwirren fühlen. Die Fingerballen eignen sich besser zum Aufspüren und Analysieren von Pulsationen.

3. Um Pulsationen oder Schwirren der Systole oder Diastole zuordnen zu können, tastet man entweder gleichzeitig den Karotispuls oder auskultiert das Herz (über die Beziehung dieser Erscheinungen zueinander lesen Sie auf S. 185f.).

Untersuchen Sie in systematischer Reihenfolge weiter:

1. Die *Aortenregion* (2. Interkostalraum rechts parasternal). Achten Sie auf Pulsationen, Schwirren oder Vibrationen durch den Aortenklappenschluß.

   Auffällige Befunde: Pulsation eines Aortenaneurysmas; Schwirren bei Aortenstenose; betonter 1. Herzton bei Hypertonie.

2. Die *Pulmonalregion* (2. Interkostalraum links; untersuchen Sie auch über dem 3. Interkostalraum links auf Veränderungen der Pulmonalklappe und Pulmonalarterie). Achten Sie auf Pulsationen, Schwirren oder Vibration bei Pulmonalklappenschluß.

   Auffällige Befunde: Pulsation bei erhöhtem Druck oder erhöhtem Blutfluß in der Pulmonalarterie; Schwirren bei Pulmonalstenose; betonter P_2 bei pulmonaler Hypertonie.

Untersuchungstechniken | *Auffällige Befunde*

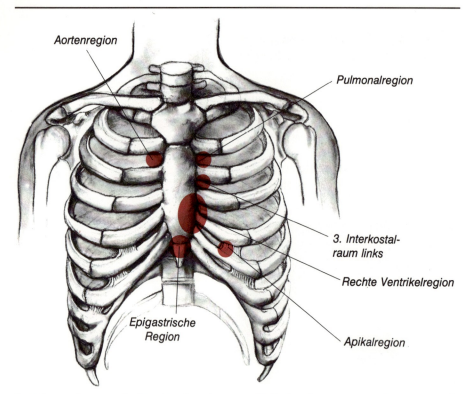

3. Die *rechtsventrikuläre Region* (unterer Teil des Sternums und parasternal, vor allem auf der linken Seite). Achten Sie auf breitflächige Hebung oder Schwirren.

Bei schlanken Erwachsenen kann man hier eine kurze rechtsventrikuläre Hebung diagnostizieren.

4. Die *apikale oder linksventrikuläre Region* (5. Interkostalraum direkt auf oder etwas medial der Medioklavikularlinie). Inspizieren Sie die Brustwand, einschließlich des 4., 5. und 6. Interkostalraums; versuchen Sie, den Herzspitzenstoß zu finden. Es ist dies der tiefste und am weitesten lateral liegende Punkt auf der Brustwand, wo Sie noch einen Herzschlag fühlen können. Normalerweise ist der Herzspitzenstoß etwas medial von der Medioklavikularlinie entweder im 5. oder 4. Interkostalraum zu finden. Bei etwa der Hälfte der Erwachsenen kann man ihn sehen oder fühlen. Sie können ihn leichter finden, wenn Sie den Patienten bitten, auszuatmen und den Atem anzuhalten.

Bei Erhöhung des Herzzeitvolumens kann rechtsventrikulär eine kurze Hebung gefühlt werden, z.B. bei Patienten mit Anämie, Hyperthyreose, Fieber, Schwangerschaft oder Angstzuständen.

Eine anhaltende systolische Hebung findet sich bei Vergrößerung des rechten Ventrikels.

Systolisches Schwirren bei Ventrikelseptumdefekt.

Der Herzspitzenstoß kann nach oben und links verschoben sein, z.B. in der Schwangerschaft oder bei einem hochstehenden Zwerchfell. Auch Deformierungen der Brustwand oder Herzerkrankungen können den Herzspitzenstoß verschieben. Bei erhöhtem Herzzeitvolumen wie bei Anämie, Hyperthyreose, Fieber, Schwangerschaft oder Angstzuständen kann der Herzspitzenstoß aufgrund einer höheren Amplitude „hebend" sein.

182 Herz und Kreislauf

Untersuchungstechniken   *Auffällige Befunde*

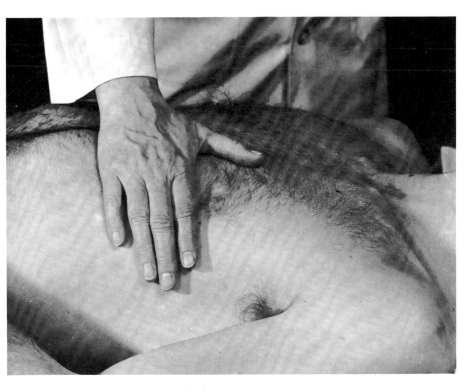

Den Herzspitzenstoß suchen Sie am besten mit dem Handballen.

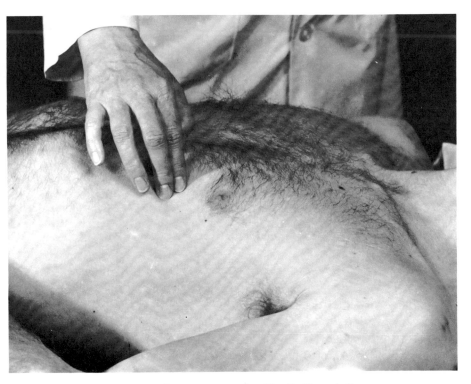

Für die weiteren Untersuchungen verwenden Sie die Fingerballen.

Untersuchungstechniken

Beschreiben Sie die Stelle des Herzspitzenstoßes durch Angabe des Interkostalraumes, in dem Sie ihn fühlen, und durch seinen Zentimeterabstand von der Linea mediana anterior. Geben Sie den Durchmesser, die Amplitude, die Intensität und Dauer des Spitzenstoßes an. Zur Bestimmung der Dauer des Spitzenstoßes auskultiert man beim Palpieren die Herztöne oder beobachtet beim Auskultieren des Apex die Bewegungen des Stethoskops. Schätzen Sie die Dauer der palpierten Pulsation im Vergleich zur Dauer der Systole. Normalerweise ist der Herzspitzenstoß ein leichter Schlag und in einem Durchmesser von 1–2 cm oder weniger zu spüren. Er beginnt ungefähr zur selben Zeit wie der erste Herzton und hält während des ersten Drittels bis zur Hälfte der Systole an.

Können Sie den Herzspitzenstoß nicht tasten, bitten Sie den Patienten, sich auf seine linke Seite zu legen. Auf diese Weise wird das Herz gegen die Brustwand gelagert, und der Herzspitzenstoß wird besser zugängig. Da durch dieses Vorgehen der Herzspitzenstoß auch verschoben wird, können Sie in dieser Lage nicht seine Lokalisation beschreiben.

Suchen Sie sorgfältig nach etwaigen zusätzlichen Stößen, z.B. jenen, die mit einem dritten und vierten Herzton zusammenfallen könnten. Versuchen Sie, Schwirren zu fühlen.

5. Die *epigastrische Region*. Achten Sie auf Pulsationen. Bei gesunden Menschen können hier oft Pulsationen der Bauchaorta gesehen und gefühlt werden. Zusätzlich können manchmal Pulsationen bei einem vergrößerten rechten Ventrikel zu fühlen sein. Um diese beiden voneinander unterscheiden zu können, legen Sie Ihre Handfläche auf die epigastrische Region und schieben Sie Ihre Finger unter den Rippenbogen. Aortale Pulsationen stoßen senkrecht gegen Ihre Handfläche; Pulsationen eines vergrößerten rechten Ventrikels stoßen von oben nach unten gegen Ihre Fingerspitzen.

Anmerkung zur Herzperkussion:

In den meisten deutschsprachigen Lehrbüchern und Kompendien zur klinischen Untersuchung werden noch die Techniken zur *Perkussion des Herzens* angegeben. Dabei kann man – zumindestens theoretisch – eine relative Dämpfung durch mittellautes Perkutieren und eine absolute Herzdämpfung durch leise (oder die sogenannte Schwellenwert-) Perkussion feststellen. Die relative Herzdämpfung entspricht dabei der Herzgröße, und durch die absolute Herzdämpfung wird der Teil des Herzens erfaßt, der nicht von Lungengewebe überlagert ist.

Obwohl diese Techniken vielerorts in den klinischen Untersuchungskursen deutschsprachiger Universitäten noch gelehrt werden, sind die Spezifität und die Sensitivität dieser Untersuchungsmethoden zur Bestimmung von Größe und Form des Herzens so gering, daß man auf sie eigentlich verzichten sollte. Daher wurden die entsprechenden Abschnitte bei der Vorbereitung der 3. Auflage der „Untersuchung des Patienten" gestrichen.

Auffällige Befunde

Siehe Tab. 7.1: Normaler Herzspitzenstoß und Herzspitzenstoß bei Vergrößerung des linken Ventrikels (S. 200).

Selten haben Menschen ihr Herz auf der rechten Seite. Dann findet man auch den Herzspitzenstoß auf der rechten Seite.

Schwirren bei Herzfehlern.

Aortale Pulsationen bei Aneurysma der Bauchaorta und Aorteninsuffizienz; rechtsventrikuläre Pulsationen bei Vergrößerung des rechten Ventrikels.

Untersuchungstechniken | *Auffällige Befunde*

Auskultation

Suchen Sie mit Ihrem Stethoskop den ersten und zweiten Herzton (S_1 und S_2). Beginnen Sie damit über der Aorta oder der Pulmonalarterie. Die folgenden Anhaltspunkte sind nützlich:

1. Bei normalen und niedrigen Herzfrequenzen ist S_1 der erste des Herztonpaares. Er folgt der längeren Diastole und geht der kürzeren Systole voraus.

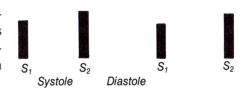

2. An der Herzbasis (Aorten- und Pulmonalregion) ist normalerweise der zweite Herzton lauter als der erste; das ist besonders bei schnellem Herzschlag hilfreich, wenn Systole und Diastole ungefähr gleich lang sind. Durch ein schrittweises „Vortasten" kann die Auskultation über der Herzbasis als Orientierung zur Auskultation über den anderen Herzregionen dienen. Haben Sie den zweiten Herzton über der Basis identifiziert, bewegen Sie Ihr Stethoskop Stück für Stück in Richtung Herzspitze vor. Konzentrieren Sie sich auf den zweiten Herzton und seine rhythmische Wiederkehr im Herzzyklus und verwenden Sie ihn dazu, andere Herztöne zeitlich einzuordnen. Wenn Sie die Orientierung in der Herztonfolge verlieren, beginnen Sie nochmals über der Basis und gehen Sie wieder schrittweise gegen die Herzspitze vor.

3. S_1 ist in etwa synchron mit dem Beginn des Herzspitzenstoßes.

4. S_1 geht dem Karotispuls unmittelbar voraus.

Messen Sie die Herzfrequenz. Zählen Sie die Schläge pro Minute. Ist der Rhythmus regelmäßig und scheint eine normale Herzfrequenz vorzuliegen, können Sie auch nur für 15 Sekunden zählen und mit 4 multiplizieren. Diese kurze Beobachtungsperiode kann jedoch zu Fehlern führen. Bestehen irgendwelche Unregelmäßigkeiten, ist der Herzschlag außergewöhnlich rasch, vor allem aber bei einem besonders langsamen Herzschlag, muß man die Schläge während einer Minute zählen.

Stellen Sie den Herzrhythmus fest. Schlägt das Herz rhythmisch oder arrhythmisch? Schlägt es arrhythmisch, versuchen Sie, ein System festzustellen: 1. Kommen regelmäßig Schläge zu früh bei einem ansonsten rhythmischen Herzschlag? 2. Tritt die Arrhythmie immer in Abhängigkeit von der Atemlage auf? 3. Ist der Rhythmus komplett arrhythmisch?

Siehe Tab. 7.2 bis 7.4: Anleitung zur Differenzierung spezieller Herzfrequenzen und Herzrhythmen (S. 201 ff.).

Untersuchungstechniken

Auskultieren Sie der Reihe nach über den folgenden Regionen:

1. Aortenregion (2. Interkostalraum rechts parasternal).
2. Pulmonalregion (2. Interkostalraum links parasternal).
3. 3. Interkostalraum links parasternal; hier sind oft Geräusche sowohl von der Aorta als auch von der Pulmonalarterie zu hören.
4. Trikuspidalregion (unterer Sternalrand links).
5. Mitral-(Apikal-)region (5. Interkostalraum links direkt medial der Medioklavikularlinie).

Auffällige Befunde

Bei einer dicken Brustwand oder bei Lungenemphysem können alle Herztöne abgeschwächt sein.

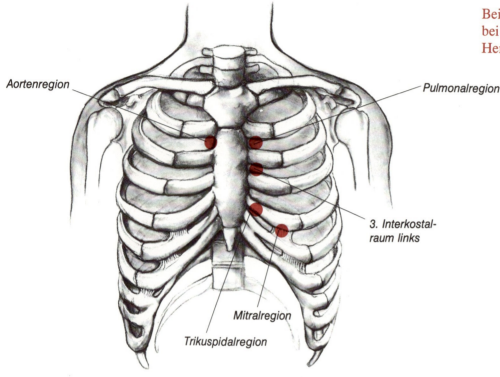

Auskultieren Sie zuerst über allen Regionen mit der Membran, danach mit dem Trichter des Stethoskops. Die Membran eignet sich besser zur Auskultation von hochfrequenten Tönen wie S_1, S_2, den Aorten- und Mitralinsuffizienzgeräuschen und perikardialem Reiben. Drücken Sie die Membran fest auf die Brust. Der Trichter eignet sich besser zur Auskultation von tieffrequenten Tönen wie S_3, S_4 und dem diastolischen Geräusch der Mitralstenose. Legen Sie den Trichter leicht auf, und wenden Sie dabei nur gerade so viel Druck an, wie notwendig ist, um einen luftdichten Abschluß zu gewährleisten.

Auskultieren Sie über jeder Region mit gleicher Sorgfalt, und konzentrieren Sie sich dabei auf die 6 folgenden Punkte:

1. Hören Sie sorgfältig auf den ersten Herzton. Achten Sie auf seine Intensität und ob eine Spaltung vorliegt.

Siehe Tab. 7.5: Veränderungen des ersten Herztones (S. 205).

Untersuchungstechniken

2. Hören Sie auf den zweiten Herzton. Achten Sie auf seine Intensität und ob eine Spaltung vorliegt. Richten Sie Ihr besonderes Augenmerk auf eine eventuelle Spaltung über dem 2. und 3. Interkostalraum links, hier kann S_2 normalerweise während der Inspiration eine leichte Spaltung zeigen, die während der Exspiration wieder verschwindet. Bitten Sie den Patienten, dabei anfangs ruhig zu atmen, danach etwas tiefer als normal, aber durch die Nase. Das Atmen durch den Mund erzeugt lautere Atemgeräusche, die das Auskultieren der Herztöne erschweren können. Eine dicke Thoraxwand oder ein vergrößerter anteroposteriorer Durchmesser des Thorax, wie er im Alter auftreten kann, können die pulmonale Komponente von S_2 unhörbar machen.

3. Hören Sie auf zusätzliche Töne während der Systole wie z.B. Austreibungstöne oder systolische Klicks. Achten Sie auf deren Lokalisation, zeitliches Auftreten, Intensität und Frequenz sowie auf den Einfluß der Atmung auf diese Töne.

4. Hören Sie auf Extratöne während der Diastole wie S_3, S_4 oder auf einen Öffnungston. Achten Sie auf deren Lokalisation, zeitliches Auftreten, Intensität und Frequenz sowie auf die Einflüsse der Atmung auf diese Töne.

5. Hören Sie auf systolische Geräusche. Die Geräusche unterscheiden sich von den Herztönen durch ihre längere Dauer.

6. Hören Sie auf diastolische Geräusche.

Sind systolische oder diastolische Geräusche vorhanden, achten Sie auf folgende Charakteristika:

Zeitliches Auftreten, z.B.:

Systolische Geräusche können beschrieben werden als früh-, mitt- oder spätsystolisch, oder, wenn sie während der gesamten Systole hörbar sind, als pansystolisch oder holosystolisch.

Diastolische Geräusche können früh-, mitt- und spätdiastolisch auftreten. Statt „spätdiastolisch" wird manchmal auch die Bezeichnung „präsystolisch" verwendet.

Einige Geräusche und andere kardiovaskuläre Töne, wie z.B. Perikardreiben oder Venensausen, haben *sowohl systolische als auch diastolische Komponenten*. Diese Geräusche werden nach denselben Richtlinien wie die systolischen und diastolischen Geräusche beschrieben.

Auffällige Befunde

Siehe Tab. 7.6: Veränderungen des zweiten Herztons (S. 206).

Siehe Tab. 7.7: Extratöne während der Systole (S. 207).

Siehe Tab. 7.8: Extratöne während der Diastole (S. 208).

Siehe Tab. 7.9: Drei Ursachen für einen anscheinend gespaltenen ersten Herzton (S. 209).

Siehe Tab. 7.10: Entstehung der Herzgeräusche (S. 210).

Siehe Tab. 7.11: Mittsystolische Austreibungsgeräusche (S. 211f.) und Tab. 7.12: Pansystolische Insuffizienzgeräusche (S. 213).

Siehe Tab. 7.13: Diastolische Geräusche (S. 214f.).

Siehe Tab. 7.14: Differenzierung kardiovaskulärer Geräusche mit sowohl systolischen und als auch diastolischen Komponenten (S. 216f.).

Untersuchungstechniken

Auffällige Befunde

Stelle der größten Intensität: Beschreibung durch Angabe des Interkostalraumes und der Beziehung zum Sternum, der Linea mediana anterior, der Medioklavikularlinie oder zu einer der Axillarlinien.

Zum Beispiel: Ein Geräusch wird am besten gehört im 2. Interkostalraum rechts parasternal oder im 5. Interkostalraum links, 10 cm von der Linea mediana anterior entfernt.

Ausstrahlung oder Fortleitung von der Stelle der maximalen Intensität. Prüfen Sie, ob das Geräusch auch noch an einer anderen Stelle der umliegenden Thoraxoberfläche zu hören ist.

Aortengeräusche strahlen oft in den Hals aus oder nach unten entlang der linken Parasternallinie zur Herzspitze; Mitralgeräusche können in die linke Axilla ausstrahlen.

Intensität

Grad 1 – sehr leise, nur zu hören, wenn man sich „eingehört hat"; ist nicht in allen Lagen zu hören.

Grad 2 – leise, wird aber sofort beim Aufsetzen des Stethoskops auf die Thoraxwand gehört.

Grad 3 – mittellaut

Grad 4 – laut

Grad 5 – sehr laut, kann auch schon gehört werden, wenn das Stethoskop noch nicht ganz auf der Thoraxwand liegt.

Grad 6 – kann auch ohne Stethoskop gehört werden.

} in Verbindung mit Schwirren

Zum Beispiel: Ein rauhes, mittelfrequentes, Grad 3, mittsystolisches Geräusch, am besten zu hören über der Aortenregion mit Ausstrahlung in die Halsgefäße.

Frequenz – hoch, mittel oder tief

Klangcharakter – blasend, rumpelnd, rauh oder musikalisch.

Änderungen des Geräuschcharakters in Abhängigkeit von der Atmung können ebenfalls zur Differenzierung herangezogen werden.

Geräusche, die auf der rechten Seite des Herzens entstehen, zeigen häufiger atemabhängige Veränderungen als Geräusche, die auf der linken Seite entstehen.

Durch Ändern der Körperlage des Patienten können Sie noch zusätzlich Informationen über Herztöne und -geräusche erhalten. Sie sollten es sich zur Gewohnheit machen, das Herz immer in den beiden folgenden Körperlagen zu untersuchen:

Untersuchungstechniken

1. Bitten Sie den Patienten, *sich aufzusetzen, sich vorzubeugen, vollständig auszuatmen und seinen Atem in Exspiration anzuhalten.*

Legen Sie die Membran des Stethoskops fest auf die Thoraxwand und auskultieren Sie nun über der Aortenregion und entlang des linken Sternalrandes bis zur Herzspitze. Unterbrechen Sie die Untersuchung mehrfach, damit der Patient atmen kann.

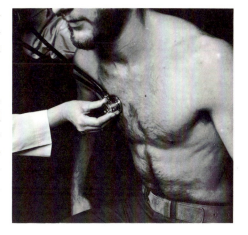

2. Bitten Sie den Patienten *sich auf die linke Seite zu legen.* Suchen Sie den Herzspitzenstoß. Verwenden Sie dann den Trichter des Stethoskops, halten Sie ihn leicht auf die Thoraxwand und auskultieren Sie sorgfältig über dem Herzspitzenstoß.

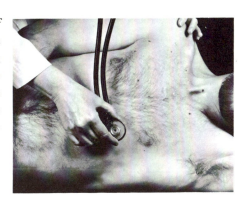

Auch das *Aufsetzen des Patienten vom Liegen* kann hilfreich sein. Dies sollte immer dann durchgeführt werden, wenn eine Spaltung des zweiten Herztons im Liegen nicht verschwindet. Eine Spaltung des Herztons während der Exspiration sollte nicht auftreten, wenn der Patient sitzt. Außerdem verschwinden beim Aufsetzen auch oft harmlose Strömungsgeräusche.

Arterienpuls

Durch die Untersuchung des Arterienpulses kann man Herzfrequenz, Herzrhythmus, Amplitude und Form der Pulswelle bestimmen und manchmal Behinderungen des Blutflusses aufdecken.

Frequenz und Rhythmus. Die Messung des Radialispulses in eine einfache Methode, um Herzfrequenz und Herzrhythmus zu untersuchen. Halten Sie die Spitzen Ihres Zeige- und Mittelfingers so fest auf die A. radialis, daß Sie eine maximale Pulsation fühlen. Zählen Sie nun die Frequenz, und achten Sie auf Besonderheiten des Rhythmus oder der Pulsamplitude. Pathologische Veränderungen kann man am besten durch die Auskultation des Herzens weiter abklären. Lesen Sie auf S. 320 mehr über den Radialispuls.

Auffällige Befunde

In dieser Körperhaltung werden Aortengeräusche akzentuiert oder überhaupt erst hörbar. Wenn Sie nicht auch in dieser Körperlage untersuchen, könnten Sie leicht die durch eine Aorteninsuffizienz verursachten Geräusche überhören.

In dieser Körperhaltung werden S_3, S_4 und Mitralgeräusche, besonders das Mitralstenosegeräusch akzentuiert oder überhaupt erst hörbar.

Abgeschwächte oder anscheinend fehlende Schläge deuten auf Extrasystolen hin. Siehe Tab. 7.15: Veränderungen des Arterienpulses (S. 218).

Untersuchungstechniken

Amplitude und Form der Pulswelle. Sie lassen sich am besten an den Karotiden untersuchen, da diese am nächsten zum Herzen liegen. Der Untersuchungsbefund an den Karotiden kann auch wichtige Informationen über die zerebrale Durchblutung liefern.

Untersuchen Sie zuerst den Hals auf Pulsationen. Karotidenpulsationen können direkt medial vom M. sternocleidomastoideus gesehen werden.

Fühlen Sie den Karotispuls und vergleichen Sie beide Seiten miteinander. Bitten Sie den Patienten, seinen Kopf etwas zu jener Seite zu drehen, die Sie gerade untersuchen. Der M. sternocleidomastoideus sollte entspannt sein. Legen Sie die Spitzen Ihres Zeige- und Mittelfingers im unteren Halsbereich auf den medialen Rand des M. sternocleidomastoideus, drücken Sie leicht nach rückwärts und fühlen Sie die Karotispulsationen. Drücken Sie nicht auf den Karotissinus, da ein Druck auf diese Stelle reflektorisch zu einem Puls- und Blutdruckabfall führen kann. Achten Sie auf fühlbares Schwirren.

Auffällige Befunde

Einseitig pulsierende Anschwellung bei geknickter A. carotis (S. 179).

Verminderte Pulsationen können durch ein vermindertes Herzzeitvolumen oder eine Aortenstenose verursacht sein, aber auch durch Veränderungen im Bereich des Halses wie Verengung oder Verschluß der Arterie entstehen.

Ein Schwirren kann von der Aortenklappe her ausstrahlen, aber auch in der A. carotis entstehen.

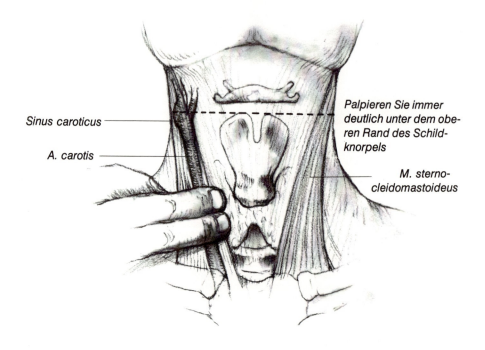

Sinus caroticus

A. carotis

Palpieren Sie immer deutlich unter dem oberen Rand des Schildknorpels

M. sternocleidomastoideus

Untersuchen Sie nun auf jener Seite, auf der Sie den Puls besser fühlen können, Amplitude und Form der Pulswelle. Auskultieren Sie gleichzeitig über der Herzbasis, so daß Sie Ihre Ergebnisse mit den Herztönen korrelieren können. Erhöhen Sie langsam den Druck Ihrer Finger auf die Karotis, bis Sie maximale Pulsationen fühlen können, anschließend vermindern Sie wieder langsam den Druck. Versuchen Sie folgendes zu bestimmen:

1. Die Amplitude des Pulses.

Kleiner, weicher Puls und hoher, harter Puls. Siehe Tab. 7.15: Veränderungen des Arterienpulses (S. 218).

190 Herz und Kreislauf

Untersuchungstechniken | *Auffällige Befunde*

2. Die Form der Pulswelle (Anstiegsgeschwindigkeit, Dauer des Gipfels und Geschwindigkeit des Abfalls). Normalerweise erfolgt der Anstieg gleichmäßig und relativ rasch und unmittelbar nach dem ersten Herzton. Der Gipfel ist gleichmäßig, abgerundet und tritt ungefähr mittsystolisch auf. Der Abfall ist weniger abrupt als der Anstieg.

3. Veränderungen der Amplitude
   a) von einem Schlag zum andern,

   Pulsus alternans, Pulsus bigeminus

   b) in Abhängigkeit von der Atmung.

   Paradoxer Puls

Die Amplitude des Pulses kann mit dem Blutdruck, der mit dem Sphygmomanometer gemessen wird, korreliert werden. Man kann jedoch nicht alleine von der Palpation einer Arterie auf den Blutdruck schließen.

Handelt es sich um einen Patienten mittleren oder höheren Alters oder besteht der Verdacht auf eine zerebrovaskuläre Erkrankung, auskultiert man die Karotiden. Bitten Sie den Patienten, den Atem anzuhalten, so daß die Atemgeräusche nicht interferieren.

Ein Geräusch in dieser Region deutet auf eine Verengung der A. carotis hin, ist jedoch kein Beweis dafür. Es kann auch durch Fortleitung eines systolischen Geräusches aus der Aortenregion entstehen.

Blutdruck

Auswahl des Sphygmomanometers. Der Blutdruck kann ausreichend gut mit einem Sphygmomanometer gemessen werden, gleichgültig, ob das Gerät nach der Aneroid- oder der Quecksilbermethode funktioniert. Weil die Instrumente bei wiederholtem Gebrauch ungenau werden können, müssen sie regelmäßig rekalibriert werden. Wählen Sie eine aufblasbare Manschette von ausreichender Größe. Die Größe der Manschette muß sich nach dem Umfang der Extremität richten, an der der Blutdruck gemessen werden soll. Die Breite des auf-

Manschetten, die zu breit oder zu schmal sind, können zu falschen Meßwerten führen. Verwendet man eine Durchschnittsmanschette am Arm einer übergewichtigen Person, kann dies fälschlicherweise zur Diagnose einer Hypertonie führen. Für einen adipösen Arm muß die Manschette größer sein als die üblichen Standardmanschetten.

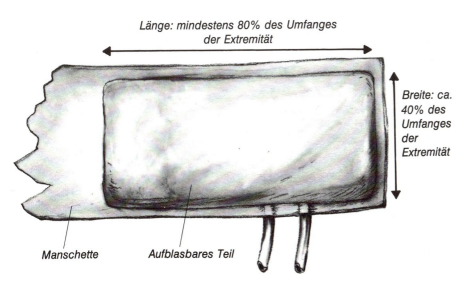

Untersuchungstechniken

blasbaren Teils sollte ungefähr 40% des Armumfangs betragen, das sind bei einem durchschnittlichen Erwachsenen 12–14 cm; die Länge sollte mindestens 80% des Umfanges betragen, fast so lang, um die Extremität zu umschließen.

Meßvorgang. Der Patient sollte so bequem und entspannt, wie nur möglich, sein, der Arm ist entkleidet. Legen Sie die Manschette so an, daß die Mitte des aufblasbaren Teils über der A. brachialis auf der Innenseite des Armes zu liegen kommt. Der untere Rand sollte ungefähr 2,5 cm oberhalb der Ellenbeugenfurche liegen. Schließen Sie die Manschette fest, jedoch ohne den Arm abzuschnüren. Der Patient hält den Arm im Ellbogen etwas gebeugt. Unterstützen Sie selber den Arm oder legen Sie ihn auf ein Kissen, einen Tisch oder eine andere stabile Fläche und versichern Sie sich, daß die Manschette ungefähr in Herzhöhe liegt. Suchen Sie die A. brachialis – meist direkt medial von der Bizepssehne.

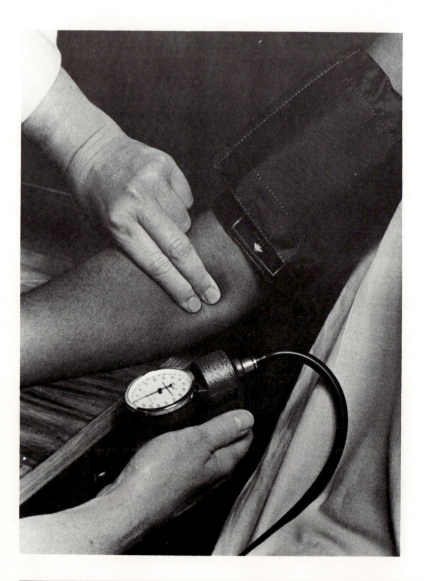

Auffällige Befunde

Wenn der Arm des Patienten nicht unterstützt und somit entspannt wird, kann der erhöhte Muskeltonus des Armes den diastolischen Blutdruck um bis zu 10% anheben.

Liegt die A. brachialis zu tief unter dem Herzniveau, werden falsch hohe Blutdruckwerte abgelesen. Liegt andererseits die Arterie deutlich über dem Herzniveau, wird der Blutdruck falsch niedrig erscheinen. Eine Differenz von etwa 14 cm zwischen Arterie und Herzhöhe führt zu einer falschen Blutdruckbestimmung um 10 mm Hg.

Gelegentlich kann ein Patient eine auskultatorische Lücke haben. Das ist eine stumme Phase im Intervall zwischen systolischem und diastolischem Blutdruck. Wird dies nicht erkannt, können bei der Ablesung Fehler auftreten: Der systolische Blutdruck kann zu tief und der diastolische zu hoch abgelesen werden.

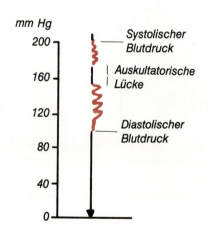

Untersuchungstechniken

Auffällige Befunde

Legen Sie den Daumen oder andere Finger der Hand auf die A. brachialis und pumpen Sie die Manschette bis zu etwa 30 mm Hg oberhalb des Wertes, bei dem die Pulsationen verschwunden sind, auf. Lassen Sie die Luft aus der Manschette langsam ab, so lange, bis Sie den Puls wieder fühlen. Das ist der palpatorisch bestimmte systolische Blutdruck, er schützt Sie vor einer Fehlbestimmung durch eine auskultatorische Lücke. Lassen Sie die Luft aus der Manschette vollständig ab. Warten Sie 1–2 Minuten.

Legen Sie nun den Trichter des Stethoskops leicht auf die A. brachialis. Da die Töne, die man hören will, relativ tieffrequent sind, kann man sie besser mit dem Trichter auskultieren.

Protokollieren Sie Ihre Ergebnisse vollständig (z.B. 200/98 mm Hg mit einer auskultatorischen Lücke von 170 bis 150 mm Hg).

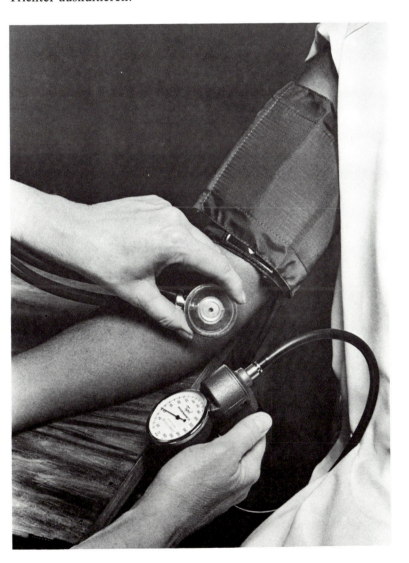

Pumpen Sie die Manschette rasch auf, bis zu ungefähr 30 mm Hg über dem palpatorisch festgestellten systolischen Blutdruck. Danach lassen Sie nun die Luft aus der Manschette langsam ab mit einer Geschwindigkeit von 2 mm Hg pro Sekunde. Beachten Sie den Wert, bei dem Sie mindestens 2 Töne unmittelbar hintereinander hören. Das ist der systolische Druck.

Ein zu rasches Ablassen der Luft aus der Manschette führt dazu, daß der systolische Blutdruck zu tief und der diastolische zu hoch abgelesen wird.

Untersuchungstechniken

Fahren Sie fort, die Luft langsam abzulassen, bis die Töne gedämpft werden und verschwinden. Danach lassen Sie die Luft rasch bis zum Nullpunkt ab. Der Punkt, an dem die Töne verschwinden, das ist meist nur wenige mm Hg unter jenem, an dem sie gedämpft werden, markiert den diastolischen Blutdruck.

Auffällige Befunde

Manchmal liegen der Punkt der ersten Dämpfung und jener des Verschwindens weiter auseinander. Bei der Aorteninsuffizienz kann es vorkommen, daß die Töne überhaupt nicht verschwinden. Ist der Unterschied größer als 10 mm Hg, protokollieren Sie beide Meßwerte (z.B. 154/80/68 mm Hg).

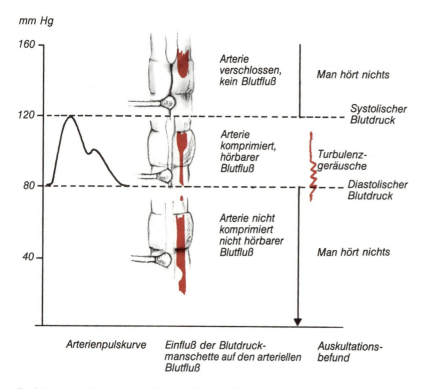

Bei Verwendung eines Quecksilber-Sphygmomanometers muß das Manometer vertikal gehalten werden (außer, Sie verwenden ein Modell mit kippbarer Standfläche), und Ihr Auge muß sich beim Ablesen in Höhe des Meniskus befinden. Verwenden sie ein Aneroid-Sphygmomanometer, halten Sie das Zifferblatt so, daß Sie es direkt anschauen. Vermeiden Sie ein zu langsames oder wiederholtes Aufblasen der Manschette, da sonst durch die venöse Stauung falsche Ergebnisse resultieren können. Müssen Sie die Messung wiederholen, lassen Sie die Luft vollständig aus der Manschette ab, und warten Sie 1–2 Minuten.

Venöse Stauung kann die Töne schlechter hörbar machen, wodurch falsch tiefe systolische und zu hohe diastolische Druckwerte resultieren können.

Der Blutdruck sollte auf beiden Armen mindestens einmal gemessen werden. Vor allem sollten Sie das tun, wenn der Patient Zeichen einer zerebrovaskulären Insuffizienz hat. Normalerweise kann zwischen den beiden Armen eine Differenz von bis zu 10 mm Hg bestehen. Spätere Blutdruckkontrollen sollten an dem Arm mit den höheren Blutdruckwerten vorgenommen werden.

Blutdruckdifferenzen von mehr als 15 mm Hg deuten auf Kompression oder Obstruktion der Arterien hin und zwar auf jener Seite mit den niedrigeren Blutdruckwerten. Bestehen gleichzeitig zerebrovaskuläre Symptome, ist an das Subclavian-steal-Syndrom zu denken.

Untersuchungstechniken

Nimmt der Patient Antihypertensiva, ist er schon einmal kollabiert, klagt er über orthostatischen Schwindel oder besteht der Verdacht auf eine Blutung, messen Sie den Blutdruck im Liegen, Stehen und Sitzen (außer, wenn eine dieser Körperlagen kontraindiziert ist). Normalerweise kommt es beim Aufstehen aus dem Liegen zu einem leichten Abfall des systolischen Blutdrucks oder er bleibt unverändert, während der diastolische Blutdruck leicht ansteigt.

Die oberen Grenzen des normalen Blutdrucks bei Erwachsenen werden von der WHO mit 140/90 mm Hg angegeben. Blutdruckwerte über 160/95 mm Hg sind hyperton. Bei Werten im dazwischenliegenden Bereich spricht man von Grenzwerthypertonie. Allerdings ist ein Wert von 140/90 mm Hg bei einem jungen Erwachsenen auch schon verdächtig hoch. Der Blutdruck muß mindestens dreimal bei unterschiedlichen Untersuchungen gemessen werden, bevor die Diagnose einer Hypertonie gestellt werden kann.

Die unteren Grenzen des normalen Blutdrucks werden manchmal mit 90/60 mm Hg für Erwachsene angegeben. Sie sollten jedoch immer im Hinblick auf frühere Blutdruckmessungen und den klinischen Zustand des Patienten interpretiert werden.

Besondere Probleme

1. *Der aufgeregte Patient.* Angst ist oft dafür verantwortlich, daß der Blutdruck hoch ist, besonders bei der ersten Untersuchung. Helfen Sie dem Patienten, sich zu entspannen. Danach wiederholen Sie Ihre Blutdruckmessung noch einmal und auch während späterer Vorstellungen. Erst danach können Sie feststellen, ob der Patient tatsächlich eine persistierende Hypertonie hat.

2. *Der adipöse Arm.* Haben Sie Schwierigkeiten, die Blutdruckmanschette um den Arm zu schließen, können Sie entweder eine breitere Manschette verwenden oder die Standardmanschette auf dem Unterarm anlegen und über der A. radialis auskultieren.

3. *Puls und Blutdruck am Bein.* Zum Ausschluß einer Coarctatio aortae sollen bei jedem Patienten mit Hypertonie die zwei folgenden Untersuchungen mindestens einmal durchgeführt werden.

    a) Vergleichen Sie Volumen und zeitlichen Verlauf der Radialis- und Femoralispulse.

    b) Vergleichen Sie die Blutdruckwerte der Arme und Beine.

Auffällige Befunde

Fällt der systolische Blutdruck deutlich ab (20 mm Hg oder mehr), besonders, wenn gleichzeitig Symptome bestehen, liegt eine orthostatische Hypotension vor. Auch der diastolische Druck kann abfallen. Mögliche Ursachen dafür sind Medikamente, Blutverlust, lange Bettlägerigkeit und Erkrankungen des peripheren autonomen Nervensystems.

Ein Blutdruck von 110/70 mm Hg kann durchaus normal sein, kann aber z.B. auch bei einem Patienten, der bisher immer sehr hohe Blutdruckwerte hatte, auf eine klinisch relevante Hypotonie hinweisen.

Ein im Vergleich zum Radialispuls abgeschwächter und verzögert auftretender Femoralispuls weist auf eine Coarctatio aortae oder eine stenosierende Aortenerkrankung hin. Die Diagnose wird weiter unterstützt durch niedrigere Blutdruckwerte an den Beinen als an den Armen.

Zur Blutdruckmessung am Bein verwendet man eine breite lange Manschette, die im unteren Drittel des Oberschenkels angelegt wird. Dabei wird der aufblasbare Teil auf die Oberschenkelrückseite gelegt. Auskultiert wird über der A. poplitea. Der Patient sollte dabei möglichst auf dem Bauch liegen. Ist dies nicht möglich, beugen Sie das Bein etwas. Bei Verwendung der Sphygmomanometrie mißt man den systolischen Blutdruck an den Beinen meist höher als an den Armen. In Wirklichkeit besteht jedoch kein Unterschied in den intraarteriellen Drücken. Ein niedriger systolischer Blutdruck an den Beinen als an den Armen ist daher pathologisch.

4. *Wenn die Pulsation nicht zu hören ist,* denken Sie an folgende Möglichkeiten, und gehen Sie entsprechend vor:

   a) Das Stethoskop liegt nicht an der richtigen Stelle. Suchen Sie noch einmal die A. brachialis.

   b) Venöse Stauung des Armes durch wiederholtes Aufblasen der Manschette. Entfernen Sie die Manschette. Bitten Sie den Patienten, seinen Arm für 1–2 Minuten über dem Kopf erhoben zu halten, und wiederholen Sie hinterher die Blutdruckmessung.

   c) Schock. Versuchen Sie, den systolischen Blutdruck durch Palpation zu bestimmen. Ist der Patient im Schock, kann es unmöglich sein, den Blutdruck anders zu messen als durch arterielle Punktion.

5. *Arrhythmien.* Ein unregelmäßiger Herzschlag führt zu Schwankungen des Blutdrucks und daher zu unzuverlässigen Messungen. Eine gelegentlich auftretende Extrasystole braucht bei der Messung nicht berücksichtigt zu werden. Bei gehäuften Extrasystolen und bei Vorhofflimmern bildet man ein Mittel aus mehreren Messungen und protokolliert, daß die Messungen nur annähernd genau sind.

Jugularvenendruck und -puls

Die Untersuchung der Jugularvenen und ihrer Pulsationen ermöglicht eine ziemlich genaue Bestimmung des zentralen Venendrucks und liefert somit eine wichtige Information über die Funktion des Herzens. Die Pulsationen der V. jugularis interna liefern genauere Ergebnisse als die der V. jugularis externa, obwohl erstere schwerer zu sehen sind.

Der *Patient soll entspannt und bequem liegen.* Der Kopf wird durch ein Kissen etwas erhöht, der M. sternocleidomastoideus muß entspannt sein. Stellen Sie das Kopfende des Bettes so ein, daß die Pulsationen der Jugularvenen maximal und oberhalb der Klavikula, aber deutlich unterhalb des Kiefers erkennbar werden. Normalerweise muß das Kopfende des Bettes leicht erhöht werden (15 bis 30 Grad aus der Horizontalen). Ist der Venendruck beim Patienten jedoch erhöht, kann eine Anhebung um 45 Grad oder sogar bis 90 Grad notwendig sein.

Verwenden Sie *tangential einfallendes Licht* und untersuchen Sie *beide Seiten* des Halses. Eine einseitige Ausdehnung, vor allem einer äußeren Jugularvene, kann zur Täuschung führen: Sie kann durch lokale Veränderungen im Halsbereich entstanden sein.

Untersuchungstechniken

Suchen Sie die V. jugularis externa auf beiden Seiten. Danach *suchen Sie die Pulsationen der V. jugularis interna.* Da diese Vene tief unter dem Muskel liegt, können Sie die Vene selber nicht sehen. Statt dessen müssen Sie die Pulsationen, die durch das umliegende weiche Gewebe weitergeleitet werden, beobachten. Suchen Sie danach in der Fossa supraclavicularis minor, zwischen sternalem und klavikulärem Ansatz des M. sternocleidomastoideus oder direkt hinter diesem Muskel. Die Pulsationen der Venen können von jenen der benachbarten A. carotis folgendermaßen unterschieden werden:

Pulsationen der	
V. jugularis interna	A. carotis
Selten tastbar	Tastbar
Weich undulierend, mit gewöhnlich 2–3 positiven Komponenten (a-, c-, und v-Wellen)	Ein kräftigerer Stoß mit einer einzigen positiven Komponente
Die Pulsation läßt sich durch einen leichten Druck auf die Vene, direkt oberhalb des Sternalendes der Klavikula, unterdrücken.	Die Pulsation läßt sich nicht unterdrücken.
Der Pulsationsgrad nimmt normalerweise während der Inspiration ab.	Die Pulsation wird durch Einatmen nicht beeinflußt.
Die Pulsationen ändern sich mit der Körperlage.	Die Pulsationen werden durch die Körperlage nicht beeinflußt.

Suchen Sie nun den höchsten Punkt, an dem die Pulsationen der V. jugularis interna gesehen werden können. Messen Sie mit einem Lineal den vertikalen Abstand zwischen diesem Punkt und dem Angulus sternalis. Dies ist leichter, wenn man ein festes rechteckiges Stück Papier horizontal zum Lineal legt. Ein zweiter Untersucher kann aus einiger Entfernung die horizontale Lage des Papiers bestätigen.

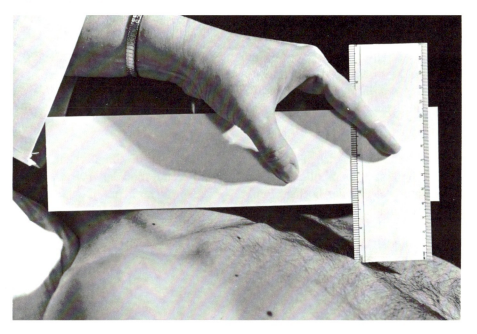

Auffällige Befunde

Ein erhöhter Venendruck weist auf rechtsseitige Myokardinsuffizienz oder seltener auf eine konstriktive Perikarditis oder eine Obstruktion der V. cava superior hin. Patienten mit obstruktiver Lungenerkrankung können einen erhöhten Venendruck nur während der Exspiration haben; die Venen kollabieren bei Inspiration. Das bedeutet nicht, daß eine kongestive Herzinsuffizienz vorliegt.

Untersuchungstechniken

Auffällige Befunde

Liegt der höchste Punkt der Venenpulsation unterhalb des Sternalwinkels, legt man das Lineal nicht am Sternalwinkel, sondern am Hals an.

Liegt der Patient flach und bleiben dabei auch die Venen flach, besteht der Verdacht auf einen Blutvolumenverlust.

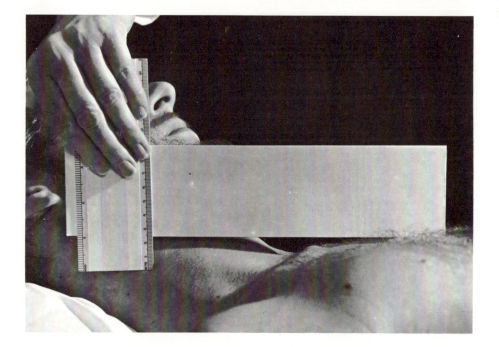

Können Sie keine Pulsationen der V. jugularis interna finden, suchen Sie diese an der V. jugularis externa, obwohl man sie dort dann für gewöhnlich auch nicht sieht. Finden Sie keine Pulsationen, identifizieren Sie jenen *Punkt, über dem die V. jugularis externa kollabiert* erscheint. Führen Sie diese Untersuchung auf beiden Seiten des Halses durch und messen Sie den vertikalen Abstand von diesem Punkt zum Sternalwinkel.

Eine einseitige Ausbuchtung der V. jugularis externa ist meist die Folge eines Knickes oder einer Obstruktion. Gelegentlich kann sogar eine beidseitige Ausbuchtung eine lokale Ursache haben.

Gleichgültig, welche Methode Sie verwendet haben, protokollieren Sie den gemessenen Abstand in Zentimetern oberhalb oder unterhalb des Sternalwinkels und geben Sie auch den Winkel an, in dem der Oberkörper des Patienten gelagert war (z.B. „Innerer Jugularvenenpuls 6 cm oberhalb des Sternalwinkels, bei einer Hebung des Kopfendes des Bettes von 45°"). Bei Drücken von mehr als 3–4 cm oberhalb des Sternalwinkels liegt ein pathologischer Befund vor.

Besteht der Verdacht auf eine kongestive Herzinsuffizienz, gleichgültig, ob der Jugularvenendruck erhöht erscheint oder nicht, untersucht man, ob ein *hepatojugulärer Reflux* besteht. Betten Sie den Patienten so, daß der höchste Punkt der Pulsation in der unteren Hälfte des Halses erkennbar wird. Üben Sie nun mit Ihrer Hand auf den rechten Oberbauch für 30–60 Sekunden einen festen und anhaltenden Druck aus. Achten Sie darauf, daß der Patient entspannt bleibt und weiteratmet. Ist der rechte Oberbauch druckschmerzhaft, drücken Sie auf einen anderen Teil des Abdomens. Achten Sie nun darauf, ob durch dieses Vorgehen der Jugularvenendruck ansteigt. Ein Anstieg um mehr als 1 cm ist pathologisch.

Ein Anstieg des Jugularvenendrucks während dieses Vorgehens (ein positiver hepatojugulärer Reflux) deutet auf Herzinsuffizienz hin.

Untersuchungstechniken

Untersuchen Sie Amplitude und zeitlichen Ablauf der Jugularvenenpulsationen. Auskultieren Sie dazu gleichzeitig die Herztöne. Die a-Welle ist ungefähr synchron mit dem S_1. Das x-Tal kann als systolischer Kollaps zwischen S_1 und S_2 gesehen werden. Die v-Welle fällt ungefähr mit dem S_2 zusammen. Achten Sie auf fehlende oder ungewöhnlich hohe Wellen.

Zur Beurteilung der Jugularvenenpulsationen braucht man Übung und Erfahrung. Am Anfang ist es wahrscheinlich günstig, sich hauptsächlich auf den Jugularvenendruck zu konzentrieren.

Eine Anmerkung zur kardiovaskulären Untersuchung

Eine gute kardiovaskuläre Untersuchung erfordert mehr als nur eine Befunderhebung. Sie müssen nun über die mögliche Bedeutung der einzelnen Befunde nachdenken, sie zu einem logischen Bild zusammensetzen, d.h., die kardialen Befunde mit den Blutdruckwerten, den Arterienpulsen, Venenpulsationen, Venendrücken und den übrigen Ergebnissen der Anamnese und der physikalischen Untersuchung assoziieren.

Ein Beispiel dafür ist die Abklärung eines häufigen systolischen Geräusches. Bei der Untersuchung eines symptomfreien Teenagers, z.B., könnten Sie ein mittsystolisches Geräusch, Grad 2, im 2. und 3. Interkostalraum links hören. Da dies auf pulmonalen Ursprung des Geräusches hinweist, sollten Sie besonderes Augenmerk auf die Größe des rechten Ventrikels richten, indem Sie die linke Parasternalregion sorgfältig palpieren. Da Pulmonalstenosen und Vorhofseptumdefekte gelegentlich solche Geräusche verursachen können, suchen Sie nach einer Spaltung des zweiten Herztons und nach einem Austreibungston. Auskultieren Sie nochmals, wenn der Patient sitzt. Schließen Sie eine Anämie, Hyperthyreose oder Schwangerschaft aus, die ein derartiges Geräusch durch einen vermehrten Blutfluß durch die Pulmonalklappe erzeugen können. Sind alle diese Befunde normal, hat Ihre Patientin wahrscheinlich ein *akzidentelles Geräusch* – eines ohne pathologische Bedeutung.

Auffällige Befunde

Die a-Wellen verschwinden bei Vorhofflimmern.

Riesen-a-Wellen treten bei Trikuspidalstenose und schwerem Cor pulmonale auf.

Große v-Wellen sind typisch für Trikuspidalinsuffizienz.

Im Gegensatz dazu ein Beispiel, bei dem es sich um einen 60 Jahre alten Patienten mit Angina pectoris handelt. Sie finden bei ihm ein rauhes, mittsystolisches Geräusch, Grad 3, Maximum im 2. Interkostalraum rechts mit Fortleitung in die Halsgefäße, Schwirren fehlt. Diese Befunde deuten auf eine Aortenstenose hin, können aber auch bei einer sklerotisch veränderten Klappe ohne Stenose, bei einer dilatierten Aorta oder bei einem erhöhten Blutfluß durch die Klappe gefunden werden. Untersuchen Sie, ob der Herzspitzenstoß Hinweise auf eine Vergrößerung des linken Ventrikels gibt. Auskultieren Sie nochmals, wenn der Patient sitzt, sich vorlehnt und ausatmet; besteht ein Aorteninsuffizienzgeräusch? Beurteilen Sie die Karotispulskurve und den Blutdruck; bestehen Hinweise auf eine Aortenstenose? Stellen Sie alle Untersuchungsergebnisse zusammen und formulieren Sie eine vorläufige Hypothese über den Ursprung des Geräusches.

Tabelle 7.1 Normaler Herzspitzenstoß und Herzspitzenstoß bei Vergrößerung des linken Ventrikels.

	Amplitude	Dauer	Lokalisation	Durchmesser
Normales Herz	Kleine Amplitude, schwach oder sogar fehlend	Weniger als 2/3, meist jedoch weniger als die Hälfte der Systole	5. oder manchmal 4. Interkostalraum, 7–9 cm von der Linea mediana anterior entfernt	1–2 cm; normal nur in einem Interkostalraum
Vergrößerung des linken Ventrikels	Größere Amplitude, fühlt sich stärker an, anstoßend, hebend	Gewöhnlich während der ganzen Systole, bis zu S_2. Ist der Ventrikel hypertrophiert, aber nicht dilatiert, sind vergrößerte Amplitude und verlängerte Dauer des Herzspitzenstoßes die wichtigsten Merkmale.	Kann nach links und unten verschoben sein. Ist der linke Ventrikel hypertrophiert, ist der Herzspitzenstoß zusätzlich verschoben und verbreitert.	3 cm oder mehr; nimmt zwei oder mehr Interkostalräume ein

Tabelle 7.2

Tabelle 7.2 Anleitung zur Differenzierung spezieller Herzfrequenzen und Herzrhythmen.

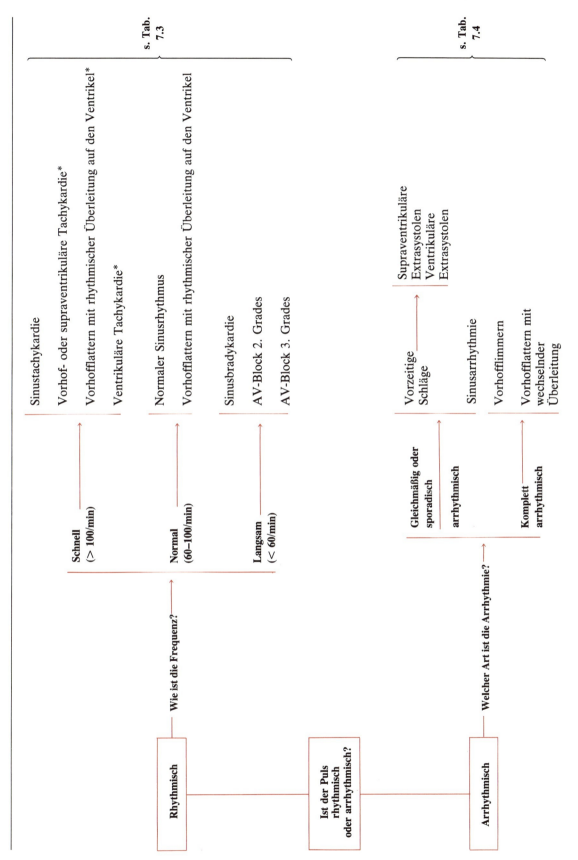

* Gelegentlich kommen diese Rhythmusstörungen auch mit einer niedrigeren Ventrikelfrequenz vor.

Tabelle 7.3 Differenzierung spezieller rhythmischer Herzrhythmen.

Rhythmen mit schneller Ventrikelfrequenz	Beschreibung	Klinische Zeichen			
		Ventrikelfrequenz			
		Übliche Ruhefrequenz (Schläge/min)	Verhalten bei körperlicher Belastung	Verhalten bei vagaler Reizung*	1. und 2. Herzton
Sinustachykardie	Ein schneller Rhythmus, der im Sinusknoten entspringt und über die normalen Reizleitungswege des Herzens verläuft. Ursachen sind unter anderen körperliche Belastung, Fieber, Hyperthyreose, Blutverlust und Angstzustände.	100–150	–	Gleichmäßiger Abfall	Normal
Supraventrikuläre Tachykardie	Ein schneller Rhythmus, der typischerweise in Phasen oder Anfällen auftritt. Besonders junge Erwachsene ohne andere Zeichen einer Herzerkrankung sind betroffen. Die Reizleitung im Vorhof ist gestört, die Ventrikel beantworten aber meist jeden Reiz.	160–200	–	Plötzlicher oder kein Abfall	Normal
Vorhofflattern mit rhythmischer Überleitung auf den Ventrikel	Ein sehr schneller Rhythmus, oft 300–320 Schläge pro Minute. Meist besteht ein partieller Leitungsblock im AV-Knoten. Bei einem 2:1-Block, z.B., wird jeder 2. Vorhofschlag auf den Ventrikel übergeleitet.	150–160	–	Plötzlicher oder kein Abfall	Normal
Ventrikuläre Tachykardie	Ein schneller Rhythmus, der im Ventrikel entsteht. Es handelt sich um eine sehr gefährliche Rhythmusstörung, die meist nur bei organischen Herzkrankheiten auftritt und zu Kammerflimmern und plötzlichem Tod führen kann.	150–200	–	Unverändert	Spaltung von S_1, S_2; wechselnde Lautstärke von S_1.

* Vagale Reizung, z.B. durch Anhalten des Atems in tiefer Inspiration oder Massage des Karotissinus. Sorgfältige Überwachung ist notwendig.

▶ Fortsetzung

Tabelle 7.3 (Fortsetzung).

		Klinische Zeichen			
		Ventrikelfrequenz			
	Beschreibung	Übliche Ruhefrequenz (Schläge/min)	Verhalten bei körperlicher Belastung	Verhalten bei vagaler Reizung*	1. und 2. Herzton
Rhythmen mit normaler Ventrikelfrequenz					
Normaler Sinusrhythmus	Rhythmus mit normalem Ursprung und normaler Reizleitung. Beachte: Eine rhythmische und normale Herzfrequenz bedeutet nicht notwendigerweise einen normalen Sinusrhythmus.	60–100	Gleichmäßiger Anstieg	Gleichmäßiger Abfall	Normal
Vorhofflattern mit rhythmischer Überleitung auf den Ventrikel	Ein sehr schneller Vorhofrhythmus, wie oben beschrieben, aber mit einem höhergradigen AV-Block, z.B. 4:1, wobei jeder 4. Vorhofschlag auf den Ventrikel übergeleitet wird.	60–100	Plötzlicher oder kein Anstieg	Plötzlicher oder kein Abfall	Normal
Rhythmen mit niedriger Ventrikelfrequenz					
Sinusbradykardie	Ein langsamer Rhythmus mit normalem Ursprung und Ausbreitung. Kommt häufig bei körperlich sehr gut trainierten Menschen vor. Andere Ursachen können sein: Hypothyreose, Hypothermie, akuter Herzinfarkt, das Sick-Sinus-Syndrom und Medikamente wie Digitalis oder Betablocker.	50–60, auch 40	Gleichmäßiger Anstieg	–	Normal
AV-Block 2. Grades	Ein langsamer Rhythmus, der durch eine gestörte Überleitung im AV-Knoten oder His-Bündel entsteht. Einige der Vorhoferregungen werden nicht auf den Ventrikel übergeleitet. Ursachen können Medikamente wie Digitalis oder Herzerkrankungen sein.	35–60	Gleichmäßiger Anstieg	–	Normaler S_1 und S_2; Vorhoftöne können zu hören sein
AV-Block 3. Grades	Ein sehr langsamer Rhythmus, der durch einen kompletten Block der Reizleitung im AV-Knoten, im His-Bündel oder seinen Schenkeln entsteht. Die Ventrikelerregung entsteht im Ventrikel selbst. Die häufigste Ursache ist der akute Herzinfarkt.	25–45, auch bis 60	Keine Änderung	–	Wechselnder S_1, teilweise paukend

* Vagale Reizung, z.B. durch Anhalten des Atems in tiefer Inspiration oder Massage des Karotissinus. Sorgfältige Überwachung ist notwendig.

Tabelle 7.4 Differenzierung spezieller arrhythmischer Herzrhythmen.

Rhythmusart	Schematische Darstellung	Rhythmus	Herztöne
Supraventrikuläre Extrasystolen	(QRS, Aberrante P-Welle, Normaler QRS-Komplex und T; Extrasystole, Pause; S_1 S_2)	Ein Schlag aus dem Vorhof oder Sinusknoten, der früher als erwartet kommt. Danach folgt eine Pause, und der Grundrhythmus setzt sich wieder fort.	S_1 kann sich in der Lautstärke von den normalen Schlägen unterscheiden. S_2 kann abgeschwächt sein. Ansonsten sind die Töne ähnlich wie bei den normalen Schlägen.
Ventrikuläre Extrasystolen	(Keine P-Welle, Aberrantes QRS und T; Extrasystole mit gespaltenen Tönen, Pause; S_1 S_2)	Ein Schlag aus dem Ventrikel, der früher kommt als die normalen Schläge. Danach folgt eine Pause, und der Grundrhythmus setzt sich wieder fort.	S_1 kann sich in der Lautstärke von den normalen Schlägen unterscheiden. S_2 kann abgeschwächt sein, aber beide Herztöne sind sehr oft gespalten.
Sinusarrhythmie	(S_1 S_2 Inspiration; S_1 S_2 Exspiration)	Der Rhythmus ändert sich periodisch, normalerweise wird er bei Inspiration schneller und bei Exspiration langsamer.	Normal, obwohl sich S_1 in Abhängigkeit von der Frequenz ändern kann.
Vorhofflimmern und -flattern mit wechselnder AV-Blockierung	(Keine P-Wellen, Flimmerwellen; S_1 S_2 ...)	Der Ventrikelrhythmus ist komplett unregelmäßig, obwohl kurze Phasen rhythmisch erscheinen mögen.	Die Lautstärke von S_1 ändert sich.

Tabelle 7.5 Veränderungen des ersten Herztones.

Normale Veränderungen	▬ ▬ S_1 S_2	S_1 ist leiser als S_2 über der *Herzbasis* (Aorten- und Pulmonalregion).
	▬ ▬ S_1 S_2	S_1 ist oft, aber nicht immer lauter als S_2 über der *Herzspitze*.
Akzentuierter S_1	▬ ▬ S_1 S_2	S_1 ist akzentuiert 1. bei erhöhter Herzfrequenz (z.B. körperlicher Anstrengung, Anämie, Hyperthyreose) und 2. bei Mitralstenose. Unter beiden Bedingungen ist die Mitralklappe bei Beginn der ventrikulären Systole noch offen. Die Klappe wird dann zugeschlagen.
Abgeschwächter S_1	▬ ▬ S_1 S_2	S_1 ist abgeschwächt beim AV-Block 1. Grades (verzögerte Überleitung vom Vorhof zum Ventrikel). Die Mitralklappe hat Zeit gehabt, nach der Vorhofkontraktion zurückzuflottieren, und ist schon fast geschlossen, bevor sie durch die Ventrikelkontraktion geschlossen wird. Sie schließt deshalb weniger laut. S_1 ist auch abgeschwächt bei relativer Immobilität der Klappe durch Verkalkungen, z.B. bei Mitralinsuffizienz.
Wechselnder S_1	▬ ▬ S_1 S_2 ▪ ▬ S_1 S_2	Die Lautstärke von S_1 ist wechselnd 1. bei AV-Block 3. Grades, wo Vorhof und Ventrikel unabhängig voneinander schlagen und 2. bei jedem komplett unregelmäßigen Rhythmus (z.B. Vorhofflimmern). Die Mitralklappe befindet sich immer in unterschiedlichen Stellungen, bevor sie durch die Ventrikelkontraktion geschlossen wird. Der Klappenschlußton wechselt daher in seiner Lautstärke.
Gespaltener S_1	▬▀ ▬ S_1 S_2	S_1 kann normalerweise in der Trikuspidalregion gespalten sein, wenn die trikuspidale Komponente, ansonsten zu leise, hörbar wird. Ein anscheinend gespaltener S_1 über dem Apex ist meist verursacht durch einen S_4 oder einen frühsystolischen Austreibungston (s. Tab. 7.9, S. 209). Zu einer pathologischen Spaltung beider Töne kann es kommen bei Rechtsschenkelblock und Schlägen, die im Ventrikel entspringen, wie z.B. ventrikulären Extrasystolen.

Tabelle 7.6 Veränderungen des zweiten Herztones.

	Exspiration	Inspiration	
Physiologische Spaltung	S₁ — S₂	S₁ — A₂ P₂ (S₂)	Die *physiologische Spaltung* des S_2 kann normalerweise in der Pulmonalregion gehört werden. Die pulmonale Komponente des S_2 ist so leise, daß sie über dem Apex und der Aortenregion nicht gehört werden kann. Hier besteht S_2 nur aus einer Komponente, die dem Schluß der Aortenklappe entspricht. Die physiologische Spaltung wird unter Inspiration deutlicher und verschwindet meist bei Exspiration. Bei manchen Menschen, vor allem bei jüngeren kann die Spaltung von S_2 auch während der Exspiration vorhanden sein. Im Sitzen kann sie jedoch verschwinden.
Pathologische Spaltung *(Sie bedeutet immer eine Herzerkrankung)*	S₁ (kurz) — S₂ (doppelt)	S₁ (kurz) — S₂ (doppelt)	Eine *weite Spaltung* bedeutet eine Zunahme der physiologischen Spaltung, die während des gesamten Atemzyklus zu hören ist. Eine weite Spaltung kann durch einen verzögerten Pulmonalklappenschluß entstehen (z.B. bei Pulmonalstenose oder Rechtsschenkelblock). Wie hier gezeigt ist, führt ein Rechtsschenkelblock auch zur Spaltung des S_1 in seine mitrale und seine trikuspidale Komponente. Eine weite Spaltung kann auch bei vorzeitigem Aortenklappenschluß, z.B. bei Mitralinsuffizienz, vorkommen.
	S₁ — S₂ (doppelt)	S₁ — S₂ (doppelt)	Eine *fixe Spaltung* bedeutet eine weite Spaltung, die durch die Atmung nicht beeinflußt wird. Sie tritt bei Vorhofseptumdefekt und Rechtsherzversagen auf.
	S₁ — P₂ A₂ (S₂)	S₁ — S₂	*Paradoxe Spaltung* bedeutet, daß diese während der Exspiration auftritt und während der Inspiration wieder verschwindet. Der Schluß der Aortenklappe ist pathologisch verzögert, so daß in der Exspiration A_2 nach P_2 folgt. Durch die normale Verzögerung von P_2 in der Inspiration verschwindet die Spaltung. Die häufigste Ursache für eine paradoxe Spaltung ist der Linksschenkelblock.

Lauter 2. Herzton in der Aortenregion (hier wird S_2 nur durch den Aortenklappenschluß gebildet), möglich bei arterieller Hypertonie

Leiser 2. Herzton in der Aortenregion bei Aortenstenose.

Laute pulmonale Komponente von S_2. Ist P_2 gleich laut oder lauter als die aortale Komponente oder kann eine Spaltung des S_2 über dem Apex gehört werden, ist eine pulmonale Hypertonie wahrscheinlich.

Leise pulmonale Komponente von S_2 bei Pulmonalstenose.

Tabelle 7.7   Extratöne während der Systole.

Es gibt zwei Arten von Extratönen während der Systole: 1. frühe Austreibungstöne und 2. Klicks, die meist mitt- oder spätsystolisch auftreten.

Frühsystolische Anspannungstöne (Austreibungstöne)

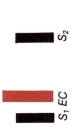

Frühsystolische Anspannungstöne (auch Austreibungs- oder Dehnungstöne) fallen zeitlich mit dem Öffnen der Aorten- und Pulmonalklappe zusammen. Sie sind relativ hochfrequent und hören sich klickartig an.

Ein *Aortenanspannungston* kann sowohl über der Basis als auch über der Spitze zu hören sein. Über der Spitze ist er meist lauter. Normalerweise ändert er sich nicht mit der Atmung. Er kann bei Aortendilatation und Erkrankungen der Aortenklappen auftreten.

Ein *Pulmonalisanspannungston* ist am besten über dem 2. oder 3. Interkostalraum links zu hören. Erscheint S_1, der in dieser Region normalerweise sehr leise ist, ungewöhnlich laut, kann es sein, daß Sie statt S_1 einen Pulmonaldehnungston hören. Abnahme seiner Lautstärke während Inspiration ist ein weiterer Hinweis. Ursachen sind unter anderen Dilatation der Pulmonalarterie, pulmonale Hypertonie und Pulmonalstenose.

Mitt- und spätsystolische Klicks

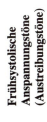

Mitt- oder spätsystolische Klicks sind meist ein Hinweis auf Mitralklappenprolaps – eine abnorme Blähung eines Teils der Mitralklappe. Dieser kommt häufig bei etwa 5% junger Erwachsener vor. Meist besteht nur ein einzelner Klick, manchmal kommen aber auch mehrere vor. Oft folgt dem Klick ein systolisches Geräusch (S. 213). Die Befunde ändern sich oft von Zeit zu Zeit: nur ein Klick, ein Klick und ein Geräusch oder nur ein spätsystolisches Geräusch.

Tabelle 7.8 Extratöne während der Diastole.

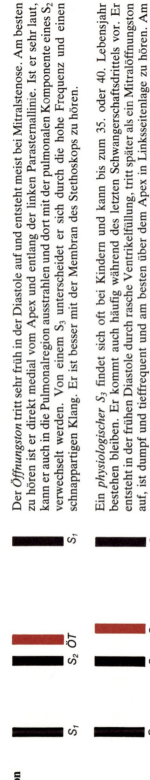

Öffnungston

Der *Öffnungston* tritt sehr früh in der Diastole auf und entsteht meist bei Mitralstenose. Am besten zu hören ist er direkt medial vom Apex und entlang der linken Parasternallinie. Ist er sehr laut, kann er auch in die Pulmonalregion ausstrahlen und dort mit der pulmonalen Komponente eines S_2 verwechselt werden. Von einem S_3 unterscheidet er sich durch die hohe Frequenz und einen schnappartigen Klang. Er ist besser mit der Membran des Stethoskops zu hören.

S_3

Ein *physiologischer S_3* findet sich oft bei Kindern und kann bis zum 35. oder 40. Lebensjahr bestehen bleiben. Er kommt auch häufig während des letzten Schwangerschaftsdrittels vor. Er entsteht in der frühen Diastole durch rasche Ventrikelfüllung, tritt später als ein Mitralöffnungston auf, ist dumpf und tieffrequent und am besten über dem Apex in Linksseitenlage zu hören. Am besten auskultiert man ihn mit dem Trichter des Stethoskops, das nur mit leichtem Druck aufgesetzt wird.

Ein *pathologischer S_3 (ventrikulärer Galopp)* klingt genauso wie ein physiologischer S_3. Tritt ein S_3 nach dem 40. Lebensjahr auf, ist er fast immer pathologisch. Die häufigste Ursache ist Herzinsuffizienz. Zusätzlich kommt er auch durch Volumenüberladung des Ventrikels bei Aorten-, Mitral- oder Trikuspidalinsuffizienz vor. Entsteht S_3 in der linken Herzhälfte, so ist er über dem Apex in Linksseitenlage zu hören; entspringt er in der rechten Herzhälfte, hört man ihn entlang des unteren linken Sternalrandes, wenn der Patient liegt; bei Inspiration wird er meist lauter. Wegen des Taktes, der durch diese drei Herztöne, besonders bei hoher Herzfrequenz entsteht, spricht man auch von Galopprhythmus.

S_4

Ein S_4 *(Vorhofton oder Vorhofgalopp)* tritt unmittelbar vor S_1 auf. Er ist tieffrequent und besser mit dem Trichter zu hören. Er kann gelegentlich auch bei gesunden Menschen, vor allem bei älteren, vorkommen. Häufiger ist er Ausdruck eines erhöhten Füllungswiderstandes im Ventrikel während der Vorhofkontraktion. Entsteht er in der linken Herzseite, ist er z.B. Ausdruck einer Herzerkrankung durch Hypertonie, von koronarer Herzkrankheit, Kardiomyopathien oder Aortenstenose. Dabei ist er am besten über dem Apex, vor allem in Linksseitenlage, zu hören. Ein S_4, der in der rechten Seite des Herzens entsteht, kommt seltener vor und ist am besten über dem unteren linken Sternalrand zu auskultieren; seine Intensität nimmt bei Inspiration zu.

Ein S_4 kann auch bei gestörter Reizleitung vom Vorhof zum Ventrikel auftreten. Die Verzögerung trennt den sonst sehr leisen Vorhofton von dem lauteren S_1. Dadurch wird er hörbar. Niemals ist ein S_4 bei Vorhofflimmern, zu hören.

Gelegentlich können bei einem Patienten ein S_3 und ein S_4 gefunden werden, es entsteht ein *Viererrhythmus*. Bei raschem Herzschlag können S_3 und S_4 verschmelzen, es entsteht ein lauter Extraton und man spricht dann von *Summationsgalopp*.

Tabelle 7.9 Drei Ursachen für einen anscheinend gespaltenen ersten Herzton.

Bei einem anscheinend gespaltenen ersten Herzton gibt es drei Möglichkeiten:

	S_4	Gespaltener S_1	Austreibungston
Tonhöhe	Ein S_4 ist relativ tieffrequent, er ist daher besser mit dem Trichter zu hören.	Beide Komponenten eines gespaltenen S_1 sind relativ hochfrequent; die Spaltung ist besser mit der Membran zu hören.	Ein Austreibungston ist relativ hochfrequent; die Spaltung ist daher besser mit der Membran zu hören.
Punctum maximum	Herzspitze; ein S_4, der im rechten Ventrikel entspringt, wird am besten entlang des unteren Sternalrandes gehört.	Trikuspidalregion, da die trikuspidale Komponente von S_1 leise ist und kaum ausstrahlt.	Ein Aortenaustreibungston ist am besten in der Aortenregion und über dem Apex, ein Pulmonalaustreibungston im 2. oder 3. Interkostalraum links zu hören.
Palpierbare Spaltung	Manchmal ist über dem Apex ein Extrastoß zu palpieren.	Nein	Nein

Tabelle 7.10 Entstehung der Herzgeräusche.

Herzgeräusche haben eine längere Dauer als Herztöne. Sie entspringen entweder im Herzen selber oder in einem der großen Gefäße und entstehen normalerweise durch einen der folgenden Mechanismen:

1. Strömung durch eine Verengung (z.B. Aortenstenose)

2. Strömung durch eine valvuläre oder intravaskuläre Unregelmäßigkeit ohne Verengung (z.B. Zweizipfeligkeit der Aortenklappe ohne echte Stenose)

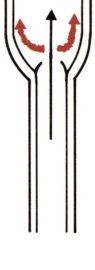

3. Verstärkte Strömung durch normale Strukturen (z.B. Aortensystolikum bei Anämie)

4. Strömung in einen erweiterten Abschnitt (z.B. Aortensystolikum bei Aneurysma der Aorta ascendens)

5. Zurückströmen an einer funktionsgestörten Klappe oder einem anderen Defekt (z.B. Mitralinsuffizienz)

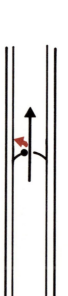

6. Shunt aus einer Kammer oder Arterie mit hohem Druck durch eine abnorme Öffnung (z.B. Ventrikelseptumdefekt, offener Ductus arteriosus Botalli)

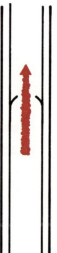
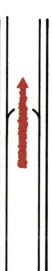
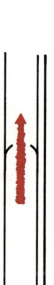

Tabelle 7.11

Tabelle 7.11 *Mittsystolische Austreibungsgeräusche.*

Mittsystolische Austreibungsgeräusche sind die häufigsten Herzgeräusche. Es gibt dabei 1. organische (z.B. als Folge kardiovaskulärer Strukturveränderungen), 2. funktionelle (z.B. als Folge einer physiologischen Veränderung, mit oder ohne Herzerkrankung) oder 3. akzidentelle Geräusche (z.B. ohne funktionelle oder strukturelle Veränderungen). Systolische Austreibungsgeräusche sind relativ leicht zu hören, oft aber schwer zu interpretieren. Häufig ist dann eine vollständige kardiovaskuläre oder sogar eine komplette Durchuntersuchung des Patienten notwendig.

Mittsystolische Austreibungsgeräusche treten beim Durchfluß durch die Semilunarklappen oder Ausstrombahnen auf. Verengung, Strukturunregelmäßigkeiten, erhöhter Durchfluß oder Dilatation eines großen Gefäßes erzeugen ein Systolikum. Das Geräusch hat eine Kreszendo-Dekreszendo-(Spindel-)Form und ist meist von S₁ und S₂ abgesetzt.

Zu den organischen Ursachen für ein mittsystolisches Austreibungsgeräusch zählen die Aorten- und Pulmonalstenose (z.B. Unfähigkeit der Aorten- bzw.Pulmonalklappe, sich während der Systole vollständig zu öffnen). Manchmal besteht die Verengung nicht an der Klappe selber, sondern etwas ober- oder unterhalb davon. Die Geräusche bei der Aorten- bzw. Pulmonalstenose sind unten einander gegenübergestellt. Andere Ursachen für mittsystolische Austreibungsgeräusche werden auf der nächsten Seite besprochen.

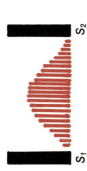

Systole

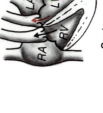

Systole

	Aortenstenose	**Pulmonalstenose**
Lokalisation	Aortenregion	Pulmonalregion und 3. Interkostalraum links
Fortleitung	In den Hals, entlang der linken Parasternallinie, manchmal in den Apex. Beachten Sie, daß ein apikales Austreibungsgeräusch, trotz seiner Lokalisation, nicht von der Aortenklappe stammen muß.	In Richtung linke Schulter und in Richtung der großen Halsgefäße, besonders nach links
Intensität	Veränderlich; ist das Geräusch laut, kann über der Aortenregion und dem Hals ein Schwirren zu fühlen sein.	Veränderlich; ist das Geräusch laut, kann über der Pulmonalregion ein Schwirren zu fühlen sein.
Tonhöhe	Mittelfrequent	Mittelfrequent
Klang	Oft rauh	Oft rauh
Mögliche zusätzliche Zeichen	1. Ein abgeschwächter S₂ 2. Ein frühsystolischer Aortenaustreibungston, ein linksseitiger S₄ 3. Ein hebender verbreiterter Herzspitzenstoß bei linksventrikulärer Hypertrophie 4. Langsamer Anstieg der Karotispulskurve (Pulsus tardus) 5. Kleiner Pulsdruck (Pulsus parvus)	1. Eine weite Spaltung von S₂ und ein abgeschwächter bis fehlender P₂. Fehlt P₂, kann S₂ nicht gespalten sein. 2. Ein frühsystolischer Pulmonalaustreibungston, ein rechtsseitiger S₄ 3. Traubescher Handgriff positiv (hebende Pulsationen des unteren linken Sternalrandes als Folge der rechtsventrikulären Hypertrophie)

▶ Fortsetzung

Tabelle 7.11 (Fortsetzung).

Andere Ursachen für ein Aortensystolikum

Strukturveränderungen der Aortenklappe ohne echte Stenose können ein früh- oder mittsystolisches Austreibungsgeräusch verursachen, das sich nicht von jenem einer leichten Aortenstenose unterscheiden läßt. Zwei häufige Beispiele dafür sind die angeborene *Zweizipfligkeit der Aortenklappe*, aber ohne Stenosierung, und die *Sklerosierung der Klappe im Alter*. Das Fehlen anderer Symptome macht diese Diagnosen wahrscheinlicher, aber eine längere Verlaufsbeobachtung ist meist notwendig.

Auch bei einer *dilatierten Aorta* (z.B. bei Lues oder Atherosklerose) kann ein solches Aortensystolikum auftreten.

Zusätzlich müssen *funktionelle Geräusche* in der Differentialdiagnose berücksichtigt werden. Sie entstehen durch erhöhten Blutfluß durch die Aortenklappe, z.B. bei Anämie und Hyperthyreose. In diesen Fällen wird das Geräusch wieder verschwinden, wenn die Grunderkrankung geheilt ist. Bei der Aorteninsuffizienz erhöht sich das linksventrikuläre Volumen und dadurch der Blutfluß durch die Aortenklappe. Als Folge kann ein früh- oder mittsystolisches Geräusch auftreten (zusätzlich zum typischen diastolischen Geräusch), ohne daß eine echte Klappenstenose vorliegt.

Andere Ursachen für ein Pulmonalsystolikum

Durch einen *erhöhten Blutfluß* durch die Pulmonalklappe kann ein Geräusch entstehen, das so klingt wie jenes bei einer Pulmonalstenose. Auch das Systolikum beim *Vorhofseptumdefekt* entsteht durch diesen Mechanismus und nicht durch den Blutfluß durch den Septumdefekt. Eine weite Spaltung von S_2 kann sowohl beim Vorhofseptumdefekt als auch bei der Pulmonalstenose vorkommen.

Ein erhöhtes Herzzeitvolumen wie bei Anämie, Schwangerschaft oder Hyperthyreose kann auch ein pulmonales Strömungsgeräusch verursachen.

Schwierigkeiten treten oft bei Kindern und jugendlichen Erwachsenen auf, wenn es darum geht zu entscheiden, ob Pulmonalgeräusche ihre Ursache in einer organischen Herzkrankheit haben oder nur *akzidentelle Geräusche* sind. Letztere sind meist, aber nicht immer, leise, Grad 1 oder 2, von kurzer Dauer, mittsystolisch und am besten über dem 2. und 3. Interkostalraum links zu hören. Spaltung des S_2 ist normal, ein Austreibungston ist nicht zu hören, und der Palpationsbefund über dem rechten Ventrikel ist normal. Diastolische Geräusche sollten nicht vorhanden sein. Ein akzidentelles Geräusch ändert sich häufig bei Änderung der Körperlage, der Atemlage und der Herzfrequenz. Manchmal braucht man noch zusätzlich ein Röntgenbild des Thorax, ein EKG oder andere Untersuchungen, um die Diagnose sicher stellen zu können.

Tabelle 7.12 Pansystolische Insuffizienzgeräusche.

Pansystolische Insuffizienzgeräusche entstehen, wenn Blut von einer Kammer mit hohem Druck in eine mit niedrigem Druck, entweder durch eine Klappe oder eine andere Öffnung, die eigentlich geschlossen sein sollte, fließt. Insuffizienz bedeutet eine undichte Stelle. Zu den Ursachen für pansystolische Geräusche zählen die Mitralinsuffizienz (LV → LA), Trikuspidalinsuffizienz (RV → RA) und der Ventrikelseptumdefekt (LV → RV). Das Geräusch beginnt unmittelbar mit dem S_1 und dauert bis zum S_2.

Drei verschiedene pansystolische Geräusche sind unten einander gegenübergestellt.

	Mitral-insuffizienz	Trikuspidal-insuffizienz	Ventrikel-septumdefekt
Lokalisation	Mitral-(Apex-)region	Linker unterer Sternalrand	Linker Sternalrand im 3., 4. und 5. Interkostalraum
Fortleitung	In die linke Axilla	Kann in die rechte Sternumhälfte und zur linken Medioklavikularlinie, aber nicht in die Axilla ausstrahlen.	Kann über das gesamte Herz, aber nicht in die Axilla ausstrahlen.
Intensität	Veränderlich, oft laut; kann mit einem apikalen Schwirren verbunden sein; nimmt bei Inspiration nicht zu.	Veränderlich, nimmt bei Inspiration zu.	Oft sehr laut und mit einem Schwirren verbunden
Tonhöhe	Hochfrequent	Hochfrequent	Hochfrequent
Klang	Blasend	Blasend	Oft rauh
Mögliche zusätzliche Zeichen	Abgeschwächter S_1, ein S_3 Ein deutlich hebender, nach unten und links verschobener Herzspitzenstoß (linksventrikuläre Hypertrophie und Dilatation)	Positiver Venenpuls (starke Pulsationen der Halsvenen), manchmal positiver Leberpuls Traubescher Handgriff positiv	Die Zeichen hängen vom Schweregrad des Defektes und von eventuell zusätzlichen Läsionen ab.

Eine andere Form von Mitralinsuffizienz entsteht beim *Mitralklappenprolaps*. Hierbei ist das Geräusch spätsystolisch und folgt oft einem mitt- oder spätsystolischen Klick. Obwohl die Mitralklappe der frühen Systole voll effektiv ist, bläht sich ein Teil von ihr in der späteren ventrikulären Kontraktionsphase in das Atrium vor. Dadurch kann etwas Blut zurückströmen.

Tabelle 7.13 Diastolische Geräusche.

Im Gegensatz zu den systolischen Geräuschen sind die diastolischen Geräusche fast immer Zeichen einer Herzerkrankung.

1. Das diastolische Rollen, das in den atrioventrikulären Klappen entsteht, und 2. das frühdiastolische Geräusch bei Insuffizienz der Semilunarklappen.

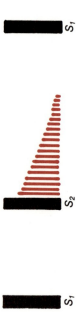

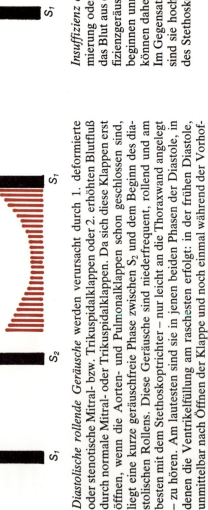

Diastolische rollende Geräusche werden verursacht durch 1. deformierte oder stenotische Mitral- bzw. Trikuspidalklappen oder 2. erhöhten Blutfluß durch normale Mitral- oder Trikuspidalklappen. Da sich diese Klappen erst öffnen, wenn die Aorten- und Pulmonalklappen schon geschlossen sind, liegt eine kurze geräuschfreie Phase zwischen S_2 und dem Beginn des diastolischen Rollens. Diese Geräusche sind niederfrequent, rollend und am besten mit dem Stethoskoptrichter – nur leicht an die Thoraxwand angelegt – zu hören. Am lautesten sind sie in jenen beiden Phasen der Diastole, in denen die Ventrikelfüllung am raschesten erfolgt: in der frühen Diastole, unmittelbar nach Öffnen der Klappe und noch einmal während der Vorhofkontraktion (präsystolisch).

Insuffizienz der Semilunarklappen ist entweder Folge einer Klappendeformierung oder einer Dilatation des Klappenringes. In beiden Fällen strömt das Blut aus den großen Gefäßen zurück in die Ventrikel. Die Aorteninsuffizienzgeräusche und auch die meisten der Pulmonalinsuffizienzgeräusche beginnen unmittelbar nach dem S_2 und nehmen dann an Intensität ab. Sie können daher als *diastolische Decrescendo-Geräusche* beschrieben werden. Im Gegensatz zu den rollenden Geräuschen der atrioventrikulären Klappen sind sie hochfrequent und blasend. Am besten sind sie mit der Membran des Stethoskops – fest auf die Thoraxwand aufgedrückt – auskultierbar.

Die wichtigsten Beispiele für diese beiden Arten von diastolischen Geräuschen sind die Mitralstenose und die Aorteninsuffizienz. Sie sind auf der nächsten Seite einander gegenübergestellt.

▶ Fortsetzung

Tabelle 7.13 (Fortsetzung).

	Mitralstenose 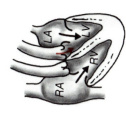 *Diastole*	**Aorteninsuffizienz** *Diastole*
Lokalisation	Mitral-(Apikal-)region	Aortenregion
Fortleitung	Gering	Entlang des linken Sternalrandes, manchmal bis zum Apex; auch nach unten zum rechten Sternalrand
Intensität	Veränderlich; kann akzentuiert oder erst hörbar werden in Linksseitenlage und unter körperlicher Belastung.	Veränderlich, oft leiste; kann oft erst hörbar werden, wenn man den Patienten bittet, sich aufzusetzen, sich etwas nach vorne zu lehnen und auszuatmen.
Tonhöhe	Tieffrequent (besser mit dem Trichter zu hören)	Hochfrequent (besser mit der Membran zu hören)
Klang	Rollend	Blasend
Mögliche zusätzliche Zeichen	Betonter S_1 in der Mitralregion Öffnungston Betonter P_2 und positives Traube-Zeichen, wenn sich eine pulmonale Hypertonie entwickelt hat	Aortensystolikum durch erhöhten Blutfluß. Da während jeder Diastole ein relativ großes Blutvolumen zurück in den Ventrikel strömt, wird dadurch das Blutvolumen, das während der nächsten Systole durch die Aortenklappe gepumpt wird, deutlich erhöht. Ein tiefes rollendes präsystolisches apikales Diastolikum ähnlich wie ein Mitralstenosegeräusch. Es wird auch *Austin-Flint-Geräusch* genannt und entsteht durch das zurückströmende Blut, das während der Diastole gegen das anteriore Segel der Mitralklappe stößt. S_3 Ein deutlich hebender, nach links und unten verschobener Herzspitzenstoß (linksventrikuläre Vergrößerung) Hoher Druckpuls (Pulsus altus), „hüpfende Gefäße", Kapillarpuls

Tabelle 7.14 Differenzierung kardiovaskulärer Geräusche mit sowohl systolischen als auch diastolischen Komponenten.

Manche kardiovaskulären Geräusche beschränken sich nicht nur auf einen Teil des Herzzyklus. Drei Beispiele dafür sind 1. Perikardreiben, das durch Entzündung des Perikards entsteht; 2. offener Ductus arteriosus Botalli, eine Mißbildung, bei der eine offene Verbindung zwischen Aorta und A. pulmonalis bestehen bleibt und 3. Venensausen, ein harmloses Turbulenzgeräusch der Halsvenen (häufig bei Kindern). Die Besonderheiten dieser drei Geräusche sind unten einander gegenübergestellt. Der Begriff „kontinuierliches Geräusch" bringt zum Ausdruck, daß das Geräusch in der Systole beginnt und während des S_2 bis in die Diastole – teilweise oder ganz – anhält. Es muß nicht während der ganzen Diastole vorhanden sein. Das Geräusch beim Ductus arteriosus Botalli kann auch als kontinuierlich bezeichnet werden (Maschinengeräusch).

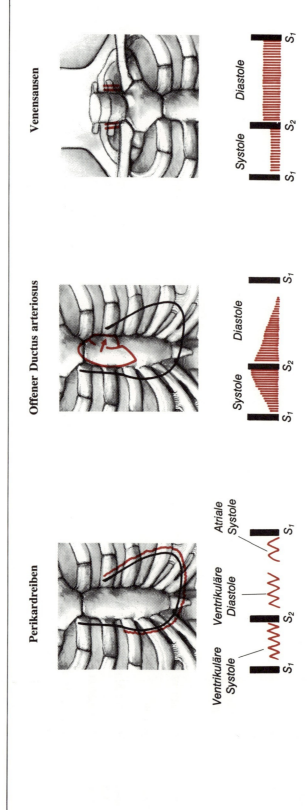

Perikardreiben

Offener Ductus arteriosus

Venensausen

Zeitliches Auftreten — Kann aus drei kurzen Komponenten bestehen, jede in Verbindung mit einer Herzbewegung: 1. Vorhofsystole, 2. Ventrikelsystole und 3. Ventrikeldiastole. Meist sind die ersten beiden Komponenten vorhanden; sind alle drei nachweisbar, ist die Diagnose leicht; ist nur eine ausgeprägt (meist die systolische), ist eine Verwechslung mit einem Systolikum möglich.

Kontinuierliches Geräusch während der Systole und Diastole, wobei oft ein stummes Intervall in der späten Diastole auftritt. Es ist in der späten Systole am lautesten, übertönt S_2 und wird in der Diastole wieder schwächer.

Kontinuierliches Geräusch ohne stummes Intervall; am lautesten in der Diastole

▶ Fortsetzung

Tabelle 7.14 (Fortsetzung).

	Perikardreiben	**Offener Ductus arteriosus**	**Venensausen**
Lokalisation	Veränderlich, aber meist am besten im 3. Interkostalraum links parasternal zu hören	2. Interkostalraum links	Oberhalb des medialen Drittels der Claviculae, besonders rechts
Fortleitung	Gering	In Richtung linke Klavikula	1. und 2. Interkostalraum
Intensität	Veränderlich. Kann zunehmen, wenn sich der Patient vorneigt und ausatmet.	Meist laut, manchmal mit einem Schwirren verbunden.	Leise bis mittellaut. Kann durch Druck auf die Jugularvenen unterbunden werden.
Klang	Ohrnahes Reiben	Rauh, maschinenartig	Sausend
Tonhöhe	Hochfrequent (besser mit der Membran zu hören)	Mittelfrequent	Niederfrequent (besser mit dem Trichter zu hören)

Tabelle 7.15 Veränderungen des Arterienpulses.

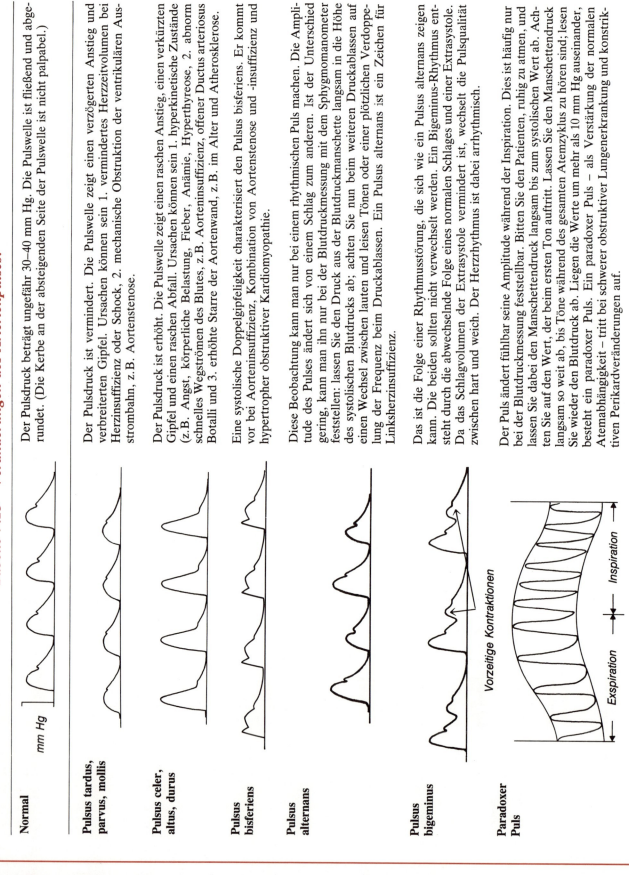

Normal: Der Pulsdruck beträgt ungefähr 30–40 mm Hg. Die Pulswelle ist fließend und abgerundet. (Die Kerbe an der absteigenden Seite der Pulswelle ist nicht palpabel.)

Pulsus tardus, parvus, mollis: Der Pulsdruck ist vermindert. Die Pulswelle zeigt einen verzögerten Anstieg und verbreiterten Gipfel. Ursachen können sein 1. vermindertes Herzzeitvolumen bei Herzinsuffizienz oder Schock, 2. mechanische Obstruktion der ventrikulären Ausstrombahn, z.B. Aortenstenose.

Pulsus celer, altus, durus: Der Pulsdruck ist erhöht. Die Pulswelle zeigt einen raschen Anstieg, einen verkürzten Gipfel und einen raschen Abfall. Ursachen können sein 1. hyperkinetische Zustände (z.B. Angst, körperliche Belastung, Fieber, Anämie, Hyperthyreose, 2. abnorm schnelles Wegströmen des Blutes, z.B. Aorteninsuffizienz, offener Ductus arteriosus Botalli und 3. erhöhte Starre der Aortenwand, z.B. im Alter und Atherosklerose.

Pulsus bisferiens: Eine systolische Doppelgipfeligkeit charakterisiert den Pulsus bisferiens. Er kommt vor bei Aorteninsuffizienz, Kombination von Aortenstenose und -insuffizienz und hypertropher obstruktiver Kardiomyopathie.

Pulsus alternans: Diese Beobachtung kann man nur bei einem rhythmischen Puls machen. Die Amplitude des Pulses ändert sich von einem Schlag zum anderen. Ist der Unterschied gering, kann man ihn nur bei der Blutdruckmessung mit dem Sphygmomanometer feststellen: lassen Sie den Druck aus der Blutdruckmanschette langsam in die Höhe des systolischen Blutdrucks ab; achten Sie nun beim weiteren Druckablassen auf einen Wechsel zwischen lauten und leisen Tönen oder einer plötzlichen Verdopplung der Frequenz beim Druckablassen. Ein Pulsus alternans ist ein Zeichen für Linksherzinsuffizienz.

Pulsus bigeminus: Das ist die Folge einer Rhythmusstörung, die sich wie ein Pulsus alternans zeigen kann. Die beiden sollten nicht verwechselt werden. Ein Bigeminus-Rhythmus entsteht durch die abwechselnde Folge eines normalen Schlages und einer Extrasystole. Da das Schlagvolumen der Extrasystole vermindert ist, wechselt die Pulsqualität zwischen hart und weich. Der Herzrhythmus ist dabei arrhythmisch.

Vorzeitige Kontraktionen

Paradoxer Puls: Der Puls ändert fühlbar seine Amplitude während der Inspiration. Dies ist häufig nur bei der Blutdruckmessung feststellbar. Bitten Sie den Patienten, ruhig zu atmen, und lassen Sie dabei den Manschettendruck langsam bis zum systolischen Wert ab. Achten Sie auf den Wert, der beim ersten Ton auftritt. Lassen Sie den Manschettendruck langsam so weit ab, bis Töne während des gesamten Atemzyklus zu hören sind; lesen Sie wieder den Blutdruck ab. Liegen die Werte um mehr als 10 mm Hg auseinander, besteht ein paradoxer Puls. Ein paradoxer Puls – als Verstärkung der normalen Atemabhängigkeit – tritt bei schwerer obstruktiver Lungenerkrankung und konstriktiven Perikardveränderungen auf.

Kapitel 8
Brustdrüsen und Achseln

Anatomie und Physiologie

Die weibliche Brust (Mamma) liegt zwischen der 2. und der 6. Rippe, zwischen Sternalrand und mittlerer Axillarlinie. Ungefähr zwei Drittel der Brust befinden sich über dem M. pectoralis major, ungefähr ein Drittel über dem M. serratus anterior. Die Brustwarze liegt zentral, umgeben vom Warzenhof, der Areola. Glandulae areolares sind als kleine runde Erhebungen sichtbar.

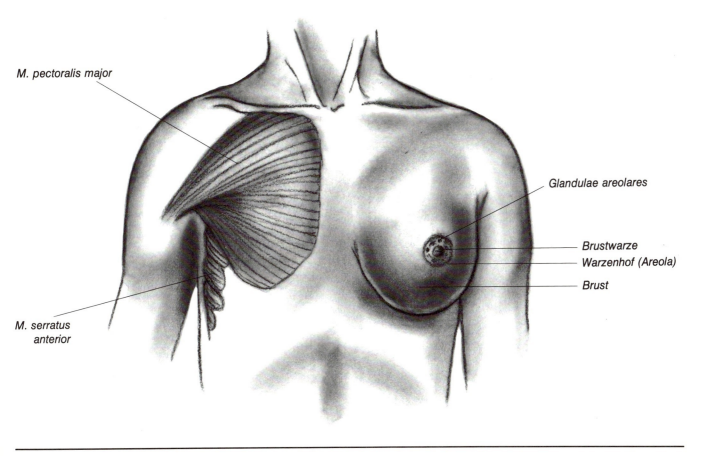

Anatomie und Physiologie

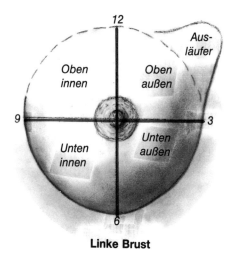

Linke Brust

Zur Beschreibung der Brust kann man diese in vier Quadranten einteilen. Diese Quadranten werden durch imaginäre horizontale und vertikale Linien gebildet, die durch die Brustwarze verlaufen. Oft reicht ein zusätzlicher Ausläufer der Brustdrüse bis in die Axilla. Eine andere Möglichkeit, Veränderungen der Brust zu beschreiben, besteht darin, sich die Brust als ein Ziffernblatt vorzustellen. Der Ort einer Läsion kann dann z.B. bei 4 Uhr und 3 cm von der Brustwarze entfernt liegen.

Das Brustgewebe besteht aus 3 Hauptkomponenten. 1. Das *Drüsengewebe*, das 12 bis 20 Lappen umfaßt, wobei jeder Lappen mit einem Gang an der Oberfläche der Brustwarze mündet. 2. Das Drüsengewebe wird gestützt durch *Bindegewebe* mit Aufhängebändern, die sowohl an der Haut als auch an der tiefer liegenden Faszie befestigt sind. 3. *Fettgewebe* befindet sich in der gesamten Brust, überwiegt aber in den oberflächlichen und peripheren Partien. Das Verhältnis dieser drei Gewebekomponenten ändert sich mit dem Alter, dem allgemeinen Ernährungszustand, bei Schwangerschaft und durch andere Faktoren.

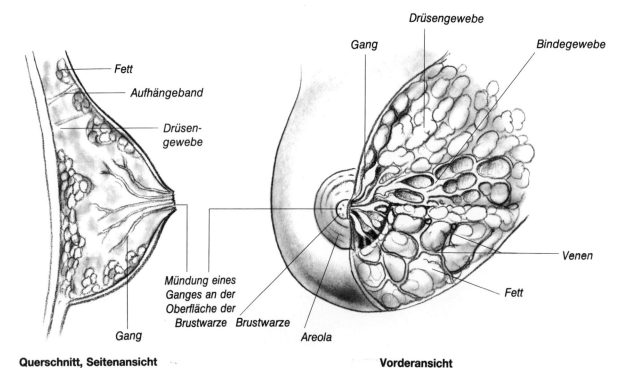

Die männliche Brust besteht hauptsächlich aus einer kleinen Brustwarze und der Areola. Darunter liegt eine dünne Schicht unentwickelten Brustgewebes, das klinisch normalerweise nicht vom umliegenden Gewebe unterschieden werden kann.

Anatomie und Physiologie

Altersabhängige Veränderungen

Die Entwicklung der weiblichen Brust beginnt in der Pubertät. Die präpubertäre Brust besteht aus einer kleinen vorgewölbten Brustwarze. Das darunterliegende Brustgewebe ist nicht palpabel. Zwischen dem 8. und dem 13. Lebensjahr (durchschnittlich im 11. Lebensjahr) treten die sekundären Geschlechtsmerkmale auf. Brustknospen erscheinen, und eine Vergrößerung des Brustgewebes und der Warzenhöfe folgen. Die Stadien der Brustentwicklung sind unten abgebildet (nach TANNER, J. M.: Growth at Adolescence, 2nd ed., Blackwell, Oxford 1962).

Stadieneinteilung der Brustentwicklung

Stadium 1
Präpubertät. Vorwölbung der Brustwarze

Stadium 2

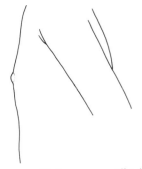

Brustknospe: Drüse vorgewölbt im Bereich des Warzenhofes, Warzenhof vergrößert.

Stadium 3

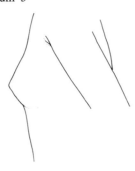

Weitere Vergrößerung und Vorwölbung der Brustdrüse und der Areola, ohne daß sich deren Konturen gegeneinander abheben.

Stadium 4

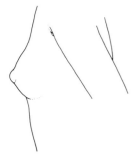

Knospenbrust: Drüse im Warzenhofbereich hebt sich gesondert von der übrigen Drüse ab.

Stadium 5

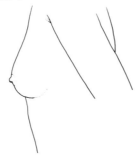

Reife Brustdrüse: Zurückweichen der Vorwölbung der Areola in die allgemeine Brustkontur (in Einzelfällen kann die Vorwölbung der Areola bestehen bleiben).

(Die Zeichnungen wurden freundlicherweise von W. A. DANIEL jr., Division of Adolescent Medicine, University of Alabama, Birmingham, zur Verfügung gestellt).

Anatomie und Physiologie

Gleichzeitig treten Schamhaare auf. Ihre Ausbreitung ist auf den Zeichnungen auf S. 284 illustriert. Aus dem Verhältnis der Entwicklung von Brustdrüse und Schamhaaren lassen sich Wachstums- und Reifestadien bestimmen. Zeitlich kann die Entwicklung hingegen zwischen den einzelnen Individuen stark schwanken. Das Fortschreiten vom Stadium 2 zum Stadium 5 der TANNERschen Einteilung erstreckt sich über ungefähr 3 Jahre, mit einer Spanne von 1,5 bis 6 Jahren. Achselhaare treten für gewöhnlich 2 Jahre nach dem Erscheinen der Schamhaare auf.

Die Menarche tritt meist dann auf, wenn die Brust des Mädchens im Entwicklungsstadium 3 oder 4 ist. Zu dieser Zeit hat das Mädchen charakteristischerweise die Spitze des größten Pubertätswachstumsschubes erreicht. Die übliche Reihenfolge dieser Veränderungen ist im nachfolgenden Diagramm zusammengefaßt.

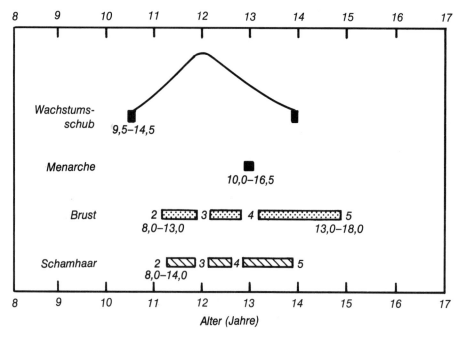

Die Zahlen unter den Balken geben den Altersbereich an, während dessen die Veränderungen auftreten (Nach MARSHALL, W. A., J. M. TANNER: Variations in the pattern of pubertal changes in boys. Arch. Dis. Child. 45: 22 [1970]).

Die Angaben von TANNER stützen sich auf Untersuchungen von weißen Mädchen aus England. Nach amerikanischen Erhebungen sind schwarze Mädchen im Hinblick auf die Entwicklung der sekundären Geschlechtsmerkmale weißen, gleichaltrigen Mädchen voraus. Schwarze Mädchen entwickeln auch früher Achselhaare als weiße Mädchen, manchmal schon, bevor die Schamhaare auftreten. Orientalische Frauen haben andererseits einen dünnen, relativ spärlichen Schamhaarwuchs. Diese Unterschiede zeigen, daß sich Normwerte einer Volksgruppe nicht ohne weiteres auf eine andere übertragen lassen.

Brüste unterscheiden sich normalerweise in mehrfacher Hinsicht. Bei ungefähr einem von 12 Mädchen entwickeln sich die beiden Brüste unterschiedlich rasch, was zu einer beträchtlichen Asymmetrie der beiden Brüste führen kann. Diese ist jedoch meist nur vorübergehend und, abgesehen von ungewöhnlich großen Unterschieden, kann man die Mädchen beruhigen. Bei vielen Mädchen und Frauen werden die Brüste prämenstruell etwas gespannt, vergrößert und in der Struktur knotig.

Schwangerschaft führt zu zusätzlichen Veränderungen. Im zweiten Schwangerschaftsmonat werden die Brüste größer, stärker nodulär und glandulär und auch das duktale Gewebe nimmt zu. Die Brustwarzen werden ebenfalls größer, dunkler und heben sich stärker ab. Später werden auch die Areolae dunkler, und die venöse Zeichnung der Brust wird deutlicher. Nach der 16. Schwangerschaftswoche kann häufig Kolostrum, eine dicke gelbliche Flüssigkeit, durch leichtes Reiben aus der Brustdrüse ausgedrückt werden.

Die Brüste der alternden Frau werden kleiner, da das Drüsengewebe atrophiert und das Fettgewebe abnimmt. Sie können schlaff werden und tiefer hängen, wie es auf S. 45 illustriert ist. Die Drüsengänge um die Brustwarzen können als derbe faserige Stränge tastbar werden. Das Achselhaar wird spärlich.

Obwohl die männliche Brustdrüse normalerweise klein ist, entwickeln 2 von 3 Jungen während der Pubertät eine vorübergehende ein- oder beidseitige Brustvergrößerung (Gynäkomastie). Gewöhnlich ist diese Veränderung nur gering ausgeprägt. Sie entsteht durch eine feste Plaque von Brustgewebe unter den Warzenhöfen. Gelegentlich kann es jedoch auch zu einer stärkeren Vergrößerung der Brust kommen und zu einer deutlichen Beeinträchtigung führen (s. S. 236). Die pubertäre Gynäkomastie bildet sich normalerweise spontan zurück.

Lymphatisches System

Ein Großteil der lymphatischen Wege der Brust führt in die Achseln. Daher ist es notwendig, das axilläre Lymphknotensystem genau zu kennen. Von diesem sind die zentralen axillären Lymphknoten am häufigsten zu tasten. Sie befinden sich tief in der Axilla, nahe den Rippen und dem M. serratus anterior. In diese Lymphknoten wird Lymphe aus drei anderen Lymphknotengruppen drainiert:

1. Die pektorale (oder anteriore) Gruppe von Lymphknoten liegt auf dem unteren Rand des M. pectoralis major, innerhalb der vorderen Axillarfalte. Diese Lymphknoten drainieren die vordere Brustwand und den Großteil der Brust.

2. Die subskapuläre (oder posteriore) Gruppe liegt am lateralen Rand der Skapula und ist tief in der hinteren Axillarfalte zu tasten. Diese Knoten drainieren die hintere Brustwand und einen Teil des Arms.

3. Die laterale Gruppe ist entlang dem oberen Humerus zu tasten. Diese Knoten drainieren den größten Teil des Arms.

Anatomie und Physiologie

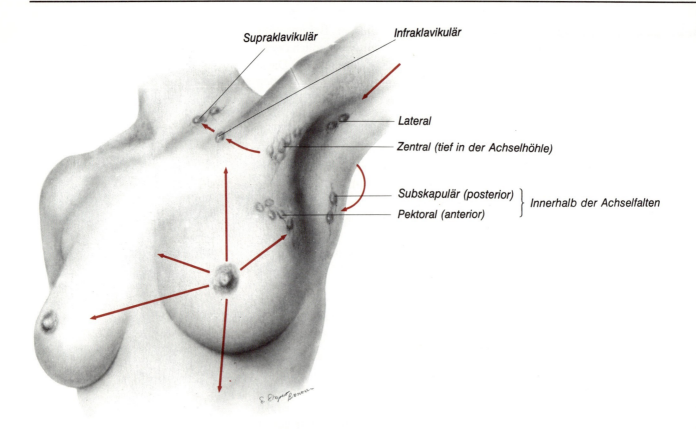

Die Pfeile geben die Richtung des Lymphflusses an

Die Lymphe fließt von den zentralen axillären zu den infraklavikulären und supraklavikulären Knoten.

Beachten Sie, daß nicht die gesamte Lymphe der Brust in die Axillae abgeleitet wird. Abhängig von der Lage einer Läsion der Brust, kann eine Streuung direkt in die infraklavikulären Lymphknoten, in die Tiefe des Thorax oder des Abdomens oder sogar in die andere Brust erfolgen.

Untersuchungstechniken

Weibliche Brust

Allgemeines

Viele Studenten, vor allem männliche, finden es anfangs unangenehm, die Brust einer Frau zu untersuchen. Diese Gefühle sind normal. Auch die Patientinnen können durch die Untersuchung unangenehm berührt sein. Durch Übung kann man jedoch lernen, eine effektive Untersuchung durchzuführen, ohne dabei die Gefühle der Patientin zu mißachten.

Sagen Sie der Patientin, daß Sie ihre Brust untersuchen wollen. Das ist auch ein passender Augenblick, sie danach zu fragen, ob sie irgendwelche Knoten oder andere Veränderungen der Brust bemerkt hat oder ob sie ihre Brust monatlich selbst untersucht. Für eine gründliche Inspektion der Brust muß der gesamte Oberkörper freigemacht werden, aber während der weiteren Untersuchung kann es sinnvoll sein, eine Brust zu verdecken, während die andere abgetastet wird. Behutsamkeit, Höflichkeit und ein Verhalten, das zeigt, daß es sich um eine selbstverständliche, routinemäßige Untersuchung handelt, helfen der Patientin, sich zu entspannen.

Ist der Patientin die Technik der Selbstuntersuchung unbekannt, haben Sie nun eine gute Gelegenheit, ihr zu erklären, was Sie tun und ihr zu zeigen, wie sie die Selbstuntersuchung durchführen kann. Einige pubertäre Mädchen scheuen sich jedoch, ihren eigenen Körper zu untersuchen. Sie müssen also Ihr Verhalten der individuellen Einstellung jeder Patientin anpassen.

Inspektion

Die Patientin sitzt, der Oberkörper ist entkleidet, und sie läßt die Arme locker herabhängen –

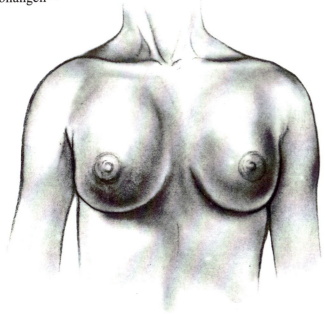

Arme seitlich

Untersuchungstechniken

Inspektion der Brüste:

Achten Sie dabei auf Folgendes:

1. Größe und Symmetrie. Geringe Größenunterschiede sind häufig und meist normal.

2. Konturen: Vorwölbungen, Dellen oder Abflachungen.

3. Aussehen der Haut.

   a) Farbe

   b) Verdickung oder Ödem

   c) Venöse Zeichnung

Inspektion der Brustwarzen:

Achten Sie dabei auf Folgendes:

1. Größe und Form. Einfache, lange bestehende Einstülpung ist häufig und meist normal.

2. Richtung, in die sie zeigen.

3. Hautausschläge oder Ulzerationen.

4. Absonderungen.

Untersuchen Sie ein pubertäres Mädchen, bestimmen Sie das Stadium der Brustentwicklung, wie auf S. 221 beschrieben. Da heranwachsende Mädchen über ihre Brustentwicklung oft besorgt sind, können Sie es beruhigen, daß seine Entwicklung normal verläuft (wenn dies so ist). Anhand der Zeichnungen können Sie ihm die normale Entwicklungsfolge erklären. Die Schamhaarentwicklung wird später noch ausführlicher besprochen.

Auffällige Befunde

Siehe Tab. 8.1: Sichtbare Zeichen bei Brustkrebs (S. 233).

Rötung bei Entzündung oder entzündetem Karzinom.

Ödem oder verstärkte Venenzeichnung bei Karzinom.

Siehe Tab. 8.2: Veränderungen der Brustwarze und des Warzenhofes (S. 234).

Bei einer Brustentwicklung vor dem 8. Lebensjahr spricht man von einer *Pubertas praecox*. Wenn bis zum 13. Lebensjahr keine Brustentwicklung erfolgte, oder wenn mehr als 5 Jahre zwischen Beginn der Brustentwicklung und dem Eintritt der Menarche vergangen sind, spricht man von einer verzögerten Pubertät *(Pubertas tarda)*.

Untersuchungstechniken *Auffällige Befunde*

Um Dellen oder Einziehungen, die man sonst übersehen könnte, sichtbar werden zu lassen, bitten Sie die Patientin, 1. ihre Arme über den Kopf zu heben, und 2. ihre Hände gegen die Hüften zu pressen. Beurteilen Sie nun nochmals gewissenhaft die Brustkonturen.

Dellen oder Einziehungen der Brust sind verdächtig auf ein darunterliegendes Karzinom.

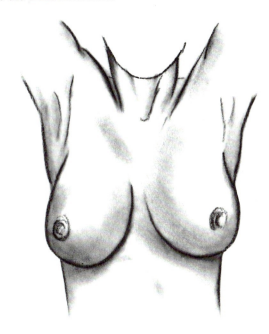

Arme über dem Kopf

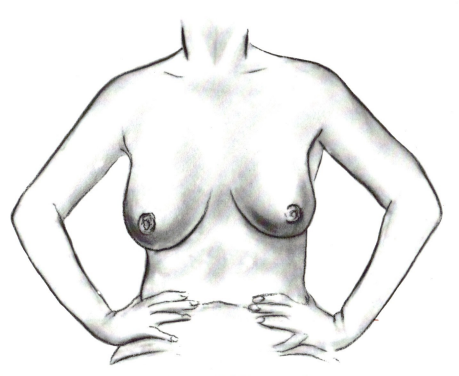

Hände gegen die Hüften gepreßt

Untersuchungstechniken — Auffällige Befunde

Gelegentlich können andere Techniken hilfreich sein:

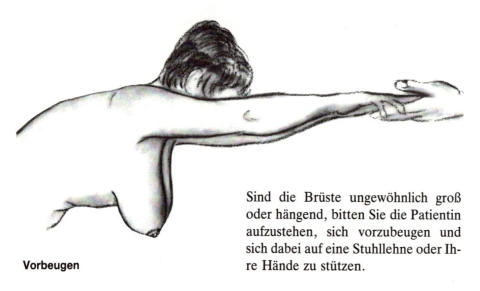

Vorbeugen

Sind die Brüste ungewöhnlich groß oder hängend, bitten Sie die Patientin aufzustehen, sich vorzubeugen und sich dabei auf eine Stuhllehne oder Ihre Hände zu stützen.

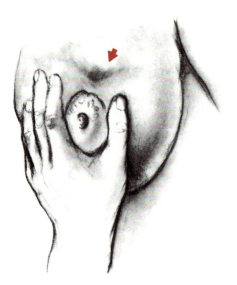

Vermuten Sie einen Tumor, bewegen oder drücken Sie die Brust behutsam und achten Sie dabei auf das Auftreten von Einziehungen.

Palpation

Bitten Sie die Patientin, sich niederzulegen. Legen Sie auf jener Seite, die Sie zuerst untersuchen wollen, ein kleines Kissen unter die Schulter der Patientin, und bitten Sie diese, ihren Arm über den Kopf zu legen. Dadurch liegt die Brust gleichmäßiger über der Thoraxwand und erleichtert das Auffinden von Knoten. Bei kleinen Brüsten ist es nicht notwendig, ein Kissen unter die Schulter zu legen.

Mit den Fingerballen der drei mittleren Finger drücken Sie nun mit kreisenden Bewegungen das Brustgewebe behutsam gegen die Brustwand. Setzen Sie das systematisch fort, und untersuchen Sie so die gesamte Brust, einschließlich dem eventuellen Ausläufer der Brust in die Achsel, und auch die Warzenhöfe.

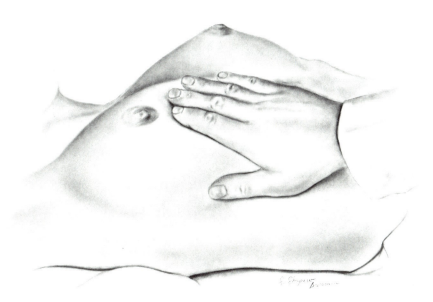

Ein systematisches Vorgehen bei der Palpation, wie in der folgenden Abbildung dargestellt, erleichtert die komplette Untersuchung der Brust.

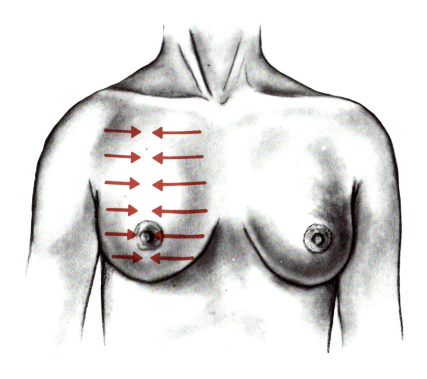

Untersuchungstechniken

Auffällige Befunde

Achten Sie auf Folgendes:

Konsistenz und Elastizität des Gewebes. Zu den normalen Varianten gehören die straffe Elastizität der jungen Brust, das sich gelappte Anfühlen des Drüsengewebes und die etwas fasrig-körnige Struktur der gealterten Brust. Prämenstruell kommt es häufig zum Anschwellen, zu knotiger Beschaffenheit und Spannungsgefühl. Dabei kann besonders in großen Brüsten entlang des unteren Brustrandes ein fester Strang komprimierten Gewebes auftreten. Das ist der normale inframammäre Strang und darf nicht mit einem Tumor verwechselt werden.

Indurationen

Schmerzhaftigkeit

Knoten

Falls vorhanden, beschreiben Sie Folgendes:

1. Lage, nach der Quadranten- oder Zifferblattmethode; Abstand von der Brustwarze in Zentimetern
2. Größe in Zentimetern
3. Form (z.B. rund oder scheibenförmig, regelmäßig oder unregelmäßig)
4. Konsistenz (z.B. weich, fest, hart)
5. Abgrenzung im Vergleich zum umgebenden Gewebe (z.B. gut abgrenzbar, schlecht abgrenzbar)
6. Verschieblichkeit gegenüber der Haut und dem darunterliegenden Gewebe
7. Schmerzhaftigkeit.

Siehe Tab. 8.3: Differenzierung häufiger Knoten der Brust (S. 235). Harte, schlecht abgrenzbare Knoten, die mit der Haut oder dem darunterliegenden Gewebe verwachsen sind, sind höchst krebsverdächtig.

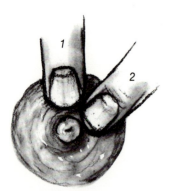

Tasten Sie jede Brustwarze ab und beurteilen Sie ihre Elastizität. Drücken Sie die Brustwarze zwischen Daumen und Zeigefinger und beobachten Sie, ob Flüssigkeit austritt. Bestand oder besteht eine flüssige Absonderung, versuchen Sie festzustellen, woher diese kommt. Drücken Sie dazu mit dem Zeigefinger den Warzenhof kreisförmig ab. Achten Sie darauf, ob dabei durch einen der Gänge, die an der Oberfläche der Brustwarzen münden, Flüssigkeit austritt.

Verlust der Elastizität bei Krebs. Blutige Flüssigkeitsabsonderungen bei intraduktalem Papillom.

Durch die Berührung während der Untersuchung kann es zu einer vorübergehenden Aufrichtung der Brustwarze und einem sich Runzeln der Areola kommen. Dies sind normale Erscheinungen, die nicht mit Krebszeichen verwechselt werden dürfen.

Einziehung oder Abflachung der Brustwarze und Ödem der Areola deuten auf Krebs hin.

Untersuchungstechniken	*Auffällige Befunde*

Männliche Brust

Die Untersuchung der männlichen Brust kann kurz sein, sollte jedoch nicht unterlassen werden.

Inspizieren Sie die Brustwarze und Warzenhöfe nach Knötchen, Schwellungen oder Ulzerationen.

Tasten Sie die Areolae nach Knötchen *ab*. Sieht die Brust vergrößert aus, müssen Sie zwischen der weichen Vergrößerung bei Fettsucht und der festen scheibenförmigen Vergrößerung bei vermehrtem Drüsengewebe unterscheiden.

Siehe Tab. 8.4: Veränderungen der männlichen Brust (S. 236).

Eine feste scheibenförmige Vergrößerung des Drüsengewebes beim Mann nennt man Gynäkomastie.

Achseln

Obwohl die Achseln auch im Liegen untersucht werden können, ist die sitzende Position der Patientin vorzuziehen.

Inspektion

Inspizieren Sie die Haut beider Achseln und achten Sie dabei auf Folgendes:

Hautausschläge

Deodorantbedingte und andere Hautausschläge

Entzündungen

Schweißdrüsenentzündungen (Hidradenitis suppurativa)

Ungewöhnliche Pigmentierung.

Stark pigmentierte, samtige Achselhaut weist auf die extrem seltene Acanthosis nigricans hin.

Palpation

Zur Untersuchung der linken Achsel bitten Sie die Patientin, den linken Arm entspannt hängen zu lassen. Helfen Sie ihr dabei, indem Sie die linke Hand oder das Handgelenk der Patientin mit ihrer eigenen linken Hand unterstützen. Fahren Sie nun mit den Fingern Ihrer rechten Hand, soweit Sie können, in die Achselhöhle. Danach führen Sie Ihre Finger über die Rippenoberfläche und den M. serratus anterior. Versuchen Sie dabei, die zentralen Lymphknoten zu tasten, indem Sie diese gegen die Brustwand drücken. Von den axillären Lymphknoten können diese am häufigsten getastet werden. Ein bis zwei weiche, kleine, nicht druckschmerzhafte Knoten können normal sein.

Untersuchungstechniken *Auffällige Befunde*

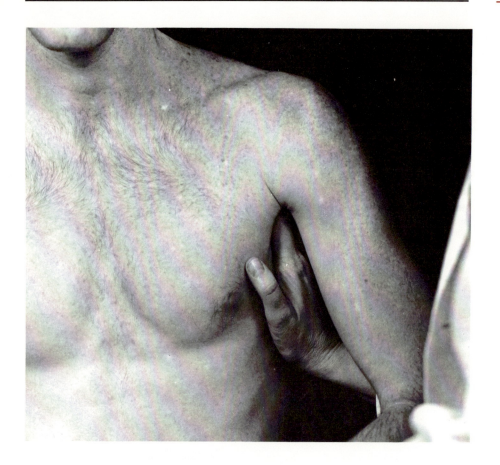

Palpieren sie nun entlang der vorderen und hinteren Axillarfalte sowie entlang dem Humerus und suchen Sie nach den pektoralen, subskapulären und lateralen Axillarlymphknoten. Die subskapulären und lateralen Knoten können Sie am besten finden, wenn Sie hinter dem Patienten stehen. Finden Sie hier vergrößerte oder druckschmerzhafte Lymphknoten, suchen Sie weiter nach infraklavikulären Knoten und prüfen Sie nochmals die supraklavikulären Lymphknoten.

Führen Sie nun mit Ihrer linken Hand dieselben Untersuchungen in der rechten Axilla durch.

Axilläre Metastasen von Brustkrebs; Lymphadenitis durch Entzündungen der Hand bzw. des Armes.

Tabelle 8.1   Sichtbare Zeichen bei Brustkrebs.

Retraktionszeichen

Brustkrebs führt häufig zu Fibrosierung oder Bildung von Narbengewebe. Schrumpfung dieses fibrotischen Gewebes führt zu Einziehungen der Haut, die als Dellen, Veränderungen der Brustkonturen und Abflachung oder Verziehung der Brustwarze sichtbar werden.

Einziehung

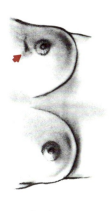

Abflachung der Brustwarze

Dellenbildung der Haut

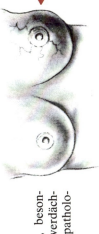

Dellenbildung der Haut deutet auf eine darunterliegende maligne Veränderung hin. Suchen Sie nach diesem Zeichen, während die Patientin ruhig sitzt, bei besonderer Lagerung und durch Verschieben und Abtasten des Brustgewebes.

Pathologische Konturen

Arme über dem Kopf

Änderungen der Konturen lassen sich durch gründliche Inspektion der normalerweise konvexen Brustoberfläche und durch Vergleichen der beiden Brüste miteinander feststellen. Wechseln der Haltung der Patientin (z.B. Hochheben der Arme) ist dabei hilfreich.

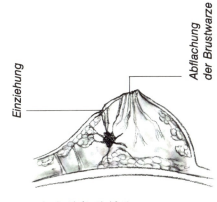

Vorbeugen

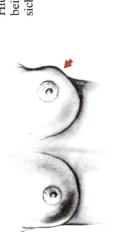

Hier wird eine pathologische Kontur beim Vornüberbeugen der Patientin sichtbar.

Zusätzlich können Veränderungen der Gefäßsysteme sichtbar werden. Dazu gehören:

Hautödem

Hautödem entsteht durch Blockade des Lymphabflusses. Es zeigt sich an einer Verdickung der Haut mit vergrößerten Poren, der sogenannten Orangenhaut (Peau d'orange).

Verstärkte Venenzeichnung

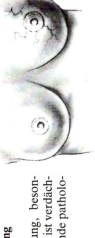

Verstärkte Venenzeichnung, besonders wenn sie einseitig ist, ist verdächtig auf eine darunterliegende pathologische Veränderung.

Tabelle 8.2 Veränderungen der Brustwarze und des Warzenhofes.

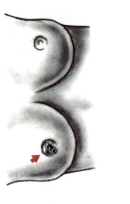

Paget-Krankheit
Eine besondere Form von Brustkrebs beginnt mit einer weichen Rötung und schreitet langsam fort zu einer derben Verdickung bis zur Erosion oder Ulzeration der Brustwarze und der Areola. Bei jeder Entzündung der Brustwarze und Areola muß an Krebs gedacht werden.

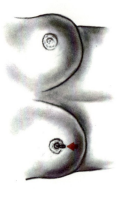

Sekretion aus der Brustwarze
Es gibt zahlreiche Ursachen für eine Sekretion aus der Brustwarze, die meisten sind gutartig. Stellen Sie die Farbe des Sekrets fest und nach Möglichkeit, woher es kommt.

Zusätzliche Brustdrüsen
Eine oder mehrere zusätzliche Brustdrüsen können sich entlang der „Milchleiste", meist in den Achseln oder unterhalb der normalen Brüste finden. Eine überzählige Brust besteht aus einer kleinen Brustwarze und einer Areola und kann mit einer Mole verwechselt werden. Selten enthält sie auch Drüsengewebe.

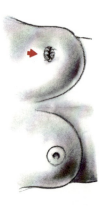

Einstülpung der Brustwarze
Einfache Einstülpung der Brustwarze ist eine häufige Normvariante und besteht meist schon sehr lange. Sie kann ein- oder beidseitig auftreten. Für gewöhnlich kann die Brustwarze aus dem Sulkus, in dem sie liegt, leicht herausgeschoben werden. Abflachung, Verbreiterung und echte Einziehung fehlen. Die erst kürzlich aufgerichteten Brustwarze ist jedoch sehr verdächtig auf Bösartigkeit.

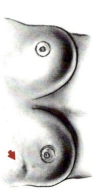

Abflachung oder Einziehung der Brustwarze
Die bei Krebs auftretende Fibrosierung zieht die Brustwarze nach innen und kann sie verbreitern und abflachen.

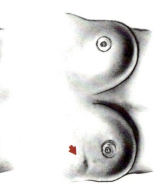

Verziehung der Brustwarze
Die bei Krebs auftretende Fibrosierung kann die Brustwarze verziehen. Die Brustwarze weicht in die Richtung des Krebsgewebes ab.

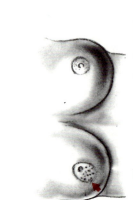

Ödem der Brustwarze
Das Orangenhaut-Aussehen, das durch Lymphblockade entsteht, betrifft oft zuerst die Areola. Es deutet fast sicher auf Krebs hin.

Tabelle 8.3 Differenzierung häufiger Knoten der Brust.

Trotz der klassischen Unterscheidungsmerkmale, die unten aufgeführt sind, hängt die endgültige Diagnosestellung vom Ergebnis einer Aspiration aus Zysten oder einer chirurgischen Biopsie ab. Die Differenzierung ist oft in jenen Fällen besonders schwierig, in denen sie besonders notwendig wäre – nämlich bei den erst kurz bestehenden, kleinen Knoten.

Pathologie	Zystische Mastopathie Eine oder mehrere Zysten	Fibroadenom Ein gutartiger Tumor	Krebs Ein bösartiger Tumor
Besonderheiten bei der Palpation (Die Zeichnungen sollen nicht unterstellen, daß die Veränderungen sichtbar sind.)			
Häufigstes Alter	30–55, Rückbildung nach der Menopause	Pubertät und frühes Erwachsenenalter, bis zum 55. Lebensjahr	30–80, am häufigsten im mittleren und höheren Alter
Anzahl	Einzeln oder multipel	Meist einzeln, selten multipel	Meist einzeln, aber auch zusammen mit anderen knotigen Veränderungen
Form	Rund	Rund, scheibenförmig oder gelappt	Unregelmäßig oder sternförmig
Konsistenz	Weich bis fest, meist elastisch	Kann weich sein, meist fest	Fest oder hart
Abgrenzung	Gut abgrenzbar	Gut abgrenzbar	Nicht abgrenzbar gegenüber dem umgebenden Gewebe
Verschieblichkeit	Gut verschieblich	Sehr gut verschieblich	Kann mit der Haut oder mit dem darunterliegenden Gewebe verwachsen sein
Schmerzhaftigkeit	Oft schmerzhaft	Meist nicht schmerzhaft	Meist nicht schmerzhaft
Retraktionszeichen	Fehlen	Fehlen	Oft vorhanden

Tabelle 8.4 Veränderungen der männlichen Brust.

Gynäkomastie

Glattes, festes, gut verschiebliches, meist schmerzhaftes, scheibenförmiges Brustgewebe. Die Brustwarze liegt zentral. Die Gynäkomastie kann einseitig oder beidseitig sein. Sie tritt häufig, jedoch nur vorübergehend, während der Pubertät auf. Auch zahlreiche andere Ursachen sind möglich. Dazu zählen Leberzirrhose und Medikamente wie Östrogene, Spironolacton und Phenothiazine.

Krebs

Ein harter, unregelmäßiger Knoten in der Areola der männlichen Brust weist auf Krebs hin. Er liegt meist exzentrisch. Häufig ist er sowohl mit der Brustwarze als auch mit dem darunterliegenden Gewebe verwachsen. Dadurch kommt es oft zur Verziehung der Brustwarze und des Warzenhofes.

Untersuchen Sie die Achselhöhlen nach Metastasen.

Kapitel 9
Abdomen

Anatomie und Physiologie

Wiederholen Sie die Anatomie der Bauchwand, und identifizieren Sie die abgebildeten topographischen Orientierungspunkte. Den M. rectus abdominis erkennt man, indem man den Patienten bittet, aus der Rückenlage den Kopf zu heben.

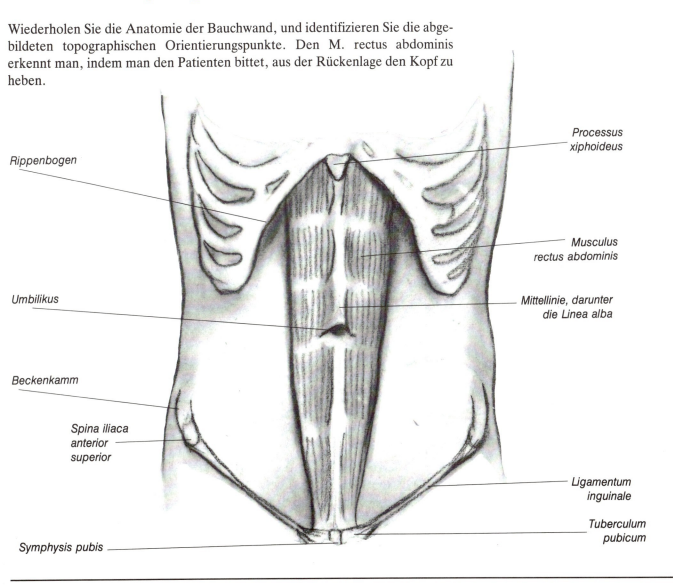

Anatomie und Physiologie

Für deskriptive Zwecke wird das Abdomen im allgemeinen durch zwei imaginäre Linien, die sich im Nabel kreuzen, in vier Quadranten unterteilt: rechter oberer, rechter unterer, linker unterer und linker oberer Quadrant. Ein anderes System unterteilt das Abdomen in neun Regionen. Drei der Bezeichnungen werden häufig benützt: epigastrisch, umbilikal und hypogastrisch oder suprapubisch.

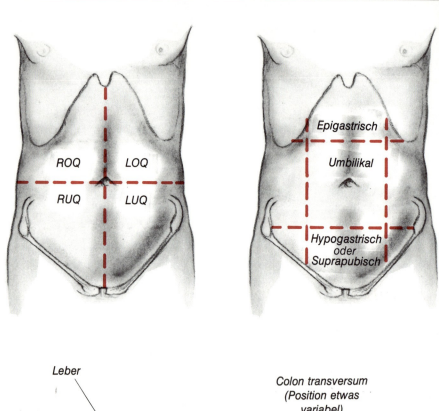

Der Untersuchende kann manchmal einige normale Strukturen des Abdomens fühlen. Obwohl die Leber oft völlig unter dem Brustkorb liegt, kann ihr Rand manchmal bei tiefer Inspiration direkt unterhalb des rechten Rippenbogens getastet werden. Gelegentlich kann hier auch der untere rechte Nierenpol entdeckt werden, vor allem bei schlanken Frauen mit gut relaxierter Bauchwand. Bei einigen Personen liegt die rechte Niere näher an der vorderen Bauchwand, als es die Anatomielehrbücher beschreiben, und ihr unterer Pol kann nur schwer von der Leber zu differenzieren sein. Teile stuhlgefüllten Dickdarms werden häufig als röhrenförmige Strukturen tief im Abdomen getastet. Mit solchen Konturen sollte man sich gründlich vertraut machen und sie nicht mit Tumormassen verwechseln. Bei schlanken Personen kann das als harte Resistenz palpable Promontorium sacralis einen Tumor vortäuschen. Man kann es leicht durch eine dünne, gut entspannte Bauchwand tief im Abdomen unterhalb des Nabels fühlen. Andere irreführende „Tumoren" sind eine gefüllte Blase und ein gravider Uterus. Die pulsierende Bauchaorta kann häufig im oberen Abdomen gesehen und getastet werden, und die Pulsationen der Iliakalarterien können gelegentlich in den unteren Quadranten palpiert werden.

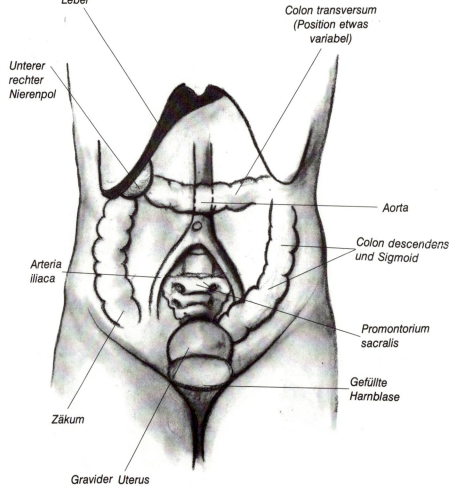

Anatomie und Physiologie

Der obere Teil des Abdomens erstreckt sich bis unter den Brustkorb und wird dort vom Zwerchfell begrenzt. Die Organe dieser Region werden hauptsächlich durch Perkussion untersucht. Dazu gehören Leber, Milz und Magen, wie die Abbildung links unten zeigt. Das Duodenum und die Bauchspeicheldrüse liegen tief im Oberbauch, die Gallenblase liegt unterhalb der Leber im rechten, oberen Quadranten. Diese drei Organe können normalerweise nicht palpiert werden.

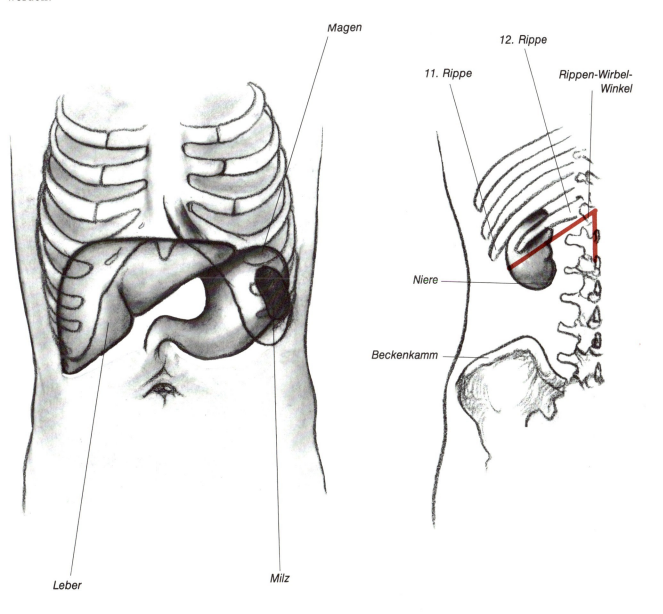

Die Nieren liegen an der Hinterwand des Abdomens und werden oben durch die Rippen und unten durch die starke Rückenmuskulatur geschützt. Die Rippen-Wirbel-Winkel, gebildet durch Brustkorb und Wirbelsäule, sind klinisch nützliche Orientierungspunkte (s. Abb. oben rechts).

Altersabhängige Veränderungen

Während der mittleren und späten Lebensjahre besteht eine Tendenz zur Anhäufung von fettreichem Gewebe am Unterbauch und um die Hüften, selbst bei gleichbleibendem Gesamtkörpergewicht. Diese Fettakkumulation zusammen mit einer Schwächung der Bauchmuskulatur führt oft zu einem Dickbauch. Gelegentlich kommt es vor, daß jemand diese Veränderungen mit Besorgnis registriert und sie als Flüssigkeitsansammlung oder als Anzeichen für eine Krankheit interpretiert.

Untersuchungstechniken

Allgemeines Vorgehen

Voraussetzung für eine gute Abdominaluntersuchung ist 1. gute Beleuchtung, 2. ein entspannter Patient und 3. völlige Entblößung des Abdomens von oberhalb des Processus xiphoideus bis zur Symphyse. Die Leisten sollen sichtbar sein, die Genitalien bedeckt bleiben. Zur Förderung der Relaxation der Bauchdecke ist Folgendes wichtig:

1. Die Blase des Patienten sollte entleert sein.
2. Machen Sie dem Patienten die Rückenlage angenehmer, indem Sie ihm ein Kissen unter den Kopf und evtl. auch unter die Knie legen. Bei einem Patienten, der entspannt und flach auf dem Untersuchungstisch liegt, kann man keine Hand unter den unteren Rücken schieben.
3. Obwohl die Patienten häufig die Arme über den Kopf strecken, sollte diese Lage vermieden werden, denn sie streckt und spannt die Bauchwand und erschwert so die Palpation.
4. Hände und Stethoskop sollten warm und die Fingernägel kurz geschnitten sein. Händereiben oder warmes Wasser schaffen oft Abhilfe. Leider haben ängstliche Untersucher häufig kalte Hände. Dieses Problem verliert sich mit der Zeit.
5. Nähern Sie die Hände langsam dem Bauch und vermeiden Sie schnelle, unerwartete Bewegungen.
6. Lenken Sie den Patienten, wenn nötig, mit Unterhaltung oder Fragen ab.
7. Wenn der Patient sehr ängstlich oder kitzlig ist, beginnt man die Palpation mit der Hand des Patienten unter der eigenen. Nach kurzer Zeit kann man die eigene Hand unter die des Patienten schieben und direkt palpieren.
8. Fragen Sie den Patienten nach möglichen schmerzhaften Stellen, und untersuchen Sie diese zuletzt.
9. Verfolgen Sie die Reaktion auf die Untersuchung, indem Sie das Gesicht des Patienten beobachten.

Gelegentlich überstreckt ein Patient den Rücken und hebt dabei seinen Bauch mit angespannten Muskeln nach oben.

Machen Sie sich zur Gewohnheit, jedes Organ in dem Gebiet, das Sie untersuchen, zu visualisieren. Halten Sie sich, von der rechten Seite des Patienten ausgehend, an eine feste Reihenfolge: Inspektion, Auskultation, Perkussion, Palpation.

Inspektion

Inspizieren Sie das Abdomen, ausgehend von Ihrer üblichen Position an der rechten Seite des Bettes. Betrachten Sie die Kontur des Abdomens und achten Sie auf peristaltische Bewegungen. Es ist hilfreich, sich dabei zu setzen oder zu bücken, so daß man das Abdomen tangential beobachten kann.

Untersuchungstechniken

Auffällige Befunde

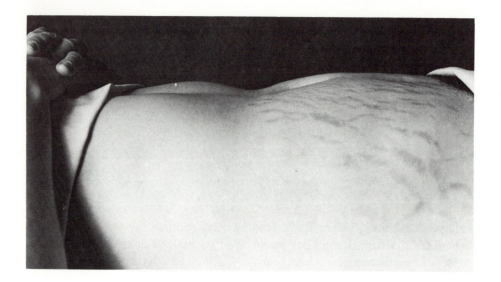

Achten Sie auf:

1. *Die Haut*, einschließlich:

   Narben. Beschreiben Sie deren Lokalisation.

   Striae. Striae albae, wie oben abgebildet, die z.B. nach einer Schwangerschaft auftreten, sind nicht pathologisch.

   Rosa bis blaurote Striae bei Morbus Cushing.

   Dilatierte Venen. Ein feines, venöses Netzwerk kann ein normaler Befund sein.

   Dilatierte Venen bei Obstruktion der V. cava inferior.

   Exantheme und Läsionen

2. *Den Nabel* – seine Kontur, Lokalisation, Entzündungszeichen oder Hernien

   Siehe Tab. 9.1: Hernien und Vorwölbungen des Abdomens (S. 259).

3. *Die Kontur des Abdomens*. Ist es flach, rund, vorspringend oder sehr konkav (eingefallen)? Finden sich umschriebene Vorwölbungen? Schließen Sie in diese Untersuchung auch die femoralen und inguinalen Regionen ein. Die Untersuchungstechnik für Inguinal- und Femoralhernien ist in Kapitel 10 beschrieben.

   Siehe Tab. 9.2: Das aufgetriebene Abdomen (S. 260).

   Suprapubische Vorwölbung einer gefüllten Harnblase oder eines graviden Uterus

4. *Symmetrie*

   Asymmetrie durch ein vergrößertes Organ oder eine Tumormasse.

5. *Vergrößerte Organe*. Beim Atmen des Patienten achte man auf eine unter dem Brustkorb hervortretende vergrößerte Leber oder Milz.

6. *Tumormassen*

   Tumormasse im Unterbauch durch einen Ovarialtumor

Untersuchungstechniken

Auffällige Befunde

7. *Peristaltik.* Bei Verdacht auf eine intestinale Obstruktion beobachtet man das Abdomen für einige Minuten. Bei sehr schlanken Personen kann man oft peristaltische Bewegungen beobachten.

Verstärkte peristaltische Wellen bei intestinaler Obstruktion

8. *Pulsationen.* Aortenpulsationen sind häufig im Epigastrium sichtbar.

Verstärkte Pulsation bei Aortenaneurysma oder erhöhtem Pulsdruck

Auskultation

Die Auskultation ist nützlich zur Beurteilung der Darmtätigkeit und Abklärung abdomineller Beschwerden, bei der Diagnose einer Nierenarterienstenose als Ursache von Bluthochdruck und für die Exploration anderer vaskulärer Obstruktionen. Üben Sie das Auskultieren, bis Sie sich mit den normalen Befunden völlig vertraut gemacht haben. Erst dann können Sie diese Technik mit Verständnis bei krankhaften Veränderungen einsetzen. Die Auskultation muß jedoch sicherlich nicht bei jeder routinemäßigen Untersuchung durchgeführt werden.

Die Auskultation wird vor der Perkussion und Palpation durchgeführt, da diese Untersuchungstechniken die Darmgeräusche verändern können. Legen Sie das Stethoskop vorsichtig mit der Membranseite auf das Abdomen.

Hören Sie nach *Darmgeräuschen* und achten Sie auf deren Häufigkeit und Charakter. Normale Geräusche sind glucksend und kollern, und ihre Häufigkeit wird auf 5 bis 34 pro Minute geschätzt. Gelegentlich hört man Borborygmi – das laute, länger anhaltende Kollern der Hyperperistaltik – das vertraute „Magenknurren". Da die Darmgeräusche sich im Abdomen weit ausbreiten, genügt es im allgemeinen, nur an einer Stelle, zum Beispiel dem rechten unteren Quadranten, zu auskultieren.

Bei Diarrhoe, intestinaler Obstruktion, paralytischem Ileus und Peritonitis können die Darmgeräusche verändert sein. Siehe Tab. 9.3: Geräusche im Abdomen (S. 261).

Falls der Patient einen hohen Blutdruck hat, suchen Sie im Epigastrium und in den oberen Quadranten nach *Strömungsgeräuschen*, die Herzgeräuschen ähneln. Im späteren Verlauf der Untersuchung, wenn der Patient aufrecht sitzt, auskultieren Sie auch in den Rippen-Wirbel-Winkeln. Aus ungeklärter Ursache haben einige gesunde Personen, besonders jüngere Erwachsene, epigastrische Strömungsgeräusche.

Bei einem Patienten mit Hypertonie ist ein epigastrisches Strömungsgeräusch, besonders, wenn es nach lateral ausstrahlt, als Hinweis für eine Nierenarterienstenose zu werten, ist jedoch kein Beweis dafür.

Wenn man eine arterielle Verschlußkrankheit der Beine vermutet, sucht man nach Geräuschen über der Aorta, den Iliakalarterien und den Femoralarterien.

Eine partielle arterielle Obstruktion bewirkt eine turbulente Strömung des Blutes und kann so vaskuläre Geräusche verursachen. Siehe Tab. 9.3: Geräusche im Abdomen (S. 261).

Untersuchungstechniken

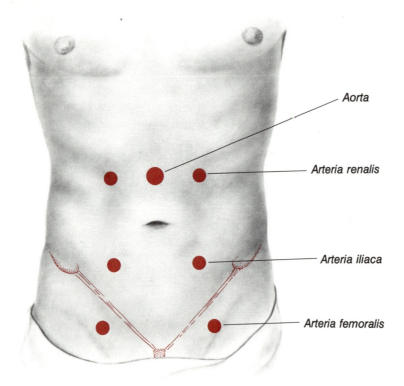

Bei Verdacht auf einen Lebertumor, eine Gonokokkeninfektion im Bereich der Leber oder einen Milzinfarkt achtet man über Leber und Milz auf *Reibegeräusche*.

Siehe Tab. 9.3: Geräusche im Abdomen (S. 261).

Perkussion

Die Perkussion ist nützlich zur Orientierung am Abdomen, für die Messung der Leber- und manchmal der Milzgröße, zur Diagnose eines Aszites, von soliden oder zystischen Tumormassen und von Luft im Magen und Darm. Die Perkussion ist in diesem Abschnitt für all diese Zwecke gemeinsam beschrieben, obwohl viele Ärzte eine alternierende, perkutorische und palpatorische Methode der Untersuchung von Leber, Milz und anderen Abdominalregionen vorziehen. Beides ist möglich.

Zur allgemeinen Orientierung. Perkutieren Sie das Abdomen leicht in allen vier Quadranten zur Bestimmung der allgemeinen Proportionen und Verteilung von Tympanie und Dämpfung. Der vorherrschende Klopfschall ist gewöhnlich tympanitisch. Testen Sie, ob eine suprapubische Dämpfung durch eine gefüllte Harnblase vorliegt.

Siehe Tab. 9.2: Das aufgetriebene Abdomen (S. 260).

Die Leber. Beginnen Sie die Perkussion in der rechten Medioklavikularlinie, unterhalb des Niveaus des Nabels (im tympanitischen, nicht gedämpften Klopfschallbereich) und perkutieren Sie dann mit leichtem Schlag nach kranial, bis Sie den unteren Rand der Leberdämpfung lokalisiert haben.

Untersuchungstechniken

Als nächstes bestimmt man den oberen Rand der Leberdämpfung in der Medioklavikularlinie. Perkutieren Sie leicht vom sonoren Perkussionsschall der Lunge nach distal zum gedämpften Klopfschall der Leber. Messen Sie nun in Zentimetern die vertikale Spanne oder Höhe der Leberdämpfung. Wenn die Leber vergrößert erscheint, ist es zweckmäßig, die Begrenzung der Leber auch an anderen Stellen, zum Beispiel in der Linea mediana anterior oder an der rechten vorderen Axillarlinie zu bestimmen.

Vorsicht
Dämpfung durch einen rechtsseitigen Pleuraerguß oder durch konsolidiertes Lungengewebe kann, wenn sie der Leberdämpfung benachbart ist, die geschätzte Lebergröße fälschlich erhöhen.

Vorsicht
Luft im Kolon kann Tympanie im rechten Oberbauch verursachen, die Dämpfung der Leber verdecken und so die geschätzte Lebergröße fälschlich verringern.

4–8 cm in der Linea mediana anterior

6–12 cm in der rechten Medioklavikularlinie

Die normale Lebergröße ist oben abgebildet. Die Leber ist gewöhnlich bei Männern größer als bei Frauen und variiert mit der Körpergröße. Obwohl die Perkussion wahrscheinlich die genaueste klinische Methode zur Bestimmung der Lebergröße ist, ergibt sie doch nur grobe Maße. Außerdem sind beide Begrenzungen der Leber gelegentlich verdeckt.

Bitten Sie den Patienten, einmal tief Luft zu holen und den Atem anzuhalten. Perkutieren Sie nochmals in der Medioklavikularlinie die untere Begrenzung der Leberdämpfung, immer vom tympanitischen zum gedämpften Klopfschall. Beurteilen Sie den atmungsabhängigen Deszensus der Leber. Dieser Untersuchungsschritt wird für die nachfolgende Palpation hilfreich sein.

Auffällige Befunde

Bei Hepatomegalie ist die Leberdämpfung vergrößert.

Die Leberdämpfung kann vermindert sein oder fehlen, wenn sich freie Luft, beispielsweise aus einem perforierten Hohlorgan, unter dem Zwerchfell ansammelt.

Untersuchungstechniken

Der Magen. Identifizieren Sie die Tympanie der Luftblase des Magens im Gebiet des unteren, vorderen, linken Brustkorbs. Die Größe ist variabel.

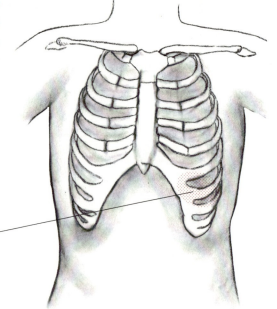

Tympanie der Magenluftblase

Die Milz. Identifizieren Sie, wenn möglich, das kleine, ovale Gebiet der Milzdämpfung nahe der zehnten Rippe direkt hinter der mittleren Axillarlinie (wie abgebildet auf S. 247). Hierfür perkutieren Sie in mehreren Richtungen vom Gebiet sonoren oder tympanitischen Schalls zu dem zu erwartenden Gebiet der Dämpfung, so daß Sie dessen Begrenzung feststellen können. Man kann natürlich nicht zwischen der Milzdämpfung und der Dämpfung durch die hintere Rückenflanke unterscheiden. Die normale Milzdämpfung wird oft durch Luft im Magen oder im Kolon verdeckt. Außerdem kann ein voller Magen oder ein stuhlgefülltes Kolon die Dämpfung einer vergrößerten Milz vortäuschen.

Auffällige Befunde

Der Befund einer vergrößerten Luftblase im Magen in Verbindung mit Blähung des Oberbauchs ist ein Hinweis auf eine Dilatation des Magens.

Eine große Fläche mit gedämpftem Klopfschall deutet auf eine Splenomegalie hin.

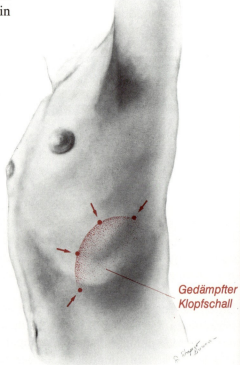

Gedämpfter Klopfschall

246 Abdomen

Untersuchungstechniken

Eine alternative Methode zur Erkennung einer Splenomegalie ist die Perkussion des untersten Interkostalraumes in der linken vorderen Axillarlinie. Normalerweise ist diese Stelle tympanitisch. Lassen Sie den Patienten einmal tief Luft holen. Bei normaler Milzgröße bleibt der Klopfschall tympanitisch.

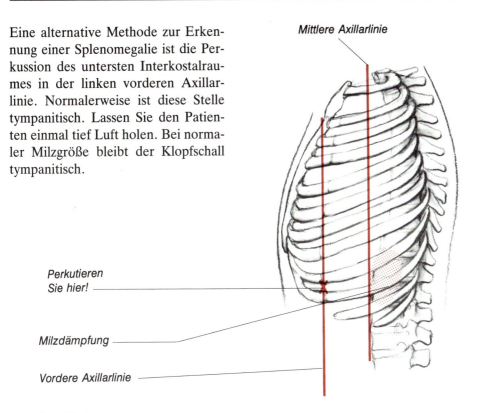

Perkutieren Sie hier!
Milzdämpfung
Vordere Axillarlinie
Mittlere Axillarlinie

Leichte Palpation

Die leichte Palpation ist besonders hilfreich für das Erkennen von Muskelverspannungen, schmerzempfindlicher Stellen und einiger oberflächlicher Organe sowie von Tumormassen. Das behutsame Vorgehen bei dieser Untersuchung trägt zur Beruhigung und damit zur Entspannung des Patienten bei.

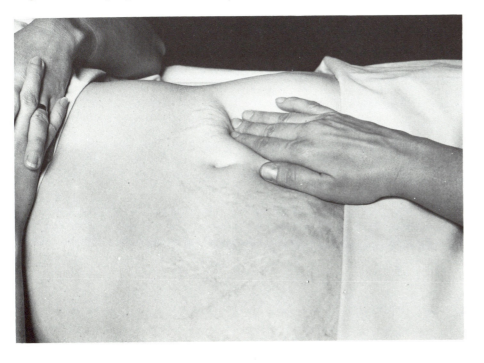

Auffällige Befunde

Eine inspiratorische Änderung des Perkussionsschalles von tympanitisch zu gedämpft ist ein Hinweis auf Splenomegalie und stellt ein positives Perkussionszeichen der Milz dar.

Untersuchungstechniken

Auffällige Befunde

Man hält die Finger eng aneinander und palpiert mit der Palmarseite der Fingerendglieder bei horizontaler Haltung von Hand und Unterarm mit vorsichtigen, sanften, einsenkenden Bewegungen. Kurze, schnelle oder stoßende Bewegungen sind zu vermeiden. Alle vier Quadranten werden abgetastet. Identifizieren Sie die Organe und suchen Sie nach Tumormassen, schmerzhaften Regionen und Stellen erhöhter Spannung. Sollte sich eine erhöhte Abwehrspannung finden, versuchen Sie festzustellen, ob diese willkürlich oder unwillkürlich ist: 1. Versuchen Sie alle Möglichkeiten, den Patienten zu entspannen. 2. Tasten Sie, ob sich der M. rectus abdominis wie gewöhnlich während der Exspiration entspannt. Bleibt die Abwehrspannung trotz all dieser Versuche erhalten, ist sie wahrscheinlich unwillkürlich.

Unwillkürliche Abwehrspannung oder Spasmus der Bauchmuskeln weist auf peritoneale Entzündung hin (Peritonitis).

Tiefe Palpation

Eine tiefere Palpation ist gewöhnlich für die Abgrenzung abdomineller Organe von abdominellen Tumormassen erforderlich.

Man tastet nochmals mit der Palmarseite der Finger in allen vier Quadranten.

Achten Sie auf mögliche tumorartige Veränderungen und beschreiben Sie deren Lokalisation, Größe, Form, Konsistenz, Schmerzhaftigkeit, Pulsationen und Beweglichkeit (z.B. während der Atmung oder mit Ihrer untersuchenden Hand).

Suchen Sie nach druckschmerzhaften Stellen. Wenn erhöhte Schmerzhaftigkeit besteht, prüfen Sie, ob ein Loslaßschmerz auszulösen ist. Drücken Sie dazu mit Ihren Fingern langsam, aber fest in die Bauchdecke, danach ziehen Sie die Finger schnell wieder zurück. Die Schmerzempfindung ergibt sich während des Zurückschnellens der Bauchwand.

Siehe Tab. 9.4: Das schmerzhafte Abdomen (S. 262)

Der Loslaßschmerz ist ein Zeichen der Peritonitis.

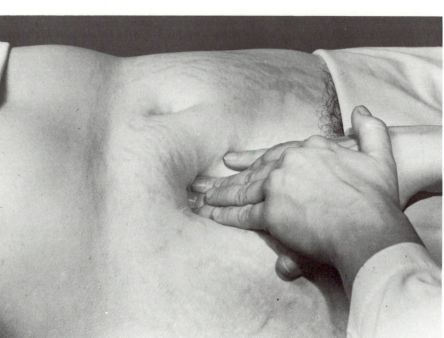

Wenn die tiefe Palpation erschwert ist, zum Beispiel bei Adipositas oder Muskelspannung, palpiert man mit den beiden aufeinandergelegten Händen. Mit der oberen Hand wird Druck ausgeübt, während man sich mit der unteren Hand auf die Palpation konzentriert.

Palpation der Leber, der Milz, der Nieren und der Aorta

Die Leber. Legen Sie die linke Hand zur Unterstützung parallel zur rechten 11. und 12. Rippe unter den Patienten. Bitten Sie den Patienten nötigenfalls, sich zu entspannen. Drückt man nun so mit der linken Untersuchungshand nach ventral, kann die Leber des Patienten vorne leichter palpiert werden.

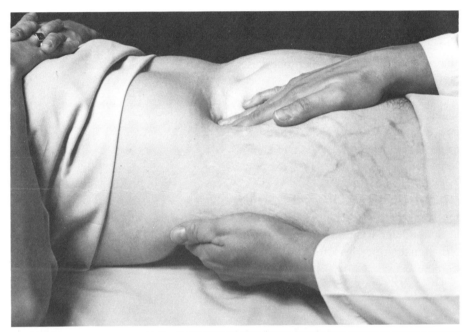

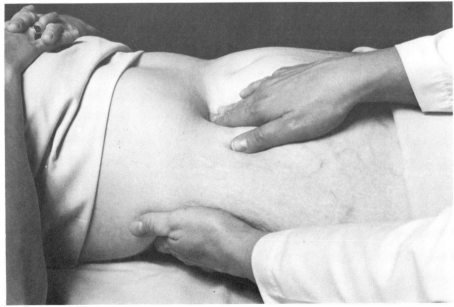

Untersuchungstechniken

Legen Sie Ihre rechte Hand auf das rechte Abdomen lateral zum M. rectus abdominis mit den Fingerendgliedern deutlich unterhalb der Leberdämpfung. Einige Ärzte halten die Finger nach oben in Richtung auf den Kopf des Patienten, andere ziehen eine eher schräge Haltung vor. In beiden Fällen wird sanft nach innen und oben palpiert.

Bitten Sie den Patienten, tief Luft zu holen. Versuchen Sie, den dabei tiefertretenden Leberrand mit den Fingerspitzen zu tasten. Der palpable, aber normale Leberrand präsentiert sich mit fester, regelmäßiger und glatter Oberfläche. Wenn man beim ersten Versuch den Leberrand nicht palpieren konnte, wiederholt man die gleiche Technik mit stärkerem Druck und mit der rechten Hand näher zum rechten Rippenbogen.

Es kann hilfreich sein, den Druck der rechten Hand zum Zeitpunkt maximaler Inspiration leicht zu vermindern, und die Hand über den Leberrand gleiten zu lassen. Es ist jedoch primär die Leber und nicht die Hand, die sich bei dieser Untersuchungstechnik bewegt.

Wenn der Leberrand palpabel ist, verfolgen Sie ihn mit derselben Palpationstechnik nach lateral und medial. Er kann sich bis in den linken Oberbauch erstrecken. Beschreiben Sie die Kontur und Oberfläche der Leber und achten Sie auf eventuelle Druckschmerzhaftigkeit.

Die Leber kann auch noch mit einer anderen Technik palpiert werden. Stellen Sie sich dazu zur Rechten des Patienten mit Ihrem Gesicht in Richtung zu seinen Füßen und legen Sie Ihre Hände in kaudaler Richtung nebeneinander auf das rechte Abdomen unterhalb der Begrenzung der Leberdämpfung. Die

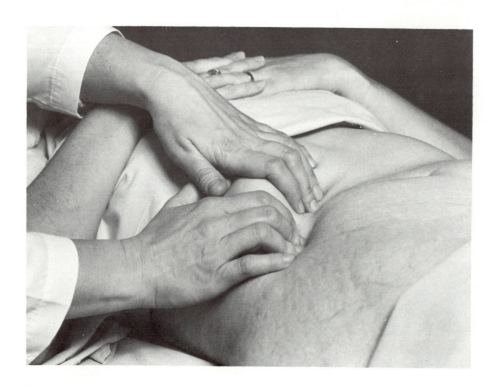

Auffällige Befunde

Eine stark vergrößerte Leber wird manchmal übersehen, weil der Untersuchende zu weit oben mit der Palpation beginnt und daher nicht den unteren Rand fühlt.

Siehe Tab. 9.5: Scheinbare und wirkliche Lebervergrößerung (S. 264f.).

Untersuchungstechniken

Finger werden nach dorsal und nach oben zum Rippenbogen eingedrückt. Bitten Sie den Patienten, tief Luft zu holen. Manche Patienten, besonders weibliche, atmen hauptsächlich mit dem Thorax statt mit dem Zwerchfell. In diesen Fällen kann es hilfreich sein, die Patienten zu instruieren, „mit dem Bauch zu atmen". So werden die Leber und auch Milz und Nieren während der Inspiration in eine palpable Position gebracht.

Um die Schmerzempfindlichkeit der Leber zu prüfen, wenn das Organ nicht palpabel ist, legt man die linke Hand flach auf den rechten, unteren Brustkorb des Patienten. Mit der Ulnarfläche der rechten Hand, mit der man eine Faust macht, klopft man nun auf die linke Hand. Der Patient vergleicht die ausgelöste Empfindung mit einer, die in gleicher Weise auf der linken Seite provoziert wird.

Die Milz. Führen Sie die linke Hand um und unter den Patienten, und unterstützen und heben Sie dabei den linken, unteren Thorax nach ventral. Nun drücken Sie mit der rechten Hand unterhalb des linken Rippenbogens in Richtung der Milz. Beginnen Sie die Palpation ausreichend distal, um sicher zu sein, daß sich Ihre Hand unterhalb einer möglicherweise vergrößerten Milz befindet. Wenn Sie Ihre Hand zu nah an den Rippenbogen legen, reicht außerdem die Verschieblichkeit des Gewebes nicht aus, um bis unter den Rippenbogen zu palpieren. Lassen Sie den Patienten tief Luft holen und versuchen Sie, den deszendierenden Milzrand zu fühlen.

Auffällige Befunde

Druckschmerzhaftigkeit ist ein Entzündungszeichen, z.B. für Hepatitis.

Siehe Tab. 9.6: Grade der Milzvergrößerung (S. 266). Eine stark vergrößerte Milz kann übersehen werden, weil die Untersuchung zu weit proximal begonnen wurde und so der untere Rand nicht getastet werden konnte.

Wenn die Milz eines Erwachsenen palpabel ist, ist sie wahrscheinlich beträchtlich gegenüber der Norm vergrößert.

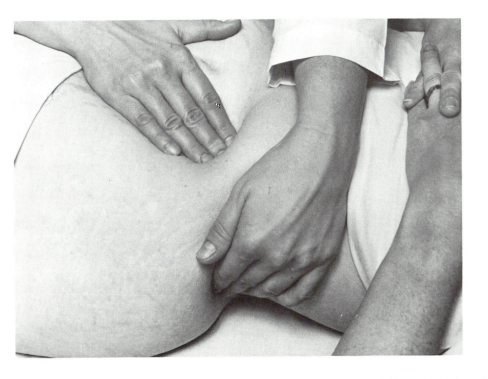

Wiederholen Sie diese Technik, während der Patient auf seiner rechten Seite liegt und Knie- und Hüftgelenk etwas gebeugt hält. In dieser Position verlagert sich die Milz der Schwerkraft folgend nach rechts und ventral und kann so eher palpiert werden.

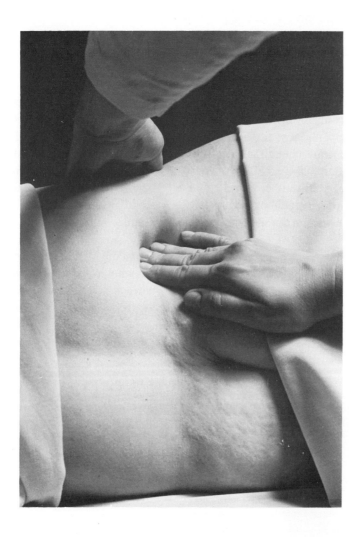

Die rechte Niere. Unterstützen Sie mit der linken Hand die rechte Lendengegend des Patienten zwischen Brustkorb und Beckenkamm. Plazieren Sie Ihre rechte Hand unterhalb des rechten Rippenbogens, mit den Fingern nach links gerichtet.

Untersuchungstechniken

Drücken Sie nun beide Hände gegeneinander. Da die Nieren an der Hinterwand des Abdomens liegen, muß die Palpation tiefer sein als bei der Leberuntersuchung. Versuchen Sie, den tiefertretenden unteren Nierenpol während tiefer Inspiration zwischen Ihren Fingern zu tasten.

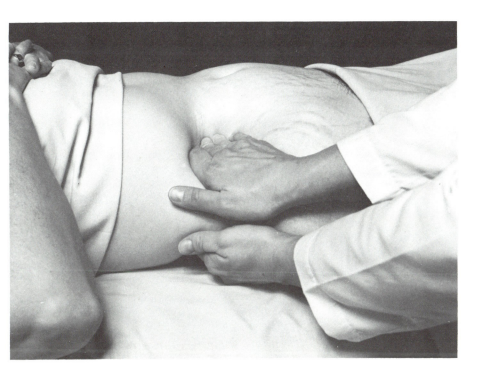

Eine andere Möglichkeit der Nierenpalpation ist der Versuch, die Niere „zu fangen". Man benützt die Hände, wie im vorhergehenden Abschnitt beschrieben, und preßt bei maximal inspiratorischer Stellung die Finger schnell zusammen, mit etwas mehr Druck von ventral als von dorsal. Der Patient wird gebeten, auszuatmen und dann für einen Moment den Atem anzuhalten. Man lokkert nun langsam den Druck der Finger, und wenn man die Niere tatsächlich „gefangen" hatte, kann man fühlen, wie sie plötzlich nach oben zurückrutscht. Der Patient kann im allgemeinen das Einklemmen und das Loslassen der Niere fühlen, aber es handelt sich nicht um eine schmerzhafte Empfindung.

Sollte die Niere palpabel sein, beschreibt man Größe, Kontur und Schmerzempfindlichkeit. Die rechte Niere kann, besonders, wenn sie mehr anterior lokalisiert ist, möglicherweise schwer von einer palpablen Leber zu unterscheiden sein. Der Rand der Leber ist allerdings gewöhnlich schärfer und erstreckt sich weiter nach medial und lateral. Der Leberrand kann auch nicht „gefangen" werden. Der untere Nierenpol ist stärker abgerundet als der normale Leberrand.

Auffällige Befunde

Zu den Ursachen der Nierenvergrößerung gehören Hydronephrose, Neoplasma und Zystennieren.

Untersuchungstechniken

Die linke Niere. Man benutzt die gleiche Untersuchungsmethode. Von der rechten Seite des Patienten unterstützt man die linke Flanke mit der linken Hand, während die rechte Hand die vordere Bauchwand palpiert. Die „Einfang"-Methode wird besser von der linken Seite des Patienten ausgeführt: Man benutzt die rechte Hand dorsal und die linke Hand ventral. Eine normale linke Niere ist nur selten palpabel.

Die Untersuchung auf *Schmerzhaftigkeit der Nieren* wird gewöhnlich während der Rückenuntersuchung durchgeführt, um überflüssige Lageveränderungen des Patienten zu vermeiden, soll aber hier kurz beschrieben werden. Legen Sie die linke Hand mit der Palmarseite auf den jeweiligen Rippen-Wirbel-Winkel. Mit der Ulnarfläche der rechten Faust klopfen Sie sodann auf die linke Hand. Normalerweise sollte der Patient eine Erschütterung oder einen inneren Stoß wahrnehmen, aber keinen Schmerz.

Auffällige Befunde

Eine vergrößerte linke Niere kann schwierig von einer vergrößerten Milz zu unterscheiden sein. Eine tastbare Einkerbung auf der medialen Seite des Organs spricht für die Milz. Siehe Tab. 9.6: Grade der Milzvergrößerung (S. 266).

Klopfschmerzhaftigkeit im Rippen-Wirbel-Winkel ist ein Hinweis auf Nierenentzündung.

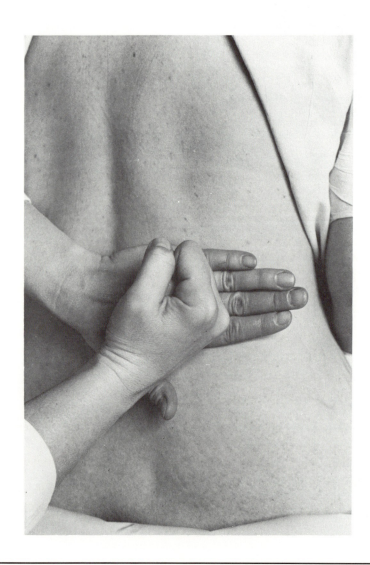

Untersuchungstechniken

Die Aorta. Drücken Sie fest in das obere Abdomen, etwas links von der Mittellinie. Suchen Sie die Pulsation der Aorta. Wenn die Pulsation sehr ausgeprägt ist, versuchen Sie, die Weite der Aorta und die Richtung des Pulses zu bestimmen. Wenn die Bauchwand relativ dick ist, pressen Sie, wie abgebildet, beide Hände seitlich der Aorta tief in das Abdomen. Bei dünner Bauchwand benutzt man nur eine Hand, mit dem Daumen auf der einen und den anderen Fingern auf der anderen Seite der Aorta.

Auffällige Befunde

Ausgeprägte, lateralisierende Pulsation ist ein Hinweis für ein Aortenaneurysma. Eine normale Aorta überträgt die Pulswelle ohne laterale Ausstrahlung nach ventral.

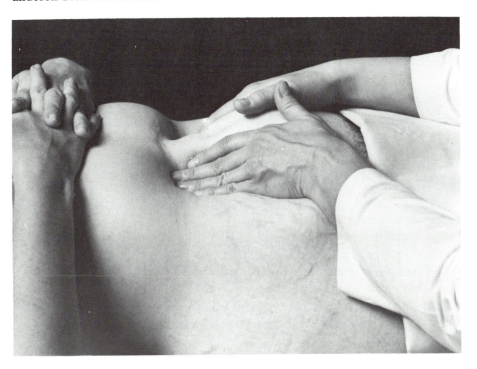

Spezielle Techniken

Untersuchung auf Aszites. Ein aufgetriebenes Abdomen mit Vorwölbung der Flanken ist ein möglicher Hinweis auf Aszites. Da die Aszitesflüssigkeit der Schwerkraft folgt und in die jeweils tiefsten Regionen des Abdomens abfließt, ist über diesen Stellen ein gedämpfter Perkussionsschall zu hören, während die luftgefüllten Dünndarmschlingen obenauf schwimmen. Achten Sie auf eine entsprechende Verteilung des Klopfschalls, indem Sie in mehreren Richtungen von der zentralen Tympanie nach außen perkutieren. Kennzeichnen Sie die Grenze zwischen Tympanie und Dämpfung.

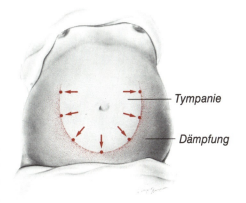

Untersuchungstechniken

Auffällige Befunde

Zwei weitere Untersuchungen, die bei der Diagnosestellung eines Aszites hilfreich sein können; gelegentlich sind die Ergebnisse aber auch irreführend:

1. *Verschieblichkeit der Dämpfung*. Nachdem Sie die Begrenzung von Tympanie und Dämpfung markiert haben, bitten Sie den Patienten, sich auf die Seite zu legen. Perkutieren und kennzeichnen Sie wieder die Grenzen. Wenn kein Aszites vorliegt, bleibt die Begrenzung zwischen Tympanie und Dämpfung relativ konstant.

Bei Aszites verschiebt sich bei Lageänderung die Dämpfung zur tiefsten Stelle des Abdomes und die tympanitische Region verlagert sich nach oben.

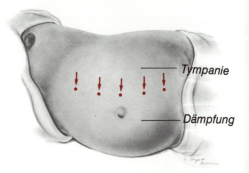

2. *Fluktuation*. Bitten Sie den Patienten oder einen Assistenten, mit den Handkanten das Abdomen fest in der Mittellinie einzudrücken. Dieser Druck soll die Übertragung der Fluktuationswelle durch Fettgewebe verhindern. Klopfen Sie nun scharf mit den Fingerspitzen gegen die eine Flanke und fühlen Sie gleichzeitig über der anderen Flanke, ob durch die Flüssigkeit ein Impuls übertragen wird. Leider ist dieses Zeichen oft negativ, es sei denn, der Aszites ist ohnehin schon offensichtlich. Andererseits ist das Zeichen manchmal positiv, ohne daß ein Aszites vorliegt.

Ein leicht tastbarer Impuls spricht für Aszites.

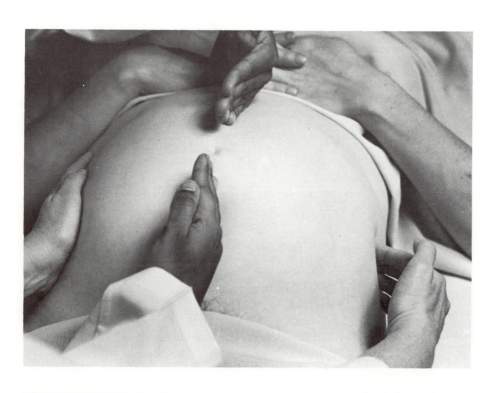

Untersuchungstechniken	*Auffällige Befunde*

Zur Untersuchungstechnik des Patienten mit Verdacht auf Appendizitis. Wenn die Anamnese Hinweise für eine Appendizitis liefert, evaluieren Sie den Patienten sorgfältig.

1. Fragen Sie den Patienten nach der Stelle, an der der Schmerz begann, und nach der Stelle, an der er sich jetzt befindet.

2. Suchen Sie sorgfältig nach einem Gebiet umschriebener Druckschmerzhaftigkeit.

3. Untersuchen Sie, ob eine Abwehrspannung besteht.

4. Führen Sie eine rektale Untersuchung durch (und bei Frauen ebenfalls eine Beckenuntersuchung). Dieser Untersuchungsschritt hilft bei der Erkennung eines entzündlichen Wurmfortsatzes, der atypisch in der Beckenhöhle lokalisiert ist, und trägt zum Ausschluß anderer Ursachen für die abdominellen Schmerzen bei. Die rektale Untersuchung kann jedoch nicht immer ausreichend gut zwischen einer normalen und einer entzündeten Appendix differenzieren. (Diese Untersuchung wird am einfachsten am Ende der Befunderhebung vorgenommen.)

Einige zusätzliche Untersuchungen sind gelegentlich hilfreich.

5. Testen Sie über dem schmerzhaften Gebiet den Loslaßschmerz. (Wenn andere typische Zeichen positiv sind, läßt man diesen Test aus, um dem Patienten unnötige Schmerzen zu ersparen.)

6. Testen Sie das Rovsing-Zeichen und den gekreuzten Loslaßschmerz. Drücken Sie tief und gleichmäßig in den *linken* unteren Quadranten, und ziehen Sie die Finger schnell zurück.

---

1. Der Patient mit Appendizitis zeigt typischerweise zunächst auf den Nabel und dann auf den rechten Unterbauch.

2. Eine umschriebene Druckschmerzhaftigkeit irgendwo im rechten unteren Quadranten, auch in der rechten Flanke, kann auf eine Appendizitis hindeuten.

3. Eine anfänglich bewußte Abwehrreaktion kann in eine unwillkürliche Abwehrspannung übergehen.

4. Rechtsseitige Schmerzhaftigkeit des Rektums kann außer durch einen entzündeten Wurmfortsatz auch durch die Entzündung eines der Adnexe oder durch ein entzündetes Samenbläschen verursacht werden.

5. Der Loslaßschmerz ist ein Zeichen peritonealer Entzündung, wie sie auch bei der Appendizitis auftritt.

6. Schmerzen im *rechten* Unterbauch bei linksseitigem Druck weisen auf Appendizitis hin (das Rovsing-Zeichen ist positiv). Das gleiche gilt für rechtsseitige Unterbauchschmerzen während schneller Druckentlastung links (gekreuzter Loslaßschmerz).

Untersuchungstechniken

Auffällige Befunde

7. Suchen Sie nach einem Psoaszeichen (Psoastest). Stützen Sie Ihre Hand auf das rechte Knie des Patienten, und bitten Sie ihn, das Bein gegen die Hand zu beugen; oder bitten Sie den Patienten, in linker Seitenlage das rechte Bein in der Hüfte zu strecken.

7. Wenn eine dieser beiden Untersuchungen die abdominellen Schmerzen verstärkt, ist das ein positives Psoaszeichen und deutet auf eine Irritation des Psoasmuskels durch die entzündete Appendix hin.

8. Obturatoriustest. Beugen Sie das rechte Hüft- und Kniegelenk und rotieren Sie das Bein in der Hüfte einwärts.

8. Wenn ein rechtsseitiger, hypogastrischer Schmerz auftritt, ist das Obturatorzeichen positiv und deutet auf eine Irritation des M. obturatorius hin.

9. Achten Sie auf kutane Hyperästhesien. Nehmen Sie an einer Reihe von Punkten entlang der Bauchwand eine Hautfalte zwischen Daumen und Zeigefinger, ohne zu kneifen. Normalerweise ist dies nicht schmerzhaft.

9. Eine durch diese Untersuchung ausgelöste umschriebene Schmerzhaftigkeit im ganzen oder in einem Teil des rechten unteren Quadranten kann bei Appendizitis auftreten.

Differenzierung einer Tumormasse in der Bauchhöhle von einem Tumor in der Bauchwand. Gelegentlich findet sich eine tumoröse Masse in der Bauchwand und nicht in der Bauchhöhle. Bitten Sie den Patienten, durch Heben von Kopf und Schultern oder durch Pressen die Bauchmuskeln anzuspannen. Tasten Sie nochmals nach dem Tumor.

Ein Tumor in der Bauchwand bleibt palpabel; ein intraabdomineller Tumor wird durch die angespannten Muskeln verdeckt.

Tabelle 9.1 Hernien und Vorwölbungen des Abdomens.

Abdominelle Hernien sind fast immer sichtbar, wenn der Patient steht oder aus der Rückenlage Kopf und Schultern hebt.

Nabelhernie

Bei Kleinkindern zeigt die Nabelhernie eine zentrale Lokalisation, während sie bei Erwachsenen gewöhnlich teilweise oberhalb des Umbilikus zu finden ist.

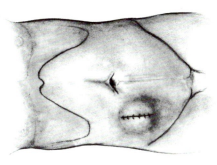

Kleinkind

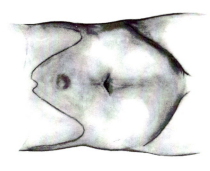

Erwachsener

Narbenbruchhernie

Postoperativ kann sich ein Defekt der Bauchmuskulatur entwickeln.

Diastasis recti

Die Rektusdiastase ist keine echte Hernie, sondern ein Auseinandertreten der beiden Mm. recti abdominis, meist verursacht durch Schwangerschaft oder Adipositas. Erhöhter intraabdomineller Druck wie bei Heben von Kopf und Schultern aus der Rückenlage bewirkt eine wallartige Vorwölbung in der Mittellinie. Da fast immer beschwerdefrei, sind therapeutische Maßnahmen nicht indiziert.

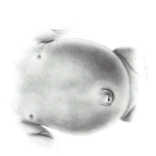

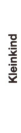

Tastbarer Spalt

Wallartige Vorwölbung durch die Anhebung von Kopf und Schultern

Hernia epigastrica

Die epigastrische Hernie ist ein kleiner, oft schmerzhafter Knoten in der Linea alba. Die Schmerzen können ein Ulcus duodeni vortäuschen. Untersuchen Sie den stehenden Patienten, indem Sie mit dem Zeigefinger die Linea alba entlangfahren.

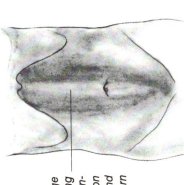

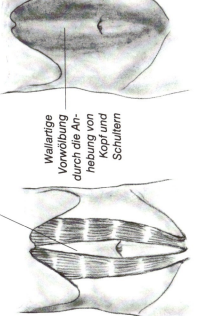

Tabelle 9.2 Das aufgetriebene Abdomen.

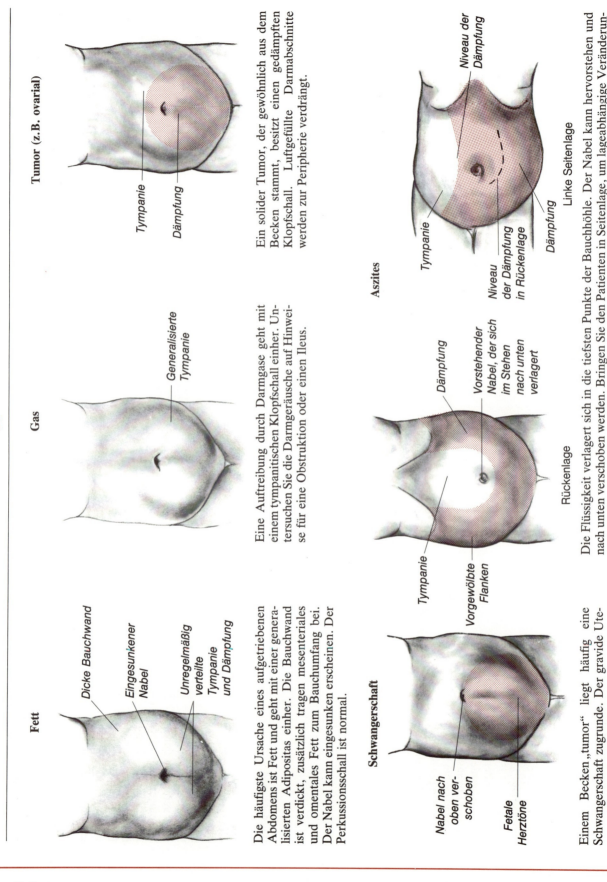

Tabelle 9.3 Geräusche im Abdomen.

Darmgeräusche

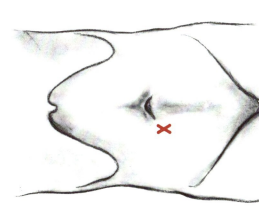

Die Darmgeräusche können
1. vermehrt sein, z. B. bei Diarrhoe oder beginnender intestinaler Obstruktion,
2. vermindert sein und dann fehlen, z. B. bei paralytischem Ileus und Peritonitis. Bevor man entscheidet, daß Darmgeräusche fehlen, auskultiert man für mindestens zwei Minuten an der markierten Stelle.

Hochfrequente klingelnde Geräusche deuten auf intestinale Flüssigkeit und Luft unter Spannung im dilatierten Darm hin. Massenweise zum Zeitpunkt abdomineller Krämpfe auftretende hochfrequente Darmgeräusche deuten auf intestinale Obstruktion hin.

Systolische Strömungsgeräusche

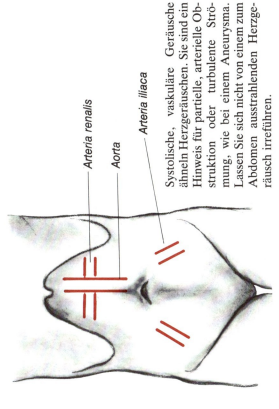

Arteria renalis
Aorta
Arteria iliaca

Systolische, vaskuläre Geräusche ähneln Herzgeräuschen. Sie sind ein Hinweis für partielle, arterielle Obstruktion oder turbulente Strömung, wie bei einem Aneurysma. Lassen Sie sich nicht von einem zum Abdomen ausstrahlenden Herzgeräusch irreführen.

Rumor venosus (Nonnensausen)

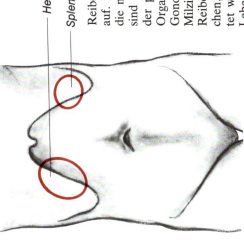

Epigastrisch und umbilikal

Der Rumor venosus ist ein sanft summendes Geräusch, das systolische und diastolische Komponenten besitzt. Dieses Zeichen ist sehr selten und deutet auf einen gesteigerten Kollateralkreislauf zwischen dem Pfortadersystem und den großen Körpervenen hin, wie z. B. bei Leberzirrhose.

Reibegeräusche

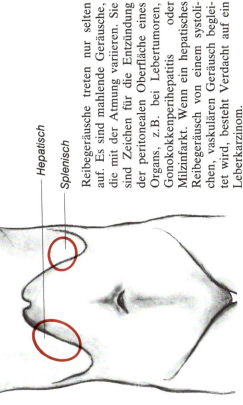

Hepatisch
Splenisch

Reibegeräusche treten nur selten auf. Es sind mahlende Geräusche, die mit der Atmung variieren. Sie sind Zeichen für die Entzündung der peritonealen Oberfläche eines Organs, z. B. bei Lebertumoren, Gonokokkenperihepatitis oder Milzinfarkt. Wenn ein hepatisches Reibegeräusch von einem systolischen, vaskulären Geräusch begleitet wird, besteht Verdacht auf ein Leberkarzinom.

Tabelle 9.4 Das schmerzhafte Abdomen.

Schmerzhaftigkeit der Bauchwand

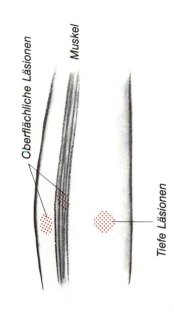

Oberflächliche Läsionen
Muskel
Tiefe Läsionen

Gelegentlich hat ein abdomineller Schmerz seinen Ursprung in der Bauchwand und nicht in der Bauchhöhle. Man unterscheidet diese beiden Formen, indem man den Patienten bittet, aus der Rückenlage Kopf und Schultern zu heben oder zu pressen. Bei leichter Palpation bleibt die Schmerzhaftigkeit einer oberflächlichen Läsion bestehen; bei einer tiefer gelegenen Läsion verringert sich der Schmerz durch den Schutz der angespannten Muskulatur.

Viszerale Schmerzhaftigkeit

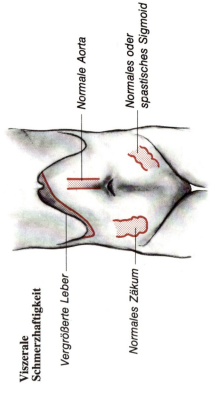

Vergrößerte Leber
Normale Aorta
Normales oder spastisches Sigmoid
Normales Zäkum

Die gezeigten Strukturen können bei tiefer Palpation druckschmerzhaft sein. Gewöhnlich handelt es sich um einen dumpfen Schmerz ohne muskuläre Abwehrspannung oder Loslaßschmerz. Wenn normale Strukturen druckschmerzhaft sind, sollte man dem besorgten Patienten gegenüber eine entsprechende, beruhigende Erklärung abgeben.

Schmerzen durch Erkrankungen im Brust- und Beckenraum

Akute Salpingitis

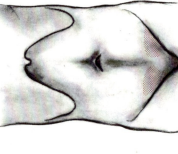

Der Schmerz der akuten Salpingitis ist im allgemeinen am stärksten oberhalb der Inguinalligamente und oft beidseitig. Loslaßschmerz und Abwehrspannung können auftreten, und bei der Beckenuntersuchung verursacht die Bewegung des Uterus Schmerzen.

Akute Pleuritis

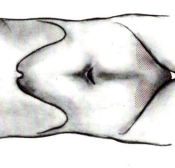

Einseitig oder beiseitig, im Ober- oder Unterbauch

Abdomineller Spontan- und Druckschmerz können sekundär bei einer akuten Entzündung der Pleura auftreten. Wenn sie einseitig ist, kann eine akute Cholezystitis oder sogar eine Appendizitis vorgetäuscht werden. Loslaßschmerz und Abwehrspannung sind allerdings weniger häufig anzutreffen, im Thoraxbereich kann üblicherweise ein ursächlicher Befund erhoben werden.

▶ *Fortsetzung*

Tabelle 9.4 (Fortsetzung).

Schmerz bei peritonealen Entzündungen

Der Schmerz, der mit peritonealer Entzündung verbunden ist, ist gewöhnlich stärker als der viszerale Schmerz. Abwehrspannung und Loslaßschmerz sind häufig, aber nicht notwendigerweise, anzutreffen. Einige Beispiele:

Akute Cholezystitis

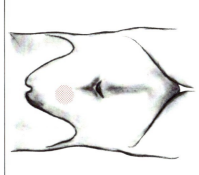

Die Symptomatik ist am stärksten im rechten Oberbauch. Drücken Sie mit Ihrem linken Daumen direkt unterhalb des rechten Rippenbogens auf den Bauch und bitten Sie den Patienten, tief Luft zu holen. Eine plötzliche starke Zunahme der Schmerzhaftigkeit und ein abruptes Stoppen der Einatembewegung deuten auf eine akute Cholezystitis hin (positives Murphy-Zeichen).

Akute Pankreatitis

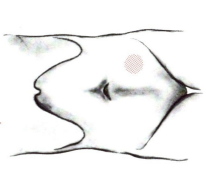

Bei einer akuten Pankreatitis sind epigastrische Schmerzhaftigkeit und Loslaßschmerz gewöhnlich vorhanden, aber die Bauchwand kann durchaus weich sein.

Akute Appendizitis

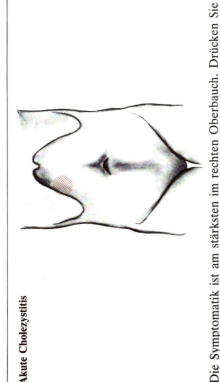

Direkt unterhalb einer Verbindungslinie zwischen Nabel und Spina iliaca anterior superior

Rechtsseitiger, rektaler Schmerz

Ein symptomatischer rechter Unterbauch ist typisch für eine akute Appendizitis, kann aber während des frühen klinischen Verlaufs fehlen. Die typische Lokalisation des Schmerzes ist eingezeichnet. Untersuchen Sie auch die anderen Regionen des rechten, unteren Quadranten und auch die rechte Flanke.

Akute Divertikulitis

Die akute Divertikulitis ähnelt in der Symptomatik einer linksseitigen Appendizitis.

Tabelle 9.5

Tabelle 9.5 Scheinbare und wirkliche Lebervergrößerung.

Schätzungen der Lebergröße sollten auf der vollständigen Evaluation von Perkussion und Palpation beruhen. Eine palpable Leber muß nicht notwendigerweise Hepatomegalie bedeuten.

Tiefertreten der Leber durch ein niedrigstehendes Zwerchfell

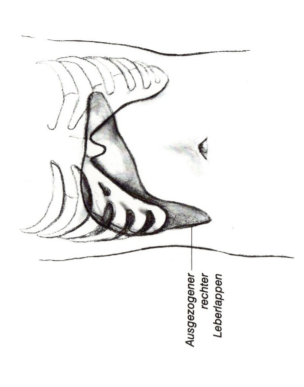

Oberrand nach kaudal verschoben

Spanne des Perkussionsschalles normal

Dies ist ein häufiger Befund bei Zwerchfelltiefstand (z.B. Emphysem). Die Leber kann deutlich unterhalb des Rippenbogens zu palpieren sein. Die Perkussion zeigt aber einen niedrigstehenden Oberrand, und auch die Spanne der Leberdämpfung ist normal.

Normale Formvarianten der Leber

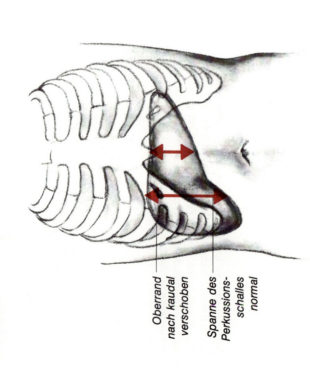

Ausgezogener rechter Leberlappen

Die Leber ist bei einigen Menschen, insbesondere bei schlankem Körperbau, etwas langestreckt, so daß sich der rechte Lappen nach kaudal zum Beckenkamm hin ausdehnt. Diese Ausziehung stellt lediglich eine Formvariante dar und ist keine Volumen- oder Größenzunahme. Dieses Beispiel illustriert die begrenzte Aussagekraft der klinischen Methoden zur Bestimmung der Lebergröße. Man kann eben nur den oberen und unteren Rand eines Organs schätzen, das in Wirklichkeit dreidimensional ist und unterschiedliche Formen aufweist. Ungenauigkeiten sind unvermeidbar.

▶ Fortsetzung

Tabelle 9.5 (Fortsetzung)

Tabelle 9.5 (Fortsetzung).

Die regelrecht geformte, schmerzlose Leber

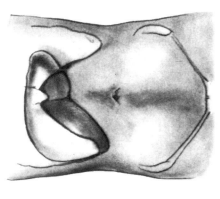

Die Leberzirrhose kann zu einer Vergrößerung der Leber führen. Der Leberrand ist hart und schmerzlos. Allerdings besteht dieses Krankheitsbild nicht selten ohne Lebervergrößerung, und bei vielen anderen Krankheiten läßt sich ein ähnlicher Befund erheben.

Die unregelmäßig geformte Leber

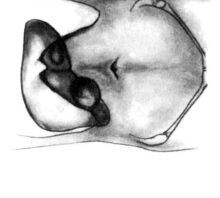

Eine vergrößerte, verhärtete Leber, die einen unregelmäßigen Rand oder eine unregelmäßige Oberfläche aufweist, ist ein Hinweis auf Malignität. Es können einzelne oder multiple Knoten auftreten. Schmerzhaftigkeit kann vorliegen.

Die glatte, schmerzempfindliche Leber

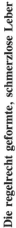

Eine vergrößerte Leber mit einem glatten, druckschmerzhaften Rand ist ein Hinweis für Entzündung, z.B. Hepatitis, oder venöse Stauung wie bei Rechtsherzinsuffizienz.

Tabelle 9.6 Grade der Milzvergrößerung.

1. Normale Milzdämpfung (10. Rippe hinter der mittleren Axillarlinie).

2. Wenn die vergrößerte Milz bei tiefer Inspiration zum Rippenbogen deszendiert, tritt an diese normalerweise tympanitische Stelle der gedämpfte Klopfschall der Milz. Dies kann das erste Zeichen einer Splenomegalie sein. Hierzu perkutiert man im untersten Interkostalraum in der vorderen Axillarlinie.

3. Der äußerste Rand der Milz wird bei Inspiration am linken Rippenbogen palpabel.

4. Eine stark vergrößerte Milz deszendiert in den linken Oberbauch. Oft kann am medialen Rand des Organs eine Ausbuchtung getastet werden, die zur Unterscheidung der Milz von einer vergrößerten linken Niere bedeutsam sein kann.

5. Eine massiv vergrößerte Milz kann sich bis über die Mittellinie ausdehnen.

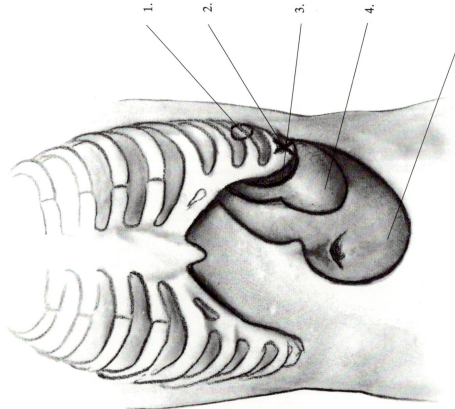

Kapitel 10
Männliches Genitale und Hernien

Anatomie und Physiologie

Überblick über die Anatomie des männlichen Genitale:

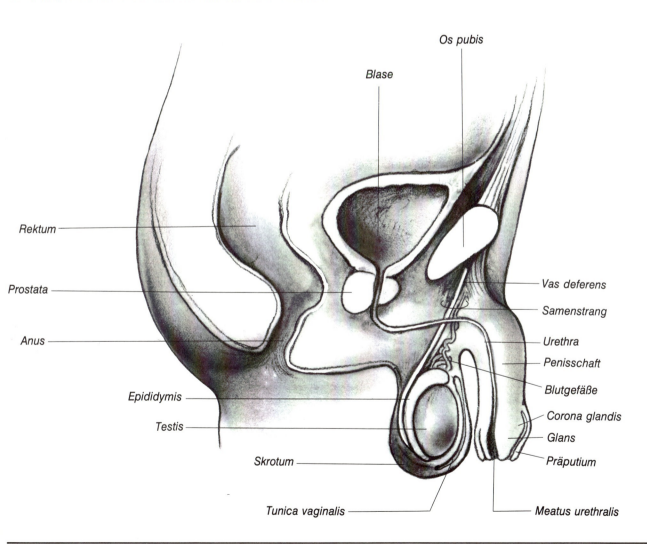

Anatomie und Physiologie

Der Penisschaft besteht aus drei Strängen vaskulär-erektilen Gewebes, die durch Bindegewebe zusammengehalten werden. Das Ende des Penis bildet die konische Glans mit ihrer verbreiterten Basis, der Corona glandis. Mit Ausnahme von Personen, die beschnitten sind, ist die Glans von einer kaputzenartigen Hautfalte, dem Präputium oder der Vorhaut bedeckt. Die Urethra liegt ventral im Penisschaft in einem der Gefäßstränge. Veränderungen der Urethra können hier manchmal gefühlt werden. Die Urethra mündet mit einer vertikalen spaltförmigen Öffnung, die etwas ventral auf der Spitze der Glans liegt.

Das Skrotum ist ein lockerer, gerunzelter Sack, der aus zwei Teilen besteht. Jeder dieser Teile enthält einen Hoden. Die Hoden sind ovale, sich gummiähnlich anfühlende Strukturen. Beim Erwachsenen sind sie ungefähr 4,5 cm lang mit einer Schwankung von 3,5 bis 5,5 cm. Der linke Hoden liegt meist etwas tiefer als der rechte. Auf der posterolateralen Oberfläche jedes Hodens liegt der weichere, kommaförmige Nebenhoden. Am deutlichsten tritt er entlang des oberen Hodenrandes hervor. (Bei 6–7% der Männer liegt der Nebenhoden an der Vorderseite des Hodens). Außer an der Rückseite ist der Hoden von der Tunica vaginalis umgeben. Die Tunica vaginalis ist eine seröse Membran, die eine mögliche Höhlenbildung zuläßt.

Das Vas deferens, ein strangförmiges Gebilde, beginnt an der Cauda des Nebenhodens, steigt innerhalb des Skrotums auf und verläuft durch den Leistenkanal in das Abdomen und Becken. Hinter der Blase trifft es mit den Ausführungsgängen der Samenbläschen zusammen und mündet innerhalb der Prostata in die Urethra. Auf diese Weise gelangt das Sperma vom Hoden über den Nebenhoden durch das Vas deferens in die Urethra. Durch das Skrotum verläuft das Vas deferens zusammen mit Blutgefäßen, Nerven und Muskelfasern; mit diesen bildet es den Samenstrang.

Die Lymphe von der Penis- und Skrotumoberfläche fließt in die inguinalen Lymphknoten. Finden Sie an diesen Oberflächen eine entzündliche oder möglicherweise maligne Veränderung, suchen Sie besonders genau nach vergrößerten oder schmerzhaften inguinalen Lymphknoten. Die Lymphe aus den Hoden fließt hingegen ins Abdomen, wo vergrößerte Lymphknoten klinisch nicht erkennbar sind. Zur weiteren Besprechung der inguinalen Lymphknoten siehe S. 318.

Da Leistenhernien relativ häufig vorkommen, ist es wichtig, die Anatomie der Leistenregion zu kennen. Die wichtigsten Orientierungspunkte sind die Spina iliaca anterior superior, das Tuberculum pubicum und das Ligamentum inguinale, das diese beiden Punkte verbindet. Suchen Sie diese an sich selber oder an einem Kollegen.

Anatomie und Physiologie

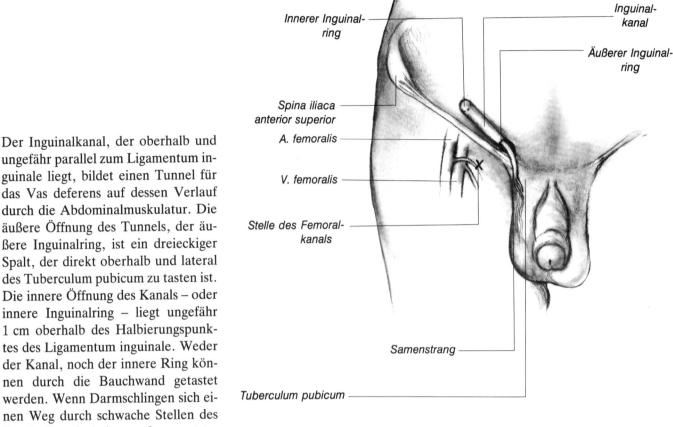

Der Inguinalkanal, der oberhalb und ungefähr parallel zum Ligamentum inguinale liegt, bildet einen Tunnel für das Vas deferens auf dessen Verlauf durch die Abdominalmuskulatur. Die äußere Öffnung des Tunnels, der äußere Inguinalring, ist ein dreieckiger Spalt, der direkt oberhalb und lateral des Tuberculum pubicum zu tasten ist. Die innere Öffnung des Kanals – oder innere Inguinalring – liegt ungefähr 1 cm oberhalb des Halbierungspunktes des Ligamentum inguinale. Weder der Kanal, noch der innere Ring können durch die Bauchwand getastet werden. Wenn Darmschlingen sich einen Weg durch schwache Stellen des Inguinalkanals bahnen, dann entstehen Inguinalhernien. Siehe dazu die Zeichnungen auf S. 280.

Ein anderer möglicher Weg, auf dem Hernien entstehen können, ist der Femoralkanal. Dieser liegt unterhalb des Ligamentum inguinale. Obwohl man ihn nicht sehen kann, können Sie seine Lage abschätzen, indem Sie Ihren rechten Zeigefinger von unter her auf die rechte A. femoralis legen; der Mittelfinger liegt dann auf der V. femoralis und der Ringfinger auf dem Femoralkanal. Femoralhernien treten an dieser Stelle durch.

Altersabhängige Veränderungen

Bedeutende Veränderungen der männlichen Geschlechtsorgane treten während der Pubertät auf, was zur Bestimmung der Entwicklungsstadien herangezogen werden kann. Das erste verwertbare Zeichen ist eine deutliche Vergrößerung des Hodens, die normalerweise zwischen 9,5 und 13,5 Jahren auftritt. Danach wachsen die Schamhaare, und der Penis wird größer. Die vollständige Entwicklung vom präpubertären zum Erwachsenen-Stadium dauert ungefähr 3 Jahre mit einer Schwankung von 2 bis höchstens 5 Jahren.

Anatomie und Physiologie

Stadien der Geschlechtsentwicklung bei Knaben

Bei der Bestimmung des Stadiums der Geschlechtsentwicklung bei Knaben beurteilt man 1. Schamhaare, 2. Penis und 3. Hoden mit Skrotum getrennt, da diese sich unterschiedlich rasch entwickeln können. Machen Sie 2 Bewertungen: eine für die Schamhaare und eine für das Genitale. Sind Hoden und Penis in ihrem Entwicklungstadium unterschiedlich, bilden Sie das Mittel von beiden und bestimmen Sie so das Stadium der Genitalentwicklung.

		Schamhaare	Genitale Penis	Hoden und Skrotum
Stadium 1		Präpubertät – keine Schamhaare, nur feine Körperhaare, so wie am Bauch	Präpubertät – dieselbe Größe und Proportionen wie in der Kindheit	Präpubertät – dieselbe Größe und Proportionen wie in der Kindheit
Stadium 2		Spärlicher Wuchs von langen, leicht pigmentierten, flaumigen Haaren, die glatt oder nur wenig gekraust sind, meist nur an der Basis des Penis	Geringe oder keine Vergrößerung	Hoden und Skrotum vergrößert, etwas gerötet und veränderte Beschaffenheit
Stadium 3		Haare dunkler, gröber, gekraust, spärliche Ausbreitung über der Symphyse	Größer, vor allem in der Länge	Weitere Vergrößerung
Stadium 4		Grobes, gekraustes Haar wie beim Erwachsenen, das behaarte Gebiet ist größer als bei Stadium 3, aber noch nicht so groß wie beim Erwachsenen, noch keine Behaarung an den Oberschenkeln	Weitere Vergrößerung in Länge und Breite, Entwicklung der Glans	Weiter vergrößert, Farbe des Skrotums dunkler
Stadium 5		Dichte und Beschaffenheit der Haare wie beim Erwachsenen, Ausbreitung über die Innenseite der Oberschenkel, nicht jedoch über das Abdomen	Größe und Form wie beim Erwachsenen	Größe und Form wie beim Erwachsenen

(Abbildungen nach W. A. Daniel jr., Division of Adolescent Medicine, University of Alabama, Birmingham)

Durch die Beurteilung der Schamhaare und der Entwicklung von Penis, Hoden und Skrotum kann man die Entwicklung der Geschlechtsorgane entsprechend der fünf Stadien nach Tanner bestimmen. Diese sind hier oben beschrieben und abgebildet (nach Tanner, J. M.: Growth at Adolescence, 2nd ed. Blackwell, Oxford 1962).

Bei ungefähr 80% der Männer wachsen die Schamhaare auch am Abdomen, in Form eines Dreiecks, das mit einer Spitze zum Nabel zeigt. Da diese Art des Haarwuchses, auch als Stadium 6 bezeichnet, nicht vor Mitte des 3. Lebensjahrzentes oder noch später abgeschlossen ist, wird sie nicht zu den pubertären Veränderungen gezählt.

Ein durchschnittlicher Entwicklungsablauf ist auf dem Diagramm unten abgebildet. Beachten Sie die Schwankungsbreite des Alters, in dem die pubertäre Entwicklung beginnt bzw. abgeschlossen ist. Während einige, normal entwickelte Knaben ihre Geschlechtsentwicklung bereits abgeschlossen haben können, haben andere diese noch nicht begonnen. Die ersten nächtlichen Ejakulationen treten im Stadium 3 auf, und werden von den Knaben manchmal für ein Zeichen einer Geschlechtskrankheit gehalten. Dies sollte bei Aufklärungsgesprächen berücksichtigt werden.

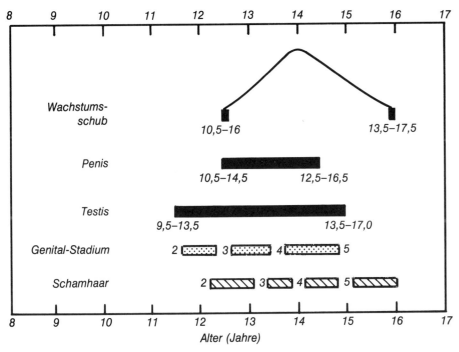

Die Zahlen unter den Balken zeigen den Altersbereich an, innerhalb dessen die einzelnen Entwicklungen auftreten. (Gezeichnet nach MARSHALL, W. A., J. M. TANNER: Variations in the pattern of pubertal changes in boys. Arch. Dis. Child. 45: 22 [1970]).

Bei älteren Menschen kann das Schamhaar spärlicher und grau werden. Der Penis wird kleiner und die Hoden hängen tiefer im Skrotum. Während die Hoden bei langer, schwächender Krankheit kleiner werden können, tun sie das nicht notwendigerweise auch durch das höhere Alter selbst.

Untersuchungstechniken

Allgemeines

Viele Studenten – vor allem Frauen, aber auch Männer – haben Angst davor, das männliche Genitale zu untersuchen. „Wie wird der Patient reagieren?" „Wird er eine Erektion haben?" „Wird er es zulassen, daß ich ihn untersuche?" Das sind normale Gefühle und oft hilft es, mit Ihrem Lehrer oder einem anderen erfahrenen Kliniker darüber zu sprechen. Tatsächlich kann es vorkommen, daß ein Mann gelegentlich, jedoch eher selten, eine Erektion hat, unabhängig davon, wer ihn untersucht, und das ist für ihn wahrscheinlich unangenehmer als für Sie. Sie sollten ihm sagen, daß das eine normale Reaktion sein kann. Führen Sie die Untersuchung zu Ende und tun Sie das mit einer beruhigenden Art. Gelegentlich kommt es auch vor, daß sich ein Mann nicht von einer Frau untersuchen lassen will, genauso wie es auch manchmal Frauen ablehnen, von einem Mann eine Beckenuntersuchung vornehmen zu lassen. Ihre persönliche Sicherheit bei diesen Untersuchungen wird diese Schwierigkeiten vermindern, aber Sie müssen die Wünsche und Rechte des Patienten respektieren. Ein Kollege kann einen männlichen Patienten untersuchen, genauso wie eine Kollegin eine Patientin untersuchen kann, wenn diese das so will.

Eine gute Untersuchung der Genitalia kann sowohl durchgeführt werden, wenn der Patient dabei steht oder liegt. Wenn Sie jedoch nach Hernien oder Varikozelen untersuchen, sollte der Patient stehen, und Sie sollten vor ihm sitzen. Es ist vorteilhaft, wenn der Patient Brust und Bauch mit einem Hemd bekleidet läßt. Besteht der Verdacht auf eine infektiöse Erkrankung, ziehen Sie sich Handschuhe an. Machen Sie die Genitalia und die Leistenregionen frei.

Bestimmung der Geschlechtsentwicklung

Bestimmen Sie die sexuelle Reife, indem Sie Größe und Form von Penis und Hoden, Farbe und Beschaffenheit der Skrotalhaut sowie Art und Ausbreitung der Schamhaare beurteilen.

Machen Sie zwei getrennte Reifegradbestimmungen entsprechend den TANNERschen Stadien: eine für die Schamhaare, die andere für die Genitalentwicklung. Hat die Größe des Hodens 2,5 oder mehr Zentimeter oder das Schamhaar das Stadium 2 erreicht, können Sie dem Jungen sagen, daß seine Sexualentwicklung begonnen hat. Sie können auch das Diagramm nach TANNER verwenden, um ihm die normale Entwicklung zu erklären und auf den weiten Normbereich in seinem Alter hinzuweisen und um ihm die Fragen zu beantworten, die er stellt.

Ist im Alter von 13,5 Jahren noch keine Veränderung der Hoden festzustellen und hat das Schamhaar noch nicht das Stadium 2 erreicht, kann die Pubertät als verzögert angesehen werden, obwohl auch das noch nicht unbedingt pathologisch sein muß. Eine Verzögerung ist auch dann anzunehmen, wenn das Stadium 3 vier Jahre nach Eintreten in das Stadium 2 noch nicht erreicht ist. Die Pubertät kann als verfrüht angesehen werden, wenn sie vor einem Alter von 9 bis 9,5 Jahren auftritt.

| *Untersuchungstechniken* | *Auffällige Befunde* |

Penis

Inspektion

Die Inspektion des Penis bezieht sich auf:

1. Die Haut

2. Das Präputium oder die Vorhaut. Falls vorhanden, zieht man es zurück oder bittet den Patienten, es selbst zurückzuziehen. Dies ist eine wichtige Untersuchung, um Schanker oder Karzinome zu finden. Eine käsige, weiße Substanz, das Smegma, kann sich normalerweise unter der Vorhaut ansammeln.

3. Die Glans

Suchen Sie Ulzerationen, Narben, Knötchen oder Entzündungszeichen. Suchen Sie auf der Haut um den Ansatz des Penis nach Kratzspuren und Entzündungszeichen. Suchen Sie an den Haaransätzen nach Nissen und Läusen.

Siehe Tab. 10.1: Pathologische Veränderungen des Penis (S. 277).

Unter Phimose versteht man ein enges Präputium, das nicht über die Glans zurückgezogen werden kann. Paraphimose ist ein enges Präputium, das, wenn es einmal zurückgezogen ist, hinter der Glans einklemmt und nicht mehr vorgezogen werden kann. Es kommt zur Ödembildung.

Balanitis (Entzündung der Glans); Balanoposthitis (Entzündung der Glans und des Präputiums)

Pubische oder genitale Kratzspuren können auf Läuse oder manchmal auch auf Skabies hinweisen.

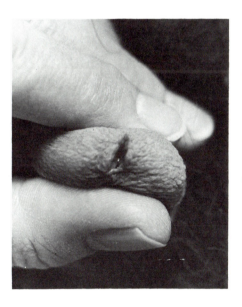

Untersuchen Sie die Öffnung der Urethra. Drücken Sie die Glans leicht zwischen Ihrem Zeigefinger (oben) und Daumen (unten) zusammen. Dieses Vorgehen sollte den Ausgang der Urethra öffnen, um zu prüfen, ob Ausfluß vorhanden ist. Normalerweise ist keiner vorhanden.

Der Ausfluß bei Gonokokkenurethritis ist reichlich und gelb. Der Ausfluß bei nichtgonokokkalen Urethritiden ist hingegen meist spärlich, weiß oder klar. Zur sicheren Diagnose müssen allerdings eine Gram-Färbung durchgeführt und eine Kultur angelegt werden.

Sollte der Patient über Ausfluß berichten, obwohl keiner zu sehen ist, bittet man den Patienten, den Penis von der Basis zur Glans hin fest auszustreifen, oder man führt die Untersuchung selber durch. Auf diese Weise kann vielleicht zumindest so viel Sekret aus der Urethra ausgepreßt werden, daß die notwendige Untersuchung durchgeführt werden kann. Halten Sie ein Objektglas und Material zum Anlegen einer Kultur bereit.

Untersuchungstechniken

Auffällige Befunde

Palpation

Palpieren Sie nach Veränderungen am Penis. Achten Sie dabei auf Schmerzhaftigkeit und Verhärtungen. Nach Verhärtungen palpiert man, indem man den Penisschaft zwischen den Daumen und die nächsten zwei Finger nimmt und so abtastet. Das Palpieren des Schafts kann bei jungen symptomfreien Patienten unterlassen werden.

Hatten Sie die Vorhaut zurückgezogen, dann ziehen Sie sie wieder vor, bevor Sie zur Untersuchung des Skrotums übergehen.

Verhärtungen entlang der ventralen Oberfläche des Penis deuten auf eine Urethralstenose oder ein Karzinom hin. Schmerzhaftigkeit einer solchen verhärteten Stelle läßt eine periurethrale Entzündung als Folge der Striktur vermuten.

Skrotum

Inspektion

Untersuchen Sie die Kontur des Skrotums und achten Sie auf tumorähnliche Veränderungen und Schwellungen. Untersuchen Sie die Skrotalhaut nach Knoten, Ulzerationen, Kratzspuren oder Entzündungszeichen. Heben Sie das Skrotum hoch, so daß Sie auch die hintere Oberfläche inspizieren können.

Palpation

Palpieren Sie Hoden und Nebenhoden, indem Sie diese zwischen Ihren Daumen und die nächsten beiden Finger nehmen und abtasten.

Empfindliche, schmerzhafte Schwellungen des Skrotums treten auf bei akuter Epididymitis, akuter Orchitis, Torsion des Samenstrangs und strangulierten Hernien. Siehe Tab. 10.2: Veränderungen des Skrotums (S. 278f.).

Ist ein Hoden oder sind beide Hoden nicht tastbar, denken Sie an Kryptorchismus (ausgebliebener Deszensus des Hodens). Das Skrotum auf der betroffenen Seite ist schlecht entwickelt. Versuchen Sie, den Hoden im Skrotum oder im Inguinalkanal zu tasten.

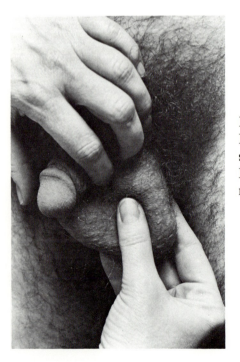

Beurteilen Sie ihre Größe, Form, Konsistenz und Empfindlichkeit; tasten Sie nach Knoten. Druck auf die Hoden verursacht normalerweise einen tiefen viszeralen Schmerz.

Untersuchungstechniken

Suchen Sie den Samenstrang mit dem Vas deferens, und tasten Sie ihn zwischen Ihrem Daumen und den anderen Fingern entlang seines Verlaufs vom Nebenhoden zum äußeren Inguinalring ab.

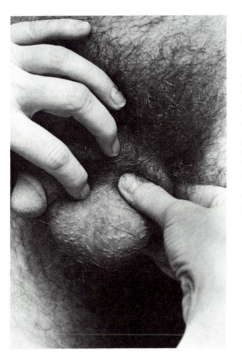

Achten Sie auf Knoten oder Schwellungen.

Jede Schwellung im Skrotum, von den Hoden abgesehen, sollte durch Transillumination abgeklärt werden. Verdunkeln Sie den Raum, nehmen Sie einen sehr starken Lichtstrahl und leuchten Sie damit von der Hinterseite des Skrotums gegen die Schwellung. Achten Sie darauf, ob das durchfallende Licht einen roten Schein gibt.

Hernien

Inspektion

Inspizieren Sie die Inguinal- und Femoralregionen sorgfältig nach Ausbuchtungen. Danach bittet man den Patienten zu pressen und wiederholt die Untersuchung.

Palpation

Verwenden Sie Ihre rechte Hand zur Untersuchung der rechten Seite des Patienten und Ihre linke Hand zur Untersuchung der linken Seite. Stülpen Sie nun die schlaffe Skrotalhaut um Ihren Zeigefinger. Beginnen Sie damit an einem möglichst tiefen Punkt, so daß Ihr Finger voll beweglich ist. Dies kann der Boden des Skrotalsacks sein. Tasten Sie nun entlang des Samenstrangs bis zu der dreieckigen, spaltförmigen äußeren Inguinalkanalöffnung. Diese liegt direkt oberhalb und lateral des Tuberculum pubicum. Ist die Öffnung etwas vergrößert, können Sie vielleicht Ihren Finger hineinlegen. Soweit möglich, verfolgt man vorsichtig den schräg nach lateral verlaufenden Inguinalkanal. Während man den Finger in der äußeren Inguinalöffnung oder innerhalb des Kanals liegen hat, bittet man den Patienten zu pressen oder zu husten. Achten Sie darauf, ob eine Hernie gegen Ihren Finger stößt.

Auffällige Befunde

Schwellungen, die eine seröse Flüssigkeit enthalten, transilluminieren (d.h., Sie sehen einen roten Schein); jene, die Blut oder solides Gewebe enthalten, tun dies nicht.

Wird beim Pressen eine Ausbuchtung sichtbar, ist dies sehr wahrscheinlich eine Hernie.

Siehe Tab. 10.3: Entstehung und Erscheinungsbilder von Inguinalhernien (S. 280).

Siehe Tab. 10.4: Unterscheidungsmerkmale von Inguinalhernien (S. 281).

Untersuchungstechniken

Auffällige Befunde

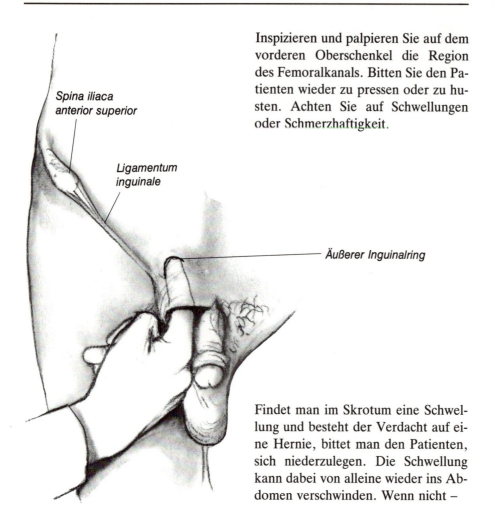

Spina iliaca anterior superior

Ligamentum inguinale

Äußerer Inguinalring

Inspizieren und palpieren Sie auf dem vorderen Oberschenkel die Region des Femoralkanals. Bitten Sie den Patienten wieder zu pressen oder zu husten. Achten Sie auf Schwellungen oder Schmerzhaftigkeit.

Findet man im Skrotum eine Schwellung und besteht der Verdacht auf eine Hernie, bittet man den Patienten, sich niederzulegen. Die Schwellung kann dabei von alleine wieder ins Abdomen verschwinden. Wenn nicht –

1. Kann man den Finger oberhalb der Schwellung ins Skrotum führen?

2. Auskultieren Sie mit einem Stethoskop über der Schwellung nach Darmgeräuschen.

Weisen die Untersuchungsbefunde auf eine Hernie hin, versucht man, sie vorsichtig zu reponieren (in die Bauchhöhle zurückzuschieben), indem man mit den Fingern vorsichtig dagegendrückt.

Die Anamnese kann hierbei nützlich sein. Der Patient kann Ihnen meist erzählen, was mit der Schwellung passiert, wenn er sich niederlegt, und er kann Ihnen vielleicht selbst zeigen, wie sie verschwindet. Vergessen Sie nicht, ihn danach zu fragen.

Wenn ja, besteht der Verdacht auf eine Hydrozele.

Darmgeräusche können über einer Hernie, nicht jedoch über einer Hydrozele gehört werden.

Eine Hernie ist *inkarzeriert*, wenn ihr Inhalt nicht mehr in die Bauchhöhle zurückgeschoben werden kann. Eine Hernie ist stranguliert, wenn die Blutzufuhr zum eingeklemmten Inhalt behindert ist. Denken Sie immer an eine Strangulation, wenn Schmerzhaftigkeit, Übelkeit und Erbrechen bestehen.

Tabelle 10.1 Pathologische Veränderungen des Penis.

Hypospadie

Hypospadie ist eine angeborene Fehlmündung der Urethra an der Unterseite des Penis. Eine Rinne verläuft von der Urethraöffnung zu jener Stelle, an der die Harnröhre normalerweise mündet.

Syphilitischer Schanker

Den syphilitischen Schanker erkennt man an einer ovalen oder runden, dunkelrot gefärbten, schmerzlosen Erosion oder einem Ulkus mit einem indurierten Grund. Er fühlt sich an wie ein Knopf direkt unter der Haut. Zusätzlich sind meist schmerzlose vergrößerte Inguinallymphknoten tastbar.

Herpes genitalis

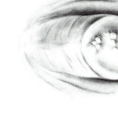

Eine Ansammlung kleiner Bläschen, aus denen sich flache, schmerzhafte, nicht indurierte Ulzera mit rotem Grund entwickeln, weisen auf eine Herpes-simplex-Infektion hin. Die Veränderung kann überall auf dem Penis auftreten. Bei Rezidiven treten meist weniger Bläschen auf als beim ersten Mal.

Condyloma acuminatum

Eine Variante der gewöhnlichen Warze. Schnell wachsende warzige Exkreszenzen.

Peniskarzinom

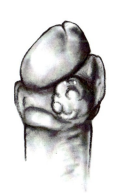

Das Karzinom kann als indurierter Knoten oder als Ulkus, das meist nicht schmerzhaft ist, auftreten. Es kommt fast ausschließlich bei Männern vor, die in ihrer Kindheit nicht beschnitten wurden, und kann sich unter der Vorhaut der Beobachtung entziehen. Jede persistierende wunde Stelle am Penis ist verdächtig.

Morbus Peyronie

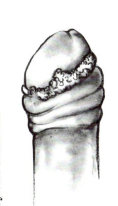

Beim Morbus Peyronie hat der Patient tastbare, nicht druckempfindliche, harte Plaques direkt unter der Haut, meist auf dem Dorsum des Penis. Er klagt über gekrümmte schmerzhafte Erektionen.

Tabelle 10.2 Veränderungen des Skrotums.

Hydrozele

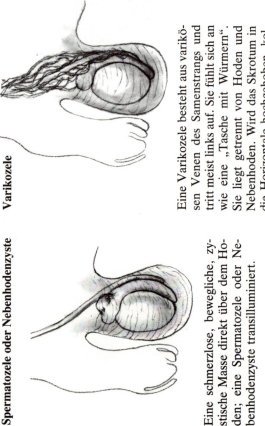

Die Hydrozele stellt sich als flüssigkeitsgefüllte, nicht druckempfindliche Masse dar, die den Raum zwischen den beiden Blättern der Tunica vaginalis ausfüllt. Die untersuchenden Finger können über die Masse innerhalb des Skrotums geführt werden. Die Masse transilluminiert.

Skrotalhernie

Finger kann über die Schwellung geschoben werden

Finger kann nicht über die Schwellung geschoben werden

Eine Hernie im Skrotum ist meist eine indirekte Inguinalhernie. Da sie durch den äußeren Inguinalring kommt, können die Finger bei der Untersuchung im Skrotum nicht darübergeschoben werden.

Hodentumoren

Frühstadium

Hodentumoren zeigen sich gewöhnlich als schmerzlose Knoten. Sie transilluminieren nicht. Jeder Knoten im Hoden ist verdächtig auf Malignität.

Fortgeschrittenes Stadium

Sobald die Hodenneoplasie wächst, kann es so aussehen, als würde sie das ganze Organ ersetzen. Typischerweise fühlt sich der Hoden schwerer an als normal.

Spermatozele oder Nebenhodenzyste

Eine schmerzlose, bewegliche, zystische Masse direkt über dem Hoden; eine Spermatozele oder Nebenhodenzyste transilluminiert.

Varikozele

Eine Varikozele besteht aus variköen Venen des Samenstrangs und tritt meist links auf. Sie fühlt sich an wie eine „Tasche mit Würmern". Sie liegt getrennt von Hoden und Nebenhoden. Wird das Skrotum in die Horizontale hochgehoben, kollabieren die Venen langsam.

Tuberkulöse Epididymitis

Durch die chronische tuberkulöse Entzündung entsteht eine derbe Vergrößerung des Nebenhodens, manchmal druckschmerzhaft mit Verdickung oder knötchenförmiger Veränderung des Vas deferens.

Seborrhoische Zysten

Diese sind harte, gelbliche, nicht druckschmerzhafte Hautzysten mit einem Durchmesser bis zu 1 cm. Sie sind häufig und oft multipel.

▶ Fortsetzung

Tabelle 10.2 (Fortsetzung).

Akute Orchitis

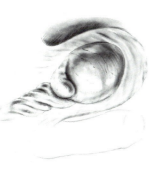

Ein akut entzündeter Hoden ist schmerzhaft, druckempfindlich und geschwollen. Die Hoden können schwer von den Nebenhoden abgrenzbar sein. Das Skrotum kann gerötet sein. Ursachen sind häufig eine postpubertär auftretende Mumpserkrankung oder andere seltener vorkommende Infektionskrankheiten.

Akute Epididymitis

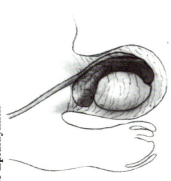

Ein akut entzündeter Nebenhoden ist druckschmerzhaft und geschwollen und kann schwer vom Hoden abgrenzbar sein. Das Skrotum kann gerötet und das Vas deferens entzündet sein. Eine Epididymitis tritt hauptsächlich bei Erwachsenen auf. Eine gleichzeitig bestehende Harnwegsinfektion oder eine Prostatitis machen die Diagnose noch wahrscheinlicher.

Torsion des Samenstranges

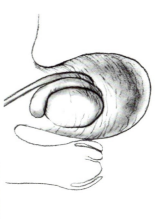

Torsion des Hodens im Bereich des Samenstranges führt zu einem akut schmerzhaften, druckempfindlichen und geschwollenen Organ, das im Skrotum nach oben gezogen wird. Das Skrotum wird rot und geschwollen. Es besteht keine gleichzeitige Harnwegsinfektion. Die Torsion tritt meist im Adoleszentenalter auf und ist eine chirurgische Notfallsituation, da die Blutzirkulation unterbunden ist.

Kleine Hoden

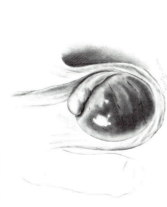

Hoden von Erwachsenen sind dann klein, wenn sie weniger als 3,5 cm lang sind. Kleine harte Hoden (meist weniger als 2 cm lang) deuten auf ein Klinefelter-Syndrom hin. Kleine weiche Hoden sind Folge von Atrophie, die bei verschiedenen Krankheiten auftreten kann (z.B. Leberzirrhose, Myotonia dystrophica, Östrogenmedikation und Hypopituitarismus). Auch eine Orchitis kann zu einer Atrophie führen (z.B. durch Mumps).

Leeres Skrotum

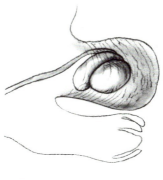

Hoden und Nebenhoden können fehlen. Suchen Sie im Inguinalkanal oder im oberen Skrotum nach einem nicht deszendierten Hoden.

Skrotumödem

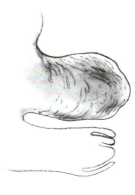

Durch Ödem kann die Skrotalhaut gespannt werden. Ein Skrotumödem ist für gewöhnlich mit einem generalisierten Ödem verbunden (z.B. bei Herz- oder Niereninsuffizienz).

Tabelle 10.3 Entstehung und Erscheinungsbilder von Inguinalhernien.

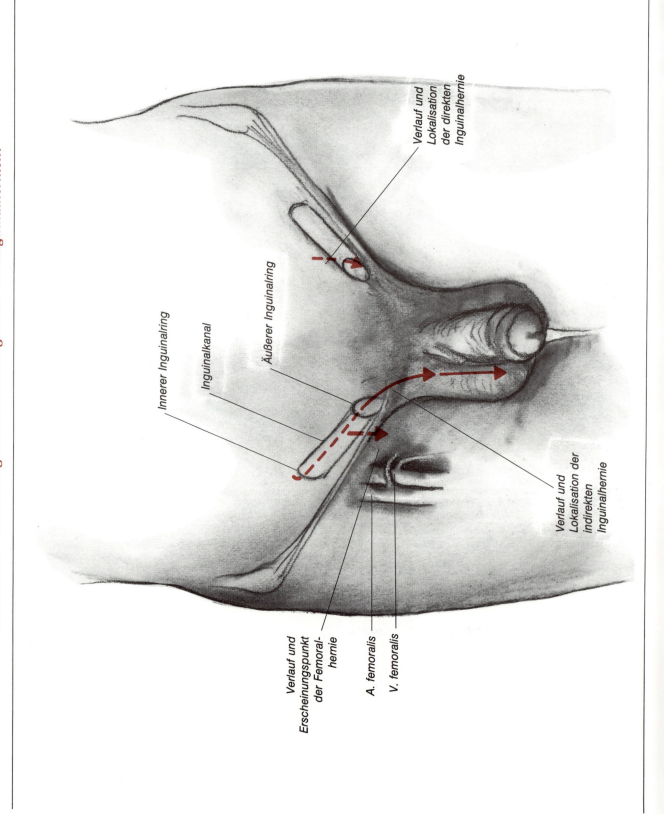

280 Männliches Genitale und Hernien

Tabelle 10.4 Unterscheidungsmerkmale von Inguinalhernien.

Die Unterscheidung zwischen diesen Hernien ist klinisch nicht immer möglich. Ihre Merkmale zu kennen, verbessert jedoch Ihre Beurteilungsfähigkeit.

Merkmale	Inguinal Indirekt	Inguinal Direkt	Femoral
Häufigkeit	Am häufigsten, jedes Alter, beide Geschlechter	Weniger häufig	Selten
Alter und Geschlecht	Oft bei Kindern, auch bei Erwachsenen	Meist bei Männern über 40 Jahren, selten bei Frauen	Häufiger bei Frauen als bei Männern
Ursprung	Über dem Ligamentum inguinale, nahe seinem Halbierungspunkt (der innere Inguinalring)	Über dem Ligamentum inguinale, nahe dem Tuberculum pubicum (nahe dem äußeren Inguinalring)	Unter dem Ligamentum inguinale, liegt weiter lateral als die Inguinalhernie und kann schwer von Lymphknoten zu unterscheiden sein.
Verlauf	Oft in das Skrotum	Selten in das Skrotum	Nie in das Skrotum
(Der untersuchende Finger liegt im Inguinalkanal und der Patient preßt oder hustet)	Die Hernie schiebt sich im Inguinalkanal nach unten und berührt die Fingerspitze.	Die Hernie drückt sich nach vorne und stößt an die Seitenfläche des Fingers.	Der Inguinalkanal ist leer.

Kapitel 11
Weibliches Genitale

Anatomie und Physiologie

Wiederholen Sie die Anatomie des äußeren weiblichen Genitale, der Vulva: Der Mons pubis ist ein behaartes Fettpolster und liegt über der Symphyse; die großen Labien sind Falten aus Fettgewebe; die kleinen Labien sind dünner und hellrot, sie bilden nach vorne hin das Präputium und die Klitoris; die bootförmige Vertiefung zwischen den kleinen Labien heißt Vestibulum; in seinem hinteren Teil befindet sich die Scheidenöffnung oder der Introitus; bei Jungfrauen kann sie durch den Hymen oder das Jungfernhäutchen verdeckt sein; der Begriff Perineum, so wie er klinisch gebraucht wird, bezieht sich auf das Gebiet zwischen Introitus und Anus.

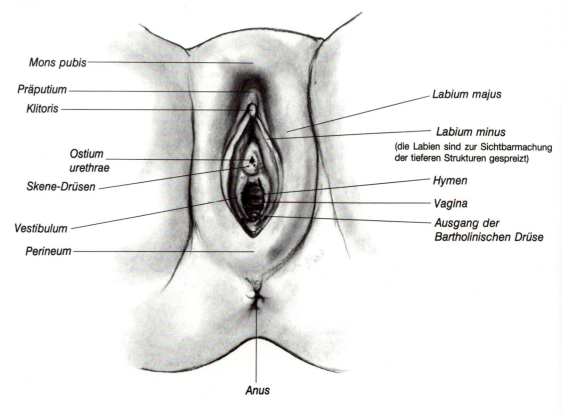

Anatomie und Physiologie

Der Harnröhrenausgang (Ostium urethrae externum) befindet sich im Vestibulum zwischen Klitoris und Vagina. Direkt dahinter kann man beidseits manchmal die Öffnung der paraurethralen oder Skene-Drüsen erkennen. Noch weiter hinten liegen die Ausgänge der Bartholinischen Drüsen, je einer links und rechts in der Vaginalöffnung. Gewöhnlich sind sie nicht sichtbar. Die Drüsen selbst befinden sich tiefer.

Die röhrenförmige Vagina erstreckt sich zwischen Urethra und Rektum nach oben und hinten. Sie endet im abgerundeten Scheidengewölbe (Fornix). Fast rechtwinklig dazu liegt der Uterus, ein flaches, birnenförmiges, fibromuskuläres Gebilde. Sein Hals (Zervix) stülpt sich in die Vagina und teilt so den Fornix in vordere, hintere und laterale Anteile. Eine runde oder spaltförmige Vertiefung, der äußere Muttermund, markiert die Öffnung in den Endozervikalkanal und die Uterushöhle.

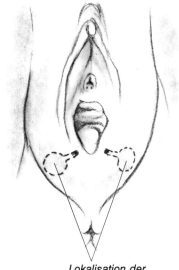

Lokalisation der Bartholinischen Drüsen

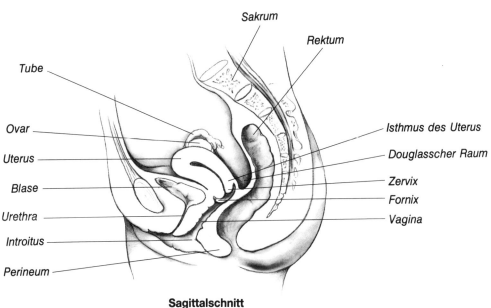

Sagittalschnitt

Der obere Teil der Gebärmutter wird Fundus genannt, der Bereich zwischen Fundus und Zervix heißt Isthmus. Von jeder Seite des Fundus geht ein Eileiter (Tuba uterina) ab. Das fimbrientragende trichterförmige Ende jeder Tube krümmt sich in Richtung Ovar. Die beiden mandelförmigen Ovarien variieren beträchtlich in ihrer Größe, sind aber durchschnittlich 3,5 × 2 × 1,5 cm groß.

Sowohl die Ovarien als auch die Tuben werden von Peritonealfalten, den Ligamenten, gehalten. Normalerweise sind weder Ligamente noch Tuben tastbar. Der Begriff Adnex bezieht sich auf die Gesamtheit von Ovar, Tube und stützendem Gewebe.

Wie auch beim Mann (s. S. 307) ist dem untersuchenden Finger vom Rektum aus die peritoneale Oberfläche zugänglich. Sie befindet sich hinter dem Fornix posterior der Vagina in der Excavatio rectouterina (Douglasscher Raum).

Anatomie und Physiologie

Die Lymphe der Vulva und des unteren Drittels der Vagina fließt zu den inguinalen Lymphknoten ab, die Lymphe des inneren Genitale und des oberen Drittels der Vagina hingegen in die Becken- und Abdominallymphknoten, die der Untersuchung nicht zugängig sind. Die Lymphe des mittleren Drittels der Vagina benutzt beide Wege. Bei einer Läsion der Vulva oder der unteren zwei Drittel der Vagina sollte man die inguinalen Lymphknoten besonders sorgfältig auf Vergrößerung und Schmerzempfindlichkeit untersuchen.

Altersabhängige Veränderungen

Während der Pubertät entwickeln sich Vulva und inneres Genitale bis zu ihrer endgültigen Größe. Die Beurteilung der geschlechtlichen Reife bei Mädchen nach der Klassifizierung von TANNER stützt sich lediglich auf die Entwicklung

Stadieneinteilung der Schambehaarung

Stadium 1 Präpubertät – keine Schambehaarung außer den feinen Körperhaaren ähnlich jenen am Bauch

Stadium 2 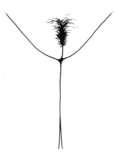 Stadium 3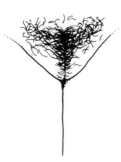

Vereinzelt lange, gering pigmentierte, flaumige glatte oder nur leicht gewellte Haare, hauptsächlich entlang der Schamlippen

Dunkleres, gröberes, stärker gewelltes Haar, das sich spärlich über die Symphyse ausbreitet

Stadium 4 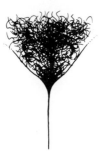 Stadium 5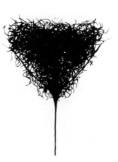

Grobes, gekraustes Haar wie bei Erwachsenen, ausgedehnter als im Stadium 3, jedoch noch nicht so wie im Erwachsenenstadium, bezieht die Oberschenkel noch nicht mit mit ein

Quantität und Qualität des Haares wie beim Erwachsenen, erstreckt sich auch auf die medialen Anteile der Oberschenkel, jedoch nicht auf das Abdomen

der Schambehaarung und der Brüste, die Beurteilung der inneren Organentwicklung ist dazu nicht nötig. Die TANNERschen Stadien bzw. Grade der Geschlechtsreife in bezug auf die Schambehaarung werden im folgenden dargestellt. Die Stadien der Brustentwicklung sind auf S. 221 zusammengestellt.

Das erste Anzeichen der Pubertät bei Mädchen ist gewöhnlich das Auftreten der Brustknospen. Manchmal erscheint jedoch auch die Schambehaarung zuerst. Im Durchschnitt beginnen diese Veränderungen im Alter von 11 Jahren, mit einer Altersspanne von 8–13 Jahren für die Brustknospen und 8–14 Jahren für die Schambehaarung. Der Übergang von der kindlichen zur erwachsenen Form nimmt etwa 3 Jahre in Anspruch, mit einer Spanne von 1,5 bis 6 Jahren. Die Menarche tritt vorzugsweise während des Stadiums 3–4 der Brustentwicklung auf, im Alter von 10–16 Jahren. Das folgende Diagramm faßt diese Entwicklungen zusammen.

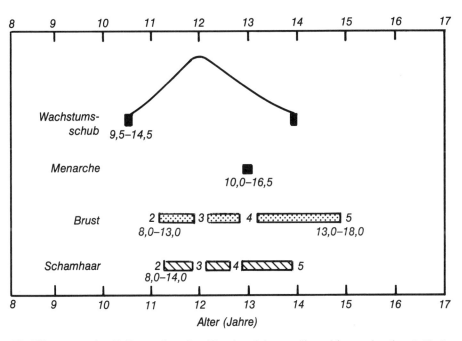

Die Ziffern unter den Balken geben den Altersbereich an, währenddessen bestimmte Veränderungen auftreten. (Gezeichnet nach MARSHALL, W. A., J. M. TANNER: Variations in the pattern of pubertal changes in boys. Arch. Dis. Child. 45: 22 [1970]).

Wie auch bei Jungen existiert eine große Varianz in der Normalentwicklung. Es ist möglich, daß bei einigen Mädchen die Entwicklung der sekundären Geschlechtsmerkmale schon abgeschlossen ist, während andere desselben Alters noch nicht einmal damit begonnen haben.

Bei 10% der Frauen breitet sich das Schamhaar in einer dreieckigen Form mit Richtung auf den Nabel auch über das Abdomen aus. Diese Entwicklung kann man auch als Stadium 6 klassifizieren. Sie ist aber meist nicht vor Mitte des 3. Lebensjahrzehntes oder sogar noch später abgeschlossen und wird daher nicht zu den pubertären Veränderungen gezählt.

Anatomie und Physiologie

Direkt vor der Menarche findet eine physiologische Steigerung der vaginalen Sekretion statt – eine Veränderung, die manchmal ein Mädchen oder seine Mutter unnötig beunruhigt. Sobald sich die Menstruation eingestellt hat, treten Sekretionssteigerungen oder Ausfluß auch zur Zeit der Ovulation auf, ebenso wie bei sexueller Erregung. Diese normalen Formen von Ausfluß müssen von denjenigen bei infektiösen Prozessen unterschieden werden.

Im fünften Lebensjahrzehnt beginnen bei der Frau die Ovarialfunktionen nachzulassen, und die Menstruation endet im Druchschnitt im Alter von 48 bis 51 Jahren, mit einer Altersspanne von ungefähr 40–55 Jahren. Die Schambehaarung wird spärlich und grau. Mit der Abnahme des Östrogen-Stimulus verkleinern sich die Labien und die Klitoris, die Vagina verengt und verkürzt sich, ihre Mukosa wird dünn, blaß und trocken. Auch Uterus und Ovarien werden kleiner.

Untersuchungstechniken

Allgemeines

Die meisten Studenten sind ängstlich oder verlegen, wenn sie zum ersten Mal das Genitale einer anderen Person untersuchen. Diese Gefühle sind normal, und es mag nützlich sein, sie mit einem erfahrenen Arzt zu besprechen. Gleichzeitig sehen auch die Patienten der Unterschung mit Skepsis entgegen. Einige Frauen haben schmerzhafte, unangenehme, ja sogar erniedrigende Erfahrungen während früherer Untersuchungen gemacht. Das Verhalten einer Patientin bei der gynäkologischen Untersuchung vermittelt wertvolle Hinweise auf ihre Gefühle und ihre Einstellung zur Sexualität. Wenn sie ihre Oberschenkel zusammenpreßt, wegzieht oder negative Gefühle während der Untersuchung äußert, kann man ihr höflich begegnen, wie man es in einem Anamnesegespräch tun würde: „Ich bemerke, daß es Ihnen Schwierigkeiten bereitet, sich zu entspannen ... Sie wirken angeekelt ... ist das nur so, weil Sie hier sind, oder ist es zuhause genau so ... oder während des Geschlechtsverkehrs ...?" Verhalten, das für die Untersuchung ein ärgerliches Hindernis zu sein scheint, kann der Schlüssel zum Verständnis des Problems Ihrer Patientin sein.

Der Patientin zu ermöglichen, sich zu entspannen, ist wesentlich für eine adäquate Beckenuntersuchung. Verständnisbereitschaft für ihre Gefühle könnte ihr dabei helfen.

Zusätzlich:
1. Bitten Sie die Patientin, vor der Untersuchung ihre Blase zu entleeren.
2. Bedecken Sie sie in angemessener Weise. Einigen Patientinnen ist es angenehmer, wenn Schenkel und Knie mit Tüchern bedeckt sind. Andere wiederum möchten den Untersucher und die Untersuchung selbst beobachten und lehnen sichtbehindernde Tücher ab. Das Mädchen oder die Frau könnte auch einen Spiegel verlangen, um ihre Genitalien während der Untersuchung sehen zu können. Fragen Sie die Patientin nach der von ihr bevorzugten Methode.
3. Die Arme sollten von der Patientin seitlich oder über der Brust gekreuzt gehalten werden, nicht über dem Kopf, da in dieser Stellung die Abdominalmuskeln angespannt werden.
4. Erklären Sie jeden Untersuchungsschritt vorher, und schildern Sie der Patientin, was sie dabei empfinden könnte. Vermeiden Sie plötzliche und unerwartete Bewegungen. Wenn Sie zu palpieren beginnen oder ein Spekulum benutzen, mag es hilfreich sein, wenn Sie den ersten Kontakt nicht am Genitale selbst, sondern am inneren Oberschenkel nehmen.
5. Achten Sie darauf, daß Ihre Hände und das Spekulum warm sind.
6. Überwachen Sie Ihre Untersuchung durch Beobachten des Gesichts Ihrer Patientin.
7. Verhalten Sie sich so zartfühlend wie nur möglich.

Tragen Sie einen Handschuh an der inneren Untersuchungshand und an beiden Händen, wenn Sie einen infektiösen Prozeß vermuten. Bei der bimanuellen Untersuchung ist es leichter, das Abdomen mit einer Hand ohne Handschuh zu palpieren.

Untersuchungstechniken

Ausstattung. Innerhalb Ihrer Reichweite sollten sich befinden: eine gute Lichtquelle, ein Vaginalspekulum von angemessener Größe sowie Materialien für Bakterienkulturen und Abstriche nach Papanicolaou. Spekula sind aus Metall oder Kunststoff und weisen zwei Grundformen auf. Graves-Spekula sind gewöhnlich die geeignetsten für sexuell aktive Frauen. Es gibt davon kleine, mittlere und große Ausführungen. Das schmale Pedersen-Spekulum ist nützlich für eine Patientin mit einem relativ kleinen Introitus, z.B. eine Jungfrau oder eine ältere Frau, ist aber oft auch für andere Patientinnen angenehmer.

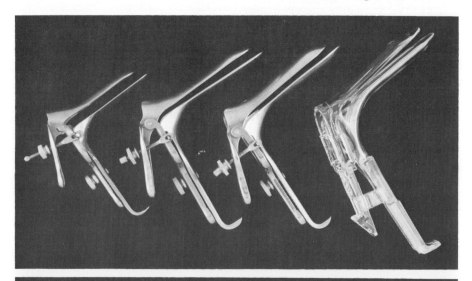

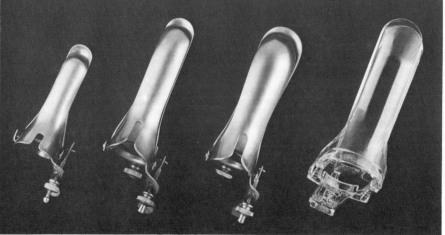

Spekula, von links nach rechts: Kleines Metall-Pedersen, mittleres Metall-Pedersen, mittleres Metall-Graves, großes Kunststoff-Pedersen

Vor dem Gebrauch sollten Sie sich sorgfältig an das Öffnen und Schließen der Klingen gewöhnen, arretieren Sie die Klingen in geöffneter Stellung und lösen Sie sie wieder. Obwohl sich die Instruktionen in diesem Kapitel auf ein Metall-Spekulum beziehen, kann man sie leicht auf ein Kunststoff-Spekulum übertragen. Man muß es vor Gebrauch nur nochmals ausprobieren. Kunststoffspekula verursachen einen typischen „Klick", wenn sie arretiert oder gelöst werden. Wenn man die Patientin vorher darauf aufmerksam macht, vermeidet man unnötiges Erschrecken.

Untersuchungstechniken

Männlichen Untersuchern wird gewöhnlich von Frauen assistiert. Weibliche Untersucher ziehen es eventuell vor, allein zu arbeiten, sollten sich aber assistieren lassen, wenn die Patientin unruhig ist.

Lage. Bedecken Sie die Patientin in angemessener Weise, dann helfen Sie ihr, die Untersuchungsstellung einzunehmen. Helfen Sie ihr, eine Ferse nach der anderen in die Fußstützen zu setzen. Es mag bequemer für die Patientin sein, die Schuhe anzubehalten. Dann bitten Sie sie, so weit vorzurutschen, bis ihr Gesäß den äußeren Rand des Untersuchungsstuhls fast überragt. Ihre Beine sollten dabei gebeugt und abduziert sein. Außerdem sollte ein Kissen unter ihrem Kopf liegen.

Äußere Untersuchung

Beurteilen Sie die Geschlechtsreife bei einer jugendlichen Patientin. Wenn ein junges Mädchen noch keinen Geschlechtsverkehr hat, und wenn es keinen Grund gibt, eine Erkrankung im Genitalbereich anzunehmen, verzichtet man auf eine Beckenuntersuchung. Sie haben dann die Möglichkeit, die Schambehaarung im Rahmen der abdominellen Untersuchung zu beurteilen. Auf jeden Fall sollten Sie Art und Verteilung der Schambehaarung feststellen und sie den TANNERschen Stadien (S. 284) zuordnen.

Ist im Alter von 13 Jahren weder eine Schambehaarung noch eine Brustentwicklung zu sehen, ist die Pubertät verspätet.

Inspizieren Sie das äußere Genitale der Patientin. Setzen Sie sich bequem hin und inspizieren Sie den Mons pubis, die Labien und das Perineum. Spreizen Sie die Labien mit Ihrer behandschuhten Hand und inspizieren Sie:

Exkoriationen oder juckende kleine rote Makula oder Papeln weisen auf Pediculosis pubis (Läuse) hin. Suchen Sie nach Nissen oder Läusen an der Basis der Schamhaare.

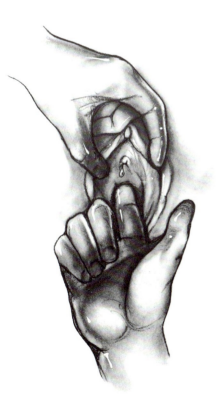

die kleinen Labien

die Klitoris

den Harnröhrenausgang

die Vaginalöffnung oder Introitus.

Vergrößerte Klitoris bei Virilisierung.

Siehe Tab. 11.1: Pathologische Veränderungen im Bereich der Vulva (S. 296).

Achten Sie auf Rötungen, Ulzerationen, Ausfluß, Schwellungen oder Knoten. Palpieren Sie vorhandene Läsionen.

Syphilitischer Schanker, Talgdrüsenzyste.

Bei Verdacht auf Urethritis oder Entzündung der Skene-Drüsen (z.B. durch Gonorrhoe) führt man den Zeigefinger in die Scheide ein und massiert die Urethra vorsichtig von innen nach außen. Achten Sie auf Ausfluß aus oder über der Urethramündung. Wenn vorhanden, legen Sie eine Kultur an.

Untersuchungstechniken

Auffällige Befunde

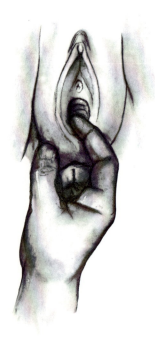

Sind die Labien geschwollen oder besteht eine entsprechende Anamnese, untersucht man die Bartholinischen Drüsen. Führen Sie Ihren Zeigefinger am hinteren Ende des Introitus in die Scheide ein. Legen Sie Ihren Daumen an die Außenseite des hinteren Teils des Labium majus. Man palpiert nun abwechselnd mit dem Zeigefinger und dem Daumen und sucht nach Schwellungen oder Druckschmerzhaftigkeit. Dabei achtet man auf Sekretabfluß aus den Drüsenausführungsgängen. Falls dies zutrifft, wird eine Kultur angelegt.

Siehe Tab. 11.2: Vorwölbungen und Schwellungen von Vulva und Vagina (S. 297).

Untersuchen Sie den Stützapparat des Vaginalausganges. Während man die Labien mit dem Mittel- und Zeigefinger spreizt, bittet man die Patientin zu pressen. Dabei achtet man auf Vorwölbungen der Vagina.

Zystozele und Rektozele.

Innere Untersuchung

Führen Sie das Spekulum ein. Wählen Sie ein Spekulum von passender Größe und Form. Es wird mit warmem Wasser erwärmt und gleitfähig gemacht. (Andere Gleitmittel können zytologische und andere Untersuchungen beeinflussen, können aber verwendet werden, wenn keine entsprechenden Tests geplant sind). Man hält das Spekulum schon bei der Beurteilung des Introitus bereit. Am leichtesten ist das Spekulum einzuführen, wenn die Patientin noch preßt. Dabei wird folgendermaßen vorgegangen:

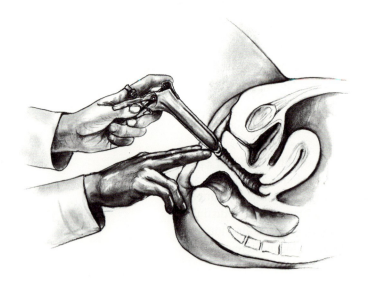

Weibliches Genitale

Untersuchungstechniken *Auffällige Befunde*

Legen Sie 2 Finger in den Vaginaleingang und drücken Sie vorsichtig auf das Perineum. Mit Ihrer anderen Hand führen Sie das geschlossene Spekulum in einem Winkel von 45 Grad nach unten an Ihren Fingern vorbei ein. Die Klingen sollten dabei schräg gehalten und der Druck auf die hintere Vaginalwand ausgeübt werden, um die empfindlichere Vorderwand und die Urethra zu schonen. Achten Sie darauf, daß Sie nicht am Schamhaar ziehen oder die Labien mit dem Spekulum einklemmen.

Ist das Spekulum in der Vagina, entfernen Sie Ihre Finger vom Introitus, drehen Sie die Klingen des Spekulums in eine horizontale Stellung. Druck sollte weiterhin nur auf die Hinterwand der Scheide ausgeübt werden.

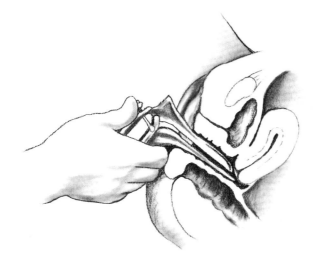

Inspektion der Zervix. Nach dem vollständigen Einführen des Spekulums öffnen Sie die Klingen und bewegen Sie das Spekulum so, daß die Zervix vollständig ins Blickfeld kommt.

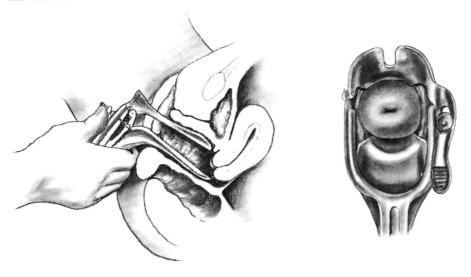

Wenn der Uterus retrovertiert ist, zeigt die Zervix mehr nach vorn als dargestellt. In diesem Fall bewegen Sie das Spekulum mehr nach vorn (d.h. mehr horizontal), um die Zervix ins Blickfeld zu bringen.

Untersuchungstechniken

Betrachten Sie Zervix und Muttermund. Achten Sie auf Farbe, Stellung, Ulzerationen, Knoten, Tumoren, Blutungen oder Ausfluß.

Sichern Sie das Spekulum in geöffneter Stellung, indem Sie die Daumenschraube anziehen.

Probenentnahmen für die zytologische Untersuchung (Abstrich nach Papanicolaou). Hier werden Probeentnahmen von 3 Stellen beschrieben. Unter den Fachleuten bestehen zum Teil unterschiedliche Meinungen über Anzahl und Entnahmestellen zytologischer Proben. Ein ektozervikaler Abstrich wird allerdings von allen Untersuchern vorgenommen, und die meisten empfehlen zusätzlich eine oder beide der zwei anderen Methoden.

1. *Endozervikaler Abstrich.* Führen Sie die Spitze eines Watteträgers in den Zervikalkanal ein. Drehen Sie ihn zwischen Daumen und Zeigefinger im und gegen den Uhrzeigersinn. Ziehen Sie ihn heraus. Bestreichen Sie nun mit dem Watteträger vorsichtig einen Objektträger, so als ob Sie mit einem Pinsel malen würden (starkes Aufdrücken zerstört die Zellen). Dann legt man den Objektträger entweder sofort in ein Äther-Alkohol-Fixativ oder besprüht ihn direkt mit einem Fixativ.

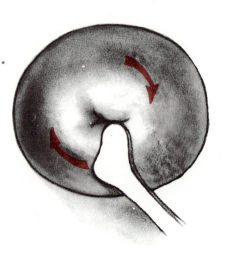

2. *Ektozervikaler Abstrich.* Legen Sie das eine Ende eines Spatels in den Muttermund, und drücken und drehen Sie ihn einige Male hin und her. Danach bestreichen Sie mit dem Material einen zweiten Objektträger.

3. *Abstrich aus dem hinteren Scheidengewölbe.* Der hintere Fornix gilt als Reservoir für abgeschilferte Zellen. Verwenden Sie dazu wieder einen Watteträger und präparieren Sie so einen dritten Objektträger. Ist die Schleimhaut trocken, wie es z.B. bei älteren Frauen vorkommt, befeuchten Sie die Watte vorher mit physiologischer Kochsalzlösung.

Wurde die Zervix entfernt, entnimmt man einen Abstrich aus dem hinteren Scheidengewölbe und der Scheidenmanschette.

Inspektion der Vagina. Ziehen Sie unter Beobachtung der Vagina das Spekulum langsam zurück. Wenn die Zervix außer Sicht gerät, lösen Sie die Daumenschraube und behalten die offene Stellung des Spekulums mit Hilfe Ihres Daumens bei. Schließen Sie die Klingen, sobald das Spekulum den Introitus verläßt, vermeiden Sie dabei starkes Dehnen und Einklemmen der Mukosa. Beim Zurückziehen betrachtet man die vaginale Schleimhaut und achtet auf Farbe, Entzündung, Ausfluß, Ulzera oder Tumoren.

Auffällige Befunde

Purpurfarben in der Schwangerschaft.

Siehe Tab. 11.3: Physiologische und pathologische Veränderungen der Zervix (S. 298f.).

Siehe Tab. 11.4: Entzündungen der Vagina und des umliegenden Gewebes (S. 300f.).

Vaginalkrebs

Untersuchungstechniken

Bimanuelle Untersuchung. Zu dieser Untersuchung *stehen Sie auf* und stellen sich vor die Patientin. Ziehen Sie sich einen Handschuh über, cremen Sie Zeige- und Mittelfinger ein und führen Sie diese beiden Finger in die Vagina. Dabei wird wieder versucht, den Druck hauptsächlich auf die hintere Scheidenwand zu verlagern. Der Daumen ist abduziert, Ringfinger und kleiner Finger sind gebeugt. Achten Sie auf Knoten und Schmerzempfindlichkeit in der Scheidenwand, auch an der Vorderwand im Bereich der Urethra und der Blase.

Suchen Sie die Zervix auf, und beurteilen Sie deren Stellung, Form, Konsistenz, Regelmäßigkeit, Beweglichkeit und Schmerzempfindlichkeit. Normalerweise kann die Zervix schmerzlos ein wenig hin und her bewegt werden. Palpieren Sie den Fornix um die Zervix herum.

Legen Sie nun Ihre andere Hand etwa in die Mitte zwischen Nabel und Schambein und drücken Sie sie Ihrer Becken-Hand entgegen. Ihre Becken-Hand sollte eine gerade Linie mit Ihrem Oberarm bilden, wobei Ihre gebeugten Finger einen nach innen gerichteten Druck auf das Perineum ausüben. Stützen und stabilisieren Sie dabei Ihren Arm, indem Sie Ihren Ellenbogen entweder auf Ihre Hüfte oder Ihr Knie legen, das durch das Setzen des Fußes auf einen Stuhl angehoben ist. Suchen Sie den Uterus zwischen Ihren Händen auf und stellen Sie dessen Größe, Form, Konsistenz und Beweglichkeit fest. Achten Sie auf Schmerzempfindlichkeit oder Tumoren.

Auffällige Befunde

Siehe Tab. 11.5: Veränderungen in der Schwangerschaft (S. 302).

Schmerzen beim Bewegen der Zervix, verbunden mit Schmerzempfindlichkeit der Adnexe, lassen auf Entzündungen im Becken schließen.

Siehe Tab. 11.6: Pathologische Veränderungen und Lageveränderungen des Uterus (S. 303f.).

Uterusvergrößerung läßt auf Schwangerschaft sowie gut- oder bösartige Tumoren schließen.

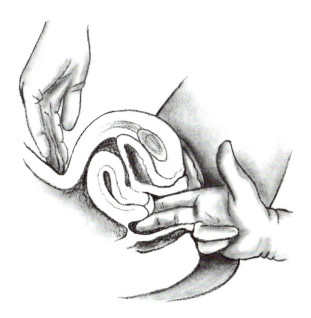

Untersuchungstechniken

Auffällige Befunde

Legen Sie Ihre abdominelle Hand auf den rechten unteren Quadranten, Ihre Becken-Hand in den rechten lateralen Fornix. Bewegen Sie die abdominelle Hand abwärts und suchen Sie bei gleichzeitiger Palpation mit der Becken-Hand das rechte Ovar und etwaige Tumoren in den Adnexen auf.

3–5 Jahre nach der Menopause sind die Ovarien gewöhnlich atrophiert und nicht mehr palpabel. Tastet man bei diesen Frauen dennoch ein Ovar, läßt das auf einen Tumor schließen.

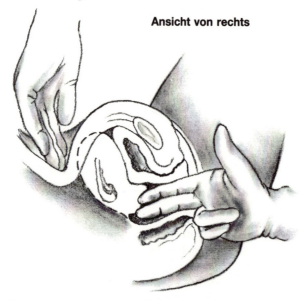

Ansicht von rechts

Stellen Sie Größe, Form, Konsistenz, Beweglichkeit und Schmerzempfindlichkeit sämtlicher palpabler Organe und Tumoren fest (das normale Ovar ist ein wenig druckempfindlich). Wiederholen Sie diese Untersuchung auf der linken Seite.

Siehe Tab. 11.7: Tumoren der Adnexe (S. 305).

Ziehen Sie Ihre Finger zurück. Fetten Sie Ihre Handschuhe noch einmal ein, falls nötig (s. auch Anmerkung weiter unten über die Benutzung von Gleitmitteln). Danach führen Sie Ihren Zeigefinger erneut langsam in die Scheide ein, Ihren Mittelfinger in das Rektum. Dabei bitten Sie die Patientin zu pressen, damit sich der anale Sphinkter entspannt. Erklären Sie ihr, daß diese Untersuchung ein Gefühl von Stuhldrang auslösen kann, daß sie dabei aber keinen Stuhl entleert. Wiederholen Sie den Ablauf der bimanuellen Untersuchung und achten Sie besonders auf den Bereich hinter der Zervix, der nur dem rektalen Finger zugänglich sein kann. Versuchen Sie zusätzlich, mit Ihrer abdominellen Hand den Uterus so weit zurückzuschieben, daß Ihr rektaler Finger so viel wie nur möglich von der hinteren Uterusoberfläche palpieren kann.

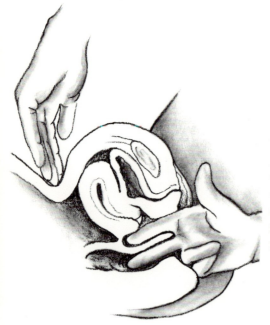

Weibliches Genitale

Untersuchungstechniken

Führen Sie nun die rektale Untersuchung durch (s. Kap. 12). Nach Ihrer Untersuchung säubern Sie das äußere Genitale und den Anus bzw. geben Sie der Patientin einige Tücher, damit sie es selbst tun kann.

Eine Anmerkung zum engen Introitus. Bei vielen Jungfrauen ist der Introitus so weit, daß eine Untersuchung mit einem Finger möglich ist. Ändern Sie Ihre Technik so ab, daß Sie nur den Zeigefinger benutzen. Ein kleines Pedersen-Spekulum oder sogar ein Nasen-Spekulum kann eine Inspektion ermöglichen. Ist die Vaginalöffnung noch kleiner, kann eine ausreichende bimanuelle Untersuchung durchgeführt werden, indem man einen Finger in das Rektum statt in die Vagina einführt.

Ähnliche Techniken können bei älteren Frauen indiziert sein, bei denen der Introitus eng geworden ist.

Zum Gebrauch von Gleitmitteln. Nach einer rektalen oder vaginalen Untersuchung sollten Sie niemals mit Ihrer Hand die Tube mit Fettcreme berühren. Machen Sie sich Folgendes zu eigen: Lassen Sie das Gleitmittel immer auf eine behandschuhte Hand tropfen, ohne dabei die Tube zu berühren.

Auffällige Befunde

Ein unperforierter Hymen ist gelegentlich Ursache für eine verzögerte Menarche. Achten Sie auf diese Möglichkeit, wenn die Menarche in Relation zu der Entwicklung der Brust und der Schambehaarung eines Mädchens übermäßig spät auftritt.

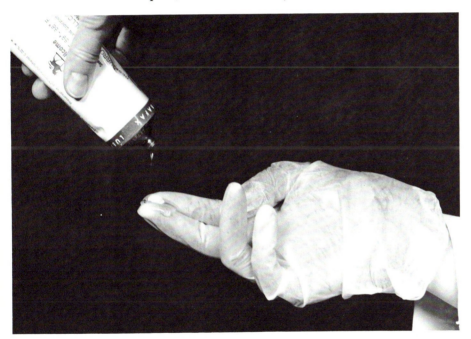

Sollten Sie zufällig die Tube kontaminieren, so werfen Sie sie weg. Kleine handliche Tuben für den Einmalgebrauch umgehen dieses Problem.

Das Risiko der Ausbreitung einer Infektion zwischen Vagina und Rektum. Die Gonorrhoe kann sowohl das Rektum als auch das weibliche Genitale infizieren. Diese Tatsache und die zunehmende Verbreitung der Gonorrhoe führten zu der Empfehlung, die Handschuhe zwischen vaginaler und rektaler Untersuchung zu wechseln. Wird aus irgendeinem Grund die Vagina nach dem Rektum untersucht, müssen die Handschuhe ohnehin immer gewechselt werden, um eine Übertragung von Faeces in die Vagina zu vermeiden.

Tabelle 11.1 Pathologische Veränderungen im Bereich der Vulva.

Talgdrüsenzyste

Kleine, feste, runde, zystische Knoten in den Labien, manchmal gelblich gefärbt. Suchen Sie den dunklen Punkt, der die blockierte Drüsenöffnung markiert.

Condylomata acuminata (Feigwarzen)

Warzen auf den Labien und im Vestibulum. Wie auch anderswo, sind Warzen Reaktionen auf virale Infekte.

Condylomata lata

Leicht erhabene, flache, runde oder ovale Papeln, bedeckt von einem grauen Exsudat. Sie stellen eine Manifestation der sekundären Syphilis dar und sind ansteckend.

Ulcus durum (syphilitischer Schanker)

Festes, schmerzloses Ulkus. Da bei Frauen die meisten Schanker im inneren Genitale auftreten, werden sie oft nicht entdeckt.

Herpes

Oberflächliche, kleine, schmerzhafte Ulzera auf rotem Grund. Erstinfektionen können ausgeprägt sein, wie hier dargestellt. Rezidive sind gewöhnlich auf einen kleinen Fleck beschränkt.

Vulvakarzinom

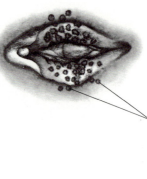

Eine ulzerierte oder erhabene, rote Vulvaläsion bei einer älteren Frau kann ein Karzinom sein.

Tabelle 11.2 Vorwölbungen und Schwellungen von Vulva und Vagina.

Zystozele

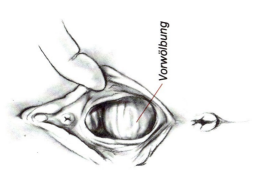

Eine Zystozele besteht, wenn sich die vordere Vaginalwand zusammen mit der Blase in die Vagina und manchmal auch aus dem Introitus vorwölbt. Besonders deutlich ist die Veränderung zu sehen, wenn die Patientin preßt.

Rektozele

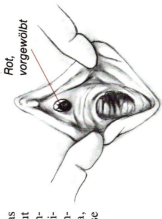

Bei der Rektozele wölbt sich die hintere Vaginalwand zusammen mit dem Rektum nach vorne und abwärts. Um sie zu sehen, spreizt man die Labien der Patientin und bittet diese zu pressen.

Entzündung der Bartholinischen Drüsen

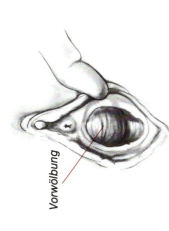

Diese Entzündung kann akut oder chronisch verlaufen. Sie wird häufig durch eine Gonokokkeninfektion hervorgerufen. Bei der akuten Form imponiert sie als praller, heißer sehr druckschmerzhafter Abszeß. Achten Sie auf Eiterabfluß aus dem Gang oder Rötung in der Umgebung der Drüsenöffnung. Im chronischen Zustand findet man in der hinteren Schamlippe eine nicht schmerzhafte Zyste. Sie kann klein oder groß sein.

Karunkel der Urethra

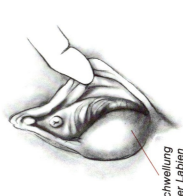
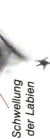

Hellrotes, polypoides Gewächs, das sich von der Urethralschleimhaut her ausstülpt und meistens symptomlos ist. Verwechslungen mit einer einfachen Ausstülpung des hinteren Teils der urethralen Mukosa, die oft bei Frauen in der Menopause auftritt, sind möglich.

Tabelle 11.3 Physiologische und pathologische Veränderungen der Zervix.

Normale Zervix der Nullipara

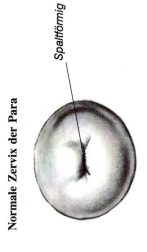

Rund oder oval

Der Muttermund einer Frau, die noch keine Geburt hatte, ist klein und rund oder oval. Die Zervix wird von zartem, rosafarbenem Epithel bedeckt.

Normale Zervix der Para

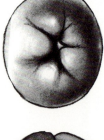

Spaltförmig

Nach einer Geburt präsentiert sich der Muttermund spaltförmig.

Risse in der Zervix

Einseitig transversal **Beidseitig transversal** **Sternförmig**

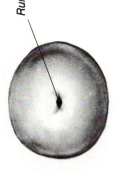 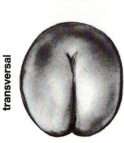

Bei einer schweren Entbindung kann die Zervix einreißen, wodurch bleibende transversale oder sternförmige Narben entstehen.

▶ Fortsetzung

Tabelle 11.3 (Fortsetzung).

Ektropium

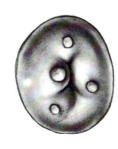

Die zentrale Mukosa um den Muttermund herum ist zeitweilig eher plüschfarben rot als zartrosa wie gewöhnlich. Sie kann dann bei Berührung leicht bluten. Normalerweise liegt dieser Veränderung ein Ektropium zugrunde (d.h. Schleimhaut, die sonst nur im Zervixkanal zu finden ist, hat sich auf die Portio ausgebreitet). Dieser Befund ist nicht pathologisch, kann aber ohne weiterführende Untersuchung (z. B. Zytologie, Kolposkopie oder Biopsie) schwierig von dem Frühstadium eines Karzinoms zu unterscheiden sein. Statt Ektropium wird auch der Begriff „Erosion" gebraucht. Dieser ist aber irreführend, da die Mukosa nicht wirklich erodiert ist.

Zervixpolyp

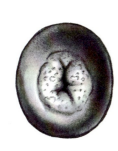

Er entsteht gewöhnlich im Endozervikalkanal und wird bei Hervortreten aus dem Muttermund sichtbar. Er ist hellrot, weich und verletzlich. Wenn nur die Spitze zu sehen ist, kann er klinisch nicht von Polypen, die im Endometrium entspringen, differenziert werden.

Retentionszysten

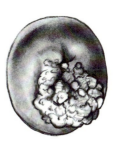

Diese Zysten können chronische Zervixentzündungen begleiten oder ihnen folgen. Variabel in Größe, einzeln oder multipel, erscheinen sie als durchsichtige Knoten auf der Zervixoberfläche.

Zervixkarzinom

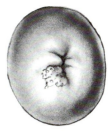

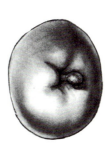

Es entsteht gewöhnlich am Muttermund oder in dessen Nähe. Es weist eine harte, granulierte Oberfläche auf, die leicht blutet, und geht später in ein ausgeprägtes, unregelmäßiges, blumenkohlartiges Wachstum über. Frühkarzinome sind klinisch nicht von Ektropien zu unterscheiden und können auch in einer Zervix vorkommen, die normal aussieht.

Tabelle 11.4 Entzündungen der Vagina und des umliegenden Gewebes.

	Trichomonaden-Vaginitis*	Candida-Vaginitis*
	Rote Punkte, Entzündete Mukosa	*Weiße Flecken, Entzündete Mukosa*
Ausfluß	Dünn- oder dickflüssig; weiß, gelblich oder grün; oft schaumig, oft aufgestaut im Fornix, reichhaltig, übelriechend	Meist dickflüssig, weiß oder quarkartig, nicht so reichhaltig wie bei Trichomonas-Infektionen.
Vulva	Kann gerötet sein, besonders das Vestibulum und die Labia minora. Obwohl Pruritus (Juckreiz) vorkommt, ist er nicht so ausgeprägt wie bei Candida-Infektionen.	Oft gerötet, juckend, manchmal geschwollen, Ausbreitung unterschiedlich (Vestibulum allein bis zu den Labien oder Umgebung). Vulvaveränderungen können ohne vaginale Entzündung auftreten.
Urethritis	Fehlt normalerweise, aber gelegentlich tritt eine Urethrozystitis auf.	Fehlt
Infektion der Bartholinischen Drüsen	Fehlt	Fehlt
Vaginale Mukosa	Bei der akuten Infektion ist die Mukosa gerötet, entzündet, mit roten, granulierten oder petechialen Punkten im Fornix. Bei milden oder chronischen Infekten kann die Mukosa normal aussehen.	Bei schweren Fällen rot, entzündet, mit weißen oder gräulichen, oft zähen Belägen. Die Schleimhaut kann beim Abschaben der Beläge bluten. In leichten Fällen kann die Mukosa normal aussehen.
Zervix	Kann rote Punkte zeigen („Erdbeer-Punkte")	Kann Beläge aufweisen.

* Viele Patientinnen zeigen weniger typische Symptome. Eine endgültige Diagnose ist nur durch Identifizierung des Erregers zu stellen.

▶ Fortsetzung

Tabelle 11.4 (Fortsetzung).

	Frühstadium der Gonorrhoe*	Unspezifische Vaginitis (z.B. Gardnerella [Corynebacterium] vaginalis)	Atrophische Vaginitis (im höheren Alter)
Ausfluß	Grünlich-gelb	Grau, dünn, homogen, übelriechend, gelegentlich etwas schaumig; nicht so reichhaltig wie bei Trichomonas- oder Candida-Infektionen	Variabel in Farbe, Konsistenz, Menge, kann weißlich, grau, gelb, grün oder blutig sein, dick oder wäßrig, selten reichhaltig.
Vulva	Oft entzündet	Gewöhnlich normal	Atrophisch
Urethritis	Oft vorhanden, die Harnröhrenmündung ist gerötet und geschwollen, aus der Urethra und manchmal aus den Skene-Drüsen kann Eiter gepreßt werden.	Fehlt	Fehlt
Infektion der Bartholinischen Drüsen	Kann vorhanden sein	Fehlt	Fehlt
Vaginale Mukosa	Gewöhnlich beim Erwachsenen normal	Gewöhnlich normal, gelegentlich rot oder geschwollen	Atroph, trocken, blaß, kann aber gerötet sein, Petechien, Ekchymosen und oberflächliche Erosionen können auftreten, Verklebungen sind möglich, blutet leicht.
Zervix	Kann entzündet sein, Eiter aus dem Muttermund	Normal	Klein

* Viele Patientinnen zeigen weniger typische Symptome. Eine endgültige Diagnose ist nur durch Identifizierung des Erregers zu stellen.

Tabelle 11.5

Tabelle 11.5 Veränderungen in der Schwangerschaft.

3.–10. Monat

(Lesen Sie von unten nach oben)

Der Fundusstand fällt während des 10. Monats leicht ab, da der Fetus sich zur Vorbereitung auf die Geburt in das Becken absenkt.

Nach dem 5. Monat können bei der Palpation kindliche Bewegungen wahrgenommen und Körperteile des Fetus unterschieden werden.

Im 5. Monat steht der Fundus in der Höhe des Nabels. Kindliche Herztöne treten auf. Das ist das erste sichere Schwangerschaftszeichen der physikalischen Untersuchung. In diesem Stadium sind die Herztöne direkt über der Symphyse zu hören.

Im 3. Monat wird der Uterus von der Form her kugelig und überragt jetzt die Symphyse.

6. Woche nach der letzten Menstruation

Der Isthmus des Uterus wird weicher. Seine weiche Konsistenz steht im Gegensatz zur darunterliegenden festen Zervix und dem darüberliegenden etwas teigigen oder elastischen Uterus. Dieses Phänomen nennt man das Hegarsche Zeichen. Es ist das erste klinische Schwangerschaftszeichen, sichert aber nicht die Diagnose. Der Uterusfundus fühlt sich mehr kugelig an und kann aufgrund der Einbettung des Embryos asymmetrisch werden.

2. Monat

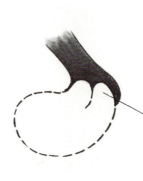

Weich und purpurfarben

Die Zervix selbst wird weicher, ihre Konsistenz ähnelt jetzt eher jener einer Lippe als der einer Nase. Ihre Färbung und die der angrenzenden vaginalen Mukosa wird purpurartig.

Tabelle 11.6 Pathologische Veränderungen und Lageveränderungen des Uterus.

Uterusmyome

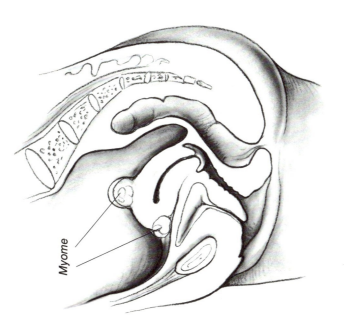

Unterusmyome sind sehr häufige, gutartige Tumoren. Sie können einzeln oder multipel auftreten und variieren sehr in ihrer Größe, manchmal erreichen sie außergewöhnliche Ausmaße. Sie imponieren als feste, unregelmäßige Knoten auf der Uterusoberfläche. Gelegentlich kann ein laterales Myom mit einem Ovarialtumor oder ein nach hinten strebender Knoten mit einem retroflektierten Fundus verwechselt werden. Submyköse Myome wachsen in Richtung Endometrium und sind selbst nicht palpabel, obwohl ein vergrößerter Uterus auf ihr Vorliegen hinweisen kann.

Uterusprolaps

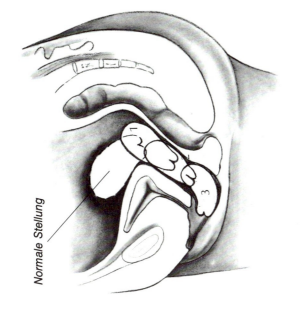

Er entsteht bei einer Schwäche der stützenden Strukturen des Beckenbodens und ist oft vergesellschaftet mit einer Zystound Rektozele. In fortgeschrittenem Stadium retrovertiert der Uterus und deszendiert durch den Vaginalkanal nach außen. Bei Schweregrad 1 befindet sich die Zervix noch in der Vagina, bei Schweregrad 2 steht sie bereits am Introitus, während sich bei Schweregrad 3 Zervix und Vagina außerhalb des Introitus befinden.

▶ Fortsetzung

Tabelle 11.6 (Fortsetzung).

Retroversion des Uterus

Mäßige Retroversion

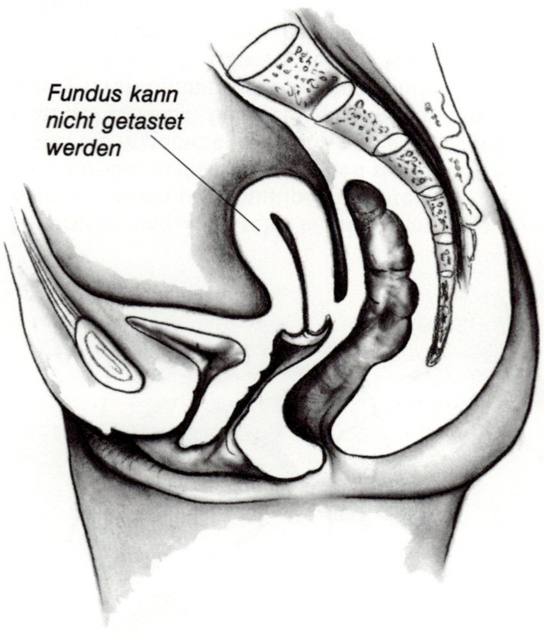

Fundus kann nicht getastet werden

Ausgeprägte Retroversion

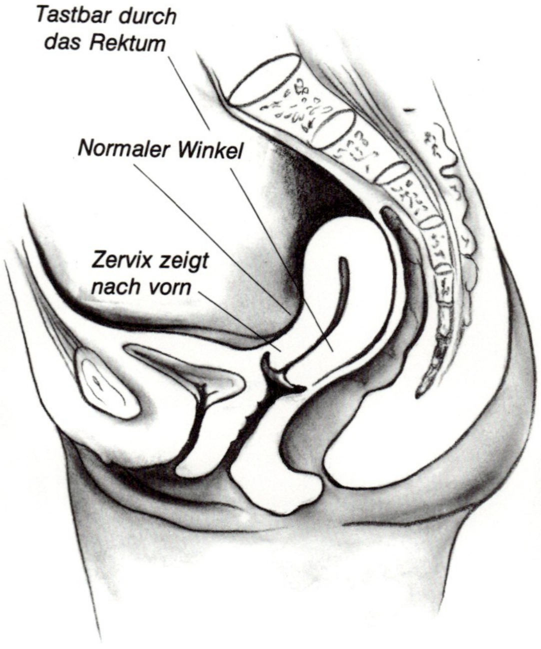

Tastbar durch das Rektum

Normaler Winkel

Zervix zeigt nach vorn

Unter Retroversion des Uterus versteht man eine Rückwärtsneigung des gesamten Uterus einschließlich Körper und Zervix. Sie ist häufig und betrifft etwa 1 von 5 Frauen. Bei mäßiger Ausprägung kann sich der Fundus beiden untersuchenden Händen entziehen.

Bei ausgeprägter Retroversion kann der Fundus oft durch das Rektum getastet werden. Die Zervix zeigt eher nach vorne als nach hinten.

Retroflexion des Uterus

Eventuell tastbar durch das Rektum

Nach hinten gekrümmt

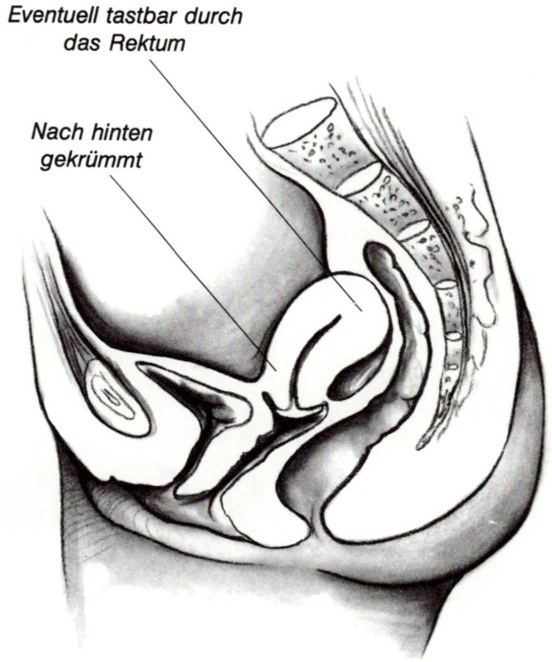

Unter Retroflexion versteht man eine Abknickung des Uteruskörpers gegenüber der Zervix nach hinten. Die Zervix behält ihre Stellung. Der Fundus kann evtl. durch die vordere Rektumwand palpabel sein. Die Retroflexion des Uterus ist eine Normvariante.

Tabelle 11.7 Tumoren der Adnexe.

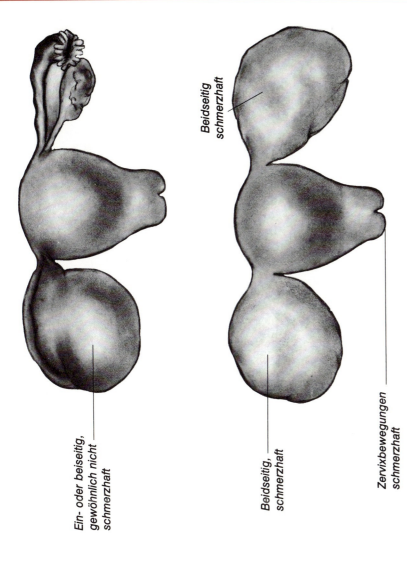

Ovarzysten und -tumoren

Sie können als Adnextumoren auf einer oder beiden Seiten auftreten. Später können sie aus dem Becken herauswachsen. Zysten sind meist weich und eindrückbar, Tumoren sind fester und oft knotig. Unkomplizierte Zysten und Tumoren sind gewöhnlich nicht schmerzempfindlich.

Beckenentzündung

Bei der *akuten Form* finden sich bilateral sehr druckschmerzhafte Tumoren, obwohl Schmerzen und Abwehrspannung eine genaue Lokalisation meist unmöglich machen. Hin-und-her-bewegen der Zervix verursacht Schmerzen. Bei der *chronischen Form* findet man bilateral schmerzempfindliche meist unregelmäßige und teilweise fixierte Adnextumoren.

Rupturierte Tubenschwangerschaft

Typisch sind die Zeichen der Blutung in die Peritonealhöhle: ausgeprägter Druckschmerz im Becken sowie Druckschmerz und Abwehrspannung im unteren Abdomen. Bewegungen der Zervix verursachen Schmerzen. Ein einseitiger Adnextumor kann den Sitz der Schwangerschaft anzeigen. Die Blutung ist gekennzeichnet durch Tachykardie und Schocksymptomatik.

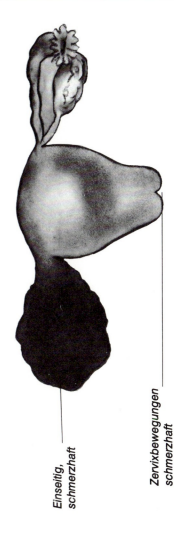

Kapitel 12
Anus und Rektum

Anatomie und Physiologie

Der Gastrointestinaltrakt endet mit einem kurzen Abschnitt, dem Analkanal. Sein äußerer Rand ist schlecht abgrenzbar, aber im allgemeinen kann die Haut des Analkanals von der umliegenden Haut des Perineums durch ihr feuchtes, haarloses Aussehen unterschieden werden. Der willkürliche M. sphincter externus und der unwillkürliche M. sphincter internus, ein Ausläufer der Muskelschicht der Rektumwand, sind für den Schluß des Analkanals verantwortlich.

Der Analkanal verläuft ungefähr auf einer Linie, die Anus und Nabel verbindet. Daran sollte man bei der Untersuchung immer denken. Im Gegensatz zum Rektum ist der darüberliegende Teil des Analkanals reichlich mit sensorischen Nerven ausgestattet, so daß ein schlecht geführter Untersuchungsfinger oder ein Gerät Schmerzen verursacht.

Die Abgrenzung zwischen Analkanal und Rektum erfolgt durch eine zackige Linie, die den Übergang von der Haut zur Schleimhaut kennzeichnet. Diese anorektale Verbindung (oft auch Linea pectinata oder dentata genannt) markiert auch den Übergang zwischen somatischem und viszeralem Nervensystem. Bei der proktoskopischen Untersuchung ist dieser Übergang gut zu sehen, er ist jedoch nicht tastbar.

Oberhalb des anorektalen Übergangs erweitert sich das Rektum nach posterior in die Aushöhlung des Steiß- und Kreuzbeins und bildet hier mit dem Analkanal nahezu einen rechten Winkel. Beim Mann ist an der Vorderseite die Prostata als runde, herzförmige Struktur von ungefähr 2,5 cm Länge zu tasten. Ihre beiden lateralen Lappen sind durch einen flachen, medianen Sulcus getrennt. Die Samenbläschen, die die Form von Kaninchenohren haben, sind normalerweise nicht tastbar.

Bei der Frau kann durch die vordere Rektumwand üblicherweise die Cervix uteri gefühlt werden.

Anatomie und Physiologie

An der Innenseite des Rektums befinden sich 3 Falten. Die unterste kann manchmal getastet werden, gewöhnlich auf der linken Seite des Patienten.

Der größte Teil des Rektums, der der digitalen Untersuchung zugängig ist, hat keine peritoneale Oberfläche. Nur die vordere Seite des Rektums ist mit Peritoneum bedeckt; dieses kann mit der Spitze des untersuchenden Fingers erreicht werden. Auf diese Weise lassen sich bei Entzündung des Peritoneums dessen Druckschmerzhaftigkeit prüfen oder Knoten bei peritonealer Metastasierung feststellen.

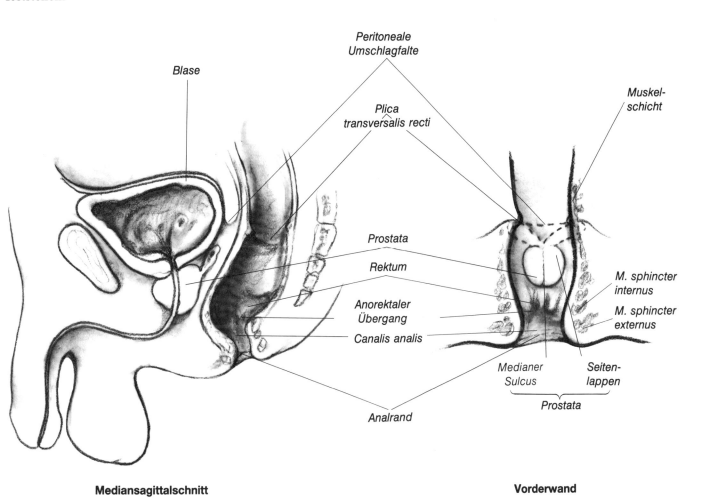

Anus und Rektum beim Mann

Untersuchungstechniken *Auffällige Befunde*

Untersuchungstechniken

Für die meisten Patienten ist die rektale Untersuchung wahrscheinlich der unangenehmste Teil der körperlichen Untersuchung. Sie kann für den Patienten Unbehagen bedeuten, vielleicht auch peinlich sein, sie sollte jedoch, wenn sie geschickt durchgeführt wird, in den meisten Fällen nicht schmerzhaft sein. Bei jungen Menschen, die keine entsprechenden Beschwerden angeben, kann man sich entscheiden, die rektale Untersuchung zu unterlassen, bei Erwachsenen sollte sie jedoch in jedem Fall durchgeführt werden. Bei Personen mittleren oder höheren Alters ist das Unterlassen dieser Untersuchung mit dem Risiko verbunden, ein asymptomatisches Karzinom zu übersehen. Eine gut durchgeführte Untersuchung setzt voraus, daß der untersuchende Finger langsam und vorsichtig geführt wird, daß man ein sicheres Verhalten zeigt und dem Patienten erklärt, was er bei der Untersuchung eventuell spüren kann.

Untersuchung beim Mann

Zur Untersuchung von Anus und Rektum kann der Patient verschiedene Positionen einnehmen. Für die meisten Zwecke ist die Seitenlage gut geeignet. Dabei können die perineale und die sakrokokzygeale Region gut eingesehen werden. Diese Lage ist unten abgebildet. Vermutet man einen Tumor im oberen Rektum, kann die Steinschnitt-Stellung (s. S. 289) das Aufsuchen des Tumors erleichtern. In dieser Position kann auch eine bimanuelle Untersuchung durchgeführt werden. Dazu legt man die andere Hand auf den Bauch des Patienten. Diese Untersuchungstechnik ist hilfreich, um Tumoren im kleinen Becken abzugrenzen. Einige Ärzte ziehen es vor, den Patienten in einer Stel-

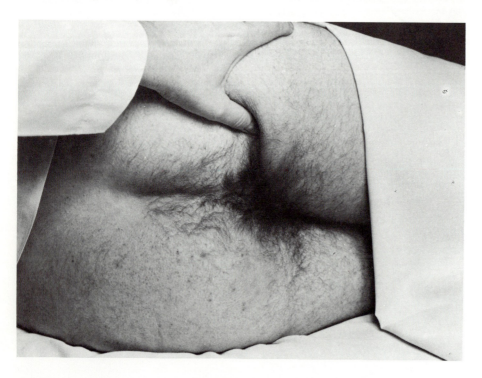

308 Anus und Rektum

Untersuchungstechniken

lung zu untersuchen, bei der er sich nach vorne beugt und seinen Oberkörper dabei auf dem Untersuchungstisch abstützt.

Man bittet den Patienten, sich so auf seine linke Seite zu drehen, so daß er mit seinem Gesäß nahe an den Rand des Untersuchungsbettes und nahe zum Untersucher zu liegen kommt. Er sollte seine Beine in der Hüfte und den Kniegelenken beugen. Man deckt den Patienten angemessen zu und sorgt für eine gute Beleuchtung des Anus und der umliegenden Region. Über die rechte Untersuchungshand zieht man sich einen Handschuh, mit der linken Hand drückt man die Gesäßbacken auseinander.

Inspizieren Sie die sakrokokzygeale und die perineale Region auf Oberflächenunregelmäßigkeiten, Ulzerationen, Hautausschläge oder Exkoriationen. Bei Erwachsenen ist die Haut des Perineums meist stärker pigmentiert und gröber als die Haut über dem Gesäß. Tasten Sie alle auffälligen Stellen ab, und suchen Sie dabei nach Knoten oder Druckschmerzhaftigkeit.

Geben Sie auf den behandschuhten Zeigefinger Gleitcreme. Erklären Sie dem Patienten, was sie tun werden, und sagen Sie ihm, daß er bei der Untersuchung ein Gefühl wie bei Stuhldrang haben kann, daß er dabei aber keinen Stuhl verlieren wird. Bitten Sie ihn zu pressen. Inspizieren Sie den Anus auf eventuelle Verletzungen.

Während der Patient preßt, legen Sie den eingecremten und behandschuhten Zeigefingerballen auf den Anus. Bei Erschlaffen des Sphinkters führen Sie Ihre Fingerspitze sanft in den Analkanal in Richtung Nabel.

Auffällige Befunde

Geschwollene, verdickte, zerkratzte Haut mit Exkoriationen bei Pruritus ani.

Druckschmerzhaftigkeit bei Perianalabszeß.

Condylomata acuminata, syphilitischer Schanker, Herpes analis und selten Analtumoren.

Siehe Tab. 12.1: Pathologische Veränderungen des Anus, der umgebenden Haut und des Rektums (S. 311f.).

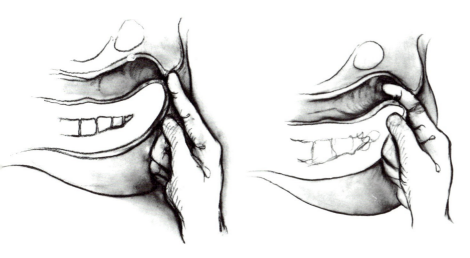

Wenn sich der Sphinkter anspannt, halten Sie in der Untersuchung inne und beruhigen Sie den Patienten. Setzen Sie die Untersuchung fort, wenn sich der Sphinkter wieder entspannt. Gelegentlich kann eine akut druckschmerzhafte Veränderung, z.B. eine Analfissur, Sie daran hindern, die Untersuchung zu Ende zu führen. Erzwingen Sie nichts. Es kann eine Lokalanästhesie oder die Beurteilung durch einen Spezialisten notwendig werden.

Untersuchungstechniken

Beachten Sie:

Den Sphinktertonus des Anus. Normalerweise schließt sich der Analsphinktermuskel geschmeidig um Ihren Finger.
Druckschmerzhaftigkeit
Unregelmäßigkeiten oder Knoten

Führen Sie Ihren Finger noch weiter in das Rektum, um so viel wie nur möglich von der Rektumwand untersuchen zu können. Man tastet der Reihe nach die rechte laterale, die posteriore sowie die linke laterale Oberfläche nach Knoten und Unregelmäßigkeiten ab.

Anschließend drehen Sie Ihre Hand so, daß Ihr Finger nun die anteriore Oberfläche und die Prostata abtasten kann. Sagen Sie dem Patienten, daß Sie nun seine Prostata untersuchen werden und daß er dabei ein Gefühl haben kann, als müßte er urinieren, daß er dies aber nicht tun wird. Identifizieren Sie die beiden lateralen Lobi und den medianen Sulcus zwischen ihnen. Stellen Sie die Größe, Form und Konsistenz der Prostata fest, suchen Sie nach etwaigen knotigen Veränderungen sowie nach Druckschmerzhaftigkeit.

Falls möglich, führen Sie Ihren Finger über die Prostata nach oben in die Gegend der Samenbläschen und der Peritonealhöhle. Achten Sie auf Knoten und Druckschmerzhaftigkeit.

Veränderungen im Rektum, die sich gerade oberhalb Ihrer Fingerspitze befinden, können Sie manchmal fühlen, wenn der Patient preßt. Führen Sie diese Untersuchung bei Verdacht auf einen Tumor durch.

Ziehen Sie Ihren Finger vorsichtig zurück und wischen Sie den Anus des Patienten ab oder geben Sie ihm Tücher, damit er es selbst tun kann. Achten Sie auf die Farbe des Stuhls auf Ihrem Handschuh und untersuchen Sie den Stuhl auf okkultes Blut.

Untersuchung bei der Frau

Das Rektum wird üblicherweise nach dem Genitale untersucht. Dabei nimmt die Patientin die Steinschnitt-Stellung ein. Nur in dieser Position kann eine bimanuelle Untersuchung durchgeführt werden. Soll nur eine rektale Untersuchung durchgeführt werden, bietet die Seitenlage eine befriedigende Alternative und erleichtert zudem die Inspektion der perianalen und sakrokokzygealen Region.

Die Technik ist im Prinzip dieselbe, wie sie für die Untersuchung des Mannes beschrieben wurde. Die Zervix kann für gewöhnlich leicht durch die vordere Rektumwand getastet werden. Weder diese, noch ein Tampon dürfen als Tumor fehlgedeutet werden.

Auffällige Befunde

Sphinkterkrampf bei Angst, Entzündung oder Vernarbung; Schlaffheit bei einigen neurologischen Krankheiten.

Siehe Tab. 12.2: Veränderungen der Prostata (S. 313).

Tabelle 12.1 Pathologische Veränderungen des Anus, der umgebenden Haut und des Rektums.

Pilonidalzyste und -sinus

Lokalisation

Eine Pilonidalzyste ist eine recht häufige, wahrscheinlich angeborene Abnormität. Sie liegt in der Mittellinie oberflächlich über dem Steißbein oder dem unteren Kreuzbein. Klinisch erkennt man sie an der Öffnung eines Ganges. Aus dieser Öffnung kann ein kleines Haarbüschel herausschauen, und sie kann von einem Erythemhof umgeben sein. Pilonidalzysten sind für gewöhnlich asymptomatisch, von gelegentlicher, leichter Flüssigkeitsabsonderung abgesehen. Sekundär kann es jedoch zu Abszeß- und Fistelbildung kommen.

Anorektale Fistel

Öffnung

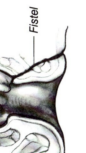

Fistel

Eine anorektale Fistel ist ein entzündeter Gang, der mit dem einen Ende in den Anus oder das Rektum und mit dem anderen auf der Hautoberfläche (wie hier gezeigt) oder in ein anderes Hohlorgan mündet. Meist geht einer solchen Fistel ein Abszeß voraus. Suchen Sie nach Öffnungen überall auf der Haut um den Anus.

Analfissur

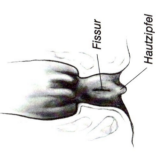

Fissur

Hautzipfel

Eine Analfissur ist eine sehr schmerzhafte ovale Ulzeration im Analkanal, meist in der hinteren, seltener in der vorderen Mittellinie. Bei der Inspektion kann am distalen Ende der Fissur ein Hautzipfel sichtbar werden. Durch ein vorsichtiges Spreizen der Falten der Analschleimhaut kann das untere Ende der Fissur sichtbar werden. Der Sphinkter ist spastisch; es ist unmöglich, den Finger einzuführen, ohne Schmerzen zu verursachen. Muß eine rektale Untersuchung trotzdem durchgeführt werden, kann eine Lokalanästhesie erforderlich sein.

▶ Fortsetzung

Tabelle 12.1 (Fortsetzung).

Äußere Hämorrhoiden

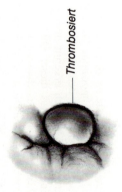
Thrombosiert

Hämorrhoiden sind variköse Venen. Äußere Hämorrhoiden entstehen unterhalb der anorektalen Linie und sind mit analer Haut bedeckt. Solange sie unkompliziert sind, können sie in Ruhe unsichtbar bleiben. Eine thrombosierte Hämorrhoide zeigt sich hingegen als schmerzhafte, bläulich verfärbte, glänzende, ovoide Masse am Analrand. Schlaffe, faserige Hautzipfel können auf die Stellen früherer, thrombosierter oder entzündeter Hämorrhoiden hinweisen.

Rektumpolypen

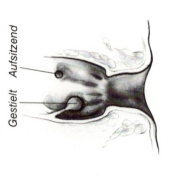
Gestielt Aufsitzend

Polypen des Rektums sind ziemlich häufig. Sie variieren beträchtlich in Größe und Zahl und können entweder gestielt sein oder direkt auf der Schleimhautoberfläche aufsitzen. Sie sind weich und können bei der Untersuchung schwer oder gar nicht gefühlt werden, selbst wenn sie sich in Reichweite des Fingers befinden. Normalerweise sind eine Proktoskopie und eine Biopsie notwendig, um zwischen gut- und bösartigen Veränderungen unterscheiden zu können.

Innere Hämorrhoiden

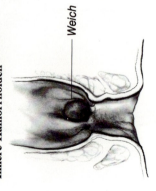
Weich

Innere Hämorrhoiden entstehen oberhalb des anorektalen Übergangs und werden von Schleimhaut, nicht von Haut, bedeckt. Sie sind nicht sichtbar, es sei denn, sie fallen durch den Anus vor. Sie können als weiche Gebilde bei der Palpation auch nicht identifiziert werden. Die Diagnose kann nur mit Hilfe der Proktoskopie gestellt werden.

Rektumkarzinom

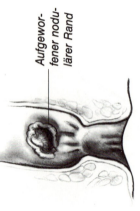
Aufgeworfener nodulärer Rand

Wegen der Möglichkeit einer asymptomatischen bösartigen Geschwulst im Rektum ist die rektale Untersuchung bei allen Erwachsenen obligatorisch. Wie oben schon erwähnt, können polypoide Veränderungen maligne sein. Eine andere häufige Erscheinungsform ist das derbe, noduläre, ulzerierte Karzinom mit aufgeworfenen Rändern.

Rektumprolaps

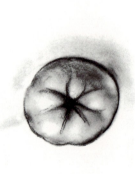

Beim Pressen zum Stuhlgang kann die Rektumschleimhaut mit oder ohne Muskelwandschicht durch den Anus prolabieren. Sie sieht dabei aus wie ein Pfannekuchen oder eine Rosette von roter Schleimhaut. Hier ist ein Prolaps nur der Schleimhaut abgebildet. Ist die gesamte Darmwand betroffen, ist der Prolaps größer und es treten eher konzentrische als radiäre Faltenbildungen auf.

Peritoneale Metastasen

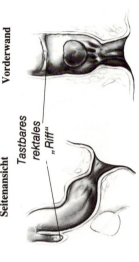
Seitenansicht Tastbares rektales „Riff" Vorderwand

Weitgestreute peritoneale Metastasen jeglichen Ursprungs können an der Stelle des Peritonealumschlags auf der anterioren Seite des Rektums auftreten. Ein festes bis hartes, knotiges, rektales „Riff" kann gerade noch mit der Spitze des untersuchenden Fingers tastbar sein.

Tabelle 12.2 Veränderungen der Prostata.

Normale Prostata

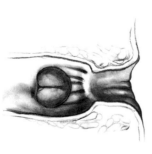

Bei der Palpation durch die vordere Rektumwand fühlt man die Prostata als runde, herzförmige Struktur, ungefähr 2,5 cm lang und weniger als 1 cm in das Lumen des Rektums vorspringend. Der mediane Sulcus kann zwischen den beiden Lappen gefühlt werden. Nur die obere Fläche der Prostata ist tastbar. Veränderungen an der Vorderwand der Prostata einschließlich jener, die die Urethra einengen können, sind bei der physikalischen Untersuchung nicht festzustellen.

Prostatakarzinom
Solitärer Knoten   Fortgeschrittenes Stadium

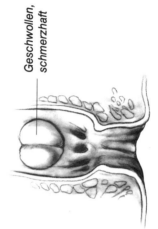

Ein harter, unebener Knoten, der zu einer Asymmetrie der Prostata führt, und Änderungen der Konsistenz, sind besonders verdächtig auf ein Karzinom. Prostatasteine und eine chronische Entzündung können sich ähnlich darstellen. Zur Differentialdiagnose bedarf es oft einer Biopsie. Im weiteren Verlauf nimmt das Karzinom an Größe zu, läßt den medianen Sulcus verschwinden, kann sich über die Grenzen der Drüse hin ausbreiten und dabei eine harte, fixierte, unregelmäßig strukturierte Masse bilden.

Gutartige Prostatahypertrophie

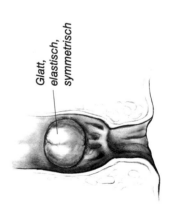

Eine sehr häufige Erscheinung bei Männern über 50 Jahren ist die benigne Prostatahypertrophie. Sie zeigt sich als feste, glatte, symmetrische und leicht elastische Vergrößerung der Drüse. Sie kann mehr als 1 cm in das Lumen des Rektums vortreten. Das hypertrophe Gewebe kann den medianen Sulcus verstreichen lassen.

Prostatitis
Akut

Die akut entzündete Prostata ist geschwollen, druckschmerzhaft und oft etwas asymmetrisch.

Eine chronische Prostatitis kann zu unterschiedlichen Veränderungen führen: Sie kann sich 1. normal anfühlen, 2. etwas vergrößert, druckempfindlich und matschig sein oder 3. verstreute feste fibrotische Stellen enthalten.

Kapitel 13
Peripheres Gefäßsystem

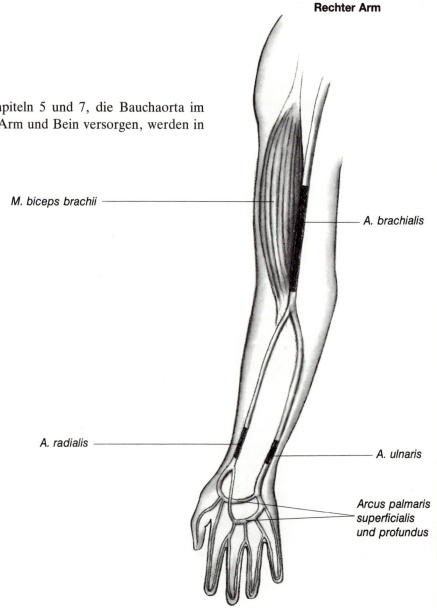

Rechter Arm

Anatomie und Physiologie

Arterien

Die Karotiden wurden bereits in den Kapiteln 5 und 7, die Bauchaorta im Kapitel 9 beschrieben. Die Arterien, die Arm und Bein versorgen, werden in diesem Abschnitt behandelt.

An den Armen sind die arteriellen Pulse an zwei, manchmal an drei Stellen, der klinischen Beurteilung zugänglich:

1. an der *A. brachialis*, medial des M. biceps oberhalb der Ellenbeuge,
2. an der *A. radialis* und
3. weniger leicht zu tasten, an der *A. ulnaris* am Handgelenk.

A. radialis und A. ulnaris sind in der Hand durch zwei Gefäßbögen miteinander verbunden. Hand und Finger sind dadurch zweifach vor den Folgen eines arteriellen Verschlusses geschützt.

An den Beinen können Pulse an folgenden Stellen getastet werden: an der *A. femoralis* dicht unterhalb des Leistenbandes in der Mitte zwischen Spina iliaca anterior superior und Symphyse, an der *A. poplitea* in der Kniekehle, an der *A. dorsalis pedis* auf dem Fußrücken und an der *A. tibialis posterior* direkt hinter dem medialen Malleolus.

Wie in der Hand gibt es auch im Fuß einen Gefäßbogen, den Arcus plantaris, der die beiden arteriellen Hauptgefäße miteinander verbindet.

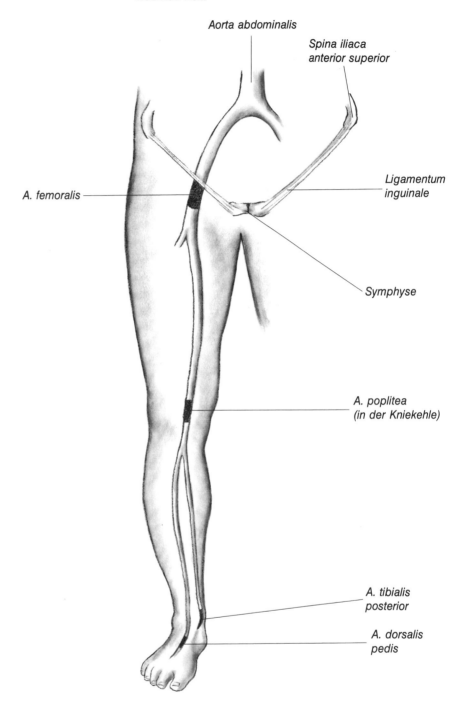

Venen

Die Jugularvenen wurden in Kapitel 5 und 7 besprochen. Sie sind die wichtigsten Venen des Kopfes und münden zusammen mit den Venen aus den Armen und dem oberen Rumpf in die V. cava superior. Die Venen aus den Beinen und dem unteren Rumpf vereinigen sich zur V. cava inferior. Da Venenerkrankungen meistens die Beine betreffen, sollte man besonders auf Struktur und Funktion der Beinvenen achten.

Die *tiefen Beinvenen* befördern ca. 90% des venösen Rückflusses von den unteren Extremitäten. Sie werden durch die umgebenden Gewebe gut gestützt.

Im Gegensatz dazu werden die subkutan gelegenen, *oberflächlichen Venen* relativ schwach gestützt. Zu den oberflächlichen Venen gehören
1. *V. saphena magna*, die auf dem Fußrücken ihren Ursprung nimmt, dicht vor dem medialen Malleolus zur medialen Seite des Beines zieht und sich nach proximal bis unterhalb des Leistenbandes fortsetzt, wo sie in das tiefe Venensystem mündet;

Anatomie und Physiologie

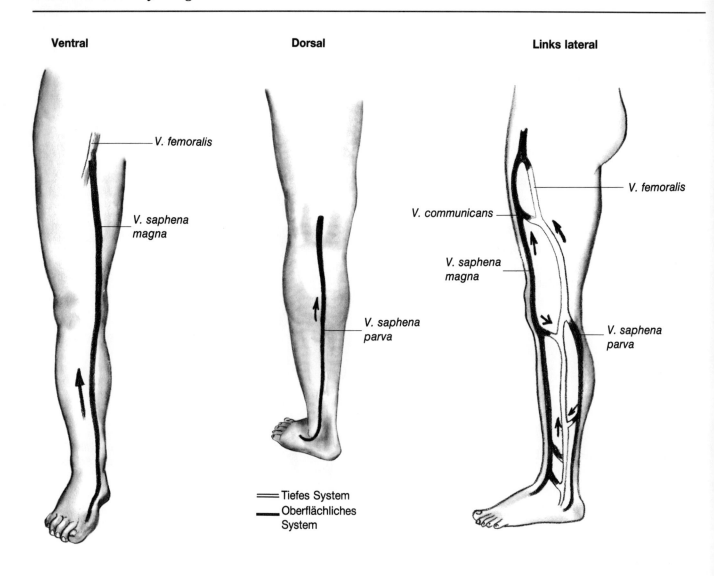

2. *V. saphena parva*, die an der lateralen Fußseite beginnt, und dorsal am Unterschenkel bis zur Kniekehle zieht, wo sie in das tiefe System einmündet. Anastomosen verbinden die beiden Vv. saphenae; *Vv. communicantes oder perforantes* verbinden das Saphena-System auf seiner ganzen Länge mit dem tiefen Venensystem.

Die tiefen, oberflächlichen und kommunizierenden Venen besitzen in ihrem Verlauf in einem Abstand von ungefähr 10–12 cm dünne Klappen. Diese Venenklappen sind so angeordnet, daß das venöse Blut vom oberflächlichen in das tiefe Venensystem und zum Herzen fließen kann, jedoch nicht in umgekehrter Richtung. Die Bewegung der Muskulatur stellt die Antriebskraft für den venösen Blutstrom dar. Wenn sich z.B. die Muskeln beim Gehen kontrahieren, wird das Blut gegen die Schwerkraft nach oben gepreßt, und durch funktionstüchtige Venenklappen wird der Rückfluß verhindert.

Anatomie und Physiologie

Lymphatisches System und Lymphknoten

Das lymphatische System besteht aus Gefäßen, die peripher mit blind endenden Kapillaren beginnen. Diese Kapillaren nehmen überschüssige Flüssigkeit aus den Geweben auf. Die so geformte Lymphe wird durch Lymphgefäße und die Ductus lymphatici zentral zusammengeführt und entleert sich in das venöse System, in die V. subclavia sinistra. Im Verlauf der Lymphgefäße wird die Lymphe durch zwischengeschaltete Lymphknoten gefiltert.

Die Lymphgefäße von Kopf- und Halsregion wurden in Kapitel 5 beschrieben, die axillären Lymphknoten in Kapitel 8.

Der größte Teil der Lymphe aus den Armen passiert die axillären Lymphknoten. Die Lymphe von der Ulnarseite des Unterarms, des 4. und 5. Fingers und der angrenzenden Fläche des Mittelfingers gelangt zunächst zum *Nodus epitrochlearis*. Dieser Lymphknoten befindet sich an der medialen Oberfläche des Armes dicht oberhalb des Ellenbogens. Vom weitaus größten Teil der übrigen Armregionen gelangt die Lymphe direkt zu den axillären Lymphknoten; ein kleiner Teil fließt direkt zu den infraklavikulären Lymphknoten.

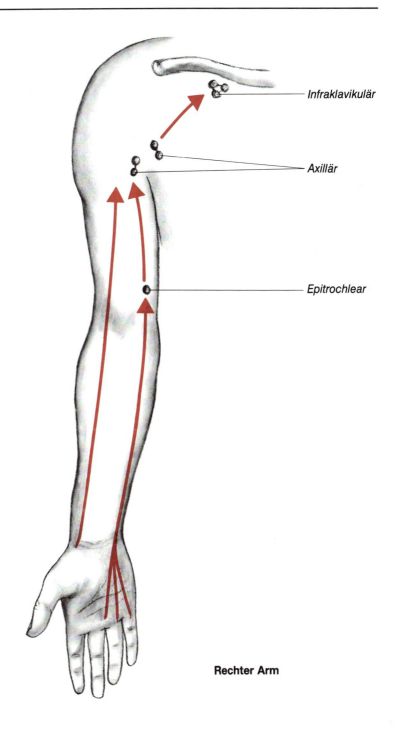

Rechter Arm

Anatomie und Physiologie

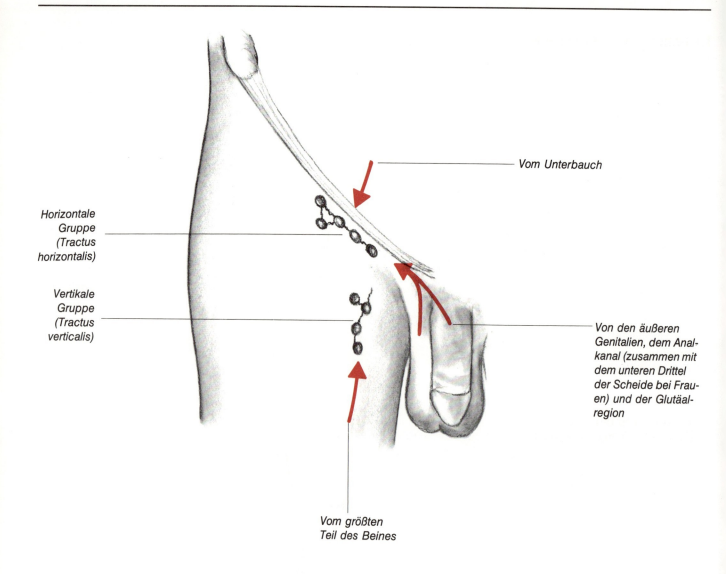

Der Lymphabfluß aus der unteren Extremität läuft dem venösen System parallel und besteht aus einem oberflächlichen und einem tiefen System. Nur der oberflächliche Teil ist der klinischen Untersuchung zugänglich. Die *oberflächlichen inguinalen Lymphknoten* teilen sich in zwei Gruppen. Der *Tractus verticalis* liegt nahe der oberen Einmündung der V. saphena magna am Hiatus saphenus und filtert die Lymphe aus dem der V. saphena magna entsprechenden Zuflußgebiet. Die Lymphe aus dem von der V. saphena parva versorgten Gebiet des Beines (d.h., von der Ferse und der lateralen Seite des Fußes) gelangt dagegen auf der Höhe der Kniekehle in das tiefe Lymphsystem. Daher treten bei Läsionen in diesem Gebiet gewöhnlich keine palpablen inguinalen Lymphknoten auf.

Der *Tractus horizontalis* der oberflächlichen Lymphknoten liegt direkt unterhalb des Leistenbandes. Zu ihm gelangt die Lymphe aus der Haut der unteren Bauchwand, von den äußeren Genitalien (mit Ausnahme der Testes), dem Analkanal, dem unterem Drittel der Vagina und der Glutäalregion.

Anatomie und Physiologie

Flüssigkeitsaustausch im Kapillarnetz

Durch das Kapillarnetz gelangt das Blut vom arteriellen ins venöse System. Die Flüssigkeitsdiffusion durch die Wand der Kapillaren ermöglicht ein dynamisches Gleichgewicht zwischen Gefäßsystem und Interstitium. Der (hydrostatische) Blutdruck bewirkt besonders in den arteriolennahen Kapillarabschnitten einen Austritt von Flüssigkeit ins Gewebe. Dieser Vorgang wird durch den geringen kolloidosmotischen Druck im Interstitium unterstützt. Der hydrostatische Druck in den Geweben begrenzt den möglichen Flüssigkeitsaustritt.

Bei der Passage des Blutes durch das Kapillarnetz fällt der hydrostatische Druck zur venösen Seite hin immer mehr ab, und der hier relativ stärkere Effekt des kolloidosmotischen Drucks der Plasmaproteine bewirkt eine Rückresorption von Flüssigkeit in das Gefäßsystem. Der auf der arteriellen Seite nach außen gerichtete Nettofluß verläuft also auf der venösen Seite in umgekehrter Richtung nach innen. Die lymphatischen Kapillaren, die für dieses Fließgleichgewicht ebenfalls bedeutsam sind, nehmen überschüssige Flüssigkeit und Proteine aus dem Interstitium auf.

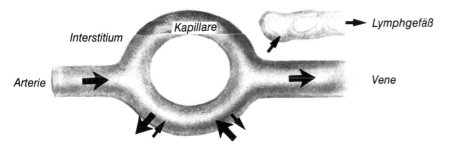

Dieses Gleichgewicht kann durch Veränderungen des Lymphsystems oder der hydrostatischen und osmotischen Triebkräfte gestört sein. Die häufigste klinische Folge ist eine Vermehrung der interstitiellen Flüssigkeit, also das Ödem (s. Tab. 13.3: Mechanismen und klinische Bilder des Ödems, S. 330f.). Die sekundären renalen und hormonalen Prozesse, die bei Ödembildung das Gesamtkörperwasser und Natrium erhöhen, werden hier nicht diskutiert.

Altersabhängige Veränderungen

Altern an sich hat relativ wenige klinisch bedeutsame Änderungen des peripheren Gefäßsystems zur Folge. Obwohl arterielle und venöse Krankheiten, besonders die Atherosklerose, häufiger bei älteren Menschen auftreten, können sie wahrscheinlich nicht als Teil des eigentlichen Alterungsprozesses betrachtet werden. Mit dem Alter werden die Arterien länger, geschlängelt und die Gefäßwände verlieren an Elastizität; aber diese Veränderungen entwickeln sich auch ohne Atherosklerose und sind daher unspezifisch. Das Fehlen arterieller Pulse ist dagegen nicht Teil des normalen Alterungsprozesses und sollte sorgfältig evaluiert werden. Die Haut kann im Alter dünn und trocken werden, die Nägel wachsen langsamer, und die Behaarung der Beine kann abnehmen. Diese Veränderungen sind sehr häufig und nicht spezifisch für eine arterielle Insuffizienz, wenn sie auch klassischerweise dabei auftreten.

Untersuchungstechniken

Obwohl dieses Kapitel das periphere Gefäßsystem gesondert behandelt, sollte man es in die Untersuchung der Haut und des neuromuskulären Systems integrieren. Kapitel 2 beschreibt ein derartiges Vorgehen. Alle Befunde sollte man seitenvergleichend erheben.

Arme

Sehen Sie sich *beide Arme* von den Fingerspitzen bis zu den Schultern genau *an.* Achten Sie auf:

Größe und Symmetrie
Farbe und Struktur von Haut und Nagelbett
Das Erscheinungsbild der Venen
Ödem

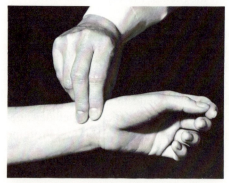
Radialispuls

Blässe oder Zyanose der Finger bei Raynaudscher Erkrankung

Ödem und hervortretende Venen bei venöser Obstruktion

Palpieren Sie den Radialispuls mit den Ballen von Zeige- und Mittelfinger an der lateralen Flexorenseite des Handgelenks. Vergleichen Sie das Volumen der Pulse auf beiden Seiten. Pulse können als normal, abgeschwächt oder fehlend beschrieben werden. Eine feinere, numerische Klassifikation basiert auf einer 0- bis 4-Stufenskala:

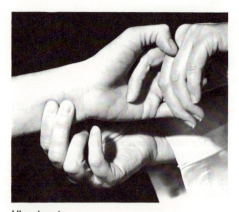
Ulnarispuls

Arterieller Verschluß ist in den Armen wesentlich seltener als in den Beinen. Wenn die Pulse erheblich abgeschwächt sind oder fehlen, sollte man allerdings eine Thrombangiitis obliterans, eine Sklerodermie oder evtl. eine zervikale Rippe als Ursachen in Betracht ziehen.

0 – völlig fehlend
1 – erheblich abgeschwächt
2 – mäßig abgeschwächt
3 – leicht abgeschwächt
4 – normal

Besteht der Verdacht auf eine arterielle Insuffizienz, palpiert man auch 1. den Ulnarispuls auf der medialen Flexorenseite des Handgelenks und 2. den *Brachialispuls* zwischen Bizeps- und Trizepsmuskel oberhalb des Ellenbogens.

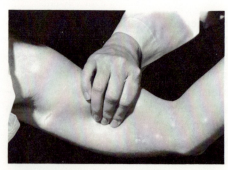
Brachialispuls

Untersuchungstechniken

Auffällige Befunde

Da auch die normale A. ulnaris häufig nicht palpabel ist, kann der *Allen-Test* von Nutzen sein. Dieser Test differenziert zwischen ulnarer und radialer Okklusion. Bitten Sie den Patienten, die Hände in den Schoß zu legen. Legen Sie die Daumen auf die Radialispulse, und bitten Sie den Patienten, die Hand zur festen Faust zu schließen. Komprimieren Sie die Radialispulse kräftig, und bitten Sie dann den Patienten, die Faust wieder zu öffnen. Beobachten Sie die Farbe der Handteller. Normalerweise sollten sie sich sofort rosig färben. Wiederholen Sie das gleiche mit Kompression der ulnaren Arterien.

Ein Persistieren der Blässe nach manueller Kompression einer Arterie (z.B. der A. radialis) bedeutet Okklusion der anderen Arterie (z.B. der A. ulnaris).

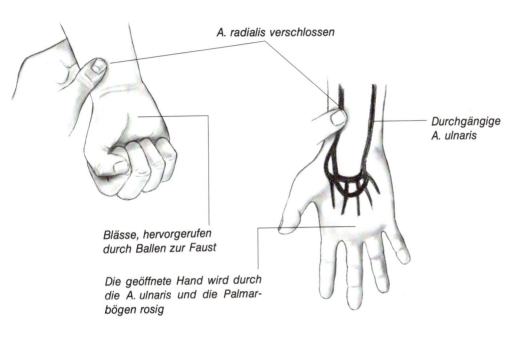

A. radialis verschlossen

Durchgängige A. ulnaris

Blässe, hervorgerufen durch Ballen zur Faust

Die geöffnete Hand wird durch die A. ulnaris und die Palmarbögen rosig

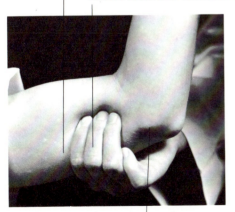

Linker Arm, mediale Ansicht

Rechte Hand des Untersuchers

Epicondylus medialis humeri

Palpieren Sie den *epitrochlearen Lymphknoten*. Unterstützen Sie den Unterarm des Patienten in ca. 90 Grad Beugehaltung im Ellenbogen, und tasten Sie um den Arm in die Grube zwischen M. biceps und M. triceps, ungefähr 3 cm oberhalb des medialen Epikondylus. Falls ein Knoten vorhanden ist, stellen Sie Größe, Konsistenz und Schmerzhaftigkeit fest.

Ein vergrößerter epitrochlearer Lymphknoten kann sekundär nach einer Läsion in seinem Zuflußgebiet oder in Verbindung mit generalisierter Lymphadenopathie auftreten.

Untersuchungstechniken

Beine

Bei der Untersuchung sollten die Geschlechtsteile bedeckt, die Beine dagegen völlig entblößt sein. Eine gute Untersuchung ist durch Strumpfhosen oder Socken nicht möglich.

Inspizieren Sie beide Beine von der Leiste und dem Gesäß bis zu den Füßen. Achten Sie auf:

Größe und Symmetrie
Farbe und Struktur der Haut und des Nagelbettes
Die Verteilung der Behaarung auf Unterschenkeln, Füßen und Zehen
Pigmentation, Effloreszenzen, Narben und Geschwüre
Das Erscheinungsbild der Venen
Ödem

Palpieren Sie die oberflächlichen inguinalen Lymphknoten, beide Gruppen, die vertikale und die horizontale. Achten Sie auf Größe, Konsistenz und Schmerzhaftigkeit. (Kleine, bewegliche, nicht schmerzhafte inguinale Lymphknoten sind häufig zu finden.)

Achten Sie auf (Druck-)Schmerzhaftigkeit im Bereich der V. femoralis.

Palpieren Sie die Pulse:

1. *Femoralispuls.* Man palpiert in der Tiefe, ungefähr in der Mitte zwischen Spina iliaca anterior superior und Symphyse, unterhalb des Leistenbandes. Wie bei der tiefen abdominellen Palpation kann besonders bei adipösen Patienten die bimanuelle Palpation, wobei eine Hand auf der anderen liegt, hilfreich sein.

Auffällige Befunde

Siehe Tab. 13.1: Chronische arterielle und venöse Insuffizienz (S. 328).

Siehe Tab. 13.2: Häufige Geschwüre an Füßen und Unterschenkeln (S. 329).

Schmerzhaftigkeit ist ein Hinweis für Lymphadenitis.

Schmerzhafte Venen zusammen mit anderen Zeichen der venösen Obstruktion sind ein Hinweis für iliofemorale Thrombophlebitis.

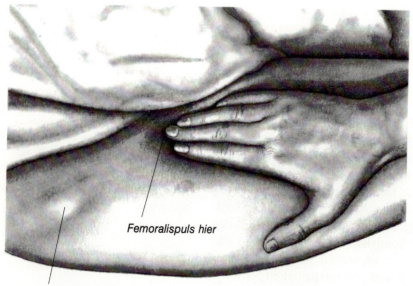

Femoralispuls hier

Spina iliaca anterior superior

Peripheres Gefäßsystem

Untersuchungstechniken   *Auffällige Befunde*

2. *Puls der A. poplitea.* Das Knie des Patienten sollte leicht gebeugt und das Bein entspannt sein. Pressen Sie die Fingerspitzen beider Hände etwas lateral von der Mittellinie tief in die Kniekehle. Dieser Puls ist häufig schwer zu finden. Er liegt tiefer im Gewebe und ist diffuser.

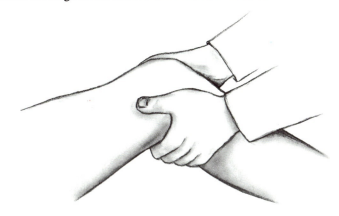

Wenn Sie den Puls in der Kniekehle auf diese Weise nicht finden können, bitten Sie den Patienten, sich auf den Bauch zu legen, und palpieren Sie tief in der Kniekehle, wobei das Bein im Kniegelenk um 90 Grad gebeugt ist.

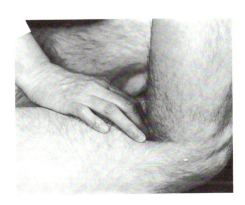

3. *Puls der A. dorsalis pedis.* Palpieren Sie auf dem Fußrücken (nicht über der Fußwurzel) direkt lateral zur Sehne des M. extensor hallucis. Wenn Sie den Puls nicht sofort finden, versuchen Sie es etwas weiter lateral.

4. *Puls der A. tibialis posterior.* Legen Sie die Finger hinter und etwas unterhalb des medialen Malleolus auf. (Dieser Puls ist bei adipösen oder ödematösen Füßen schwer zu tasten.)

Verminderte oder fehlende Pulse der A. tibialis posterior, A. poplitea oder A. femoralis sind Hinweise auf eine arterielle Verschlußkrankheit. Der Dorsalis-pedis-Puls kann allerdings kongenital fehlen, und sein Fehlen ist daher diagnostisch nicht ohne weiteres verwertbar. Gelegentlich versorgt eine lateral gelegene Arterie den Fußrücken.

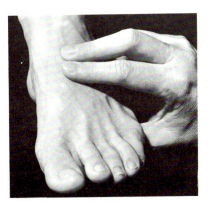
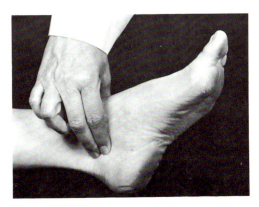

Untersuchungstechniken

Auffällige Befunde

Beachten Sie:
Einige Pulse können gelegentlich schwer zu tasten sein. Hierzu einige praktische Tips: 1. Die eigene Körperhaltung und die untersuchende Hand sollten möglichst locker und entspannt sein; eine unbequeme Körperhaltung vermindert das taktile Empfindungsvermögen. 2. Legen Sie Ihre Finger ohne viel hin- und herzutasten auf die normale Lokalisation des Pulses, und variieren Sie zunächst den Druck Ihrer Finger, um einen schwachen Puls leichter zu erfassen. Wenn Sie damit keinen Erfolg haben, palpieren Sie sorgfältig das umgebende Gebiet. 3. Verwechseln Sie nicht den Puls des Patienten mit Ihren eigenen pulsierenden Fingerspitzen. Wenn Sie sich nicht sicher sind, zählen Sie Ihren eigenen Herzschlag, z.B. am Karotispuls, und vergleichen Sie ihn mit dem Puls des Patienten.

Beurteilen Sie mit dem Handrücken im Seitenvergleich die *Temperatur der Beine und Füße*.

Erniedrigte Hauttemperatur kann, besonders wenn sie einseitig ist, ein Hinweis für arterielle Insuffizienz sein. Ist sie beidseitig erniedrigt, ist das allerdings wesentlich häufiger auf kühle Umgebungstemperatur oder Angst des Patienten zurückzuführen.

Wenn alle Pulse distal des Femoralispulses vermindert sind oder fehlen, *auskultieren* Sie die A. femoralis nach *Strömungsgeräuschen*. Wenn auch der Femoralispuls fehlt, auskultieren Sie über dem Abdomen nach Strömungsgeräuschen.

Ein umschriebenes Strömungsgeräusch kann auf eine Stelle teilweiser arterieller Okklusion hinweisen.

Achten Sie auf *Beinödeme,* und testen Sie die *Dellenbildung*. Drücken Sie mindestens 5 Sekunden mit dem Daumen fest hinter den medialen Fußknöchel, auf den Fußrücken und auf das Schienbein. Beobachten Sie, ob durch Ihr Drücken in der Haut eine Delle entstanden ist.

Siehe Tab. 13.3: Mechanismen und klinische Bilder des Ödems (S. 330f.).

Siehe Tab. 13.4: Einige periphere Ursachen des Ödems (S. 332).

Ist ein großer Teil des Beins ödematös geschwollen, achten Sie auf eine verstärkte Venenzeichnung oder eine diffuse, rötliche Zyanose des Beins.

Ein geschwollenes, schmerzempfindliches Bein mit vermehrter Venenzeichnung, erhöhter Temperatur und einer normalen, oder leicht rötlich-zyanotischen Hautfarbe deutet auf tiefe (iliofemorale) Thrombophlebitis hin.

Palpieren Sie die Wade nach Anzeichen einer tiefen Phlebitis. Komprimieren Sie die Wadenmuskulatur, indem Sie sie gegen die Tibia drücken. Achten Sie auf Druckschmerz und Verhärtungen oder Verspannungen der Wadenmuskeln.

Schmerzhaftigkeit, Verhärtung und Spannung sind Hinweise für eine Thrombophlebitis des Unterschenkels. Leider tritt die Phlebitis am Unterschenkel oft ohne klinische Zeichen auf.

Untersuchungstechniken

Suchen Sie Anzeichen einer oberflächlichen Thrombophlebitis wie Rötung und Verfärbung über den Vv. saphenae. Finden sich solche Hinweise, palpieren Sie die Venen nach Druckschmerzhaftigkeit und Verhärtungen.

Die Inspektion des Saphena-Systems auf Varizen nimmt man am stehenden Patienten vor. Die stehende Haltung ermöglicht, daß sich alle varikösen Gebiete mit Blut füllen und sichtbar werden. Liegt der Patient, werden sie leicht übersehen. Versuchen Sie, die Varizen zu tasten, und achten Sie auf Anzeichen einer Thrombophlebitis.

Spezielle Untersuchungen zur Beurteilung der Funktionstüchtigkeit der Venenklappen bei Varikosis. Zwei Tests sind hier sinnvoll:

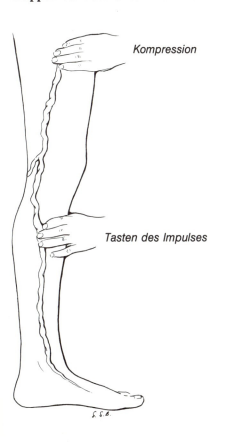

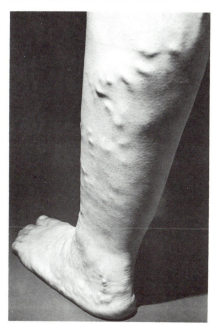

1. *Manueller Kompressionstest.* Die Fingerspitzen einer Hand werden auf die dilatierte Vene gelegt. Mit der anderen Hand komprimiert man die Vene mindestens 20 cm höher am Bein. Man tastet nun, ob durch die Kompression mit der oberen Hand ein Impuls zur unteren Hand geleitet wird. Funktionstüchtige Venenklappen verhindern die Ausbreitung eines Impulses.

Auffällige Befunde

Bei einer oberflächlichen Thrombophlebitis findet man einen schmerzempfindlichen, verhärteten, subkutanen Venenstrang mit Wärmebildung, Rötung oder Verfärbung.

Variköse Venen sind dilatiert und geschlängelt. Die Gefäßwände fühlen sich oft etwas verdickt an.

Funktionsuntüchtige Klappen vergrößern den hydrostatischen Druck im Unterschenkel und führen so zu venöser Insuffizienz.

Ein fühlbarer fortgeleiteter Impuls deutet auf Ausfall der Venenklappe(n) in dem betreffenden Abschnitt zwischen den beiden Händen hin.

Untersuchungstechniken	*Auffällige Befunde*

2. *Der Trendelenburg-Test.* Dieser Test ist zur Bestimmung der Funktionstüchtigkeit der Klappen, sowohl der Vv. communicantes als auch des Saphena-Systems, geeignet. Heben Sie das Bein des Patienten bis ungefähr 90 Grad an, um die Varizen zu entleeren. Legen Sie unterhalb der Leiste ein Stauband um den Oberschenkel, das so fest sitzen sollte, daß es die V. saphena magna, jedoch nicht die A. femoralis verschließt. Anschließend stellt sich der Patient aufrecht, und der Untersucher beobachtet die venöse Wiederauffüllung. Normalerweise füllt sich die Saphena nur langsam in etwa 35 Sekunden von distal nach proximal durch die Blutzirkulation von den Arterien durch das Kapillarnetz ins venöse System.

Siehe Tab. 13.5: Der Trendelenburg-Test zur Beurteilung der Venenklappen (S. 333).

Ein *schnelles* Wiederauffüllen der oberflächlichen Venen bei angelegter Manschette ist ein Zeichen für Insuffizienz der Venenklappen der Vv. communicantes. Das Blut kann schnell in retrograder Richtung vom tiefen zum oberflächlichen Venensystem fließen.

Wenn der Patient 20 Sekunden gestanden hat, löst man das Stauband. Normalerweise führt dies zu keiner plötzlichen Änderung der venösen Füllung, denn die Klappen verhindern den retrograden Blutstrom.

Plötzliches, zusätzliches Anfüllen der oberflächlichen Venen nach Lösung des Staubandes bedeutet Funktionsuntüchtigkeit der Klappen der Vena saphena. Das Blut fließt, unkontrolliert durch die Klappen in die umgekehrte Richtung.

Spezielle Untersuchungen bei Verdacht auf chronische arterielle Insuffizienz. Wenn Sie eine chronische arterielle Insuffizienz vermuten, heben Sie beide Beine des Patienten über den Venendruck an, das sind mindestens 30 cm aus der Rückenlage. Bitten Sie den Patienten, für ungefähr 30 bis 60 Sekunden die Füße im Fußgelenk zu beugen und zu strecken. Dadurch entleert sich das venöse Blut aus den Füßen, und die Farbe, die lediglich durch die arterielle Blutversorgung entsteht, wird deutlicher. Eine leichte Blässe ist normal.

Stärkere Blässe bei arterieller Insuffizienz.

Der Patient setzt sich sodann mit lose nach unten hängenden Beinen auf die Tischkante. Messen Sie die Zeit

1. bis zur Rückkehr der normalen Hautfarbe (normalerweise 10 Sekunden oder weniger),
2. bis zur Füllung der Venen von Fuß und Fußwurzel (normalerweise ungefähr 15 Sekunden).

Verzögerte Rückkehr der Hautfarbe und der venösen Füllung bei arterieller Insuffizienz.

Achten Sie auf ungewöhnliche Rötung (Rubor) oder Zyanose der herabhängenden Füße. Eine leichte Rosafärbung ist zumindest bei hellhäutigen Personen normal.

Düsterer oder zyanotischer Rubor bei arterieller Insuffizienz.

Wenn das venöse System zusätzlich geschädigt ist, sind Rubor, Rückkehr der Hautfarbe und Wiederanfüllen der Venen keine zuverlässigen Zeichen der arteriellen Insuffizienz.

Untersuchungstechniken — *Auffällige Befunde*

Spezielle Untersuchungen des bettlägerigen Patienten

Bettlägerige Menschen sind, besonders, wenn sie älter oder geschwächt sind oder neurologische Störungen haben, sehr anfällig für Hautschäden und Ulzerationen. *Druckgeschwüre* entstehen, wenn sich durch ständige Kompression arteriäre und kapilläre Gefäße verschließen. Geschwüre können auch auftreten, wenn ein bettlägeriger Patient z.B. aus einer halbsitzenden Haltung im Bett nach unten rutscht. Dadurch werden die Weichteile des Gesäßes gequetscht und die kleinen Arterien und Arteriolen verschlossen.

Zur Untersuchung gefährdeter Patienten gehört daher die Inspektion der Haut über dem Sakrum, dem Gesäß, den großen Trochanteren, den Knien und den Fersen. Rollen Sie den Patienten hierfür auch auf die Seite.

Eine lokale Rötung der Haut ist ein Warnzeichen für eine drohende Nekrose, auch wenn sich einige tiefe Druckgeschwüre ohne vorausgehende Rötung entwickeln.

In Seitenlage können Sie dann auch beurteilen, ob ein *sakrales Ödem* vorliegt. Drücken Sie einen oder mehrere Finger für mindestens 5 Sekunden fest auf die sakrale Region, und beobachten Sie die Dellenbildung. Bilden sich hier Dellen, testet man auch höhere Partien des Rückens.

Ein sich entsprechend der Schwerkraft verteilendes Ödem kann am Rücken eines bettlägerigen Patienten akkumulieren, ohne an den Beinen in Erscheinung zu treten.

Tabelle 13.1 Chronische venöse und arterielle Insuffizienz.

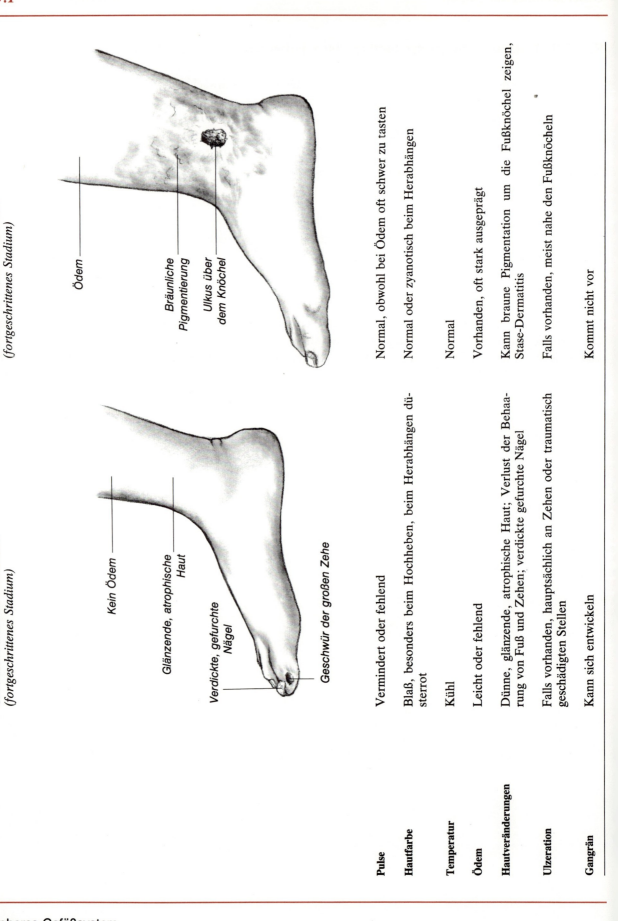

	Chronische arterielle Insuffizienz (fortgeschrittenes Stadium)	**Chronische venöse Insuffizienz** (fortgeschrittenes Stadium)
Pulse	Vermindert oder fehlend	Normal, obwohl bei Ödem oft schwer zu tasten
Hautfarbe	Blaß, besonders beim Hochheben, beim Herabhängen düsterrot	Normal oder zyanotisch beim Herabhängen
Temperatur	Kühl	Normal
Ödem	Leicht oder fehlend	Vorhanden, oft stark ausgeprägt
Hautveränderungen	Dünne, glänzende, atrophische Haut; Verlust der Behaarung von Fuß und Zehen; verdickte gefurchte Nägel	Kann braune Pigmentation um die Fußknöchel zeigen, Stase-Dermatitis
Ulzeration	Falls vorhanden, hauptsächlich an Zehen oder traumatisch geschädigten Stellen	Falls vorhanden, meist nahe den Fußknöcheln
Gangrän	Kann sich entwickeln	Kommt nicht vor

Tabelle 13.2 Häufige Geschwüre an Füßen und Unterschenkeln.

	Chronische venöse Insuffizienz	Arterielle Insuffizienz	Trophisches Ulkus
Lokalisation	Innere, gelegentlich äußere Fußknöchelregion	Zehen, Füße und evtl. an traumatisch geschädigten Stellen (z.B. Schienbein)	Druckpunkte in Gebieten mit Sensitivitätsausfällen, wie z.B. bei diabetischer Polyneuropathie
Haut in der Umgebung des Ulkus	Pigmentiert, gelegentlich fibrotisch	Kein Kallus, keine Hyperpigmentierung, oft atroph	Kallusbildung
Schmerzen	Keine starken Schmerzen	Oft starke Schmerzen, es sei denn durch Neuropathie verschleiert	Fehlen oft, daher kann das Ulkus unbemerkt bleiben
Gleichzeitige Gangrän	Fehlt	Kann auftreten	Fehlt bei unkompliziertem trophischen Geschwür
Andere Untersuchungsbefunde	Stase-Dermatitis, Pigmentierung, Ödem und evtl. Zyanose des herabhängenden Fußes	Atrophe Haut mit verminderter Behaarung, Blässe des Fußes beim Hochheben, düsterer oder zyanotischer Rubor beim Herabhängen	Verminderte Sensitivität, fehlender Achillessehnenreflex

Tabelle 13.3 Mechanismen und klinische Bilder des Ödems.

Die Ursachen des Ödems können grob in zwei Gruppen eingeteilt werden: 1. generalisierte oder systemische Ursachen, wie Herzinsuffizienz, Hypalbuminämie, gesteigerte renale Natrium- und Wasserretention; und 2. lokale Ursachen wie venöse und lymphatische Stase oder Orthostase. Die erhöhte Permeabilität der Kapillaren kann lokalisiert oder generalisiert sein.

	Pathomechanismus des Ödems	Verteilung des Ödems	Andere klinische Zeichen
Rechtsherzinsuffizienz	Eine verminderte Fähigkeit des Herzens, venöses Blut aufzunehmen, erhöht den hydrostatischen Druck in Venen und Kapillaren und führt so zu Stauung und Verlust von Flüssigkeit ins Gewebe.	Das Ödem erscheint zuerst in den abhängigen Teilen des Körpers, in denen der hydrostatische Druck am höchsten ist (d.h. in den Füßen und Beinen). Beim bettlägerigen Patienten ist der Rücken die abhängige Körperpartie.	Erhöhter Halsvenendruck, eine vergrößerte und oft druckschmerzempfindliche Leber, ein vergrößertes Herz, ein dritter Herzton
Hypalbuminämie	Ein verminderter onkotischer Druck des Plasmas ermöglicht den Austritt von Flüssigkeit in den interstitiellen Raum. Ursächlich wirken Leberzirrhose, nephrotisches Syndrom und schwere Unterernährung.	Das Ödem kann zuerst im lockeren subkutanen Gewebe der Lider in Erscheinung treten, besonders nach dem nächtlichen Liegen, kann aber auch in den Füßen und Beinen beginnen. Bei der Leberzirrhose erscheint oft zuerst der Aszites. Bei fortgeschrittener Zirrhose kann das Ödem generalisieren.	Zeichen der chronischen Lebererkrankung wie Aszites, Spider-Naevi und Ikterus. Die Zeichen des nephrotischen Syndroms sind im Verlauf der Krankheit variabel. Das Serumalbumin ist natürlich erniedrigt.
Renale Natrium- und Wasserretention	Die Niere kann ein Ödem verursachen, wenn sie größere Natrium- und Wassermengen retiniert, von denen dann ein Teil in den interstitiellen Raum gelangt. Auch Pharmaka wie Kortikosteroide, Östrogene und bestimmte Antihypertensiva können dieser Retention zugrunde liegen (Aldosteroneffekt).	Das Ödem beginnt gewöhnlich in den unteren Körperteilen und kann generalisieren.	Meistens nicht vorhanden

▶ Fortsetzung

Tabelle 13.3 (Fortsetzung).

	Mechanismus des Ödems	Verteilung des Ödems	Andere klinische Zeichen
Venöse Stase durch Obstruktion oder Insuffizienz	Eine Thrombophlebitis kann den venösen Abfluß blockieren. Venenklappen können durch eine Thrombophlebitis geschädigt oder durch Varizen funktionsuntüchtig sein. Gelegentlich kann eine Vene von außen durch einen Tumor oder durch Vernarbung komprimiert sein. In jedem Falle steigt der hydrostatische Druck in Venen und Kapillaren, wodurch vermehrt Flüssigkeit im Gewebe zurückbleibt.	Das Ödem ist begrenzt auf das Gebiet der Abflußbehinderung, meist ein Bein, seltener beide Beine oder ein Arm. Eine blockierte V. cava superior kann ein Ödem im ganzen oberen Körperbereich auslösen.	Lokale Schwellung und vermehrter Gewebsturgor. Wenn große Venen wie die V. iliaca betroffen sind, kann eine verstärkte Venenzeichnung durch dilatierte Venen sichtbar sein. Eine Phlebitis ist gelegentlich schmerzhaft. Zeichen der venösen Insuffizienz.
Lymphatische Stase (Lymphödem)	Die Lymphgefäße können kongenital abnorm oder durch einen Tumor, Fibrose oder Entzündung obstruiert sein.	Lokal, oft ein oder beide Beine betroffen. Nach radikaler Mastektomie entsteht oft ein Lymphödem des Armes.	Indurierte Haut in dem betroffenen Gebiet. Abgesehen vom frühen Stadium, bilden sich beim Lymphödem typischerweise keine Dellen.
Orthostatisches Ödem	Langes Sitzen oder Stehen ohne muskuläre Aktivität, die den venösen Blutfluß fördern würde, erhöht den Druck in Venen und Kapillaren und steigert so den Flüssigkeitsaustritt ins Interstitium.	Die abhängigen Körperteile (z.B. die Beine)	Keine. Erheben Sie eine detaillierte Anamnese mit relevanten Fragen, z.B. nach dem Befinden bei langen Bus- und Bahnfahrten. Nach langer Bettlägerigkeit sind Patienten besonders anfällig für ein orthostatisches Ödem.
Erhöhte Kapillarpermeabilität	Wenn die Kapillarpermeabilität erhöht ist, gelangen Plasmaproteine ins Interstitium, erhöhen dort den kolloidosmotischen Druck und nehmen Flüssigkeit mit. Zu den Ursachen gehören Verbrennungen, Schlangenbisse und Allergien.	Abhängig von der Ursache; meist lokal, gelegentlich generalisiert	Variabel

Tabelle 13.4 Einige periphere Ursachen des Ödems.

	Orthostatisches Ödem	Lymphödem	Lipödem	Chronische venöse Insuffizienz
Ursachen	Langdauerndes Stehen oder Sitzen	Lymphatische Obstruktion	Fettablagerung in den Beinen	Tiefe venöse Obstruktion oder Venenklappenausfall
Eigenschaften des Ödems	Weich, dellenbildend	Anfänglich weich, dann hart und keine Dellenbildung	Sehr gering ausgeprägtes Ödem oder fehlend	Weich, dellenbildend, im weiteren Verlauf verfestigend
Hautverdickung	Fehlt	Ausgeprägt	Fehlt	Gelegentlich
Ulzerationen	Fehlen	Selten	Fehlen	Häufig
Pigmentierung	Fehlt	Fehlt	Fehlt	Häufig
Fuß betroffen	Ja	Ja	Nein	Ja
Beidseitig	Immer	Oft	Immer	Gelegentlich

Tabelle 13.5 Trendelenburg-Test zur Beurteilung der Venenklappen.

	Normal	Funktionsuntüchtige V. saphena und funktionsuntüchtige Vv. communicantes	Funktionsuntüchtige V. saphena, aber funktionstüchtige Vv. communicantes
Stehend mit angelegtem Stauband	Langsame Auffüllung der Venen von distal	Schnelle Auffüllung durch die Vv. communicantes	Langsame Auffüllung der Venen von distal
Nach Lösen des Staubandes	Keine zusätzliche Füllung von oben	Plötzliche zusätzliche Füllung von oben	Plötzliche zusätzliche Füllung von oben

Kapitel 14
Muskel-Skelett-System

Anatomie und Physiologie

Dieser Abschnitt soll eine kurze Übersicht über die Struktur und Funktion der Gelenke geben. Zusätzlich sollen hier die anatomischen Orientierungspunkte einiger klinisch wichtiger Gelenke beschrieben werden. Suchen Sie diese Orientierungspunkte zuerst an sich selber oder an anderen gesunden Personen. Die Beweglichkeit jedes einzelnen Gelenks hängt entscheidend vom Alter und Gesundheitszustand ab. Die hier genannten Zahlen sollen nur Richtlinien geben, sie sind keine absoluten Standardwerte.

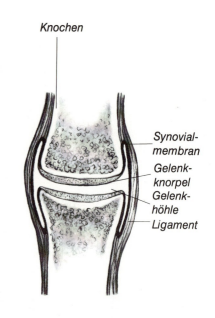

Struktur und Funktion der Gelenke

Rechts ist ein typisches, *frei bewegliches Gelenk* abgebildet.

Beachten Sie, daß die Knochen innerhalb eines Gelenks nicht miteinander in Berührung stehen. Sie sind von Gelenkknorpel bedeckt, der ein Kissen zwischen den Oberflächen der Knochen bildet. An den Rändern des Gelenkknorpels ist die Synovialmembran befestigt. Sie ist schlaff, um Gelenkbewegungen nicht zu behindern, und umschließt die Gelenkhöhle, in die sie kleine Mengen der viskösen Gelenkschmiere (Synovia) abgibt.

Um die Synovialmembran liegt die fibröse Gelenkkapsel. Diese wieder wird von Bändern verstärkt, die von einem Knochen zum anderen laufen.

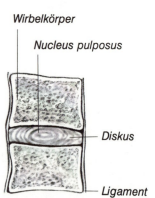

Einige Gelenke, wie z.B. das hier abgebildete Intervertebralgelenk, sind *wenig bewegliche Gelenke:* Hierbei sind die Knochen nicht durch eine Gelenkhöhle, sondern durch eine fibrös-knorpelige Scheibe (Diskus) getrennt. Im Zentrum jeder Scheibe befindet sich ein Nucleus pulposus, ein fibrös-gelatinöses Material, das als Kissen oder Stoßdämpfer zwischen den Wirbelkörpern wirkt.

An Reibungsstellen um das Gelenk entwickeln sich *Bursae*, z.B. zwischen Sehne und Knorpel oder Knochen oder zwischen konvexer Oberfläche eines Gelenks und der Haut. Eine Bursa ist ein scheibenförmiger, flüssigkeitsgefüllter Synovialsack, der die Reibung vermindert und die Beweglichkeit erleichtert.

Anatomie und Physiologie

Besondere Gelenke

Kiefergelenk (Articulatio temporomandibularis). Dieses Gelenk bildet die Verbindung zwischen Mandibula und Schädel. Man tastet es direkt vor dem Tragus des Ohrs, während der Mund auf- und zugemacht wird.

Handgelenk und Hand. Suchen Sie die Knochenpunkte des Radius (auf der lateralen oder Daumenseite) und der Ulna (medial). Auf der Rückseite des Übergangs vom Unterarm zur Hand palpiert man die Furche des Handgelenks (Articulatio radiocarpea).

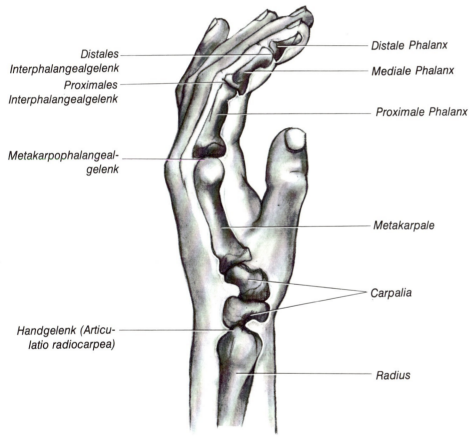

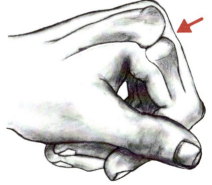

Die Knochen innerhalb der Hand können nicht ohne weiteres klinisch identifiziert werden. Tasten Sie jedoch jeden der fünf Metakarpalknochen und die proximalen, medialen und distalen Phalangen. (Der Daumen hat keine mediale Phalanx.) Beugen Sie die Hand etwas und palpieren Sie auf jedem Finger die Furche, die das metakarpophalangeale Gelenk markiert. Es liegt distal von den Handknöchelchen und kann am besten seitlich der Extensorsehne gefunden werden.

Anatomie und Physiologie

Zahlreiche Sehnen laufen über das Handgelenk und die Hand, um auf den Fingern zu enden. Über einen Großteil ihrer Strecke liegen sie in Sehnenscheiden oder Tunnels. Diese Scheiden, die normalerweise nicht tastbar sind, können anschwellen und sich entzünden.

Auf dieser Seite dargestellt sind der *Bewegungsumfang des Handgelenks*

und der
Bewegungsumfang der Fingergelenke:

Metakarpophalangealgelenk

Proximales Interphalangealgelenk

Distales Interphalangealgelenk

Anatomie und Physiologie

Ellenbogengelenk. Suchen Sie den medialen und lateralen Epikondylus des Humerus und das Olekranon der Ulna. Zwischen dem Olekranon und der Haut liegt eine Bursa. Zwischen dem Olekranon und den Epikondylen ist die Synovialmembran der Untersuchung am besten zugängig. Normalerweise ist jedoch weder die Bursa noch die Synovialmembran tastbar.

Der empfindliche Ulnarnerv kann an der posterioren Seite zwischen Olekranon und medialem Epikondylus gefühlt werden.

Die *Bewegungen des Ellenbogengelenks* sind hier dargestellt:

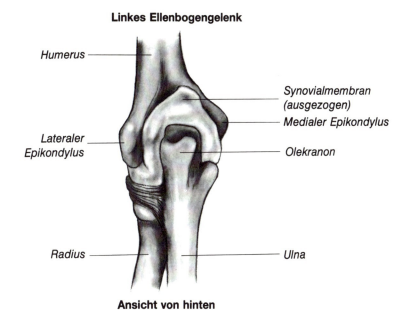

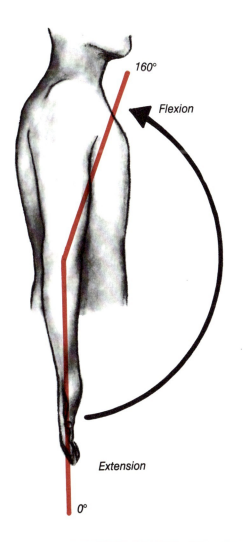

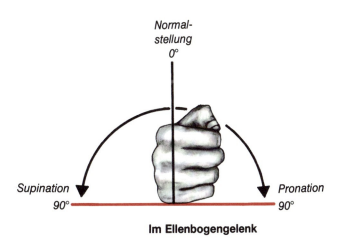

Anatomie und Physiologie

Schultergelenk und Umgebung. Suchen Sie die folgenden Orientierungspunkte: 1. das Manubrium des Sternums, 2. das Sternoklavikulargelenk und 3. die Klavikula. Fahren Sie mit Ihrem Finger auf der Klavikula nach lateral zu ihrem distalen Ende. Anschließend suchen Sie von hinten die dreieckige Skapula und verfolgen ihre Knochenspina nach lateral und oben zum Akromion. Markieren Sie dessen vordersten Punkt mit einem Farbstift. Halten Sie Ihren Finger nun auf die höchste Stelle des Akromions und tasten Sie medial die leicht vorspringende Klavikula. An dieser Stelle befindet sich das Akromioklavikulargelenk. Unterhalb und medial von diesem Gelenk liegt der Processus coracoideus, ein Teil der Skapula. Markieren Sie auch diese Stelle mit einem Farbstift. Unterhalb und lateral von diesem Gelenk sucht man nun das Tuberculum majus des Humerus auf. Markieren Sie auch dieses. Das Dreieck aus diesen Punkten – der Spitze des Akromions, dem Processus coracoideus und dem Tuberculum majus des Humerus – hilft Ihnen, sich über die Anatomie der Schulter zu orientieren.

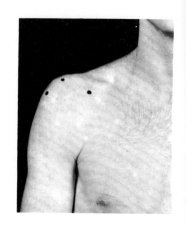

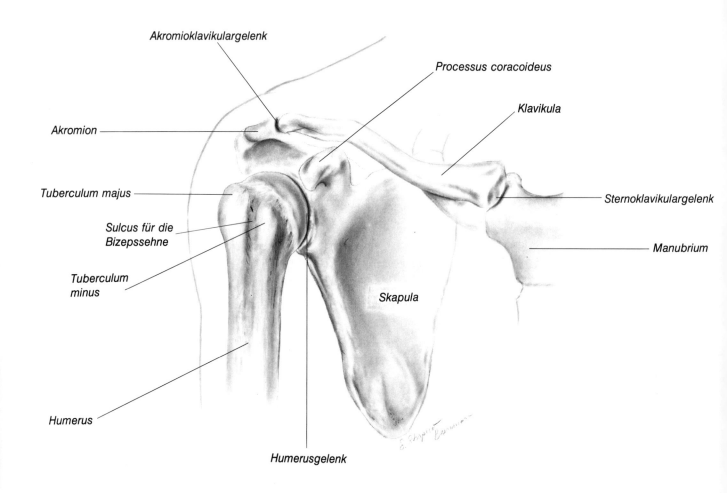

Anatomie und Physiologie

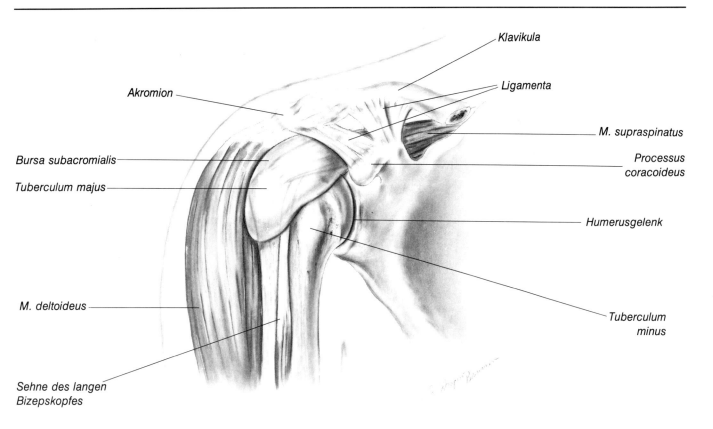

Am nach außen rotierten Arm sucht man jenen Sehnenstrang, der direkt medial vom Tuberculum majus verläuft. Lassen Sie ihn unter Ihren Fingern hin und her rollen. Das ist die Sehne des langen Bizepskopfes. Sie läuft in einer Rinne zwischen dem großen und dem kleinen Tuberculum.

Der Bogen, der durch das Akromion, das Korakoid und das Ligament zwischen ihnen gebildet wird, schützt das tiefergelegene Humerusgelenk (zwischen Skapula und Humerus). Die klinisch wichtige subakromiale Bursa liegt tief unter dem M. deltoideus, zwischen obengenanntem Bogen und dem darunterliegenden Humeruskopf. Normalerweise ist sie nicht tastbar. Der M. supraspinatus, der für die Abduktion des Armes in der Schulter wichtig ist, setzt direkt unter der Bursa am Tuberculum majus an.

Anatomie und Physiologie

Der *normale Bewegungsumfang des Schultergelenks* ist auf dieser Seite dargestellt:

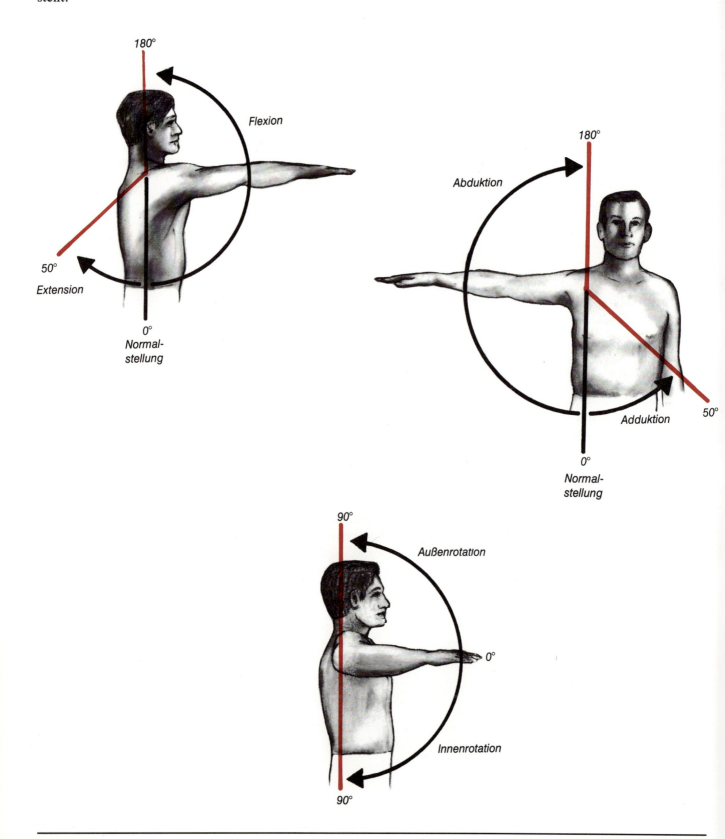

340 Muskel-Skelett-System

Anatomie und Physiologie

Fußgelenke und Füße. Die wichtigsten Orientierungspunkte am Fußgelenk sind 1. der mediale Malleolus, der knöcherne Vorsprung am distalen Ende der Tibia, und 2. der laterale Malleolus, das distale Ende der Fibula. Von jedem Malleolus erstrecken sich Bänder auf den Fuß. Die starke Achillessehne setzt an der Hinterseite der Ferse an.

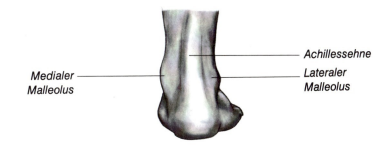

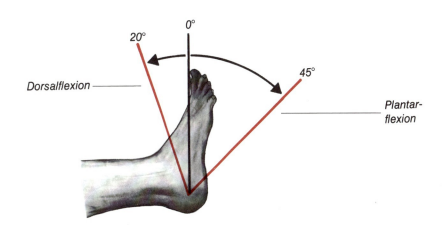

Dorsalflexion und Plantarflexion sind Funktionen des oberen Sprunggelenks (Articulatio talocruralis).

Supination und Pronation des Fußes sind Funktionen des unteren Sprunggelenks (Articulatio subtalaris und Articulatio talocalcaneonavicularis).

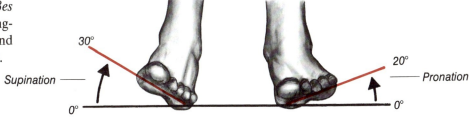

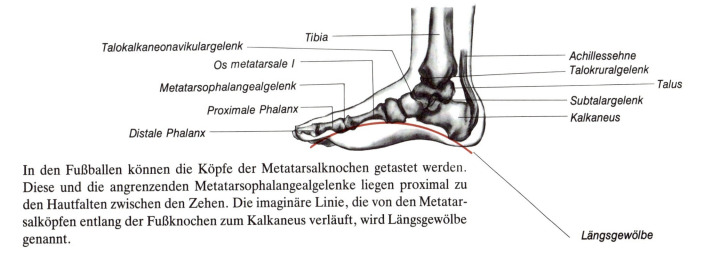

In den Fußballen können die Köpfe der Metatarsalknochen getastet werden. Diese und die angrenzenden Metatarsophalangealgelenke liegen proximal zu den Hautfalten zwischen den Zehen. Die imaginäre Linie, die von den Metatarsalköpfen entlang der Fußknochen zum Kalkaneus verläuft, wird Längsgewölbe genannt.

Anatomie und Physiologie

Das Knie. Suchen Sie die flache mediale Oberfläche der Tibia (Schienbein) und verfolgen Sie Ihren vorderen Rand nach oben bis zur Tuberositas der Tibia. Markieren Sie diese Stelle mit einem Farbstift. Verfolgen Sie nun den medialen Rand der Tibia nach oben, bis er in einen knöchernen Vorsprung mündet – den medialen Kondylus der Tibia. Dieser liegt etwas höher als die Tuberositas der Tibia. An einer entsprechenden Stelle auf der anderen Seite des Knies findet man einen ähnlichen Vorsprung – den lateralen Kondylus. Markieren Sie beide Kondylen mit einem Farbstift. Diese drei Punkte bilden ein gleichschenkliges Dreieck. An der lateralen Seite des Knies, etwas unterhalb des lateralen Kondylus, findet man das Fibulaköpfchen.

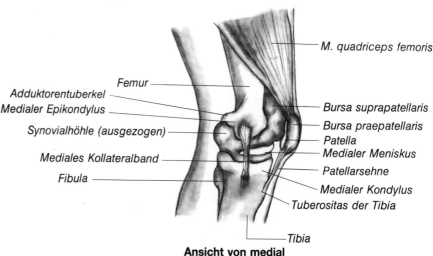

Ansicht von vorne

Fahren Sie mit Ihren Fingerspitzen fest an der medialen Oberfläche des Oberschenkels auf einer Linie, die der inneren Naht eines Hosenbeins entsprechen würde, entlang. Ihre Finger werden plötzlich auf einen knöchernen Vorsprung treffen, der ein wichtiger Orientierungspunkt am Knie ist. Das ist das Adduktorentuberkel des Femurs. Direkt darunter liegt der mediale Epikondylus des Femurs. Der laterale Epikondylus kann entsprechend auf der anderen Seite gefunden werden.

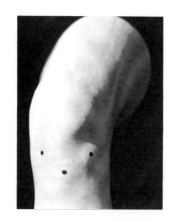

Linkes Knie

Bei leicht gebeugtem Knie legen Sie Ihre beiden Daumen – einen auf jeder Seite der Patellarsehne – in den Gelenkspalt zwischen Femur und Tibia. Direkt oberhalb dieser Gelenklinie liegt die Patella, eingebettet in die Quadrizepssehne. Sie artikuliert mit dem darunterliegenden Femur.

Ansicht von medial

342 Muskel-Skelett-System

Bei Kontraktion ist der M. quadriceps femoris oberhalb der Patella leicht zu erkennen. Achten Sie auf die normale Wölbung über und seitlich der Patella. Diese Stellen werden von der Gelenkhöhle ausgefüllt, einschließlich eines Ausläufers nach oben hinter den M. quadriceps, der Bursa suprapatellaris. Obwohl die Synovialmembran normalerweise weder sichtbar noch tastbar ist, können diese Stellen anschwellen, wenn das Gelenk entzündet ist. Der M. quadriceps setzt unterhalb der Patella mit der Patellarsehne an der Tuberositas der Tibia an (eigentlich müßte es Ligamentum patellare heißen, da es Knochen mit Knochen verbindet).

Auch verschiedene andere Strukturen im Knie sind von klinischer Bedeutung. Die Kollateralbänder verleihen dem Gelenk nach medial und lateral Stabilität, während die zwei Kreuzbänder (nicht abgebildet), die schräg durch das Knie ziehen, zur anteroposterioren Stabilität beitragen. Zwei halbmondförmige fibrös-knorpelige Scheiben – der mediale und der laterale Meniskus – bilden Kissen zwischen Tibia und Femur. Mehrere Bursae liegen um das Knie. Die Bursa praepatellaris z.B. liegt zwischen der Patella und der Haut, und die oberflächliche Bursa infrapatellaris liegt vor der Patellarsehne. Das weiche Gewebe, das vor dem Gelenkspalt auf beiden Seiten der Patellarsehne zu tasten ist, heißt infrapatellarer Fettkörper.

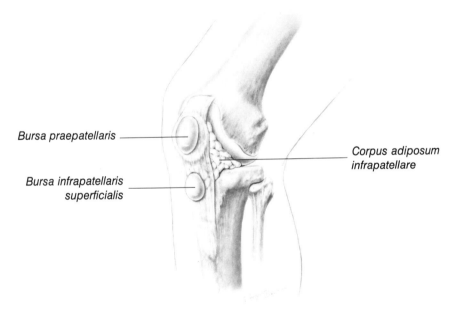

Anatomie und Physiologie

Die *Hauptbewegungen im Kniegelenk* sind Extension, Flexion und manchmal Hyperextension.

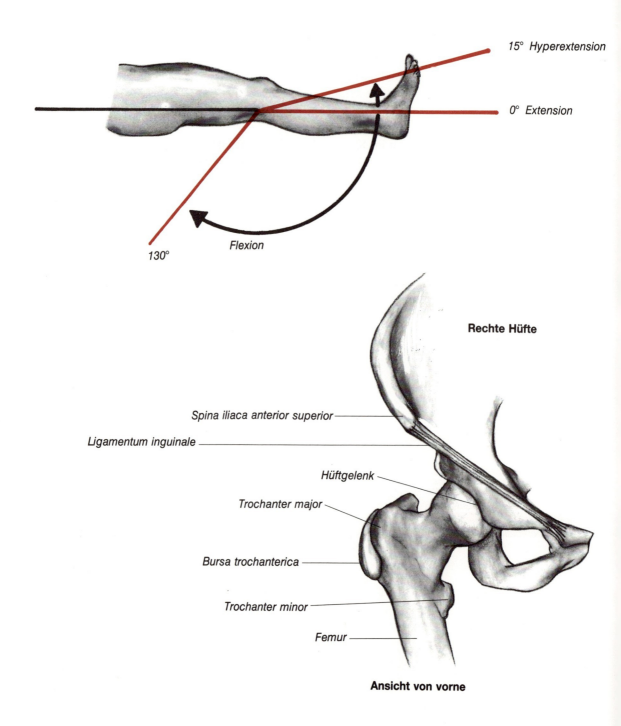

Becken und Hüften. Die Hüftgelenke liegen tief und sind nicht direkt tastbar. Der Trochanter major des Femur kann ungefähr eine Hand breit unterhalb des iliakalen Beckenkamms gefühlt werden. Die oberflächliche Bursa trochanterica liegt auf seiner posterolateralen Oberfläche.

Anatomie und Physiologie

Die möglichen *Bewegungen in der Hüfte* sind unten abgebildet.

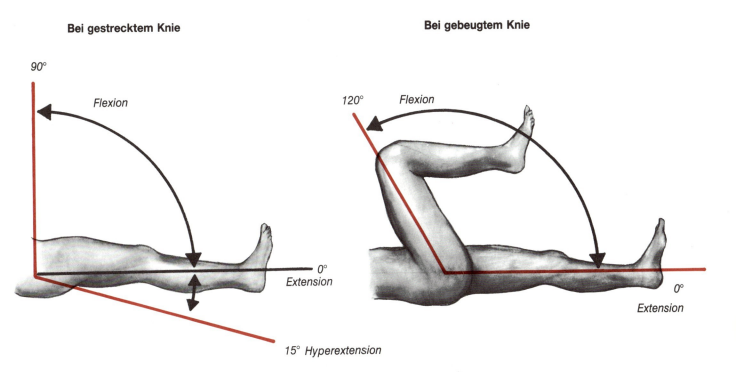

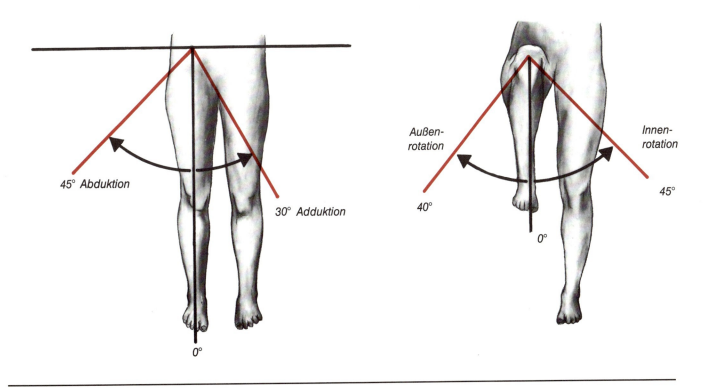

Anatomie und Physiologie

Wirbelsäule. Betrachten Sie den Patienten von hinten und suchen Sie folgende Orientierungspunkte: 1. die Spinalfortsätze, die beim Vorbeugen besser sichtbar werden, 2. die paravertebrale Muskulatur auf beiden Seiten der Mittellinie, 3. die Scapulae, 4. die Darmbeinkämme und 5. die Spinae iliacae posteriores superiores, meist durch Hautgrübchen gekennzeichnet. Die Spinalfortsätze von C7 und T1 treten meist besonders hervor. Eine imaginäre Linie zwischen den beiden Darmbeinkämmen verläuft durch den Spinalfortsatz von L4.

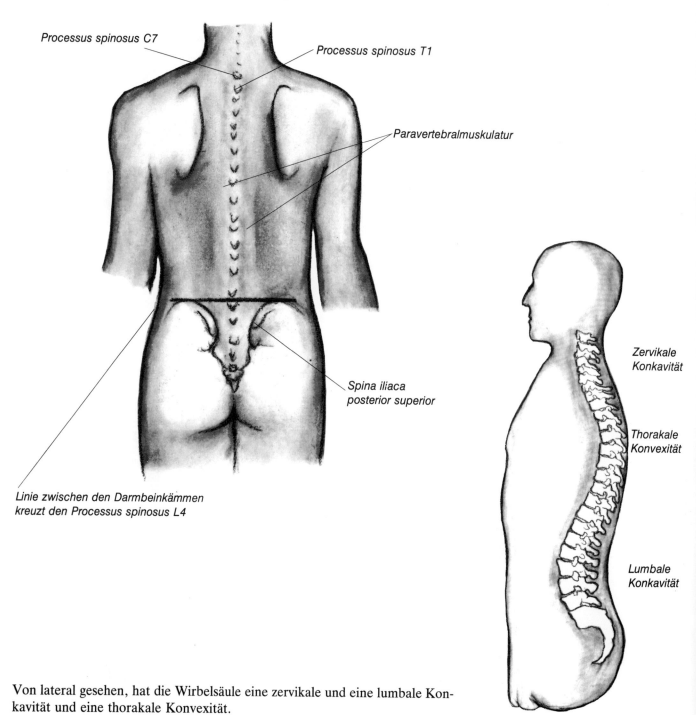

Von lateral gesehen, hat die Wirbelsäule eine zervikale und eine lumbale Konkavität und eine thorakale Konvexität.

Anatomie und Physiologie

Der beweglichste Teil der Wirbelsäule ist der Hals. Flexion und Extension erfolgen hauptsächlich zwischen dem Kopf und dem 1. Halswirbel, Rotation erfolgt vorwiegend zwischen dem 1. und dem 2. Wirbel, und Beugen nach lateral bezieht die Halswirbelsäule vom 2. bis zum 7. Wirbel mit ein.

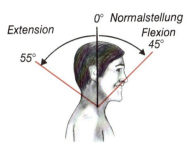

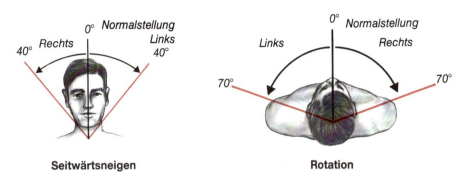

Bewegungen der übrigen Wirbelsäule (z.B. vom Sakrum bis zum Halsansatz) sind schwerer zu messen als jene des Halses und sind zudem einer beträchtlichen individuellen Variation unterworfen. Die hier abgebildeten Bewegungsbereiche sind daher nur grobe Richtlinien. Manche Untersucher ziehen es vor, das Vorwärtsbeugen nicht als Winkel anzugeben, sondern als Abstand zwischen den Fingerspitzen und dem Boden. Gleichgültig, welche Methode man verwendet, achten Sie auf die Lumbalgegend, während der Patient sich vorbeugt. Die lumbale Konkavität sollte in eine gleichmäßige Konvexität übergehen.

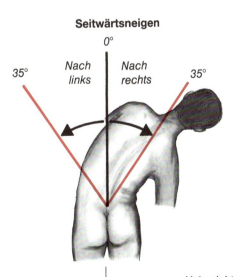

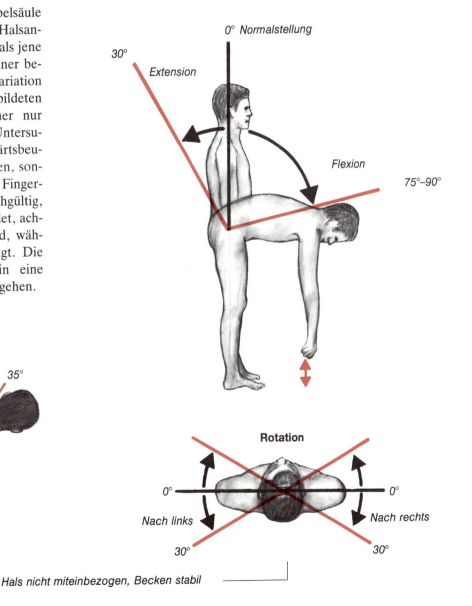

Anatomie und Physiologie

Altersabhängige Veränderungen

Während der Pubertät verändert sich das Muskel-Skelett-System erheblich in Größe, Proportionen und Stärke. Bei Jungen kommt es ungefähr zwischen 12,5 und 15 Jahren zum Wachstumsschub; dabei werden sie im Durchschnitt um 20 cm größer und um 20 kg schwerer. Bei Mädchen erfolgt dieser Wachstumsschub im Mittel um 2 Jahre früher und weniger ausgeprägt. Die Körperproportionen ändern sich in ziemlich regelmäßiger Reihenfolge: Die Beine werden länger, Hüften und Brust werden stärker und die Schultern breiter; schließlich wird der Stamm länger und der Thorax tiefer. Bei Jungen entwickeln sich die Schultern stärker, bei Mädchen die Hüften. Auch die Muskulatur nimmt an Größe und Stärke zu, vor allem bei Jungen. Siehe dazu die Abbildungen auf S. 44.

Wie bei der Sexualreifung, findet man auch bei der Entwicklung des Muskel-Skelett-Systems erhebliche individuelle Unterschiede. Jugendliche, die sich im Vergleich zu ihren Gleichaltrigen erst relativ spät entwickeln, sehen sich oft benachteiligt, obwohl sie ganz normal sind. Während der Pubertät besteht eine enge Beziehung zwischen Größenzunahme, Muskel-Skelett-Entwicklung und sexueller Reifung. Bei der Beratung von Jugendlichen sollte diese Kenntnis mitberücksichtigt werden, und man sollte sich nicht allein auf das Lebensalter beziehen.

Veränderungen des Muskel-Skelett-Systems treten auch im Erwachsenenalter und im späteren Leben auf. Bald nach dem Abschluß der Entwicklung werden die Erwachsenen unmerklich wieder kleiner. Deutliches Kleinerwerden folgt im höheren Alter. Der größte Längenverlust erfolgt im Stamm, da die Zwischenwirbelscheiben dünner werden und die Wirbelkörper sich verkürzen, durch Osteoporose sogar zusammenfallen können. Beugung in den Knie- und Hüftgelenken kann zu einer Verkleinerung der Erscheinung beitragen. Die Glieder einer älteren Person sehen daher im Vergleich zum Stamm lang aus.

Die Veränderungen der Zwischenwirbelscheiben und Wirbelkörper tragen auch zur Alterskyphose bei und vergrößern besonders bei Frauen den anteroposterioren Thoraxdurchmesser. Siehe Abb. auf S. 45.

Die Skelettmuskeln nehmen in Masse und Kraft ab. Die Hände eines alten Menschen sehen deshalb oft dünn und knöchrig aus, da die kleinen Handmuskeln atrophiert sind. Suchen Sie diesen Muskelschwund auf der Rückseite der Hände, wo die Atrophie der dorsalen Mm. interossei Aushöhlungen oder Rinnen hinterlassen kann. Wie auf der nächsten Seite abgebildet, ist diese Veränderung oft am deutlichsten zwischen dem Daumen und der übrigen Hand zu sehen (1. und 2. Metakarpalknochen), kann aber auch zwischen den übrigen Metakarpalknochen auftreten. Die Atrophie der kleinen Muskeln kann auch zu einer Abflachung des Thenar- und des Hypothenarballens der Handfläche führen.

Anatomie und Physiologie

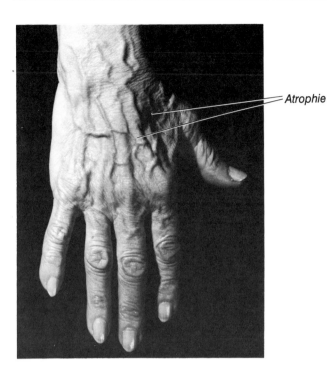
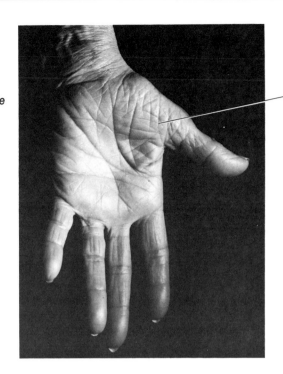

Atrophie

Abflachung bei mäßiger Atrophie

Obwohl diese Art von Muskelschwund bei jüngeren Menschen auf eine neurologische Erkrankung hinweisen würde, ist sie bei vielen älteren Personen normal. Die Kraft ist zwar etwas vermindert, insgesamt aber relativ gut erhalten. Auch an den Armen und Beinen kann eine Muskelatrophie sichtbar werden, wodurch die Gelenke übergroß hervortreten können.

Die Beweglichkeit der Gelenke nimmt im Alter ab, zum Teil aufgrund degenerativer Gelenkveränderungen, die oft eine übermäßige Belastung einzelner Gelenke in früheren Lebensjahren widerspiegeln.

Untersuchungstechniken

Allgemeines

Beim Untersuchen des Muskel-Skelett-Systems achtet man nicht nur auf die Strukturen, sondern auch auf die Funktionen. Während der Anamnese sollte man sich schon einen Überblick darüber verschafft haben, wie gut der Patient die normalen Aktivitäten des täglichen Lebens durchführen kann. Berücksichtigen Sie dies bei der physikalischen Untersuchung und achten Sie besonders auf folgende Funktionen:

1. Gehen, stehen, vorbeugen, sitzen, aufsetzen, aus dem Sitzen aufstehen, hochsteigen, drücken und greifen

2. Haare kämmen, Zähne putzen, essen, waschen, sich anziehen, sich den Po abputzen, eine Seite umschlagen.

Bei Ihrer ersten Begegnung mit dem Patienten haben Sie seine allgemeine Erscheinung, seine Körperproportionen und die Leichtigkeit seiner Bewegungen beurteilt. Mit Hilfe der Inspektion und Palpation werden nun einzelne Gelenke oder Gelenkgruppen, ihre Beweglichkeit und das umgebende Gewebe untersucht.

Achten Sie besonders auf:

1. Jede *Einschränkung* der normalen *Beweglichkeit* oder jede ungewöhnliche *Steigerung* der Beweglichkeit (Instabilität). Der Bewegungsumfang ist unterschiedlich zwischen den einzelnen Menschen und nimmt mit dem Alter ab.

   Verminderter Bewegungsumfang bei Arthritis, Entzündung des Gewebes um ein Gelenk, Fibrosierung in einem oder um ein Gelenk oder knöcherne Versteifung (Ankylosis)

2. Jede *Schwellung* in einem oder um ein Gelenk. Die Schwellung kann die Synovialmembran miteinbeziehen, die sich dann matschig oder teigig anfühlt, oder kann durch übermäßige Bildung von Synovialflüssigkeit in der Gelenkhöhle verursacht sein. Manchmal stammen Schwellungen nicht vom Gelenk selbst, sondern aus Gewebestrukturen um das Gelenk, wie Knochen, Sehnen, Sehnenscheiden, Bursen und Fett.

   Tastbare Matschigkeit oder Teigigkeit der Synovialmembran weist auf Synovitis hin. Tastbare Gelenkflüssigkeit bedeutet Erguß im Gelenk. Synovitis und Gelenkerguß treten oft gemeinsam auf.

3. *Druckschmerzhaftigkeit* des Gelenks oder seiner Umgebung. Versuchen Sie, die anatomische Struktur zu finden, die druckempfindlich ist.

   Arthritis, Tendinitis, Bursitis, Osteomyelitis

4. Erhöhte *Hauttemperatur*. Vergleichen Sie mit Ihren Fingerrücken das eine Gelenk mit dem entsprechenden der anderen Seite, oder, wenn beide betroffen sind, mit dem umliegenden Gewebe.

   Druckschmerz und Wärme über einer verdickten Synovialmembran weisen auf rheumatoide Arthritis hin.

5. *Rötung* der darüberliegenden Haut.

   Rötung der Haut über einem druckschmerzhaften Gelenk weist auf bakterielle Arthritis, Gicht-Arthritis oder eventuell auf rheumatisches Fieber hin.

Untersuchungstechniken

Auffällige Befunde

6. *Krepitation,* ein tastbares oder sogar hörbares Knirschen oder Reiben beim Bewegen des Gelenks

Krepitation deutet auf eine Aufrauhung des Gelenkknorpels hin und kann auch bei stenosierender Tenosynovitis gefühlt werden.

7. *Deformierungen,* wie z.B. Knochenvergrößerung, Subluxation (partiale Dislokation) oder Kontraktur

Knochenvergrößerung deutet auf degenerative Gelenkerkrankung hin.

8. *Zustand des umgebenden Gewebes,* einschließlich Muskelatrophie, sukutaner Knötchen und Hautveränderungen

Subkutane Knötchen bei rheumatoider Arthritis oder rheumatischem Fieber

9. *Muskelkraft.* Wie man die Muskelkraft prüft, ist in Kapitel 15 beschrieben.

Muskelschwäche und Atrophie bei rheumatoider Arthritis

10. *Symmetrie* des Krankheitsbefalls. Man stellt fest, ob die Veränderungen an mehreren Gelenken, symmetrisch an beiden Körperseiten oder nur an ein bis zwei Gelenken aufgetreten sind.

Ist nur ein Gelenk befallen, unterstützt dies die Wahrscheinlichkeit einer bakteriellen Arthritis. Bei der rheumatoiden Arthritis sind typischerweise mehrere symmetrische Gelenke befallen.

Wenn Sie einen Patienten mit schmerzhaften Gelenken untersuchen, seien Sie vorsichtig und führen Sie die Bewegungen langsam durch. Manchmal ist es für den Patienten angenehmer, wenn er die Bewegungen selbst ausführen kann. Lassen Sie sich zeigen, wie gut er es kann.

Die Gründlichkeit, mit der Sie das Muskel-Skelett-System untersuchen, wird von einem Patienten zum anderen sehr unterschiedlich sein. Bei einem beschwerdefreien Jugendlichen kann es z.B. ausreichen, wenn man die Körperproportionen und die großen Gelenke beurteilt und die Wirbelsäule genau untersucht. In diesem Kapitel wird eine sehr detaillierte Untersuchung beschrieben, wie man sie z.B. bei einem Patienten mit Gelenkbeschwerden durchführen könnte.

Skoliose ist ein wichtiges Problem bei Jugendlichen, besonders bei Mädchen, macht in den frühen Stadien jedoch oft keine Beschwerden.

Der Patient sitzt aufrecht

Kopf und Hals

Um das temporomandibuläre Gelenk zu tasten, hält man die Fingerspitze seines Zeigefingers direkt vor den Tragus der Ohren und bittet den Patienten, den Mund zu öffnen. Die Fingerspitzen sollten in den Gelenkspalt gleiten, sobald sich der Mund öffnet. Beurteilen Sie den Bewegungsumfang und achten Sie auf Schwellungen und Druckschmerz. Einschnappen oder Klicken kann bei Gesunden gefühlt und gehört werden.

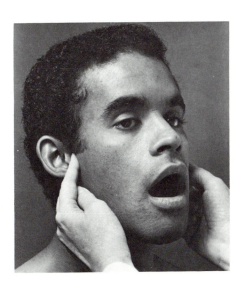

Schwellung, Druckschmerz und eingeschränkte Beweglichkeit deuten auf Arthritis hin.

Untersuchungstechniken | *Auffällige Befunde*

Inspizieren Sie den Hals nach Deformierungen und abnormer Haltung.

Tasten Sie nach Druckschmerz der Halswirbelsäule, der paravertebralen Muskeln und der Mm. trapezii.

Siehe Tab. 14.1: Veränderungen im Halsbereich (S. 365f.).

Untersuchen Sie den Bewegungsumfang, indem Sie den Patienten bitten,
  mit seinem Kinn seine Brust zu berühren (Flexion),
  mit seinem Kinn jede Schulter zu berühren (Rotation),
  mit jedem Ohr die entsprechende Schulter zu berühren (Seitwärtsneigen),
  den Kopf zurückzubeugen (Flexion).

Hände und Handgelenke

Untersuchen Sie den Bewegungsumfang der Finger und Handgelenke, indem Sie den Patienten bitten,

1. die Finger jeder Hand zu strecken und zu spreizen,

2. eine Faust zu machen und dabei die Daumen über die Fingerknöchelchen zu legen,

Bei der Dupuytrenschen Kontraktur kann die vollständige Streckung der Finger unmöglich sein.

Arthritis kann die Beweglichkeit aller Finger einschränken.

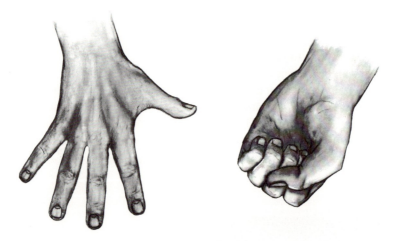

3. in den Handgelenken zu beugen und zu strecken, zu abduzieren und zu adduzieren.

Inspizieren Sie die Hände und Handgelenke auf Schwellungen, Rötungen, Knötchen, Deformierungen oder Muskelatrophie.

Siehe Tab. 14.2: Schwellungen und Deformierungen der Hand (S. 367ff.).

| *Untersuchungstechniken* | *Auffällige Befunde* |

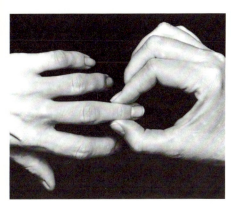

Palpieren Sie die mediale und laterale Seite jedes Interphalangealgelenks, indem Sie es zwischen Ihre Daumen und Zeigefinger nehmen. Achten Sie auf Schwellungen, Matschigkeit, Knochenvergrößerung oder Druckschmerz.

Knochenvergrößerung (Hyperostosis) der Interphalangealgelenke deutet auf degenerative Gelenkerkrankung hin. Die distalen Gelenke sind davon öfters betroffen als die proximalen. Die rheumatoide Arthritis befällt häufiger die proximalen Gelenke.

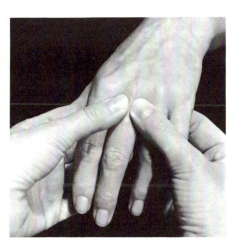

Palpieren Sie mit Ihren beiden Daumen die metakarpophalangealen Gelenke, direkt distal und seitlich jedes Knöchels.

Achten Sie auf Schwellung, Matschigkeit oder Druckschmerz.

Die rheumatoide Arthritis befällt oft die metakarpophalangealen Gelenke, degenerative Gelenkerkrankungen tun dies hingegen selten.

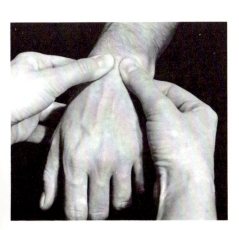

Palpieren Sie jedes Handgelenk, indem Sie Ihren Daumen auf den Handrücken und die anderen Finger auf die Unterseite des Handgelenks legen. Achten Sie auf Schwellung, Matschigkeit oder Druckschmerz.

Schwellung deutet auf rheumatoide Arthritis hin, wenn sie beidseitig auftritt und mehrere Wochen dauert.

Eine Gonokokkeninfektion kann das Handgelenk (Arthritis) oder die Sehnenscheiden des Handgelenks (Gonokokken-Tenosynovitis) befallen.

Untersuchungstechniken | *Auffällige Befunde*

Ellenbogen

Prüfen Sie den Bewegungsumfang, indem Sie den Patienten bitten, in den Ellenbogengelenken zu beugen und zu strecken, danach die gebeugten Arme seitlich an den Körper zu legen und die Handflächen nach oben (Supination) und nach unten (Pronation) zu drehen.

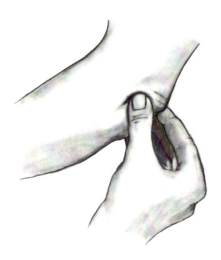

Unterstützen Sie den Unterarm des Patienten mit Ihrer gegenüberliegenden Hand, so daß sein Ellenbogen ungefähr um 70° gebeugt ist. Inspizieren und palpieren Sie den Ellenbogen, einschließlich der ulnaren Streckseite und des Processus olecrani, und achten Sie auf Knötchen und Schwellungen. Tasten Sie die Rinnen beidseits des Olekranons, wie abgebildet. Achten Sie dabei auf Verdickungen, Schwellungen oder Druckschmerz.

Untersuchen Sie den lateralen Epikondylus auf Druckschmerzhaftigkeit.

Druckschmerzhaftigkeit des lateralen Epikondylus bei Tennisellenbogen

Siehe Tab. 14.3: Geschwollene oder druckschmerzhafte Ellenbogengelenke (S. 370).

Schultern und Umgebung

Prüfen Sie den Bewegungsumfang, indem Sie den Patienten bitten, 1. beide Arme seitlich vom Kopf und gestreckt hochzuheben, 2. die Hände nach hinten auf den Hals zu legen und dabei die Ellenbogen zur Seite zu drücken (Außenrotation) und 3. die Hände nach hinten unten auf den Rücken zu legen (Innenrotation). Während dieser Bewegungen legt man die eigenen Hände auf die Schultern des Patienten und achtet auf Krepitation.

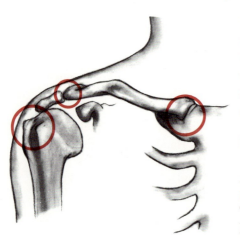

Inspizieren Sie von vorn die Schultern und den Schultergürtel und achten Sie auf Deformierungen, Schwellung oder Muskelatrophie. Von hinten inspiziert man die Scapulae und die dazugehörigen Muskeln.

Palpieren Sie nach Druckschmerz 1. im Sternoklavikulargelenk, 2. im Akromioklavikulargelenk und 3. im Schultergelenk selbst, einschließlich Tuberculum majus des Humerus und Bizepsrinne.

Siehe Tab. 14.4: Schmerzhafte Schultern (S. 371f.).

Untersuchungstechniken | *Auffällige Befunde*

Der Patient liegt

Füße und Fußgelenke

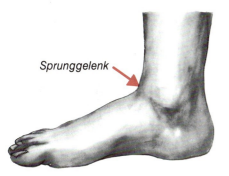
Sprunggelenk

Inspizieren Sie die Füße und Fußgelenke und achten Sie auf Deformierungen, Schwellungen, Schwielen oder Hühneraugen.

Siehe Tab. 14.5: Veränderungen der Füße und Zehen (S. 373f.).

Tasten Sie die Vorderfläche des Sprunggelenks, achten Sie auf Matschigkeit, Schwellung oder Druckschmerzhaftigkeit.

Bei Arthritis des Sprunggelenks; die Veränderungen können manchmal schwer von einem Ödem oder einer Entzündung des Unterhautbindegewebes zu unterscheiden sein.

Fühlen Sie, ob entlang der Achillessehne Knötchen zu finden sind.

Rheumaknötchen

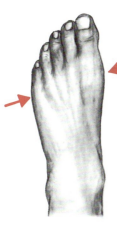

Prüfen Sie, ob Druckschmerz der Metatarsophalangealgelenke besteht, indem Sie den Vorfuß zwischen Ihrem Daumen und den anderen Fingern zusammendrücken.

Druckschmerzhaftigkeit der kleinen Metatarsophalangealgelenke ist ein frühes Zeichen bei rheumatoider Arthritis. Ein akuter Gichtanfall kann starken Schmerz, Druckschmerz, Schwellung oder Rötung des ersten Metatarsophalangealgelenks verursachen. Eine häufigere Ursache von Druckschmerz dieser Region ist eine entzündete Bursa über einem Hallux valgus (s. S. 373).

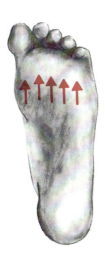

Jedes einzelne Gelenk kann noch weiter untersucht werden, indem man die Metatarsalköpfchen auf der Fußsohle einzeln zwischen dem Daumen und den anderen Fingern zusammendrückt.

Untersuchungstechniken

Prüfen Sie die Beweglichkeit im Sprunggelenk und im Fuß:

1. Führen Sie im oberen Sprunggelenk Dorsal- und Plantarflexion durch.

2. Stabilisieren Sie die Fessel mit einer Hand, mit der anderen umgreifen Sie die Ferse und drücken Sie den Fuß im unteren Sprunggelenk nach innen und außen.

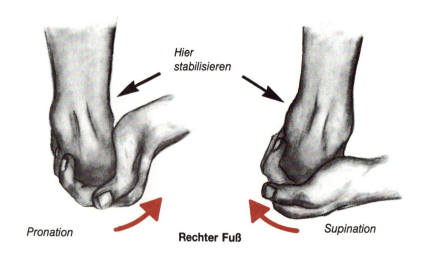

3. Stabilisieren Sie die Ferse, und drücken Sie den Vorfuß nach innen und außen; damit prüft man die transversalen Fußgelenke.

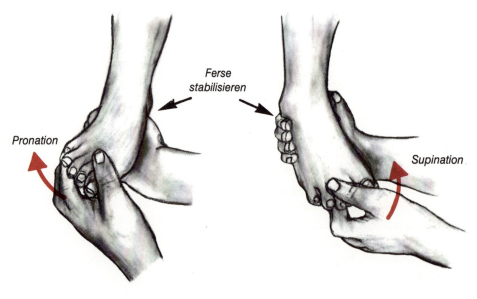

4. Beugen Sie die Zehen in den Metatarsophalangealgelenken.

Auffällige Befunde

Diese Untersuchungen helfen bei der Unterscheidung, welches Gelenk eines arthritischen Fußes betroffen ist.

Ein arthritisches Gelenk ist meist schmerzhaft, gleichgültig, in welche Richtung es bewegt wird. Im Gegensatz dazu tritt bei einer Bänderzerrung der größte Schmerz dann auf, wenn das betroffene Band gedehnt wird. Bei einer häufigen Form von verstauchtem Fuß z.B. verursachen Einwärtsknicken und Plantarflexion des Fußes Schmerz, während Auswärtsdrehen und Dorsalflexion relativ schmerzfrei sind.

Untersuchungstechniken | *Auffällige Befunde*

Knie und Hüften

Inspizieren Sie die *Knieregion*; achten Sie auf Deformierungen, eine mögliche Atrophie des M. quadriceps und Fehlen der normalen Vertiefungen rund um die Patella.

„O"-Beine (Genu varum), "X"-Beine (Genu valgum) oder Beugekontrakturen (Unmöglichkeit vollständiger Streckung)

Verlust normaler Vertiefungen oberhalb und seitlich der Patella deutet auf Verdickung der Synovialmembran oder Flüssigkeit im Kniegelenk hin.

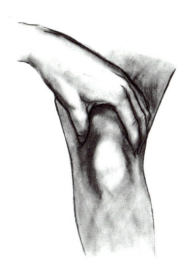

Palpieren Sie zwischen Ihrem Daumen und den anderen Fingern die Stelle des suprapatellaren Ausläufers der Synovialmembran, und achten Sie auf Verdickungen, Matschigkeit oder Druckschmerzhaftigkeit. Fühlen Sie, ob im Bereich des Kniegelenks ein Knochen vergrößert ist.

Siehe Tab. 14.6: Schwellungen im Bereich der Kniegelenke (S. 375).

Verdickung, Matschigkeit oder Druckschmerz deuten auf Entzündungen der Synovialmembran des Kniegelenks hin.

Knochenvergrößerung findet man bei fortgeschrittener, degenerativer Gelenkerkrankung.

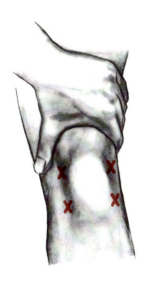

Drücken Sie Ihre Hand auf den suprapatellaren Ausläufer der Synovialmembran und palpieren Sie 1. auf beiden Seiten der Patella und 2. über dem tibiofemoralen Gelenkspalt. Suchen Sie nach Verdickungen, Matschigkeit oder Flüssigkeit. Beurteilen Sie die Druckschmerzhaftigkeit des Gelenkspalts und der Stellen nahe den femoralen Epikondylen. Klagt ein Jugendlicher über ein schmerzhaftes Knie, drückt man auf die Tuberositas der Tibia und achtet dabei auf Schwellung oder Druckschmerzhaftigkeit.

Siehe Tab. 14.7: Umschriebene Schmerzhaftigkeit im Knie (S. 376f.).

Eine druckschmerzhafte geschwollene Tuberositas der Tibia bei einem Jugendlichen deutet auf die Osgood-Schlattersche Krankheit hin.

Palpieren Sie die Kniekehle nach Schwellungen oder Zysten. (Diese können oft leichter gefunden werden, wenn der Patient bei der Untersuchung mit durchgestreckten Kniegelenken steht.)

Untersuchungstechniken

Auffällige Befunde

Vermutet man geringe Flüssigkeitsmengen im Kniegelenk (da z.B. die Vertiefungen um die Patella verstrichen sind), sucht man nach einem *Anschwellungszeichen:*

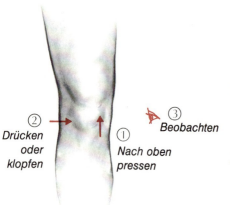

1. Pressen Sie mit Ihrem Handballen auf der medialen Seite des Knies fest 2- bis 3mal nach oben, um Flüssigkeit zu verlagern.

2. Danach drückt oder klopft man direkt hinter dem lateralen Rand der Patella auf das Knie.

3. Beobachten Sie, ob Flüssigkeit in die Vertiefung medial der Patella zurückfließt. Normalerweise ist das nicht der Fall.

Anschwellung deutet auf Flüssigkeitsansammlung im Kniegelenk hin. Mit diesem Zeichen kann eine sehr kleine Flüssigkeitsmenge sichtbar gemacht werden, es kann aber fehlen, wenn eine große Menge Flüssigkeit unter Druck steht.

Versuchen Sie, eine „tanzende Patella" zu erzeugen. Umfassen Sie mit einer Hand fest den Oberschenkel direkt oberhalb des Knies. Dabei drückt man Flüssigkeit aus dem oberen Teil der Gelenkhöhle in den Raum zwischen Patella und Femur. Mit den Finger der anderen Hand drückt man die Patella ruckartig gegen das Femur und achtet auf ein fühlbares Anschlagen. Wenn keine Flüssigkeit da ist, kann dieses Zeichen nicht ausgelöst werden.

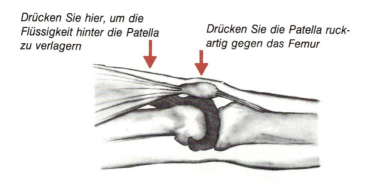

Ein tastbarer leichter Stoß deutet auf Flüssigkeit im Kniegelenk hin. Das „Tanzen der Patella" ist ein weniger empfindlicher Test als das Erzeugen eines Anschwellungszeichens, ist aber nützlich bei größeren Mengen von Flüssigkeit.

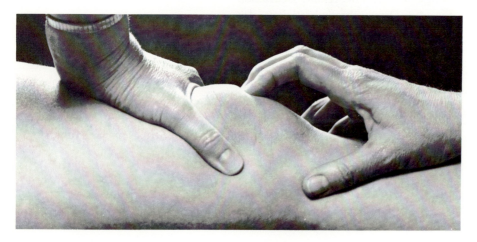

Untersuchungstechniken *Auffällige Befunde*

Bewegungsumfang der Knie- und Hüftgelenke. Untersuchen Sie die Rotation in der Hüfte, indem Sie jedes Bein um seine eigene Achse hin und her rollen.

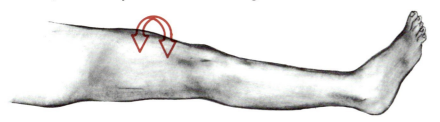

Durch Beobachten der Patella und des Fußes während der Bewegung schätzt man den Bewegungsumfang. Schmerzen in der Hüfte bei dieser Untersuchung erfordern große Zurückhaltung und Vorsicht bei weiteren Untersuchungen.

Man bittet den Patienten, das Knie gegen die Brust hochzuziehen und es fest gegen das Abdomen zu pressen.

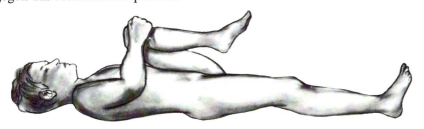

Beugung des gegenüberliegenden Oberschenkels weist auf eine Beugedeformierung jener Hüfte hin.

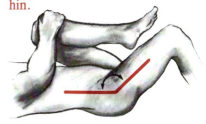

Beobachten Sie den Grad der Beugung in der Hüfte und im Knie. Zusätzlich achtet man darauf, ob der andere Oberschenkel dabei ausgestreckt liegen bleibt.

Legen Sie den Fuß des Patienten auf die gegenüberliegende Patella und ziehen Sie das Knie nach lateral. Dadurch rotieren Sie das Bein in der Hüfte nach außen. Dieser Vorgang vereint Beugung, Abduktion und Außenrotation in der Hüfte.

Schmerzen in der Hüfte oder Bewegungseinschränkung lassen eine Veränderung im Hüftgelenk, z.B. eine Arthritis, vermuten.

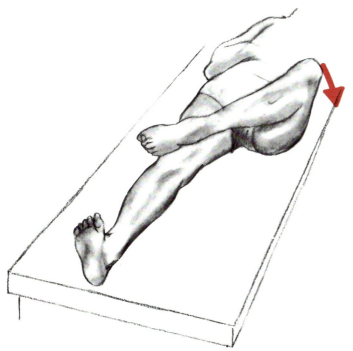

Untersuchungstechniken

Auffällige Befunde

Danach rotiert man die Hüfte nach innen, indem man das Knie nach medial und den Fuß nach lateral zieht.

Schmerzen in der Hüfte oder Bewegungseinschränkung weisen auf eine Veränderung, z.B. eine Arthritis, der Hüfte hin.

Während man das Bein des Patienten wieder in seine Ruhelage zurückführt, umgreift man mit einer Hand das Kniegelenk, um nach einer Krepitation zu suchen.

Der Patient steht

Wirbelsäule

Die Bekleidung soll eine ausreichende Inspektion der Wirbelsäule des Patienten ermöglichen.

Man inspiziert das Profil der Wirbelsäule und achtet dabei auf die normalen Krümmungen der Hals-, Brust- und Lendenwirbelsäule.

Siehe Tab. 14.8: Wirbelsäulenverkrümmungen (S. 378f.).

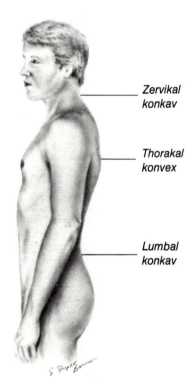

Zervikal konkav

Thorakal konvex

Lumbal konkav

Stellen Sie sich hinter den Patienten und inspizieren Sie die Wirbelsäule nach seitlichen Verkrümmungen. Achten Sie auf Höhenunterschiede zwischen beiden Schultern, Beckenkämmen und den Hautfalten unter den beiden Gesäßhälften.

Ungleiche Höhe der Beckenkämme (d.h., ein schiefes Becken) kann darauf hinweisen, daß die Beine unterschiedlich lang sind. Adduktions- oder Abduktionsdeformierungen der Hüfte können auch ein schiefes Becken verursachen.

Achten Sie auf Varus- oder Valgus-Deformierungen, Schwellungen in der Kniekehle oder Plattfüße.

Prüfen Sie den Bewegungsumfang der Wirbelsäule.

Untersuchungstechniken

Bitten Sie den Patienten, sich vorzubeugen und seine Zehen zu berühren (Flexion). Achten Sie auf die Symmetrie der Bewegung, den Bewegungsumfang, den Abstand seiner Fingerspitzen vom Boden und die Krümmung in der Lumbalregion. Mit zunehmender Beugung sollte die lumbale Konkavität in eine Konvexität übergehen. Die Flexion in der Lendenwirbelsäule kann auch geprüft werden, indem man zwei oder drei Finger an benachbarte Spinalfortsätze legt und ihr Auseinanderweichen während des Beugens beurteilt.

Setzen Sie sich nieder, halten Sie mit Ihren Händen das Becken des Patienten fest, und bitten Sie ihn, 1. sich seitwärts zu neigen (Lateralflexion), 2. sich nach rückwärts zu beugen (Extension) und 3. seine Schultern hin und her zu bewegen (Rotation).

Bitten Sie nun den Patienten, seine Hände auf den Untersuchungstisch zu legen – die Handflächen nach unten –, die Arme zu strecken und das Körpergewicht darauf zu verlagern. Mit den Daumen tastet man nun die Wirbelsäule nach Druckschmerzhaftigkeit ab. Sie können dazu auch die Wirbelsäule mit der ulnaren Fläche Ihrer Faust abklopfen (nicht zu fest).

Inspizieren und palpieren Sie die paravertebrale Muskulatur nach Druckschmerzhaftigkeit und Verkrampfungen. Gibt der Patient Schmerzen an, untersucht man auch alle jene Regionen, die dafür verantwortlich sein könnten. Versuchen Sie festzustellen, welche der darunterliegenden Gewebe betroffen sind. Über der Spina iliaca posterior superior liegt normalerweise ein Hautgrübchen, es markiert den Übergang zur Sakroiliakalregion.

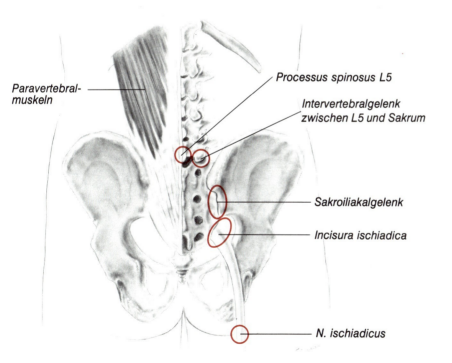

Weitere Untersuchungsmöglichkeiten zur Diagnose eines Bandscheibenvorfalls finden Sie auf S. 363.

Auffällige Befunde

Bleibt die lumbale Konkavität erhalten und treten die Spinalfortsätze nicht auseinander, ist dies ein Hinweis für Spondylitis (Arthritis der Wirbelsäule).

Verminderte Beweglichkeit der Wirbelsäule bei degenerativer Gelenkerkrankung und ankylosierender Spondylitis.

Bei Osteoporose, Tumoren oder Infektionen der Wirbelsäule kann das Abklopfen Schmerzen hervorrufen.

Ein paravertebraler Muskel, der verkrampft ist, springt vor, fühlt sich hart an und ist für gewöhnlich druckempfindlich.

Denken Sie daran, daß Druckschmerzhaftigkeit des kostovertebralen Winkels eher eine Niereninfektion als eine Erkrankung des Muskel-Skelett-Systems bedeuten kann.

Einklemmungen der Intervertebralscheiben, meist zwischen L5 und S1 oder zwischen L4 und L5, können Druckschmerz im Bereich der Spinalfortsätze, der Intervertebralgelenke, der paravertebralen Muskeln, der Incisura ischiadica und des N. ischiadicus verursachen.

Auch bei der rheumatoiden Arthritis kann Druckschmerz der Intervertebralgelenke auftreten. Die ankylosierende Spondylitis kann Druckschmerz im Sakroiliakalgelenk bewirken.

Untersuchungstechniken *Auffällige Befunde*

Besteht der Verdacht auf eine Spondylitis, bittet man den Patienten, sich wieder gerade hinzustellen, und mißt seine Brustkorbexpansionen bei voller Inspiration und Exspiration. Man verwendet dazu ein nichtelastisches Maßband und legt es in der Höhe der Brustwarzen (oder bei Frauen etwas darüber) um den Thorax. Die normale Ausdehnung bei jungen Erwachsenen beträgt mindestens 5 bis 6 cm.

Verminderte Brustkorbexpansion bei Spondylitis

Besondere Untersuchungen

Bei Verdacht auf Karpaltunnelsyndrom. Schmerzen und Taubheit in der Hand, besonders nachts, deuten auf dieses Syndrom hin. Halten Sie das Handgelenk des Patienten für 60 Sekunden in Beugestellung.

Das Zeichen ist positiv, wenn Taubheit und Prickeln im Versorgungsbereich des N. medianus (d.h., an der Palmarfläche des Daumens, des Zeige- und Mittelfingers und angrenzenden Teils des Ringfingers) auftreten. Dies weist auf eine Kompression des N. medianus im Handgelenk hin.

Bei Instabilität der Kniegelenke. Prüfen Sie die Stabilität immer, wenn der Patient über Einknicken oder Nachgeben der Knie klagt. Der Patient hat sein Bein gestreckt. Man hält den Oberschenkel mit der einen Hand fest, umfaßt mit der anderen die Fessel und versucht nun, das Bein im Kniegelenk zu adduzieren und zu abduzieren. Normalerweise ist fast keine Bewegung möglich.

Beweglichkeit bei der Abduktion deutet auf Überdehnung oder Riß des medialen Kollateralbandes hin, bei Adduktion des lateralen Kollateralbandes.

Wenn der Patient liegt, beugt man das Knie bis zu 90°. Stabilisieren Sie den Fuß, indem Sie sich leicht daraufsetzen. Umfassen Sie den Unterschenkel unterhalb des Knies und versuchen Sie, dieses vorwärts und rückwärts zu schieben. Normalerweise ist keine oder nur eine geringe Bewegung möglich.

Eine erhöhte Beweglichkeit nach vorne weist auf eine Instabilität des vorderen Kreuzbandes hin, erhöhte Beweglichkeit nach hinten auf eine Instabilität des hinteren Kreuzbandes.

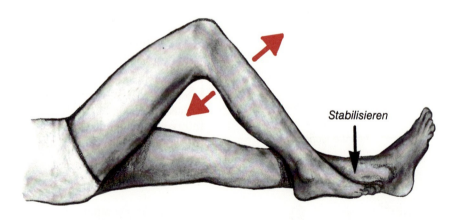
Stabilisieren

Bei Verdacht auf Meniskusriß. Ein Meniskusriß kann dann vermutet werden, wenn lokaler Druckschmerz oder Schmerz bei Adduktion oder Abduktion des Beins im Knie besteht (s. den Stabilitätstest des Knies oben.)

Siehe Tab. 14.7: Umschriebene Schmerzhaftigkeit im Knie (S. 376f.).

Untersuchungstechniken

Auch der folgende Test kann hilfreich sein: Man beugt das Knie bei liegendem Patienten so weit, daß der Fuß möglichst nahe an das Gesäß herankommt. Man legt nun eine Hand so auf das Knie, daß Daumen und Zeigefinger auf je einer Seite des Gelenkspalts liegen. Mit der anderen Hand umfaßt man die Ferse und rotiert den Fuß und den Unterschenkel nach lateral, wobei man sowohl die Hand als auch den Unterarm verwendet. In dieser Rotationstellung streckt man dann das Knie zu einem rechten Winkel. Fühlen und horchen Sie auf ein Knacken.

Auffällige Befunde

Ein tastbares oder hörbares Knacken, das vom Patienten als eines seiner Symptome angegeben wird und manchmal mit Schmerz verbunden ist, weist auf einen Riß des medialen Meniskus hin.

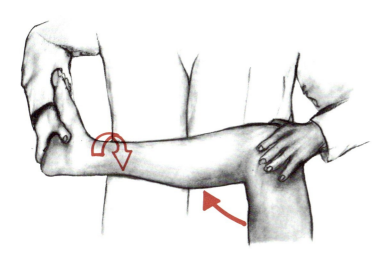

Wiederholen Sie die Untersuchung, führen Sie dabei jedoch die Rotation des Fußes nach medial durch.

Ein vergleichbares Knacken deutet auf einen Abriß des lateralen Meniskus hin.

Bei Verdacht auf Bandscheibenprolaps. Klagt der Patient über tiefe Rückenschmerzen oder ischialgiforme Schmerzen, führt man den Beinhebetest durch. Dabei hebt man das gestreckte Bein des Patienten so weit hoch, bis Rückenschmerzen auftreten. Dann beugt man den Fuß nach dorsal. Straffe Kniesehnen können normalerweise ein unangenehmes bis schmerzhaftes Ziehen in der Kniekehle hervorrufen.

Rückenschmerzen (nicht Schmerzen bei straffen Kniesehnen), die beim Hochheben eines gestreckten Beins auftreten und durch Dorsalflexion des Fußes noch verstärkt werden, treten auf, wenn auf lumbosakrale Nervenwurzeln Druck ausgeübt wird, z.B. durch eine prolabierte Bandscheibe. Vergessen Sie nicht, die Beine auf neurologische Ausfälle zu untersuchen, wie Sensibilitätsverlust, Verminderung der Kraft oder abgeschwächte Reflexe.

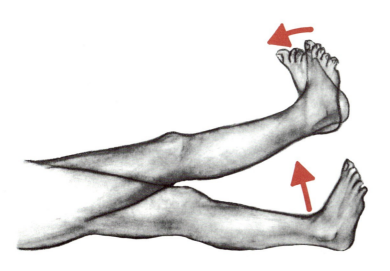

Untersuchungstechniken

Auffällige Befunde

Bei sakroiliakalen Schmerzen. Der Patient legt sich an eine Seite des Untersuchungstisches. Während er das gegenüberliegende Knie fest umfaßt und gegen sein Abdomen drückt, senkt man vorsichtig das ausgestreckte Bein des Patienten über den Rand des Untersuchungstisches. Dabei wird das Bein im Hüftgelenk überstreckt.

Liegt eine sakroiliakale Erkrankung vor, treten sakroiliakale Schmerzen an der überstreckten Seite auf.

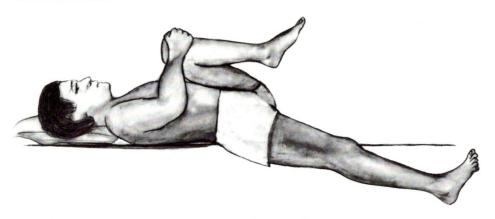

Der Patient legt sich nun auf die andere Seite des Tisches und man wiederholt die Untersuchung mit dem gegenüberliegenden Bein.

Längenmessung der Beine. Besteht der Verdacht, daß die Beine des Patienten ungleich lang sind, mißt man sie ab. Der Patient muß sich dazu entspannen, symmetrisch flach auf den Rücken legen und die Beine ausstrecken. Man mißt mit einem Maßband den Abstand zwischen Spina iliaca anterior superior und dem medialen Malleolus. Das Maßband sollte das Knie auf seiner medialen Seite kreuzen.

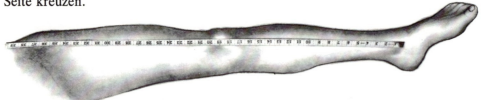

Beschreibung eingeschränkter Beweglichkeit eines Gelenks. Ein eingeschränkter Bewegungsumfang eines Gelenks sollte für gewöhnlich in Graden angegeben werden. Zwei Beispiele folgen. Im ersten kann die Normalstellung des Gelenks nicht erreicht werden, es liegt eine Beugekontraktur vor. Die Zahlen in den Klammern zeigen die abgekürzte Schreibweise.

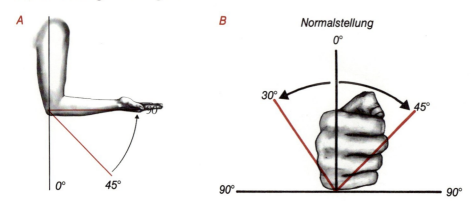

A. Beugung im Ellenbogengelenk von 45° bis 90° (45°→90°),
 – oder –
Im Ellenbogengelenk besteht eine Beugekontraktur von 45°, Beugung bis 90° (45°→90°).

B. Supination im Ellenbogengelenk = 30° (0°→30°)
Pronation im Ellenbogengelenk = 45° (0°→45°).

364 Muskel-Skelett-System

Tabelle 14.1 Veränderungen im Halsbereich.

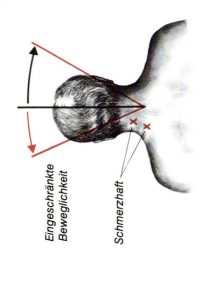

Muskelverspannung

Eingeschränkte Beweglichkeit

Schmerzhaft

Akute, sich selbst limitierende Episoden von Muskelverspannungen und Schmerzen im Nacken sind für den „steifen Hals" charakteristisch. Die Ursache ist unbekannt. Die betroffenen Muskeln, meist der Trapezius, sind druckschmerzhaft und fühlen sich strangförmig an. Die Schmerzen werden oft durch Seitwärtsneigen zur gesunden Seite verstärkt. Mehr chronische stechende Schmerzen oder Verspannungen im Bereich des Nackens sind ebenso häufig. Sie können bei chronisch einseitiger Körperhaltung, Spannungszuständen und Depression auftreten. Suchen Sie nach druckempfindlichen Muskelsträngen, wenn der Patient über chronische Kopf- oder Nackenschmerzen klagt.

Vorfall einer zervikalen Bandscheibe

Eingeschränkte Beweglichkeit

Schmerzhaft

Akute und rezidivierende Nackenschmerzen können durch Vorfall einer Zwischenwirbelscheibe, die auf eine Halsnervenwurzel drückt, hervorgerufen werden. Die Muskeln des Halses und im Bereich der Skapula können auf der betroffenen Seite druckschmerzhaft und verkrampft sein. Die Lokalisation hängt von der betroffenen Bandscheibe ab. Bewegungen des Halses, besonders die Extension und das Seitwärtsneigen zur betroffenen Seite, sind durch den Schmerz behindert. Suchen Sie an den Armen Zeichen einer Nervenwurzelbeteiligung: Stellen verminderter oder fehlender Sensibilität und Zeichen peripherer motorischer Neuronenschädigung (Atrophie, Faszikulieren und verminderte Reflexe).

▶ Fortsetzung

Tabelle 14.1 (Fortsetzung).

Zervikale Spondylose

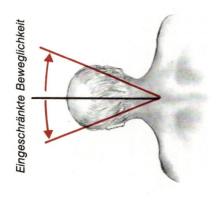

Eingeschränkte Beweglichkeit

Die zervikale Spondylose ist eine chronische Erkrankung mit Degeneration einer oder mehrerer Zwischenwirbelscheiben des Halses, Verengung der Gelenkspalten und mit den Hyperostosen der degenerativen Arthritis. Geringe Schmerzen im Nacken und eingeschränkte Beweglichkeit sind häufig. Zwei Komplikationen sind wichtig: 1. Druck auf eine Nervenwurzel mit den Zeichen und Symptomen wie bei Prolaps einer zervikalen Bandscheibe und 2. seltener, Druck auf das Rückenmark selbst. Letzteres kann Zeichen einer zentralen Schädigung motorischer Neuronen (Schwäche, Spastik, gesteigerte Reflexe) und Sensibilitätsverlust (besonders der Vibration) in den Beinen verursachen.

Ankylosierende Spondylitis

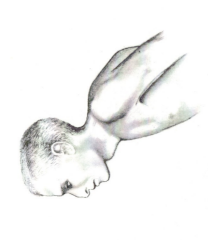

Die ankylosierende Spondylitis beginnt meist in den sakroiliakalen Gelenken und im unteren Teil des Rückens. Der Hals wird erst relativ spät im Krankheitsverlauf betroffen. Die Diagnosestellung der Halsbeteiligung ist daher selten schwierig. Einschränkung der Beweglichkeit und druckschmerzhafte, verkrampfte Muskeln sind häufig frühe Zeichen. Das späte Bild einer schweren Krankheitsform ist hier gezeigt. Der Kopf und der Hals sind vorwärtsgezogen und kontrastieren mit der kyphotischen Brustwirbelsäule. Immobilität des Halses kann den Patienten zwingen, den ganzen Körper zu drehen, wenn er zur Seite sehen will.

Tabelle 14.2 Schwellungen und Deformierungen der Hand.

Degenerative Gelenkerkrankung (Osteoarthrose)

Knötchen auf der dorsolateralen Seite der distalen Interphalangealgelenke sind die Erkennungszeichen der degenerativen Gelenkerkrankung oder Osteoarthrose und werden Heberdensche Knoten genannt. Gewöhnlich hart und schmerzlos, treten sie bei Personen mittleren oder höheren Alters auf und sind sehr häufig mit degenerativen Veränderungen anderer Gelenke verbunden. Beugungs- und Deviationsdeformierungen können entstehen. Ähnliche Knötchen auf den proximalen Interphalangealgelenken, Bouchard-Knoten genannt, sind seltener. Die Metakarpophalangealgelenke sind nicht betroffen.

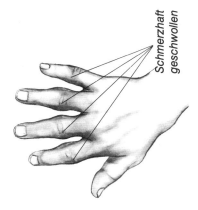

Radiale Deviation der distalen Phalanx

Heberden-Knoten

Bouchard-Knoten

Metakarpophalangealgelenke nicht betroffen

Akute Rheumatoidarthritis

Druckempfindliche, schmerzhafte, steife Gelenke sind für die Rheumatoidarthritis charakteristisch. Symmetrischer Befall auf beiden Körperseiten ist typisch. Die proximalen Interphalangeal- und die Handgelenke sind oft betroffen, hingegen selten die distalen Interphalangealgelenke. Patienten mit akuter Erkrankung zeigen spindelförmige Schwellungen der proximalen Interphalangealgelenke.

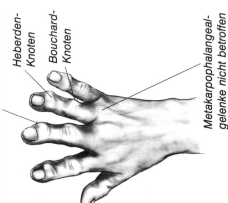

Schmerzhaft geschwollen

Chronische Rheumatoidarthritis

Schreitet der arthritische Prozeß fort, treten chronische Schwellungen und Verdickungen der Metakarpophalangeal- und proximalen Interphalangealgelenke auf. Der Bewegungsumfang wird eingeschränkt und die Finger können sich nach der ulnaren Seite deformieren. Die interossären Muskeln atrophieren. Die Finger können „Schwanenhalsdeformierungen" zeigen (Hyperextension der proximalen Interphalangealgelenke mit Beugekontraktur der distalen Interphalangealgelenke). Weniger häufig ist die „Knopflochdeformierung" (persistierende Beugung des proximalen Interphalangealgelenks mit Hyperextension des distalen Interphalangealgelenks).

Rheumatische Knötchen können im akuten und chronischen Stadium auftreten.

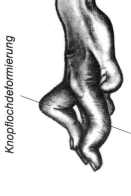

Knopflochdeformierung

Schwanenhalskontraktur

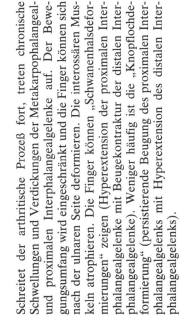

Ulnardeviation

Geschwollen, verdickt

Rheumatisches Knötchen

Muskelatrophie

▶ Fortsetzung

Tabelle 14.2 (Fortsetzung).

Chronische Gicht

Die Deformierungen, die bei langbestehender chronischer Gicht mit Tophi-Bildung auftreten, können manchmal jene der Rheumatoidarthritis oder der Osteoarthrose nachahmen. Der Gelenkbefall ist meist nicht so symmetrisch wie bei der Rheumatoidarthritis. Akute Entzündungszeichen können vorhanden sein. Knotige Schwellungen um die Gelenke können manchmal ulzerieren und weiße kalkartige Urate absondern.

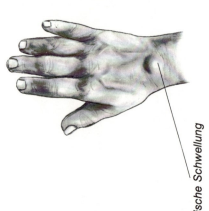

Geschwollen
Knotige Schwellung
Drainierender Tophus

Ganglion

Ganglien sind zystische, runde, gewöhnlich nicht druckempfindliche Schwellungen, die sich über Sehnenscheiden oder Gelenkkapseln befinden. Das Dorsum der Hand und des Handgelenks sind häufig betroffen. Beim Beugen des Handgelenks kommen Ganglia des Handgelenks deutlicher zum Vorschein. Extension führt meist zu ihrem Verschwinden. Ganglien können auch an anderen Stellen der Hände, Handgelenke, Fesseln und Füße entstehen.

Zystische Schwellung

Infektionen der Sehnenscheiden und der Handfläche

Akute Tenosynovitis

Infektion der Flexorensehnenscheiden (akute Tenosynovitis) kann die Folge einer lokalen Verletzung sein, selbst wenn diese nur sehr klein war. Im Gegensatz zur Arthritis entstehen Druckschmerz und Schwellung nicht im Gelenk, sondern entlang der Sehnenscheiden, von der distalen Phalanx bis zur Höhe der Metakarpophalangealgelenke. Der Finger ist leicht gebeugt. Versuche, ihn zu strecken, sind sehr schmerzhaft.

Schmerzen beim Strecken
Schwellung und Schmerz entlang der Sehne
Finger wird leicht gebeugt gehalten

Akute Tenosynovitis mit Beteiligung des Thenar

Schreitet die Entzündung fort, kann sie über die Grenzen der Sehnenscheide hinausgehen und andere Faszienräume innerhalb der Handfläche miteinbeziehen. Infektionen des Zeigefingers und des Thenar sind abgebildet.

Frühdiagnose und rechtzeitige Behandlung sind wichtig.

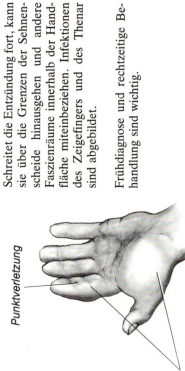

Punktverletzung
Schmerzhaft geschwollen

▶ Fortsetzung

Tabelle 14.2 (Fortsetzung).

Panaritium

Punktverletzung

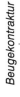

Geschwollen, schmerzhaft, düsterrot

Verletzung der Fingerspitze kann zur Infektion abgeschlossener Faszienräume der Fingerspitze führen. Starker Schmerz, umschriebene Druckschmerzhaftigkeit, Schwellung und düstere Rotfärbung sind charakteristisch. Rasche Diagnose und Behandlung sind notwendig.

Dupuytrensche Kontraktur

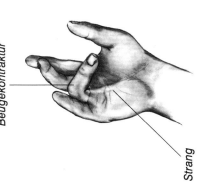

Beugekontraktur

Strang

Das erste Zeichen einer Dupuytrenschen Kontraktur ist eine verdickte Plaque über der Sehne des Ringfingers und eventuell des kleinen Fingers in Höhe der distalen Palmarfalte. Danach runzelt sich die Haut an diesen Stellen, und ein dickes Bindegewebsband entwickelt sich zwischen Handfläche und Finger. Beugekontrakturen der Finger können schrittweise folgen.

Atrophie des Thenar

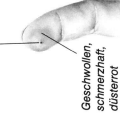

Normale Wölbung des Hypothenar

Abgeflachte Wölbung des Thenar

Muskelatrophie an der Stelle des Thenarballens weist auf eine Schädigung des N. medianus oder seiner Äste hin. Druck auf den Nerven im Handgelenk ist eine häufige Ursache (Karpaltunnelsyndrom). Atrophie des Hypothenar deutet auf eine Schädigung des Ulnarnerven hin.

Tabelle 14.3 Geschwollene oder druckschmerzhafte Ellenbogengelenke.

Olekranonbursitis

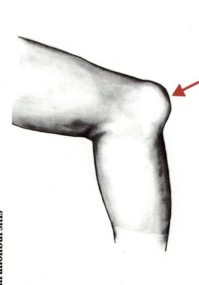

Entzündung der Synovialmembran oder Flüssigkeit in der Gelenkhöhle kann am besten in den Rinnen zwischen Processus olecrani und den Epikondylen auf beiden Seiten gefühlt werden. Versuchen Sie, eine matschige, weiche oder fluktuierende Schwellung zu tasten, und palpieren Sie nach Druckschmerzhaftigkeit.

Rheumaknötchen

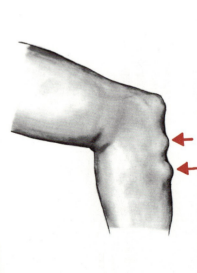

Bei Patienten mit rheumatoider Arthritis können entlang der Streckseite der Ulna an Druckstellen subkutane Knötchen entstehen. Sie sind hart und nicht druckempfindlich und sind nicht mit der darüberliegenden Haut verbunden. Sie können, aber müssen nicht, mit dem darunterliegenden Periost verwachsen sein. Obwohl sie sich auch an der Stelle der Bursa olecrani bilden können, treten sie oft weiter distal auf.

Arthritis des Ellenbogens

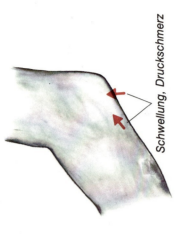

Schwellung, Druckschmerz

Schwellung und Entzündung der Bursa olecrani kann durch ein Trauma entstehen oder kann mit Rheumatoid- oder Gichtarthritis einhergehen. Die Schwellung liegt über dem Processus olecrani.

Tennisellenbogen

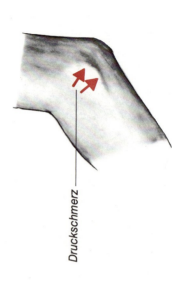

Druckschmerz

Ein Tennisellenbogen ist eine schmerzhafte Veränderung des Muskel-Skelett-Systems. Er kann die Folge von kräftigen Pronations-Supinations-Bewegungen des Unterarms oder Streckung im Handgelenk sein. Ein punktförmiger Druckschmerz findet sich direkt unterhalb des lateralen Epikondylus, wo die Extensorenmuskulatur des Unterarms entspringt. Das Ellenbogengelenk selbst und der Processus olecrani sind nicht betroffen.

Tabelle 14.4 Schmerzhafte Schultern*.

Kalkablagerungen in der Supraspinatussehne und angrenzenden Sehnen (der Rotatorenmanschette)

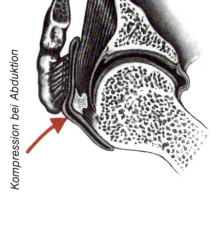

Ablagerungen von Kalksalzen in der Supraspinatussehne

Ausbreitung der Entzündung in die Bursa subacromialis

Kompression bei Abduktion

Eine akute Entzündung, die mit Kalkablagerungen in den Sehnen rund um die Schulter (meist die Sehne des M. supraspinatus) einhergeht, manifestiert sich als akut schmerzhafte Schulter. Der Arm wird abduziert gehalten, und alle Bewegungen, vor allem die Abduktion und Außenrotation, sind durch den Schmerz aufs höchste behindert. Der Druckschmerz ist am größten direkt unter dem Akromion entlang dem Tuberculum majus und der lateralen Seite des Humeruskopfes.

Schrittweise arbeiten sich die Ablagerungen ihren Weg an die Oberfläche der Sehne, führen zu Entzündungen der Wand der Bursa subacromialis oder rupturieren direkt in die Bursa. Die Bezeichnung „Bursitis", die oft fälschlicherweise für alle ähnlich schmerzhaften Syndrome der Schulter verwendet wird, ist in diesem Fall zutreffend.

Kalkablagerungen in den Sehnen der Rotatorengruppe können auch mit weniger schweren, chronischen Beschwerden einhergehen. Vordringende Ablagerungen können charakteristische stechende Schmerzen bei Abduktion hervorrufen, da sie bei dieser Bewegung zwischen dem Humerus und dem Ligamentum, das das Akromion und das Korakoid miteinander verbindet, zusammengepreßt werden.

▸ Fortsetzung

* Zu weiteren Ursachen schmerzhafter Schultern siehe Bücher über Arthritis oder Orthopädie.

Tabelle 14.4 (Fortsetzung).

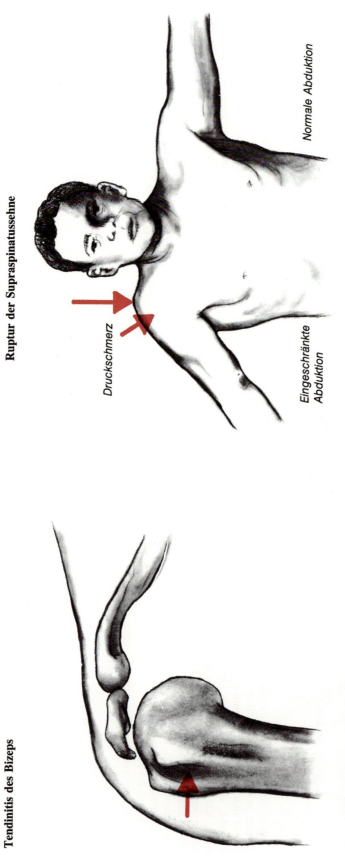

Ruptur der Supraspinatussehne

Bei einer Verletzung, z.B. einem Sturz, kann die Sehne des M. supraspinatus teilweise oder ganz abreißen. Zusätzlich zu Druckschmerzhaftigkeit direkt unter dem Akromion entlang dem Tuberculum majus des Humerus, ist der Patient unfähig, seinen Arm zu abduzieren. Versuche, dies zu tun, führen statt dessen zu einem typischen Hochziehen der Schulter.

Tendinitis des Bizeps

Der größte Spontan- und Druckschmerz finden sich über dem langen Kopf der Bizepssehne in der Rinne zwischen den Tuberkeln des Humeruskopfes. Handgriffe, die die Dehnung der Bizepssehne erhöhen, führen zu einem umschriebenen Schmerz an dieser Stelle. Um dies zu untersuchen, hält der Patient seinen Arm adduziert und im Ellenbogengelenk zu 90° gebeugt. Danach bittet man den Patienten, seinen Unterarm gegen die ruhende Hand des Untersuchers zu supinieren.

Tabelle 14.5 Veränderungen der Füße und Zehen.

Akute Gichtarthritis

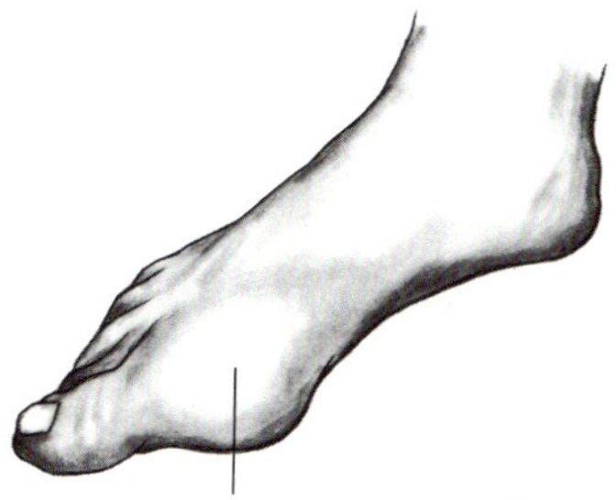

Heiß, rot, schmerzhaft, geschwollen

Das Metatarsophalangealgelenk der Großzehe ist oft das erste Gelenk, das bei akuter Gichtarthritis befallen ist. Charakteristisch ist eine sehr schmerzhafte, heiße, dunkelrote Schwellung, die sich über die Grenzen des Gelenks hinaus erstreckt. Sie kann leicht mit einer Entzündung des Bindegewebes verwechselt werden.

Hallux valgus

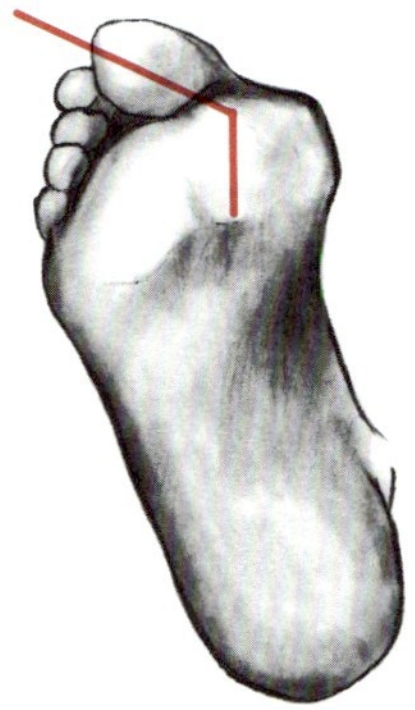

Beim Hallux valgus ist die große Zehe abnorm nach medial abduziert und der erste Metatarsalknochen ist nach medial deformiert. Der Kopf des ersten Metatarsale ist an der medialen Seite oft vergrößert; über einer Druckstelle kann sich hier eine Bursa entwickeln, die sich entzünden kann.

Plattfuß

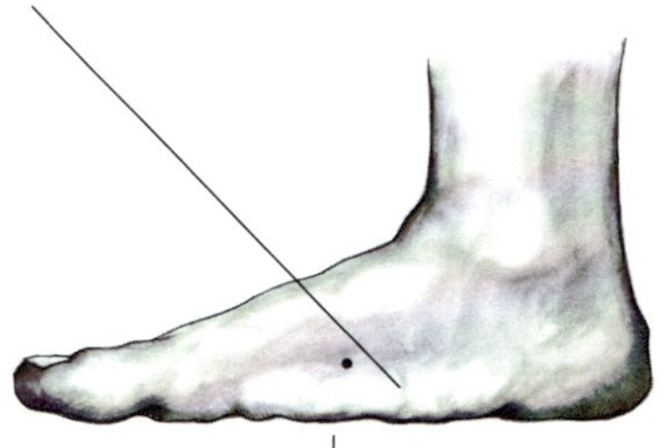

Medialer Rand wird konvex

Sohle berührt den Boden

Manchmal sind Plattfüße nur beim stehenden Patienten zu diagnostizieren. Das Längsgewölbe flacht so weit ab, daß die Sohle den Boden fast oder tatsächlich berührt. Die normale Konkavität der medialen Fußseite wird konvex. Schmerzhaftigkeit kann vom inneren Malleolus entlang der medialen Plantarfläche des Fußes auftreten. Vor dem Malleolus kann es zu Schwellung kommen. Prüfen Sie die Schuhe des Patienten nach geeigneten Einlagen.

▶ Fortsetzung

Tabelle 14.5 (Fortsetzung).

Eingewachsener Fußnagel

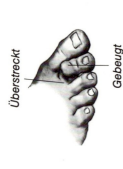

Gerötet, schmerzhaft
Granulationsgewebe

Der scharfe Rand des großen Zehennagels kann sich in die Haut eingraben, sie verletzen und zu Entzündung und Infektion führen. Eine druckschmerzhafte, gerötete, überhängende Nageltasche, manchmal mit Granulationsgewebe und eitrigem Sekret ist die Folge.

Hammerzehe

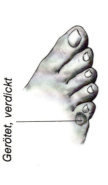

Überstreckt
Gebeugt

Meist betrifft die Hammerzehe die zweite Zehe und zeichnet sich durch Hyperextension des Metatarsophalangealgelenks und Flexion des proximalen Interphalangealgelenks aus. An der Druckstelle über dem proximalen Interphalangealgelenk bildet sich häufig ein Hühnerauge.

Hühnerauge

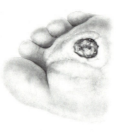

Gerötet, verdickt

Ein Hühnerauge ist eine konische schmerzhafte Verdickung der Haut, die durch ständigen Druck auf eine normalerweise dünne Haut entsteht. Die Spitze des Konus weist nach innen und verursacht Schmerz. Hühneraugen entstehen typischerweise über Knochenvorsprüngen (z. B. der 5. Zehe). Treten sie an feuchten Stellen auf (z. B. an Druckstellen zwischen 4. und 5. Zehe), heißen sie weiche Hühneraugen.

Schwielen

Ähnlich einem Hühnerauge entsteht eine Schwiele als deutlich verdickte Hautstelle an Druckpunkten. Im Gegensatz zum Hühnerauge betrifft die Schwiele jedoch eine Haut, die auch normalerweise dick ist, wie die Fußsohle, und ist für gewöhnlich schmerzlos. Ist eine Schwiele schmerzhaft, muß man an eine darunterliegende Plantarwarze denken.

Plantarwarze

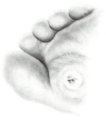

Eine Plantarwarze ist eine Warze (Verruca vulgaris), die sich in der dicken Haut der Fußsohle befindet. Sie kann einer Schwiele sehr ähnlich sehen oder sogar von einer solchen bedeckt sein. Suchen Sie die charakteristischen kleinen schwarzen Punkte, die der Warze das getüpfelte Aussehen verleihen. Die normalen Hautlinien enden an der Warzengrenze.

Neurotrophisches Ulkus

Ist die Schmerzempfindung vermindert oder fehlt sie (z. B. bei der diabetischen Neuropathie), können an Druckstellen der Füße neuropathische Ulzera entstehen. Obwohl oft sehr tiefreichend und infiziert, sind sie schmerzlos. Schwielenbildung am Rand des Ulkus ist diagnostisch hilfreich. Ulkus und Schwielen sind Folgen chronischen Drucks.

Tabelle 14.6 Schwellungen im Bereich der Kniegelenke.

Schwellung im Kniegelenk		Bursitis praepatellaris (Hausfrauenknie)
Suprapatellare Schwellung	Anschwellungszeichen	

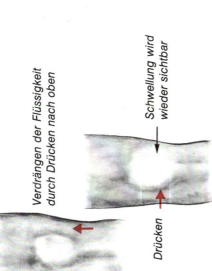

Gering bis mäßig — *Ausgeprägt*

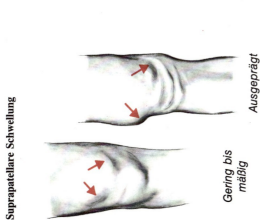

Verdrängen der Flüssigkeit durch Drücken nach oben — *Drücken* — *Schwellung wird wieder sichtbar*

Verdickung der Synovialmembran oder ein Erguß kann die normalen Vertiefungen oberhalb und seitlich der Patella ausfüllen. Schwellung der suprapatellaren Austülpung der Synovialmembran kann Rundung oder sogar Ausbuchtung bewirken. Fühlen Sie nach Matschigkeit oberhalb und seitlich der Patella sowie im tibiofemoralen Gelenkspalt. Untersuchen Sie, ob gleichzeitig eine Atrophie des M. quadriceps besteht.

Kleine Flüssigkeitsmengen (4–8 ml) im Kniegelenk können mit dem Anschwellungszeichen nachgewiesen werden. Man streicht auf der medialen Seite des Knies nach oben, um die Flüssigkeit wegzudrücken. Dann drückt oder klopft man auf die gegenüberliegende Seite und beobachtet, ob Flüssigkeit zurückfließt. Das ist ein sensitiveres Zeichen zur Feststellung von Flüssigkeit im Knie als das „Tanzen der Patella".

Eine oberflächliche Schwellung, die scharf gegen die präpatellare Region (einschließlich des oberen Teils der Patellarsehne) abgegrenzt ist, deutet auf Flüssigkeit in der Bursa praepatellaris hin.

Tabelle 14.7 Umschriebene Schmerzhaftigkeit im Knie.

Schmerzhaftigkeit im oder nahe um das Knie kann durch Entzündung der Synovialmembran verursacht sein. Sie kann aber auch von anderen Strukturen, wie den Kollateralbändern, den Menisci, der Tuberositas tibiae, von Bursen oder dem infrapatellaren Fettkörper herrühren.

Kollateralbänder und Menisci

Stellen größter Druckschmerzhaftigkeit

Untersuchungen zur Differenzierung

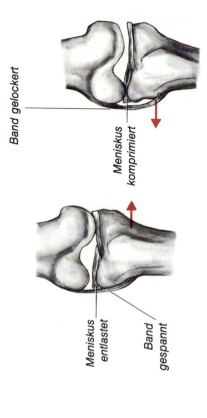

Größter Druckschmerz an den Stellen des Bänderansatzes an einem der femoralen Epikondylen weist auf einen Befall des entsprechenden Kollateralbandes hin. Druckschmerz unterhalb des Epikondylus an der Stelle des Gelenkspaltes läßt eine Erkrankung des Meniskus vermuten.

Zur weiteren Differenzierung hält man den Oberschenkel fest und versucht, den Unterschenkel zu ab- und adduzieren. Dabei wird das Knie als Drehpunkt verwendet. Bewegungen, die ein erkranktes Kollateralband dehnen, sind schmerzhaft. Die gegensinnige Bewegung komprimiert den Meniskus. Treten dabei Schmerzen auf, spricht dies für eine Verletzung des Meniskus.

▶ Fortsetzung

Tabelle 14.7 (Fortsetzung).

Osgood-Schlattersche Krankheit

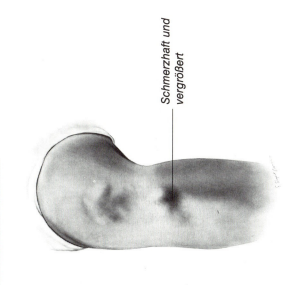

Schmerzhaft und vergrößert

Ein schmerzhaftes Knie bei einem übergewichtigen Jungen, besonders, wenn der Schmerz beim Knien oder bei körperlicher Belastung auftritt, deutet auf Morbus Osgood-Schlatter hin. Die Untersuchung des Kniegelenks ergibt keine Besonderheiten, aber die Tuberositas der Tibia ist druckempfindlich und vergrößert.

Bursen und Fettkörper

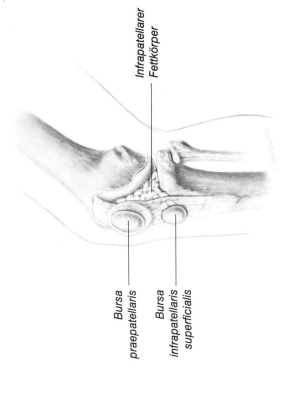

Infrapatellarer Fettkörper

Bursa praepatellaris

Bursa infrapatellaris superficialis

Auch andere Strukturen des Knies können, besonders bei Verletzungen, druckschmerzhaft werden. Dazu gehören die Bursa infrapatellaris superficialis und der infrapatellare Fettkörper.

Tabelle 14.8 Wirbelsäulenverkrümmungen.

Normale Wirbelsäulenkrümmungen	Abflachung der Lumbalkrümmung	Lumballordose	Kyphose
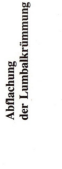	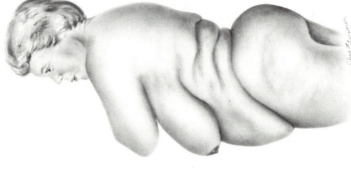	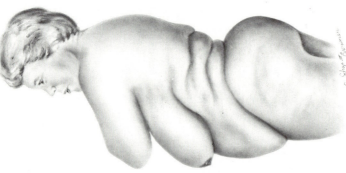	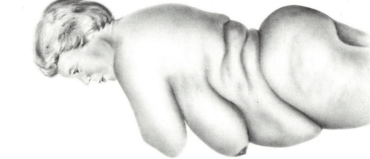
Beachten Sie die ausgeglichenen Krümmungen der normalen Wirbelsäule – Konkavität in der Hals- und Lendenwirbelregion und Konvexität im Thoraxbereich.	Bei Abflachung der Lumbalkrümmung sucht man nach Muskelverspannung in der Lendengegend und verminderter Beweglichkeit der Wirbelsäule. Das gemeinsame Auftreten dieser beiden Zeichen macht einen Bandscheibenvorfall oder, besonders bei Männern, eine ankylosierende Spondylitis wahrscheinlich.	Eine Lordose ist eine Akzentuierung der normalen Krümmung der Lendenwirbelsäule. Sie entsteht z. B., um einen vorstehenden Bauch wie in der Schwangerschaft oder bei Adipositas (hier abgebildet) zu kompensieren. Sie kann auch eine Kyphose und Beugedeformierungen der Hüften kompensieren. Zwischen den lumbalen paravertebralen Muskeln kann eine tiefe Furche in der Mittellinie entstehen.	Die Kyphose ist eine verstärkte Rundung der normalen Thoraxkonvexität. Sie ist im höheren Alter, besonders bei Frauen, häufig. Bei Jugendlichen muß an die Scheuermannsche Krankheit gedacht werden.

▶ Fortsetzung

Tabelle 14.8 (*Fortsetzung*).

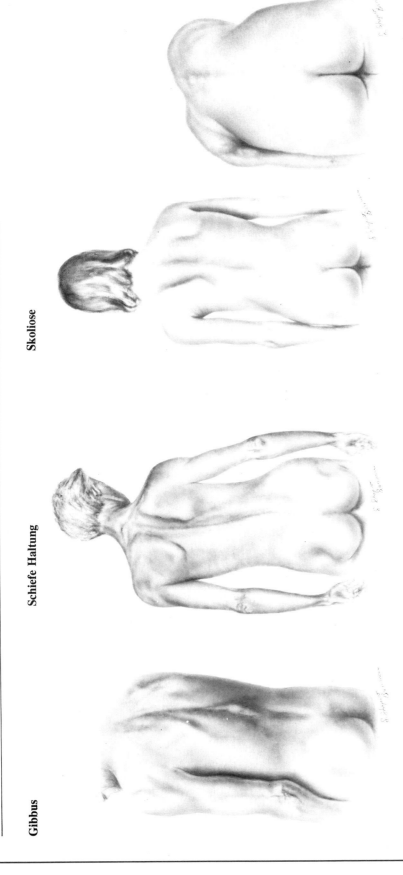

Gibbus

Der Gibbus ist eine winkelige Deformierung durch einen zusammengefallenen Wirbel. Ursachen sind unter anderem Krebsmetastasen und Tuberkulose der Wirbelsäule.

Schiefe Haltung

Die Wirbelsäule ist zur Seite geneigt. Eine senkrecht gedachte Linie, ausgehend vom Processus spinosus T1, führt seitlich an der Rinne zwischen den beiden Gesäßbacken vorbei. Zu den Ursachen zählen Bandscheibenvorfall und schmerzhafte Verkrampfungen der paravertebralen Muskulatur. Der Unterschied zur Skoliose besteht darin, daß die seitliche Verschiebung der Wirbelsäule noch nicht vollständig durch eine Verkrümmung der Wirbelsäule in die andere Richtung kompensiert ist.

Skoliose

Die Skoliose ist eine laterale Verkrümmung der Wirbelsäule. Hier ist eine Verkrümmung der Thoraxkonvexität nach rechts abgebildet. Die Skoliose kann entweder fixiert sein, wie hier gezeigt, oder funktionell, wenn sie andere Veränderungen, wie ungleich lange Beine kompensiert. Die fixierte Skoliose ist typischerweise mit einer Rotation der Wirbelkörper gegeneinander und einer entsprechenden Deformierung der Rippen verbunden. Beugt sich der Patient vor, wird die fixierte Skoliose deutlicher sichtbar, die Thoraxwand auf der Seite der thorakalen Konvexität tritt vor, und die Skapula ist abgehoben. Bei der funktionellen Skoliose besteht niemals eine Wirbelrotation, und sie verschwindet beim Vorbeugen.

Kapitel 15
Nervensystem

Anatomie und Physiologie

Es ist nicht möglich, in diesem Kapitel einen Überblick über die gesamte Neuroanatomie und -physiologie zu geben. Es werden daher nur jene Grundlagen wiederholt, die mit der klinischen Untersuchung in direktem Zusammenhang stehen. Zunächst wird der einfachste Regelkreis des Nervensystems, der Reflexbogen, dargestellt; anschließend übersichtsmäßig die komplexeren motorischen Systeme, die die willkürlichen Handlungen initiieren, Bewegungen koordinieren und Haltung und Gleichgewicht aufrechterhalten. Schließlich werden die sensorischen Bahnen, die Hirnnerven und die wichtigsten Strukturen des Gehirns besprochen. Der Abschnitt endet mit altersabhängigen Varianten des neurologischen Befundes.

Reflexbogen

Ein Reflex ist eine unwillkürliche körperliche Reaktion, die aus drei Komponenten besteht: einem empfangenden Teil (Rezeptor), einem nervalen Umschaltzentrum (ZNS) und einem ausführenden Teil (Effektor). Ein Beispiel dafür sind die Muskeldehnungs-(oder Eigen-)reflexe der Arme und Beine.

Um einen solchen Dehnungsreflex auszulösen, schlägt man kurz auf die Sehne eines etwas vorgedehnten Muskels. Dadurch, daß der Muskel weiter gedehnt wird, stimuliert ein solcher Schlag spezielle sensorische Nervenendigungen im Muskel und löst einen Impuls aus, der in vielen *sensorischen* * *Nervenfasern* zum Rückenmark geleitet wird. Jede sensorische Faser liegt zusammen mit anderen afferenten und efferenten Nervenfasern in einem *peripheren Nerven*.

---

* Das hier benutzte Wort „sensorisch" ist nicht gleichbedeutend mit „sensibel", beinhaltet also nicht notwendigerweise eine Wahrnehmung oder Empfindung. Es wäre unmißverständlicher, den Ausdruck „afferent" zu verwenden, der die Richtung der Erregungsleitung angibt (d.h. zum ZNS).

Anatomie und Physiologie

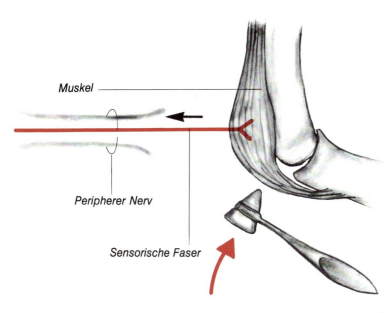

Ein peripherer Nerv kann mit seinen Nervenfasern ein relativ großes Gebiet des Körpers versorgen. Zentral werden die peripheren Nerven in einer segmentalen Gliederung in 31 *Spinalnervenpaare* umgeordnet (8 zervikale, 12 thorakale, 5 lumbale, 5 sakrale und 1 kokzygeales). Im Wirbelkanal teilt sich jeder Spinalnerv in eine Vorder- und eine Hinterwurzel. Die *Hinterwurzel* enthält die sensorischen Fasern. Die afferenten Nervenimpulse des Muskeldehnungsreflexes gelangen in einer sensorischen Faser bis ins Rückenmark, wo eine synaptische Verbindung mit einem *Motoneuron im Vorderhorn*, einer Vorderhornzelle, besteht.

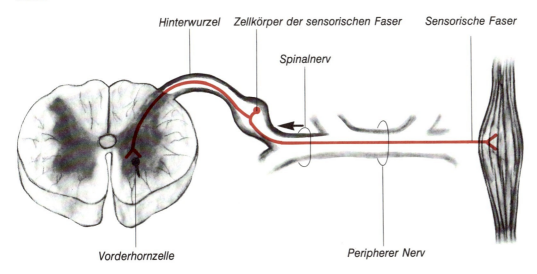

Nach synaptischer Umschaltung auf das Motoneuron, gelangt der Impuls über die *Vorderwurzel*, den Spinalnerven und den peripheren Nerven zur neuromuskulären Endplatte, verursacht dort eine Transmitterfreisetzung und führt so zu einer abrupten Kontraktion der Muskelfasern. So wird durch die Rückkehr der Erregung zum Ursprungsorgan die Reflexschleife des Muskeleigenreflexes geschlossen.

Anatomie und Physiologie

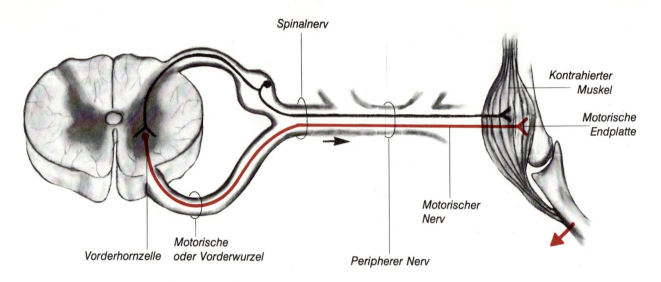

Ein Muskeldehnungsreflex hängt somit von der Intaktheit und Funktionsfähigkeit folgender Strukturen ab: 1. sensorische Nervenfasern, 2. Synapsen im Rückenmark, 3. motorische Nervenfasern, 4. motorische Endplatten und 5. Muskelfasern.

Charakteristischerweise sind bei einem Muskeldehnungsreflex nur wenige Spinalsegmente mit ihren afferenten und efferenten Fasern beteiligt. Eine Veränderung der Reflexantwort hilft also bei der Lokalisation einer Läsion. Man sollte deshalb die Segmente der folgenden Muskeldehnungsreflexe kennen:

Bizepsreflex	zervikal 5, 6
Radiusperiostreflex	zervikal 5, 6
Trizepsreflex	zervikal 6, 7, 8
Patellarsehnenreflex	lumbal 2, 3, 4
Achillessehnenreflex	lumbal 5, sakral 1, 2

Reflexe, deren Rezeptor und Effektor in verschiedenen Organen liegen, werden Fremdreflexe genannt. Das Bestreichen einer Hautpartie kann zum Beispiel zur Kontraktion eines zugehörigen Muskels führen. Sie werden im Gegensatz zu den Eigenreflexen durch Bahnen von übergeordneten Zentren des Nervensystems gefördert. Die Muskeleigenreflexe sind bei supraspinaler Schädigung verstärkt, die Fremdreflexe abgeschwächt oder erloschen. Lernen Sie die Segmentebene der folgenden Fremdreflexe:

Bauchhautreflex, obere Hälfte	thorakal 8, 9, 10
Bauchhautreflex, untere Hälfte	thorakal 10, 11, 12
Plantarreflex	lumbal 4, 5 und sakral 1, 2

Motorische Bahnen

Drei verschiedene absteigende motorische Bahnen gelangen zu den Vorderhornzellen:
1. der Tractus corticospinalis oder Pyramidenbahn,
2. das extrapyramidale System und
3. das zerebelläre System.

1. *Tractus corticospinalis oder Pyramidenbahn.* Willkürliche Bewegungen haben ihren Ursprung im motorischen Kortex des Gehirns. Die Fasern gelangen von dort zum Hirnstamm, wo die Mehrzahl zur anderen Seite kreuzt, und verlaufen dann im Rückenmark, wo sie synaptisch mit einem Interneuron oder direkt mit einer Vorderhornzelle verbunden sind. Der Tractus corticospinalis vermittelt nicht nur willkürliche Bewegungen, sondern integriert auch erlernte, komplizierte Bewegungen, die Feinmotorik und Tastbewegungen, indem er die motorische Antwort genau abstuft und bestimmte Motoneuronen erregt, andere aber hemmt. Die Pyramidenbahn leitet auch Impulse, die den Muskeltonus, der auch bei entspanntem Muskel immer vorhanden ist, hemmen. Die Fasern, die entsprechend dem Tractus corticospinalis zu den Motoneuronen der Hirnnerven verlaufen, bilden die kortikobulbären Bahnen. Die kortikospinalen und kortikobulbären Neuronen werden oft als „erstes Motoneuron" bezeichnet.

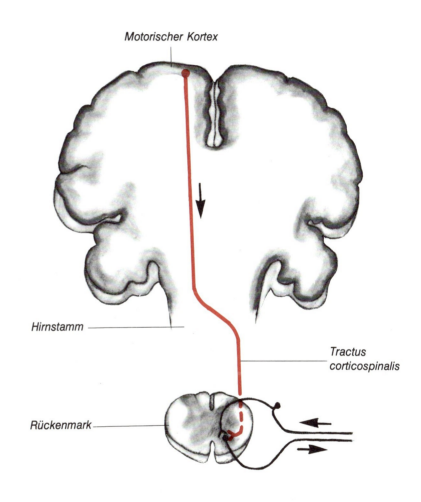

2. *Das extrapyramidale System.* Dieses äußerst komplizierte System besteht aus motorischen Bahnen, die zwischen Hirnrinde, Basalganglien, Hirnstamm und Rückenmark verlaufen, gehört aber nicht zum Pyramidenbahnsystem. Es trägt zur Aufrechterhaltung des Muskeltonus und der Kontrolle der Körperbewegungen bei, besonders von grobmotorischen Bewegungsautomatismen wie z.B. dem Gehen.

3. *Das zerebelläre System.* Das Zerebellum empfängt motorische und sensorische Impulse, koordiniert die Muskelbewegungen, hält das Gleichgewicht aufrecht und kontrolliert die Körperhaltung.

Anatomie und Physiologie

Diese drei höheren Strukturen beeinflussen die motorische Aktivität ausschließlich über das zweite (spinale) Motoneuron – daher der Name „gemeinsame motorische Endbahn". Unabhängig davon, ob es sich um eine willkürliche Bewegung mit Ursprung im Kortex, eine unwillkürliche mit Ursprung in den Basalganglien oder einen spinalen Reflex handelt, muß jede Bewegung letztlich über eine Erregung von Vorderhornzellen zustande kommen. Eine Läsion an einem beliebigen Abschnitt dieser motorischen Bahnen wird Auswirkungen auf Bewegungen und Reflexaktivität haben.

Die Art und Verteilung der motorischen Ausfallerscheinungen hilft dem Untersucher, die ursächliche Läsion näher zu lokalisieren. Zum Beispiel hat eine Läsion des Kleinhirns Koordinationsstörungen zur Folge, während eine Läsion im Bereich der Basalganglien mit erhöhtem Muskeltonus und verminderten automatischen Bewegungen, z.B. beim Gehen, einhergeht. Läsionen im Bereich der Basalganglien oder des Kleinhirns führen allerdings nicht zu Lähmungen. Im Gegensatz dazu führen Läsionen im ersten oder im zweiten Motoneuron zu Schwäche (Parese) oder Lähmung (Paralyse). Eine Unterbrechung im zweiten Motoneuron hat fehlende Eigenreflexe und einen verminderten Muskeltonus in den betroffenen Muskeln zur Folge. Diese Muskeln verlieren ohne ihre motorische Nervenversorgung an Umfang und Tonus, werden atrophisch und zeigen gelegentlich minimale spontane Bewegungen (faszikuläre Muskelzuckungen, s. S. 432). Eine Läsion, die die Tractus corticospinales, die ersten Motoneuronen, betrifft, bewirkt dagegen eine Steigerung von Muskeltonus und Eigenreflexen, da hier die inhibitorische Funktion des ersten Motoneurons aufgehoben ist. Eine Atrophie ist bei dieser Läsion gering ausgeprägt und faszikuläre Muskelzuckungen fehlen (s. Tab. 15.7, S. 433f.).

Sensorische Bahnen

Afferente Impulse sind nicht nur ein Bestandteil des Reflexbogens, wie vorangehend beschrieben, sondern können auch bewußte Empfindungen auslösen und werden dann „sensibel" genannt.

Die Sensibilität hat ihren Ursprung in der Stimulation von Sinnesrezeptoren in Haut, Schleimhäuten, Muskeln, Sehnen und Viszera. Die an einem dieser Rezeptoren ausgelöste Erregung wird zum Rückenmark über eine afferente Nervenfaser geleitet, die mit anderen afferenten und efferenten Fasern in einem peripheren Nerven liegt. Die peripheren Nerven werden vor Eintritt in das Rückenmark zu segmentalen Nerven reorganisiert, die sich wiederum in je eine Vorder- und eine Hinterwurzel aufteilen. Die sensiblen Nervenfasern laufen durch die Hinterwurzel. Nach Eintritt in das Rückenmark wird der sensible Impuls im Tractus spinothalamicus oder in der Hinterstrangbahn geleitet.

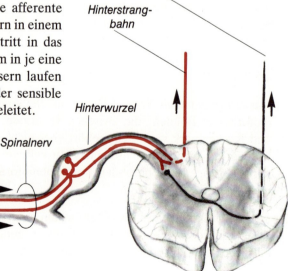

Die Fasern der *Schmerz- und Temperaturempfindung* gelangen nach Eintritt ins Rückenmark innerhalb eines oder zweier Spinalsegmente ins Hinterhorn, wo sie synaptisch auf ein zweites sensibles Neuron umgeschaltet werden. Das zweite Neuron kreuzt vor dem Zentralkanal zur kontralateralen Seite und läuft im Tractus spinothalamicus lateralis nach rostral.

Die Fasern der *Lage- und Vibrationsempfindung* gelangen direkt zum *Hinterstrang* und laufen nach oben zur Medulla oblongata, wo sie synaptisch auf das zweite afferente Neuron umgeschaltet werden. Dieses zweite Neuron kreuzt ebenfalls zur kontralateralen Seite, wo es wie der Tractus spinothalamicus lateralis zum Thalamus weiterläuft.

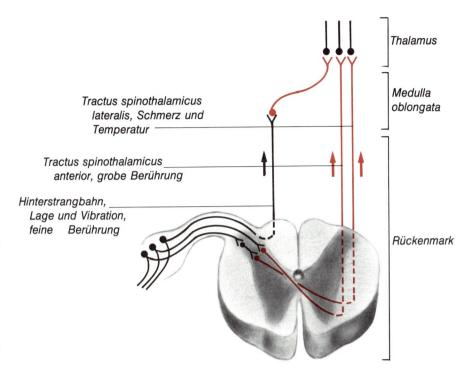

Die Fasern der *Berührungsempfindung* verlaufen auf zwei unterschiedlichen Bahnen. Ein Teil der Fasern leitet die *feine Berührungsempfindung* – das ist eine Berührung, die genau lokalisiert und diskriminiert werden kann. Diese Fasern verlaufen zusammen mit denen des Lage- und Vibrationssinns im Hinterstrang. Eine zweite Gruppe von Fasern vermittelt die *grobe Berührungsempfindung* – das ist eine Berührung, die als leichter Druck, aber ohne genaue Lokalisation empfunden wird. Diese Fasern werden im Hinterhorn auf ein zweites Neuron umgeschaltet, das zur kontralateralen Seite kreuzt und im Tractus spinothalamicus anterior zum Thalamus verläuft. Da die Erregung von Berührungsrezeptoren einer Körperseite auf beiden Seiten des Rückenmarks nach rostral geleitet wird, ist die Berührungsempfindung bei teilweiser Schädigung des Rückenmarks oft erhalten.

Auf dem Niveau des Thalamus wird nur die allgemeine Qualität der Empfindung wahrgenommen (z.B. Schmerz, Kälte, angenehm und unangenehm), feine Unterscheidungen werden nicht gemacht. Für die vollständige Wahrnehmung trägt eine dritte Gruppe von afferenten Neuronen die Impulse vom Thalamus zum sensorischen Kortex des Gehirns. Hier werden die Reize lokalisiert und diskriminiert.

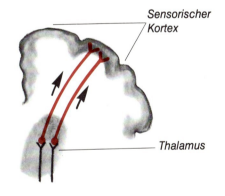

Läsionen an unterschiedlichen Punkten der sensorischen Bahnen produzieren unterschiedliche Ausfälle der Sensibilität. Das Muster der Empfindungsstörung zusammen mit assoziierten Befunden der Motorik ist daher bei der Lokalisation der ursächlichen Läsion sehr hilfreich. Verlust des Lage- und Vibrationssinns bei Erhalt der anderen Empfindungsmodalitäten verweist z.B. auf eine Erkrankung der Hinterstrangbahn, während ein Verlust aller Empfindungen distal der Taille zusammen mit Lähmung und gesteigerten Eigenreflexen in den Beinen eine Querschnittsläsion des Rückenmarks bedeutet (s. Tab. 15.8, S. 435f.).

Anatomie und Physiologie

Die Kenntnis der Dermatome ist ebenfalls bei der Lokalisation neurologischer Läsionen nützlich. Ein Dermatom ist das durch die sensorische Wurzel eines einzelnen spinalen Segments versorgte Hautareal.

Die Verteilung der Dermatome ist in den nächsten Abbildungen dargestellt. Sie sind wesentlich variabler, als die schematisierten Zeichnungen vermuten lassen, und überlappen einander. Versuchen Sie nicht, sich alle Einzelheiten zu merken. Es ist allerdings nützlich, sich die Verteilung der auf der rechten Seite der Abbildungen

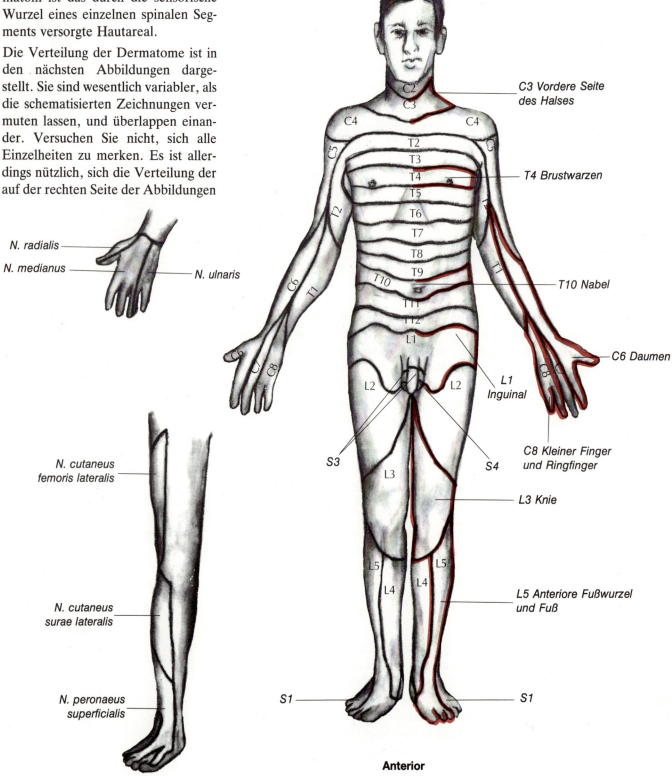

Anatomie und Physiologie

in rot hervorgehobenen Dermatome einzuprägen. Die sensible Versorgung durch einige wichtige periphere Nerven ist in den Abbildungen links dargestellt.

(Die Abbildungen dieser Doppelseite wurden übernommen aus Haymaker, W., B. Woodhall: Peripheral Nerve Injuries, 2. Aufl., S. 26, 28, 40, 43. Saunders, Philadelphia 1953)

Anatomie und Physiologie

Hirnnerven

Die Nerven, die aus dem zentralen Nervensystem innerhalb des Schädels und nicht an der Wirbelsäule austreten, werden Hirnnerven genannt. Es gibt 12 paarweise angeordnete Hirnnerven. Die für die klinische Untersuchung bedeutendsten Funktionen der Hirnnerven sind auf dieser Doppelseite zusammengefaßt.

Nummer	Nerv	Funktion
I	N. olfactorius	Geruchswahrnehmung
II	N. opticus	Sehen
III	N. oculomotorius	Pupillenkonstriktion, Anhebung des Oberlides, Bulbusbewegungen
IV	N. trochlearis	Bulbusbewegung nach medial, abwärts
VI	N. abducens	Bulbusbewegung nach lateral
V	N. trigeminus	*Motorisch* – M. temporalis und M. masseter (Kauen), laterale Bewegungen des Unterkiefers.

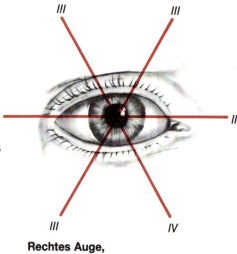

Rechtes Auge, Bulbusbewegungen (Nn. III, IV, VI)

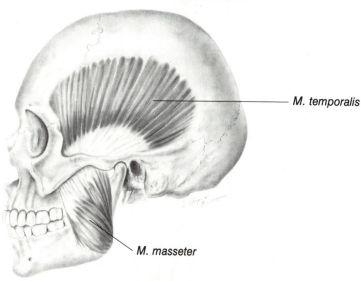

N. V – motorischer Anteil

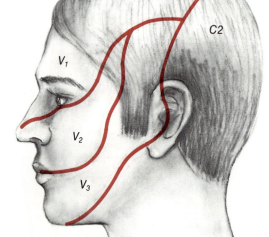

N. V – sensorischer Anteil

Sensible Versorgung des Gesichts. Der N. trigeminus ist in 3 Äste unterteilt: V_1 N. ophthalmicus, V_2 N. maxillaris, V_3 N. mandibularis.

VII	N. facialis	*Motorisch* – Gesichtsmuskulatur einschließlich Muskulatur der Stirn und um Auge und Mund *Sensibel* – Geschmackssinn, vordere 2/3 der Zunge
VIII	N. statoacusticus	Gehörsinn (N. cochlearis) und Gleichgewicht (N. vestibularis)
IX	N. glossopharyngeus	*Sensibel* – posteriorer Anteil des Trommelfells und des Gehörganges, Pharynx, hinteres Zungendrittel mit Geschmackssinn *Motorisch* – Pharynx
X	N. vagus	*Sensibel* – Pharynx und Larynx *Motorisch* – Gaumen, Pharynx, Larynx
XI	N. accessorius	*Motorisch* M. sternocleidomastoideus und oberer Anteil des M. trapezius

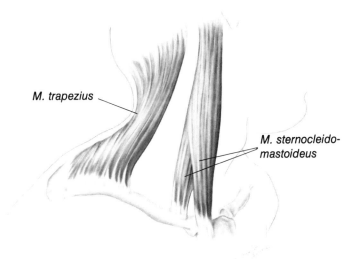

N. XI – motorisch

XII	N. hypoglossus	*Motorisch* – Zunge.

Anatomie und Physiologie

Gehirn

Das Gehirn gliedert sich in drei Bereiche: Hirnstamm, Großhirn und Kleinhirn. Der Hirnstamm geht kontinuierlich in das Rückenmark über. Er wird gewöhnlich in vier Abschnitte unterteilt: Zwischenhirn, Mittelhirn, Brücke und Medulla oblangata.

Die Hirnnerven II–XII treten paarweise aus dem Hirnstamm aus. Ihre Funktionseinbuße bei pathologischen Prozessen kann bei der Lokalisierung neurologischer Läsionen hilfreich sein. Die topographischen Verhältnisse zwischen Hirnstamm und Hirnnerven sind in der nebenstehenden Abbildung dargestellt.

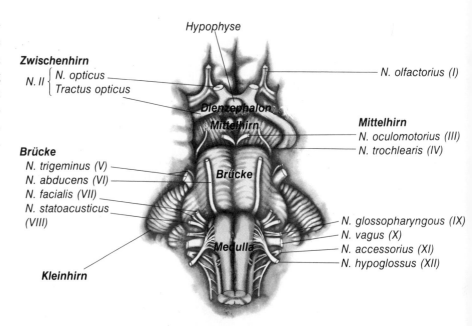

Die Großhirnhemisphären bilden den größten Teil der Hirnmasse. Ihre äußere Schicht wird durch die zelluläre graue Substanz gebildet und wird auch Großhirnrinde genannt.

Der Bewußtseinszustand ist abhängig von der Interaktion zwischen intakten Großhirnhemisphären und oberem Hirnstamm, einem Zentrum für allgemein stimulierende Reaktionen. Eine Erkrankung der Großhirnrinde oder eine Läsion des Hirnstammes kann daher zu Bewußtseinstrübung bis hin zum Koma führen.

Das Kleinhirn ist vorwiegend für die Bewegungskoordination zuständig.

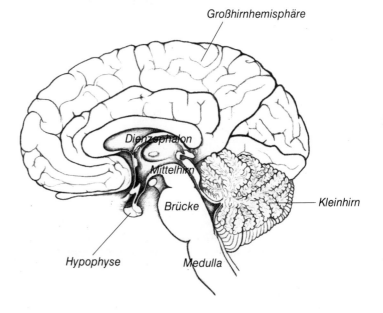

Altersabhängige Veränderungen

Bei der Beurteilung des Nervensystems eines älteren Menschen ist es manchmal schwierig, zwischen normalen Altersveränderungen und altersabhängigen Erkrankungen zu unterscheiden. Einige Befunde, die man bei jüngeren Menschen als pathologisch bezeichnen würde, finden sich bei älteren Personen so häufig, daß man sie allein auf den Alterungsprozeß zurückführt. Veränderungen des Hörens, des Sehens, der Augenbewegungen, der Pupillengröße, -form und -reaktion – wurden in Kapitel 5 beschrieben (s. S. 76f.). Zusätzlich können der Geruchs- und der Geschmackssinn im Alter nachlassen.

Die Kraft und die Schnelligkeit der Muskeln beginnt relativ früh im Erwachsenenalter nachzulassen, wie auch die relativ kurzen Karrieren der Leistungssportler zeigen. Ältere Menschen bewegen sich und reagieren langsamer als jüngere. Der Muskelumfang nimmt ab, und ungefähr die Hälfte aller älteren Menschen zeigen eine gewisse Atrophie der Handmuskulatur (s. S. 399). Der Handgriff bleibt trotzdem relativ stark. Der Achillessehnenreflex kann beidseitig abgeschwächt sein oder fehlen. Gelegentlich ist auch der Patellarsehnenreflex ähnlich betroffen. Die Bauchhautreflexe können abgeschwächt sein oder fehlen, und der Plantarreflex ist, teilweise aufgrund von Veränderungen der Muskeln und des Skelettsystems des Fußes, weniger deutlich und schwieriger zu interpretieren. Der Vibrationssinn ist an Füßen und Knöcheln häufig vermindert oder aufgehoben. Gelegentlich ist die Tiefensensibilität vermindert oder ausgefallen, was zu einem unsicheren Gang beitragen kann. Ältere Menschen entwickeln gelegentlich einen Tremor. Kopf, Unterkiefer, Lippen oder Hände können einen Tremor aufweisen, der in Frequenz und Amplitude dem bei Morbus Parkinson gleicht, der Rigor der Muskulatur fehlt jedoch.

Wenn neben den obengenannten Veränderungen andere neurologische Befunde zu erheben sind, oder wenn Atrophie oder Reflexaktivität seitenunterschiedlich sind, sollten Sie nach einer anderen Erklärung als lediglich hohes Alter suchen.

Untersuchungstechniken

Allgemeines

Der angemessene Umfang einer neurologischen Untersuchung ist je nach Patient sehr unterschiedlich. Bei augenscheinlich gesunden jungen Erwachsenen ist ein einfaches Screening ausreichend. Die Vorgehensweise für das Screening des motorischen und sensiblen Systems wird in diesem Kapitel beschrieben und ist in Kapitel 2 zusammengefaßt. Wenn eine Person Symptome wie Kopfschmerz, Schwäche, Sensibilitätsstörung oder Bewußtlosigkeit aufweist, sollten Sie eine gründliche Untersuchung durchführen. Dieses Kapitel beschreibt eine praktikable und angemessen vollständige neurologische Untersuchung. Für bestimmte Fragestellungen stehen weitere spezielle Techniken zur Verfügung. Für solche Fälle muß auf die einschlägigen Lehrbücher der Neurologie zurückgegriffen werden.

Um eine höhere Effizienz zu erreichen, sollte man bestimmte Abschnitte der neurologischen Befunderhebung in die übrige körperliche Untersuchung integrieren. Zum Beispiel kann man schon während der Anamnese eine erste Einschätzung des psychischen Status und der Sprache vornehmen. Testen Sie bei der Untersuchung von Kopf und Hals die Funktion zumindest einiger Hirnnerven, und achten Sie an den Extremitäten bei der Untersuchung des vaskulären Systems und des Bewegungsapparates auch auf neurologische Befunde. Kapitel 2 zeigt zusammenfassend eine solche integrierende Vorgehensweise. Beschreiben und werten Sie jedoch die das Nervensystem betreffenden Befunde als eine Einheit.

Denken Sie bei der neurologischen Untersuchung an 5 grundlegende Kategorien: 1. Psychischer Status und Sprache, 2. Hirnnerven, 3. Motorik, 4. Sensorik, 5. Reflexe.

Psychischer Befund und Sprache

Achten Sie auf Bekleidung, Frisur und Hygiene des Patienten; auch auf Gesichtsausdruck und Gestik; seine Art zu sprechen, seine Aufmerksamkeit oder Bewußtseinslage.

Siehe Tab. 15.1: Sprachstörungen (S. 423).

Siehe Tab. 15.2: Bewußtseinsstörungen (S. 423).

Stellen Sie im Rahmen der Anamnese Fragen, die Ihnen Aufschluß geben über die Orientierung, das Gedächtnis, das Denk- und Urteilsvermögen des Patienten.

Wenn diese orientierende Untersuchung pathologische Abweichungen vermuten läßt, führen Sie eine vollständige neuropsychologische Untersuchung durch, wie im Kapitel 16 beschrieben.

Untersuchungstechniken | *Auffällige Befunde*

Hirnnerven

Erster Hirnnerv (N. olfactorius). Testen Sie den Geruchssinn, indem Sie dem Patienten einen oder mehrere vertraute Gerüche präsentieren. Versichern Sie sich zunächst, daß beide Nasenlöcher frei sind, indem Sie den Patienten bitten, ein Nasenloch zuzuhalten und durch das andere zu schnupfen. Bitten Sie den Patienten dann, die Augen zu schließen und ein Nasenloch zuzuhalten, und bringen Sie nichtreizende Riechsubstanzen wie Tabak, Kaffee, Seife oder Vanille in die Nähe der Nase. Fragen Sie den Patienten, ob er etwas riecht und wenn ja, was. Testen Sie die andere Seite. Der Patient kann den Geruch normalerweise auf beiden Seiten wahrnehmen und wird ihn häufig identifizieren können. Im Alter kann der Geruchssinn nachlassen.

Beidseitige Minderung oder Verlust des Geruchsvermögens hat viele Ursachen, u. a. Erkrankung der Nase, übermäßiges Rauchen, Kokain-Konsum. Kongenitales Vorkommen ist möglich. Einseitiger Ausfall des Geruchssinns ohne Erkrankung der Nase läßt eine Läsion im Frontallappen des Gehirns vermuten.

Zweiter Hirnnerv (N. opticus) (s. Kap. 5).
Testen Sie die Sehschärfe.

Führen Sie eine ophthalmoskopische Fundusuntersuchung durch. Achten Sie besonders auf die Papille.

Optikusatrophie, Stauungspapille.

Bestimmen Sie das Gesichtsfeld mit Hilfe des Konfrontationsversuches.

Prüfen Sie, ob eine einseitige Auslöschung des Sehens vorliegt. Beide Augen des Patienten bleiben geöffnet, und der Untersucher bewegt in beiden temporalen, oberen Quadranten des Gesichtsfeldes des Patienten gleichzeitig je einen Finger. Bitten Sie den Patienten, auf Ihre sich bewegenden Finger zu zeigen. Der Patient sollte beide Bewegungen erkennen. Wiederholen Sie das gleiche für die unteren temporalen Quadranten.

Siehe Tab. 5.2: Gesichtsfeldausfälle durch Läsionen der Sehbahn (S. 104). Wahrnehmungen der Bewegungen auf nur einer Seite sind ein Hinweis auf einen subtilen Verlust des Sehvermögens oder Auslöschung auf der anderen Seite. Ähnlich wie bei einer Hemianopsie oder einem Quadrantenausfall deutet eine Auslöschung auf eine Läsion des parietalen oder okzipitalen Kortex hin.

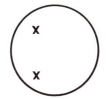 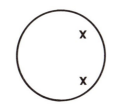

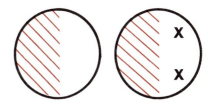

Dritter, vierter und sechster Hirnnerv (Nn. oculomotorius, trochlearis, abducens) (s. Kap. 5). Inspizieren Sie seitenvergleichend Form und Größe der Pupillen. Prüfen Sie die Pupillenreaktion auf Licht und Konvergenz.

Siehe Tab. 5.7: Anomalien der Pupille (S. 109f.).

Prüfen Sie die Blickbewegungen in den sechs Hauptblickrichtungen, und achten Sie auf einen möglichen Verlust der konjugierten Bewegungen in jeder der 6 Richtungen. Prüfen Sie die Konvergenzbewegung der Bulbi bei Akkommodation. Bestimmen Sie einen eventuellen Nystagmus nach der Blickrichtung, bei der er auftritt, nach der Ebene der Bewegung (z.B. horizontal, vertikal) und nach der Richtung der schnellen und langsamen Phase.

Siehe Tab. 5.8: Schielen (S. 111).

Siehe Tab. 15.3: Nystagmus (S. 424f.).

Untersuchungstechniken

Achten Sie auf Ptosis des Oberlides. Ein leichter Unterschied in der Weite der Lidspalte kann bei ungefähr jeder 3. Normalperson festgestellt werden.

Fünfter Hirnnerv (N. trigeminus)

Motorischer Anteil. Bitten Sie den Patienten, die Zähne zusammenzubeißen, und palpieren Sie beidseis den M. temporalis und den M. masseter zur Beurteilung der Kontraktionsstärke.

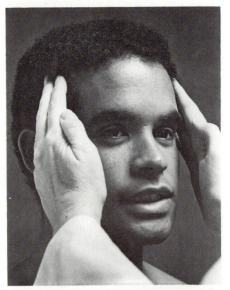
Palpation des M. temporalis

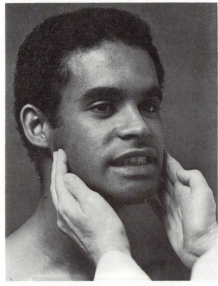
Palpation des M. masseter

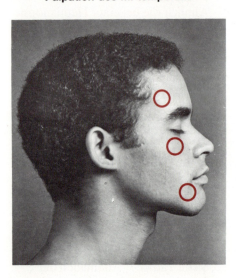

Sensorischer Anteil. Bei geschlossenen Augen des Patienten testet man die Schmerzempfindlichkeit der Stirn, der Wangen und des Unterkiefers auf beiden Seiten (s. Abb.). Benutzen Sie die Spitze und die stumpfe Seite einer Nadel als Reiz. Der Patient wird gebeten, entsprechend seiner Empfindung „spitz" oder „stumpf" zu melden. Untersuchen Sie seitenvergleichend. (Beachte: Die Schmerzempfindung kann nur mit der Nadelspitze getestet werden. Das stumpfe Ende dient lediglich der Kontrolle der Zuverlässigkeit des Patienten.)

Wenn die Schmerzempfindung gestört ist, überprüfen Sie auch die *Temperaturwahrnehmung*. Dazu benutzt man je ein Reagenzglas mit kaltem und mit warmem Wasser. Berühren Sie mit dem Reagenzglas die Haut, und lassen Sie den Patienten „warm" oder „kalt" bestimmen.

Prüfen Sie dann die *Berührungsempfindung* mit einem Wattebausch. Der Patient wird gebeten, jede wahrgenommene Berührung zu melden.

Auffällige Befunde

Ptose bei Schädigung des III. Hirnnerven, Horner-Syndrom, Myasthenia gravis.

Schwache oder fehlende Kontraktionen der Kaumuskulatur auf einer Seite lassen eine Läsion des V. Hirnnerven vermuten. Beidseitiger Schwäche kann ein Ausfall des ersten oder zweiten Motoneurons zugrundeliegen. Wenn der Patient keine Zähne hat, kann dieser Test schwer zu interpretieren sein.

Einseitig verringerte oder fehlende Sensibilität im Gesicht ist ein Hinweis auf eine Läsion des V. Hirnnerven oder verbindender höherer sensorischer Bahnen. Solch ein Sensibilitätsverlust kann auch mit einer Konversionsreaktion einhergehen.

| Untersuchungstechniken | Auffällige Befunde |

Prüfen Sie den Kornealreflex. Der Patient sollte nach oben und vom Untersucher wegsehen. Nähern Sie einen spitz gedrehten Wattebausch von der anderen Seite außerhalb seines Blickfeldes, vermeiden Sie eine Berührung der Wimpern, und berühren Sie die Kornea (nicht die Konjunktiva).

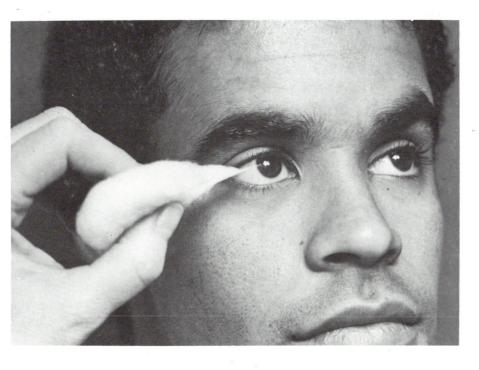

Die normale Reaktion auf diesen Reiz ist ein plötzlicher Lidschluß. (Der sensible Schenkel dieses Reflexes ist der 1. Trigeminusast; der motorische Schenkel ist durch den N. facialis gegeben.)

Fehlender Lidschluß kann eine Schädigung des V. oder des VII. Hirnnerven bedeuten. Die Benutzung von Kontaktlinsen kann den Kornealreflex abschwächen oder aufheben.

Siebenter Hirnnerv (N. facialis). Beobachten Sie das Gesicht des Patienten in Ruhe und während des Gespräches. Achten Sie auf Asymmetrien (z.B. der Nasolabialfalte), auf Tics oder andere abnorme Bewegungen. Bitten Sie den Patienten:

1. die Augenbrauen anzuheben,
2. die Stirn zu runzeln,
3. die Augen fest zu schließen, so daß der Untersucher sie nicht mehr öffnen kann; prüfen Sie die Muskelkraft, indem Sie versuchen, die Augen wieder zu öffnen;
4. seine Zähne zu zeigen,
5. zu lächeln,
6. die Wangen aufzublasen.

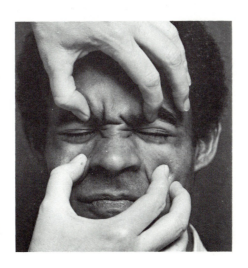

Achten Sie auf Muskelschwäche und Asymmetrien.

Abflachung der Nasolabialfalte und Herunterhängen des Unterlides sind Hinweise für Schwäche der mimischen Muskulatur.

Siehe Tab. 15.4: Formen der Fazialisparese (S. 426f.).

Bei einseitiger Fazialisparese oder -lähmung wird der Mund beim Lächeln oder beim Zähnezeigen zur nichtgelähmten Seite gezogen.

Untersuchungstechniken

Achter Hirnnerv (N. statoacusticus). Führen Sie eine grobe Prüfung des *Hörvermögens* durch. Liegt eine Schwerhörigkeit vor, führt man 1. den Weber-Versuch und 2. den Rinne-Versuch durch (s. Kap. 5).

Spezielle Untersuchungstechniken zur Prüfung des vestibulären Systems werden bei der allgemeinen neurologischen Untersuchung selten angewandt, wenn auch ein Nystagmus als Hinweis auf mögliche vestibuläre Funktionsstörungen betrachtet wird. Zur genaueren Untersuchung ziehen Sie einschlägige Lehrbücher der Neurologie oder Hals-Nasen-Ohrenheilkunde heran.

Neunter und Zehnter Hirnnerv (N. glossopharyngeus, N. vagus). Achten Sie auf Heiserkeit der Stimme oder Nasalität der Sprache des Patienten.

Bitten Sie den Patienten, „a" zu sagen oder zu gähnen. Beobachten Sie die Aufwärtsbewegung des weichen Gaumens und der Uvula und die Einwärtsbewegung des hinteren Pharynx. Achten Sie auf Asymmetrie. Außer der gelegentlich leicht gebogenen Uvula sollten alle Strukturen symmetrisch sein.

Wenn Sie den Würgereflex prüfen, kündigen Sie dies dem Patienten vorher an. Reizen Sie die Pharynxhinterwand leicht auf beiden Seiten. Der Würgereflex kann bei einigen Normalpersonen beidseitig vermindert oder aufgehoben sein.

Elfter Hirnnerv (N. accessorius). Achten Sie auf Atrophie und muskuläre Faszikulationen der Mm. trapezii und vergleichen Sie beide Seiten. Bitten Sie den Patienten, die Schultern gegen Ihre Hände anzuziehen. Beachten Sie die Kontraktionsstärke der Trapeziusmuskeln.

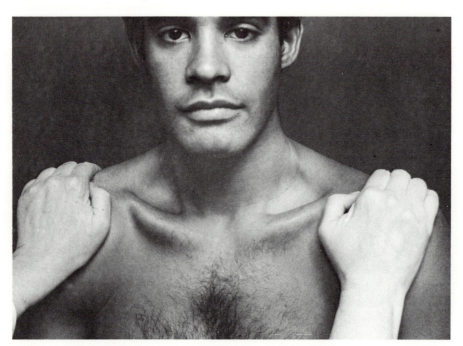

Auffällige Befunde

Siehe Tab. 5.17: Schwerhörigkeit (S. 123).

Heiserkeit bei Stimmbandparese; nasale Stimme bei Gaumensegellähmung

Bei beidseitiger Läsion des N. vagus hebt sich das Gaumensegel bei Phonation nicht. Bei einseitiger Lähmung des Gaumensegels hebt es sich auf der betroffenen Seite nicht und wird mit der Uvula zur gesunden Seite hinübergezogen (s. S. 131).

Kann der Würgereflex auf einer Seite nicht ausgelöst werden, liegt vermutlich eine Läsion des IX. oder des X. Hirnnerven vor.

Atrophie und Faszikulationen weisen auf eine Erkrankung des 2. Motoneurons hin.

Untersuchungstechniken *Auffällige Befunde*

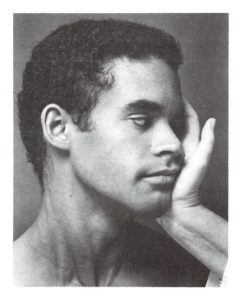

Bitten Sie den Patienten, den Kopf nach jeder Seite hin kräftig gegen Ihre Hand zu drücken. Beobachten Sie die Stärke der Kontraktion des gegenüberliegenden M. sternocleidomastoideus, und beurteilen Sie die Kraft der Bewegung gegen Ihre Hand.

Zwölfter Hirnnerv (N. hypoglossus). Beobachten Sie die entspannt am Boden der Mundhöhle liegende Zunge. Achten Sie auf Faszikulationen. Einige gröbere Muskelzuckungen werden auch bei einer normalen Zunge häufig beobachtet.

Atrophie und Faszikulationen sind Zeichen für eine Erkrankung des 2. Motoneurons.

Bitten Sie den Patienten, die Zunge herauszustrecken. Achten Sie auf Asymmetrie, Atrophie und Deviation von der Mittellinie. Bitten Sie den Patienten, die Zunge von Seite zu Seite hin- und her zu bewegen, und beurteilen Sie die Symmetrie dieser Bewegungen.

Die Abweichung der Zunge erfolgt zur gelähmten Seite (s. S. 130).

Motorisches System

Screening-Verfahren, einschließlich Beurteilung des Ganges

Bitten Sie den Patienten, einmal quer durch den Raum oder noch besser, den Flur entlang zu *gehen*. Beobachten Sie Haltung, Gleichgewicht, Mitbewegung der Arme und die Bewegung der Beine. Normalerweise wird das Gleichgewicht ohne weiteres gehalten, die Arme schwingen an der Seite mit, und das Umdrehen auf der Stelle wird flüssig aus der Bewegung durchgeführt.

Siehe Tab. 15.5: Gang- und Haltungsstörungen (S. 428f.).

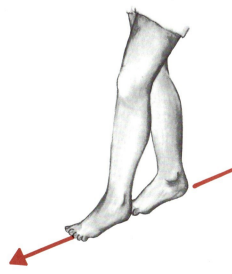

Bitten Sie den Patienten, *einen Fuß direkt vor den anderen* setzend, auf einer Linie zu gehen. Bitten Sie ihn dann, auf den Zehenspitzen und danach auf den Fersen zu gehen. Das sind empfindliche Tests zur Prüfung der Plantar- bzw. Dorsalflexion des Fußes und des Gleichgewichts.

Wird bei Kleinhirnerkrankung und akuten Intoxikationen stockend und unsicher ausgeführt

Untersuchungstechniken

Führen Sie einen *Rombergschen Stehversuch* durch. Bitten Sie den Patienten, mit geschlossenen Füßen, ohne sich festzuhalten, zu stehen. Beobachten Sie, ob er zunächst mit geöffneten und dann mit geschlossenen Augen im Stande ist, das Gleichgewicht zu halten. (Bleiben Sie nahe genug am Patienten, um ihn notfalls halten zu können.) Normalerweise findet sich nur ein minimales Schwanken.

Wenn man einen halbwegs gesunden, ambulanten Patienten untersucht, ist es zweckmäßig, an diesem Punkt weitere Beobachtungen anzustellen, indem man den Patienten bittet, abwechselnd zuerst auf dem linken, dann auf dem rechten Fuß *auf der Stelle zu hüpfen*. Gelingt dies dem Patienten, kann man annehmen, daß das motorische System der Beine, die Kleinhirnfunktion und der Lagesinn intakt sind.

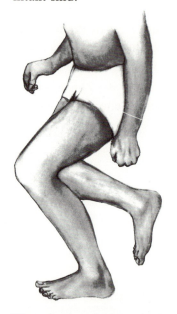

Bitten Sie den Patienten, erst auf dem einen, dann auf dem anderen Bein leichte *Kniebeugen* auszuführen.

Einen groben Eindruck über die Kraft der Arme können Sie sich verschaffen, indem Sie den Handgriff des Patienten prüfen, und indem Sie ihn bitten, einige Sekunden *mit nach vorne gestreckten Armen und nach oben gewendeten Handflächen zu stehen* (s. S. 401f.).

Weitergehende Untersuchungen

Wenn man beim groben Eindruck Unregelmäßigkeiten feststellt oder sie aufgrund der Krankheitssymptome des Patienten vermutet, sollte man eine detaillierte Untersuchung des motorischen Systems vornehmen. Möglicherweise werden Sie die genaue Abfolge der Untersuchungsschritte abändern, um eine bessere Effizienz zu erreichen oder um der Ermüdung des Patienten vorzubeugen. Berücksichtigen Sie jedoch den zugrundeliegenden Aufbau der Untersuchung: Inspektion, Feststellung des Muskeltonus, der Muskelkraft und Beurteilung der Koordination.

Auffällige Befunde

Bei Ataxie oder Koordinationsstörungen durch eine Erkrankung des Kleinhirns kann der Patient mit geschlossenen und auch mit geöffneten Augen Schwierigkeiten haben, mit aneinander gestellten Füßen zu stehen. Wenn ein Patient aufgrund eines gestörten Lagesinns ataktisch ist, kann dies durch das Sehen kompensiert werden, und er kann mit geöffneten Augen relativ gut stehen. Mit geschlossenen Augen verliert er jedoch das Gleichgewicht. Dieses Phänomen bedeutet einen *positiven Rombergschen Stehversuch*.

Schwäche des Quadrizeps macht eine Kniebeuge sehr schwierig oder unmöglich.

Untersuchungstechniken

Inspektion. Inspizieren Sie die Muskulatur des Rumpfes und der Gliedmaßen, und achten Sie auf *Atrophie, Faszikulationen, unwillkürliche Bewegungen* oder *abnorme Haltung*. Zur Feststellung einer Atrophie betrachtet man Schulter- und Beckengürtel und die Hände mit besonderer Aufmerksamkeit. Die thenaren und hypothenaren Handballen sollten voll und konvex erscheinen, und die Stellen zwischen den Metakarpalknochen, dort wo die dorsalen Mm. interossei liegen, sollten gefüllt oder nur leicht eingesunken sein. Atrophie der Handmuskulatur kann allerdings im hohen Lebensalter oft ohne pathologischen Befund auftreten, wie unten abgebildet.

Auffällige Befunde

Atrophie und Faszikulationen sind ein Hinweis auf eine Störung des 2. Motoneurons. Abgeflachte thenare oder hypothenare Handballen und konkave oder eingesunkene Metakarpalzwischenräume sind ein Hinweis auf Atrophie. Eine auf den thenaren oder hypothenaren Handballen begrenzte Atrophie ist ein Hinweis auf eine Schädigung des N. medianus bzw. des N. ulnaris.

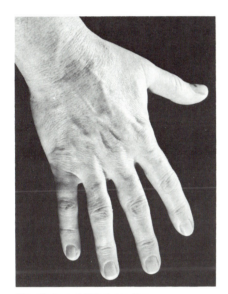
Hand einer 44jährigen Frau

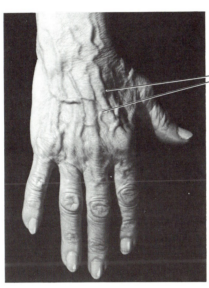
Hand einer 84jährigen Frau — Atrophie

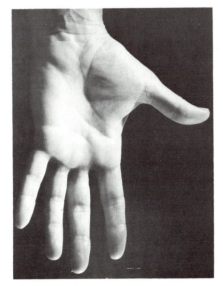
Hand einer 44jährigen Frau

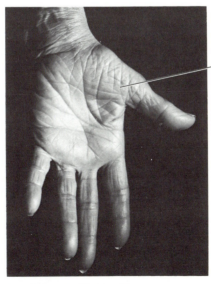
Hand einer 84jährigen Frau — Abflachung bei leichter Atrophie

Untersuchungstechniken

Wenn Sie unwillkürliche Bewegungen beobachten, stellen Sie deren Lokalisation, Qualität, Frequenz, Rhythmus, Amplitude und ihre Beziehung zur Körperhaltung, Aktivität, Ermüdung, Emotion oder zu anderen Faktoren fest.

Bestimmung des Muskeltonus. Wenn ein gesunder Muskel mit intakter Nervenversorgung willkürlich entspannt wird, bleibt eine leichte Spannung, der Tonus des Muskels. Er kann beurteilt werden, indem man den Widerstand gegen passive Bewegung oder Dehnung prüft. Bringen Sie den Patienten dazu, die Muskeln zu entspannen. Nehmen Sie seine Hand mit der Ihren und unterstützen Sie gleichzeitig seinen Ellbogen; dann beugen und strecken Sie Finger, Handgelenk und Unterarm des Patienten, und bewegen Sie den Oberarm in der Schulter. Mit einiger Übung können Sie diese Bewegungen zu einer einzigen, durchgehenden Bewegung verbinden. Bestimmen Sie dabei den Muskeltonus, den passiven Widerstand gegen Ihre Bewegungen. Angespannte Patienten können einen vermehrten Widerstand aufweisen. Mit der Zeit werden Sie ein Gefühl für den normalen Muskeltonus entwickeln.

Vermuten Sie, daß der Widerstand vermindert ist, halten Sie den Unterarm und strecken Sie locker die Hand des Patienten vor und zurück. Normalerweise bewegt sich die Hand zwar frei, ist aber nicht völlig lose und schlaff.

Unterstützen Sie den Oberschenkel des Patienten, und strecken und beugen Sie im Knie und im Sprunggelenk. Beurteilen Sie den Widerstand.

Prüfung der Muskelkraft. Normale Individuen unterscheiden sich natürlich sehr hinsichtlich ihrer Kraft, und Ihr „Standard" des Normalen sollte, wenn er auch nur grob ist, Faktoren wie Geschlecht, Alter und Muskeltraining berücksichtigen. Die dominante Seite (z.B. der rechte Arm) ist gewöhnlich stärker als die andere, was bei seitenvergleichenden Untersuchungen mitbedacht werden muß.

Gewöhnlich testet man die Muskelkraft, indem man den Patienten bittet, sich aktiv gegen Ihren Widerstand zu bewegen oder Ihrer Bewegung Widerstand zu leisten. Beobachten Sie die Muskelkontraktionen und fühlen Sie die Kraft des Patienten. Wenn die Muskeln zu schwach sind, den Widerstand zu überwinden, kann man ihre Kraft auch gegen die Schwerkraft prüfen oder unter Ausschaltung der Schwerkraft. Manchmal kann man bei einem Muskel, der zu schwach ist, den betreffenden Körperteil zu bewegen, schwache Muskelkontraktionen sehen oder fühlen.

Die Einteilung der Muskelkraft kann nach einer 0–5-Skala erfolgen:

0 – Fehlen jeglicher Muskelkontraktion
1 – Kaum wahrnehmbares Zucken oder Andeutung einer Kontraktion
2 – Aktive Bewegung nach Ausgleich der Schwerkraft (z.B. durch Unterstützung)
3 – Aktive Bewegung gegen die Schwerkraft
4 – Aktive Bewegung gegen die Schwerkraft und leichten Widerstand
5 – Aktive Bewegung gegen vollen Widerstand ohne sichtliche Ermüdung, normale Muskelkraft.

Auffällige Befunde

Siehe Tab. 15.6: Unwillkürliche Bewegungen (S. 430ff.).

Der Widerstand gegen passive Bewegung ist bei Läsionen des 1. Motoneurons und bei Morbus Parkinson erhöht. Er ist vermindert bei Läsionen des 2., peripheren Motoneurons oder des Kleinhirns. Solche hypotonen Muskeln werden auch als „schlaff" bezeichnet.

Außergewöhnlich lockere Beweglichkeit deutet auf hypotone oder schlaffe Muskeln hin.

Verminderte Kraft wird als Schwäche oder Parese bezeichnet, Fehlen jeglicher Kraft als Paralyse oder Lähmung.

Hemiparese bedeutet Parese einer Körperseite; *Hemiplegie* Lähmung einer Körperseite. *Paraplegie* bedeutet Lähmung der Beine; bei der *Tetraplegie* sind alle 4 Extremitäten gelähmt.

Siehe Tab. 15.7: Differenzierung motorischer Störungen (S. 433f.).

Untersuchungstechniken

Bitten Sie den Patienten, die Augen zu schließen und für 20–30 Sekunden die Arme mit nach oben gewendeten Handflächen waagerecht nach vorne zu strecken. Beobachten Sie, wie gut er diese Haltung beibehält. Eine gesunde Person kann die Arme in der gleichen Position halten.

Wenn Sie etwas Erfahrung gewonnen haben, können Sie diesen Test mit dem Rombergschen Stehversuch kombinieren (S. 398).

Auffällige Befunde

Zeigt ein Unterarm eine Tendenz zur Pronation, oder sinkt der Arm ab mit Beugung der Finger und Beugung im Ellenbogen, kann dies ein Hinweis auf eine Hemiparese sein.

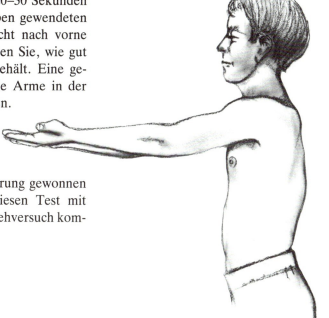
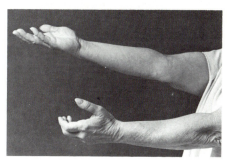

Versuchen Sie, beide ausgestreckten Arme des Patienten gegen seinen Widerstand niederzudrücken, und beurteilen Sie die Kraft des Patienten. Lassen Sie dann den Patienten die Arme seitlich nach unten senken, und achten Sie dabei auf ein Hervortreten des Schulterblattes.

Ist der M. serratus anterior paretisch, dann tritt beim Absinken der Arme oder beim Drücken gegen eine Wand eine „Scapula alata" auf. Der untere Rand der Skapula springt nach dorsal und medial flügelartig hervor.

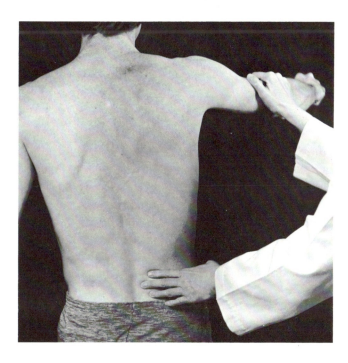
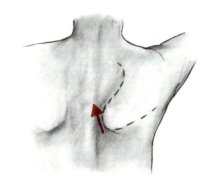

Sie können den Patienten auch bitten, mit ausgestreckten Armen gegen eine vor ihm befindliche Wand zu drücken.

Untersuchungstechniken *Auffällige Befunde*

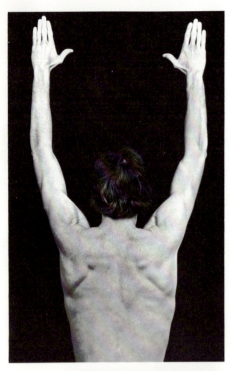

Bitten Sie dann den Patienten, die Arme für 20–30 Sekunden senkrecht über den Kopf zu strecken und dabei die Handinnenflächen nach vorn zu halten. Beobachten Sie wieder die Beibehaltung dieser Haltung. Versuchen Sie, die Arme des Patienten zur Seite zu drücken, und beurteilen Sie die Stärke des Widerstandes.

Schwäche oder Absinken eines Armes ist ein Hinweis auf eine Hemiparese oder auf eine Erkrankung im Schultergürtelbereich

Prüfen Sie Beugung und Streckung im Ellenbogengelenk, indem Sie den Patienten gegen Ihre Hand drücken und ziehen lassen.

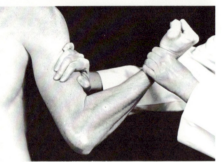
Beugung

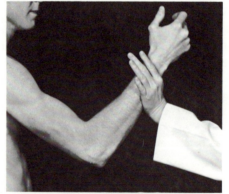
Streckung

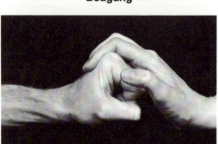

Prüfen Sie die Streckung im Handgelenk, indem Sie versuchen, die zur Faust geballte Hand des Patienten nach unten zu drücken.

Die „Fallhand" (ausgeprägte Parese oder Lähmung der Extensoren) tritt bei Läsionen des N. radialis auf.

Prüfung der Kraft des Faustschlusses: Bitten Sie den Patienten, Ihre Finger möglichst fest zu drücken. Einen für Sie schmerzhaften Handgriff können Sie vermeiden, indem Sie dem Patienten nur Zeige- und Mittelfinger geben und den Mittelfinger über den Zeigefinger halten. Normalerweise können Sie nur schwer Ihre Finger aus dem Griff des Patienten lösen.

Ein schwacher Faustschluß kann auf schwachen Unterarmmuskeln oder schmerzhaften Veränderungen der Hand beruhen.

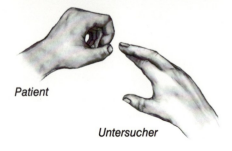
Patient
Untersucher

Untersuchungstechniken | *Auffällige Befunde*

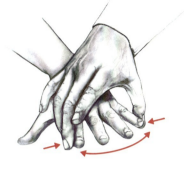

Bitten Sie den Patienten, die Finger zu spreizen. Prüfen Sie die Abduktion, indem Sie versuchen, die Finger zusammenzudrücken.

Schwache Abduktion der Finger bei Läsionen des N. ulnaris

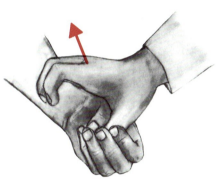

Zur Prüfung der Fingerbeuger und der Adduktion und Opposition des Daumens bittet man den Patienten, den Daumen fest gegen die Fingerspitzen zu drücken. Versuchen Sie dann, Ihren Daumen zwischen Daumen und Finger des Patienten zu schieben, und beurteilen Sie dabei die Stärke des Widerstandes.

Die Feststellung der Muskelkraft des Rumpfes ist möglicherweise schon bei anderen Teilen der Untersuchung erfolgt. Dazu gehören:

1. Beugung, Streckung, Seitenbeugung des Rumpfes,
2. Exkursion des Brustkorbs und des Zwerchfells während der Atmung.

Die Beugung im Hüftgelenk prüft man, indem man den Patienten bittet, aus der Rückenlage den Oberschenkel gegen die aufgelegte Hand des Untersuchers anzuheben.

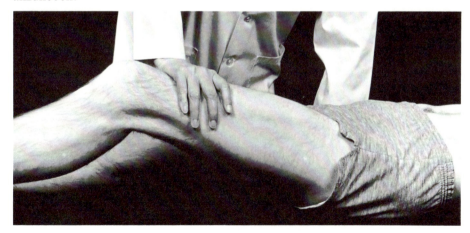

Die Abduktion im Hüftgelenk prüft man, indem man die Hände neben den Knien des Patienten fest auf die Unterlage stützt und den Patienten bittet, seine Beine gegen die Hände zu spreizen.

Indem man die Hände zwischen den Knien des Patienten fest auf die Unterlage stützt, und den Patienten bittet, die Beine zusammenzudrücken, prüft man die Adduktion im Hüftgelenk.

Beidseitige Schwäche der proximalen Muskeln kann ein Hinweis für Myopathie sein; beidseitige Schwäche der distalen Muskeln kann ein Hinweis für Polyneuropathie sein.

Untersuchungstechniken

Prüfen Sie die Beugung im Kniegelenk. Heben Sie das Bein des Patienten so an, daß das Kniegelenk gebeugt ist und der Fuß auf der Unterlage ruht. Versuchen Sie wie abgebildet, das Bein zu strecken, während der Patient versucht, den Fuß fest auf der Unterlage zu halten.

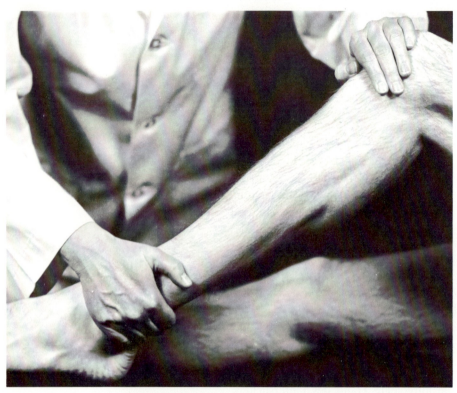

Prüfen Sie die Streckung im Kniegelenk, indem Sie das Knie unterstützen und den Patienten bitten, das Bein gegen Ihre Hand zu strecken.

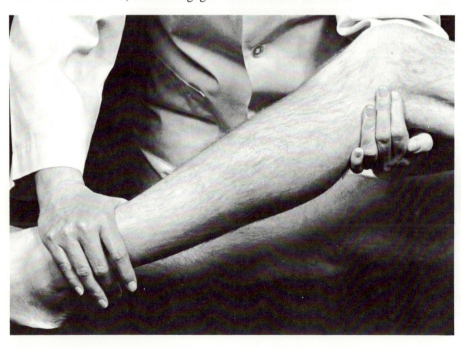

Prüfen Sie die Plantarflexion und Dorsalextension des Fußes, indem Sie den Patienten bitten, den Fuß gegen Ihre Hand zu drücken bzw. anzuziehen.

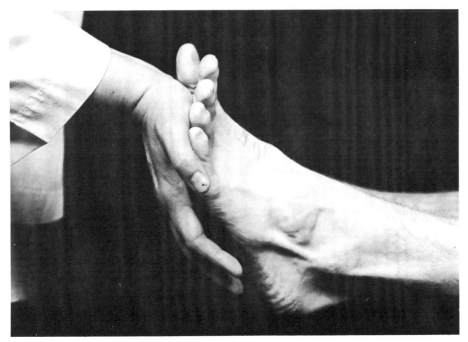
Plantarflexion

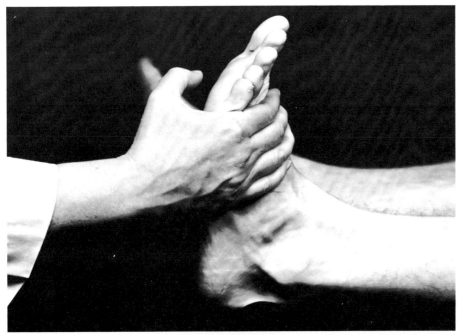
Dorsalextension

Untersuchungstechniken

Die Untersuchung der Koordination. In bezug auf Gang und Stand haben Sie die Koordination schon geprüft. Hier werden zwei Methoden zur Untersuchung der Koordination der Arme und Hände dargestellt.

1. *Rhythmische rasche Wechselbewegungen (Diadochokinese).* Bitte Sie den Patienten, mit jeder Hand einzeln
   1. so schnell wie möglich auf das Bein zu klopfen,
   2. so schnell wie möglich die Hand hin und her zu drehen,
   3. in schneller Abfolge mit den Fingern einer Hand den Daumen zu berühren.

Auffällige Befunde

Bei zerebellären Erkrankungen sind die Bewegungen langsamer, sprunghafter und ungeschickter, mit unregelmäßigem Rhythmus besonders, wenn sich die Richtung der Bewegung ändert.

Die Diadochokinese kann auch bei motorischer Schwäche, Erkrankung des extrapyramidalen Systems und ausgeprägtem Verlust der Sensibilität gestört sein.

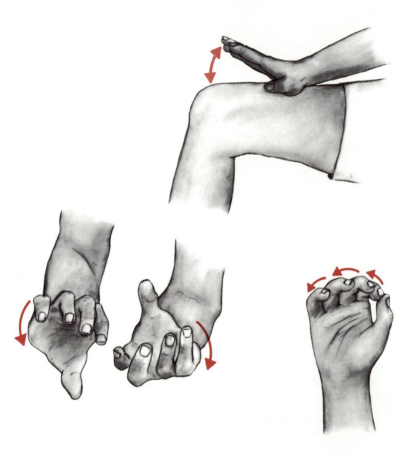

Achten Sie auf Geschwindigkeit, Rhythmus, Gleichmäßigkeit und Genauigkeit der Bewegungen. Die nichtdominante Hand erweist sich im allgemeinen als etwas weniger geschickt.

2. *Finger-Nase-Versuch.* Bitten Sie den Patienten, in schneller Folge Ihren Zeigefinger und die eigene Nase zu berühren. Bewegen Sie dabei Ihren Zeigefinger so, daß der Patient die Richtung ändern und den Arm ganz ausstrecken muß. Beobachten Sie Genauigkeit und Gleichmäßigkeit der Bewegungen, und achten Sie auf Tremor.

Bei Erkrankungen des Kleinhirns sind die Bewegungen stockend und ungenau. Zusätzlich kann ein Intentionstremor auftreten, besonders beim Ausstrecken.

Untersuchungstechniken | *Auffällige Befunde*

Halten Sie nun den Finger ruhig an einer Stelle. Wenn der Patient einige Male Nase und Finger berührt hat, lassen Sie ihn die Bewegungen mit geschlossenen Augen fortsetzen. Eine gesunde Person kann auch mit geschlossenen Augen die eigene Nase und Ihren Finger finden.

Treten ungenaue Bewegungen nur mit geschlossenen Augen auf, so ist das ein Hinweis für den Verlust des Lagesinns. Wiederholte und gleichartige Abweichungen zu einer Seite, besonders ausgeprägt bei geschlossenen Augen, sind ein Hinweis auf eine Erkrankung des Kleinhirns oder des vestibulären Systems.

Untersuchen Sie die Koordination in den Beinen mit

1. *rhythmischen, raschen, wechselnden Bewegungen.* Bitten Sie den Patienten, abwechselnd mit beiden Fußballen Ihre Hand zu berühren. Achten Sie auf Langsamkeit oder Ungeschicklichkeit bei den Bewegungen. Die Füße zeigen im Vergleich zu den Händen meist eine weniger gute Koordination.
2. *Ferse-Knie-Versuch.* Bitten Sie den stehenden Patienten, die Ferse auf das Knie des anderen Beins zu bringen und dann die Ferse entlang des Schienbeines zur großen Zehe zu führen. Achten Sie auf Tremor und Ungeschicklichkeit.

Ungeschicklichkeit bei Kleinhirnerkrankungen oder Verlust des Lagesinns

Sensibilität

Die Prüfung der Sensibilität ermüdet den Patienten sehr rasch und resultiert dann in unzuverlässigen Ergebnissen. Zur Vermeidung dieses Problems führt man eine gezielte und schnell orientierende Untersuchung durch. Bei einem Patienten ohne neurologische Symptome reichen einige wenige *Screening-Untersuchungen*. Dazu gehören 1. Feststellung der Schmerz- und Vibrationsempfindung an den Händen und Füßen, 2. kurze, vergleichende Prüfung der Berührungsempfindung an Armen und Beinen und 3. Prüfung der Stereognosie. Für andere Patienten kann dagegen eine *vollständige Evaluation* notwendig sein. Detailliert sollten dabei jene Gebiete untersucht werden, in denen sich 1. Symptome wie Gefühllosigkeit und Schmerz, 2. Störung der Motorik oder der Reflexe und 3. trophische Störungen (z.B. fehlende oder exzessive Schweißdrüsenaktivität, Hautatrophie oder -ulzera) finden. Eine Wiederholung der Untersuchung zu einem anderen Zeitpunkt zur Bestätigung des Befundes ist häufig nötig.

Untersuchung der Sensibilität:

1. Stellen Sie die Fähigkeit des Patienten fest, den Reiz wahrzunehmen.
2. Vergleichen Sie die Empfindlichkeit symmetrisch für beide Körperseiten.
3. Bei der Prüfung der Schmerz-, der Temperatur- und der Berührungsempfindung vergleicht man die distalen und proximalen Gebiete der Extremitäten. Bei der Prüfung der Vibrationsempfindung und des Lagesinns untersucht man zuerst die Zehen und Finger. Wenn die Prüfung hier normal ausfällt, kann man davon ausgehen, daß die mehr proximalen Regionen ebenfalls normal sind.
4. Verteilen Sie die Reize so, daß die meisten Dermatome und die wichtigsten peripheren Nerven in die Untersuchung eingeschlossen werden.

Ein symmetrischer distaler Sensibilitätsverlust kann auf eine Polyneuropathie oder eine Konversionsreaktion hinweisen.

Untersuchungstechniken

5. Verändern Sie während der Untersuchung die Geschwindigkeit, mit der Sie testen, so daß der Patient nicht lediglich auf Ihren rhythmischen Reiz reagiert.
6. Wenn Sie ein Hautareal mit An-, Hypo- oder Hyperästhesie bemerken, stellen Sie detailliert dessen Begrenzung fest. Reizen Sie zunächst eine Stelle mit veränderter Sensibilität, und testen Sie schrittweise nach außen, bis der Patient eine Veränderung bemerkt. Zum Beispiel:

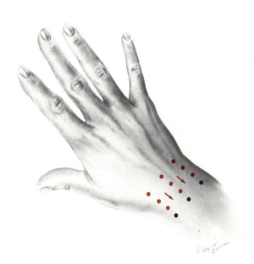

Aus Verteilung und Art der sensiblen Störungen können Rückschlüsse auf die Lokalisation der ursächlichen Läsionen gezogen werden. Natürlich helfen hierbei auch motorische Ausfälle oder pathologische Reflexe.

Bitten Sie den Patienten, die Augen zu schließen. Prüfen Sie die Sensibilität der Arme, der Beine und des Rumpfes mit folgenden Reizen:

1. *Schmerz*. Benützen Sie eine spitze Nadel und verwenden Sie gelegentlich bei der Untersuchung deren stumpfe Seite. Verfahren Sie nach den oben beschriebenen Regeln, fragen Sie den Patienten jeweils: „Ist das stumpf oder spitz?", oder wenn Sie die Nadelspitze im Vergleich prüfen: „Fühlt sich das genau so an, wie das Vorherige?" Der Reiz braucht nur so stark zu sein, daß der Patient ihn gerade wahrnimmt.

Es ist nicht auszuschließen, daß bei diesem Verfahren bei Verwendung immer derselben Nadel Hepatitis oder andere Erkrankungen von einem Patienten auf den nächsten übertragen werden können. Daher soll die Nadel jeweils nur einmal verwendet werden (Einmalkanüle).

2. *Temperatur*. (Prüfung kann bei normaler Schmerzempfindung entfallen). Man benutzt mit kaltem oder warmem Wasser gefüllte Reagenzgläser, berührt damit die Haut und läßt den Patienten „warm" oder „kalt" angeben.

Auffällige Befunde

In diesem Falle sind der Schmerz und alle anderen Empfindungsmodalitäten ab einer scharfen Begrenzung an der Handwurzel aufgehoben. Diese Verteilung paßt nicht zu einem anatomisch organischen Ausfall eines Dermatoms oder eines peripheren Nerven. Die Hypästhesie zeigt eine charakteristische strumpf- und handschuhförmige Verteilung, die bei einer Konversionsreaktion auftreten kann. Bei der Polyneuropathie ist der Sensibilitätsverlust bei ähnlichem Verteilungsmuster weniger scharf begrenzt.

Siehe Tab. 15.8: Formen von Sensibilitätsstörungen (S. 435f.).

Analgesie bedeutet das Fehlen jeglicher Schmerzempfindung, *Hypalgesie* verminderte Schmerzempfindung und *Hyperalgesie* Schmerzüberempfindlichkeit.

Untersuchungstechniken

Auffällige Befunde

3. *Berührung*. Berühren sie ohne Druck mit einem Wattebausch leicht die Haut. Der Patient soll jede empfundene Berührung mitteilen. Prüfen Sie jeweils beide Körperseiten.

Anästhesie ist eine aufgehobene, *Hypästhesie* ist eine herabgesetzte und *Hyperästhesie* ist eine verstärkte Berührungsempfindung.

4. *Vibration*. Benutzen Sie eine Stimmgabel mit relativ niedriger Schwingungsamplitude, vorzugsweise 128 Hz. Bringen Sie die Stimmgabel durch einen Schlag auf den Handballen zum Schwingen, setzen Sie sie kräftig über einem distalen Interphalangealgelenk der Finger und dem distalen Interphalangealgelenk der großen Zehe auf. Fragen Sie den Patienten, was er empfindet. Wenn Sie nicht sicher sind, ob der Patient nur den empfundenen Druck, nicht aber die empfundene Vibration meldet, setzen Sie die Stimmgabel schwingend auf und stoppen nach einigen Sekunden die Schwingungen abrupt durch Umfassen der Stimmgabel mit den Fingern. Der Patient hält hierbei die Augen geschlossen und wird gebeten, das Ende der Vibration zu bestimmen. Wenn die Vibrationsempfindung gestört ist, wiederholen Sie die Prüfung an mehr proximalen Knochenvorsprüngen (z.B. Handgelenk und Ellenbogen, oder medialer Malleolus, Patella, Spina iliaca anterior superior und Wirbelfortsätze).

Die periphere Neuropathie beginnt oft mit einer Störung der Vibrationsempfindung. Zu den häufigsten Ursachen zählen Alkoholismus und Diabetes mellitus. Berücksichtigen Sie, daß die Vibrationsempfindung im Alter herabgesetzt sein kann.

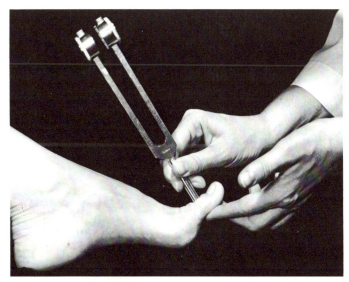

5. *Lagesinn*. Fassen Sie die große Zehe des Patienten mit Zeige- und Mittelfinger von den Seiten an. Bewegen Sie die Zehe ohne die anderen Zehen zu berühren und bitten Sie den Patienten, die Bewegungen der Zehe „nach oben" oder „nach unten" zu bestimmen. Wenn die Lageempfindung gestört ist, wiederholen Sie die Prüfung proximal am Sprunggelenk. Prüfen Sie genauso den Lagesinn an den Fingern, und testen Sie bei Störung wieder mehr proximal, d.h. an den Metakarpophalangealgelenken, Handgelenken und Ellenbogengelenken.

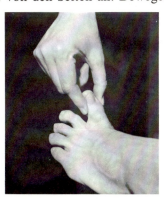

Ein Störung der Vibrationsempfindung und des Lagesinns sind ein Hinweis auf eine Erkrankung der Hinterstrangbahnen.

Untersuchungstechniken

Auffällige Befunde

6. *Diskrimination.* Mit einigen zusätzlichen Techniken wird die Fähigkeit des sensorischen Kortex, Empfindungen zu korrelieren, zu analysieren und zu interpretieren, geprüft. Die Prüfung dieser diskriminativen Leistungen ist dann besonders nützlich, wenn die anderen sensiblen Modalitäten normal oder nur leicht gestört sind, denn ein Kortex, der keine Reize empfängt, kann auch nichts interpretieren. Intakte Hinterstrangbahnen mit der von ihnen geleiteten feinen Berührungsempfindung und Tiefensensibilität sind hier besonders entscheidend.

Einen groben Überblick über die diskriminativen Leistungen können Sie sich durch die Prüfung der Stereognosie verschaffen. Die anderen Methoden werden durchgeführt, wenn dies aufgrund der klinischen Symptomatik oder der erhobenen Befunde indiziert ist. Bei allen diesen Untersuchungen sollte der Patient die Augen geschlossen halten.

Eine Läsion des sensorischen Kortex beeinträchtigt häufig Schmerz-, Temperatur- und Berührungsempfindung, ohne sie aufzuheben. Der Lagesinn ist ebenfalls häufig gestört; die Vibrationsempfindung dagegen nur selten. Die Zwei-Punkt-Diskrimination und die Fähigkeit, Gegenstände in der Hand zu identifizieren (Stereognosie), sind sowohl bei Läsionen der Hinterstränge als auch bei kortikalen Läsionen gestört.

Stereognosie. Legen Sie dem Patienten einen vertrauten kleinen Gegenstand in die Hand (z.B. eine Münze, Büroklammer, Schlüssel, Bleistift, Wattebausch). Bitten Sie ihn, den Gegenstand zu identifizieren. Normalerweise wird ein Patient den Gegenstand geschickt in der Hand hin und her bewegen und ihn korrekt erkennen.

Stereoagnosie bedeutet die Unfähigkeit, Gegenstände in der Hand zu identifizieren.

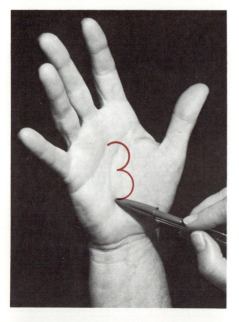

Zahlen erkennen. Wenn eine motorische Störung der Hand der Prüfung der Stereognosie im Wege steht, prüft man die Fähigkeit des Patienten, auf die Hand geschriebene Zahlen zu erkennen. Zeichnen Sie mit dem runden Ende eines Bleistiftes große Zahlen auf die Handinnenfläche. Normalerweise können praktisch alle Zahlen erkannt werden.

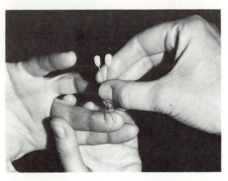

Zwei-Punkt-Diskrimination. Die Untersuchung kann mit einer geöffneten Büroklammer, 2 Nadeln oder besser mit einem Zirkel durchgeführt werden. Berühren Sie einen Fingerballen mit 2 Spitzen gleichzeitig, und wechseln Sie in unregelmäßiger Reihenfolge zwischen gleichzeitiger Berührung mit beiden Spitzen und nur einer Spitze.

Untersuchungstechniken

Bestimmen Sie den Schwellenwert, d.h. die kleinste Distanz, bei welcher der Patient die beiden Punkte gerade noch unterscheiden kann (an den Fingerballen normalerweise 2–3 mm). Der Test kann auch an anderen Körperstellen durchgeführt werden, aber die normalen Schwellenwerte ändern sich je nach Region.

Lokalisierung eines gereizten Punktes. Berühren Sie kurz einen Punkt auf der Haut des Patienten. Der Patient öffnet die Augen und bestimmt den Punkt. Im Normalfall kann er genau auf den Punkt zeigen. Diese Methode zusammen mit der unten angegebenen Auslöschung ist besonders nützlich an Rumpf und Beinen.

Auslöschung bei symmetrischen Berührungsreizen auf beiden Körperseiten. Stimulieren Sie simultan symmetrische Stellen der Körperabschnitte, und fragen Sie den Patienten, auf welcher Seite er einen Reiz verspürt. Normalerweise sollte er beide Stimuli erkennen.

Reflexe

Zur Auslösung eines Eigenreflexes müssen Sie dafür sorgen, daß der Patient entspannt ist und daß er seine Gliedmaßen symmetrisch in der erforderlichen Lage hält. Der Schlag auf die Sehne sollte kurz und gezielt sein. Sie können die schmale und die breite Seite des Reflexhammers benutzen. Die schmale Seite ist

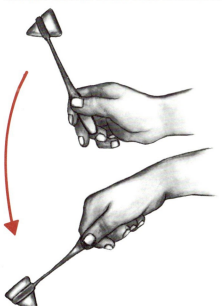

bei kleiner Fläche vorzuziehen, z.B., wenn Sie einen Reflex über Ihren auf der Bizepssehne liegenden Finger auslösen wollen; die breite Seite ist angenehmer für den Patienten, z.B. bei der Auslösung des Brachioradialreflexes. Halten Sie den Reflexhammer locker zwischen Daumen und den anderen Fingern, so daß er frei im Bogen schwingen kann, in der Richtung aber kontrolliert ist. Achten Sie auf Geschwindigkeit, Amplitude der Reflexantwort und die Breite der Zone, in der der Reflex auslösbar ist. Vergleichen Sie immer eine Seite mit der anderen.

Bei beidseits fehlenden oder schwer auslösbaren Reflexen macht man sich die Reflexbahnung zu nutze, eine Methode, bei der die isometrische Kontraktion anderer Muskeln die Lebhaftigkeit der Reflexe steigert. Man kann z.B. bei der Prüfung der Eigenreflexe an den Armen den Patienten bitten, die Zähne zusammenzubeißen oder mit der anderen Hand den Oberschenkel fest zu umgreifen.

Wenn die Beinreflexe schwer auslösbar oder aufgehoben sind, versuchen Sie eine Reflexbahnung, indem der Patient vor der Brust die ineinander verhakten

Auffällige Befunde

Läsionen des sensorischen Kortex vergrößern die Entfernung zwischen zwei gerade noch wahrnehmbaren Punkten.

Läsionen des sensorischen Kortex beeinträchtigen die Fähigkeit, einen Punkt genau zu lokalisieren.

Bei Läsionen des sensorischen Kortex kann es sein, daß nur ein Stimulus wahrgenommen wird. Der Stimulus auf jener Seite, die der geschädigten Kortexseite gegenüberliegt, ist ausgelöscht.

Untersuchungstechniken

Auffällige Befunde

Fingerendglieder beider Hände auseinander zieht. Wenn der Patient die Armmuskeln kontrahiert, lösen Sie den Reflex, z.B. an der Patellarsehne, aus.

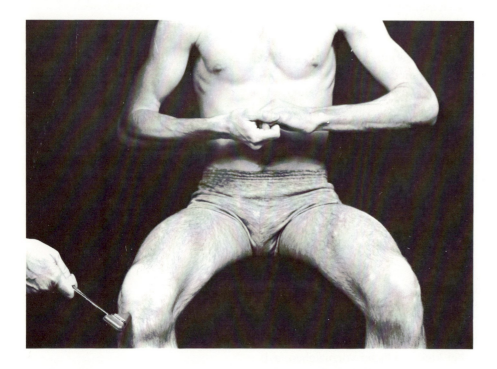

Die Reflexaktivität kann in einer 0–5-Stufenskala angegeben werden:

0 – Nicht auslösbar, Reflexe erloschen
1 – Nur mit Bahnung auslösbar
2 – Durchschnittlich, normal für die Arme
3 – Durchschnittlich, normal für die Beine
4 – Sehr lebhaft, verbreiterte Reflexzone, oft zusammen mit einem Klonus (rhythmische Oszillationen nach der Reflexauslösung), meist pathologisch
5 – Unerschöpfliche Kloni, Überspringen des Reflexes von anderen Reflexzonen, sicher pathologischer Befund.

Die Reflexlebhaftigkeit können Sie in Ihren Aufzeichnungen recht einfach festhalten, indem Sie eine Strichfigur skizzieren und dann die von Ihnen gefundenen Zahlenwerte an den entsprechenden Stellen einsetzen.

Die Reflexlebhaftigkeit hängt z.T. auch von der Kraft des auslösenden Schlages ab. Schlagen Sie nicht kräftiger, als zur Auslösung einer eindeutigen Antwort nötig. Seitenunterschiede sind einfacher festzustellen als symmetrisch auftretende Veränderungen.

Der Bizepsreflex (Biceps-brachii-Reflex) (C5, C6). Der Arm sollte im Ellenbogen gebeugt und teilweise proniert sein. Legen Sie Ihren Finger auf die Bizepssehne in der Ellenbeuge. Schlagen Sie mit dem Reflexhammer auf die Stelle des Fingers direkt über der Bizepssehne.

Die Reflexe können vermindert oder aufgehoben sein, bei Störungen des afferenten Reflexschenkels, wenn die betroffenen Spinalsegmente geschädigt sind oder bei Läsionen des 2. Motoneurons. Muskelerkrankungen und Störungen der motorischen Endplatten können die Reflexantwort ebenfalls vermindern.

Gesteigerte Reflexe, besonders bei zusätzlichen Kloni, sind ein Hinweis auf Erkrankungen des 1. Motoneurons (Pyramidenbahnschäden).

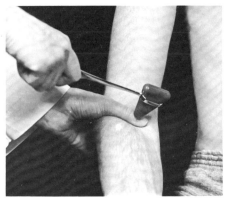
Sitzender Patient

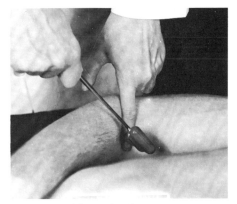
Liegender Patient

Beobachten Sie die Beugung im Ellenbogen, beobachten und fühlen Sie die Kontraktion des M. biceps brachii.

Der Trizepsreflex (C6, C7, C8). Beugen Sie den Arm des Patienten im Ellenbogen und ziehen Sie den Arm mit der Handfläche zum Körper leicht über die Brust. Schlagen Sie mit dem Reflexhammer auf die Sehne des M. triceps etwas oberhalb des Ellenbogengelenks. Achten sie auf die Kontraktion des M. triceps und die Streckung im Ellenbogen.

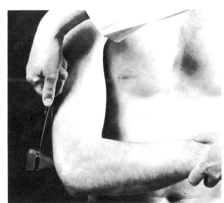
Sitzender Patient

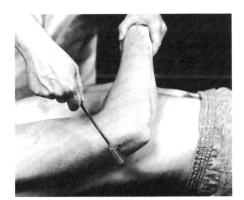
Liegender Patient

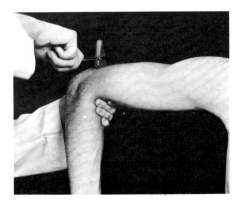

Wenn der Patient in sitzender Haltung den Arm für die Auslösung des Tricepsreflexes nicht genügend entspannt, hilft oft folgende Methode: Unterstützen Sie den Oberarm des Patienten, wie in der Abbildung gezeigt, und bitten Sie den Patienten, ihn schlaff hängen zu lassen. Schlagen Sie dann auf die Trizepssehne.

Untersuchungstechniken

Auffällige Befunde

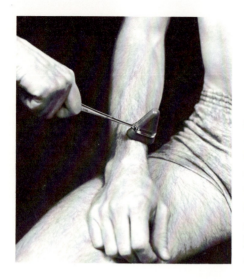

Der Radiusperiostreflex (Brachioradialreflex) (C5, C6). Der Unterarm des Patienten sollte mit der Handfläche nach unten auf dem Bauch oder im Schoß liegen. Schlagen Sie einige Zentimeter oberhalb des Handgelenks auf den Radius und beobachten Sie die Beugung und Supination des Unterarmes.

Die Bauchhautreflexe. Prüfen Sie die Bauchhautreflexe, indem Sie mit leichtem Druck, aber rasch oberhalb des Nabels (T8–T10) und unterhalb des Nabels (T10–T12) von lateral nach medial wie abgebildet auf der Bauchhaut entlangfahren. Man kann dazu ein Nadelrad, einen Schlüssel oder einen abgebrochenen Holzspatel benutzen. Beobachten Sie die Kontraktion der Bauchmuskulatur und die Deviation des Nabels zur gereizten Seite. Fettleibigkeit kann die Reflexantwort maskieren. In diesem Fall zieht man mit einer Hand den Nabel des Patienten in Richtung der Bauchseite, die gerade nicht stimuliert wird. Mit dieser Hand kann dann gleichzeitig die Muskelkontraktion gefühlt werden.

Die Bauchhautreflexe können sowohl bei Störung des zentralen als auch bei Störung des peripheren Motoneurons aufgehoben sein.

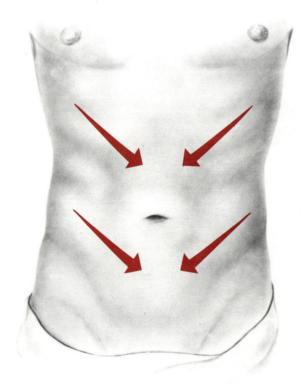

414 Nervensystem

Untersuchungstechniken *Auffällige Befunde*

Der Patellarsehnenreflex (Quadrizepsreflex) (L2, L3, L4). Der Quadrizepsreflex kann im Sitzen oder auch in Rückenlage, wenn das etwas angewinkelte Bein unterstützt wird, ausgelöst werden. Schlagen Sie kurz und direkt unterhalb der Kniescheibe auf die Patellarsehne. Achten Sie auf die Kontraktion des M. quadriceps und Streckung im Kniegelenk.

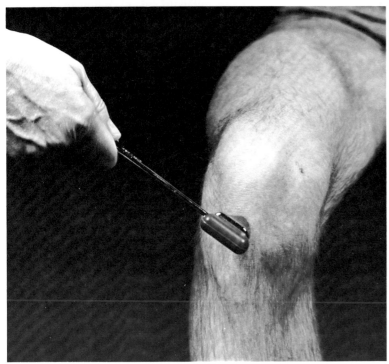

Sitzender Patient

Zwei Möglichkeiten bieten sich für die Untersuchung des liegenden Patienten an. Wenn man beide Knie gleichzeitig hoch hält, wie unten links abgebildet, ist es möglich, feine Unterschiede seitenvergleichend durch mehrmalige, abwechselnde Reflexauslösung festzustellen. Wenn in bestimmten Situationen Untersucher oder Patient die Unterstützung beider Knie als unangenehm oder unpraktisch empfinden, bietet sich folgende Methode an: Ihr nur ein Bein unterstützender Arm wird durch das andere Bein gestützt, wie unten rechts abgebildet. Manche Patienten können so besser entspannen.

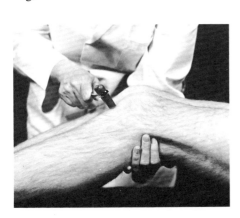
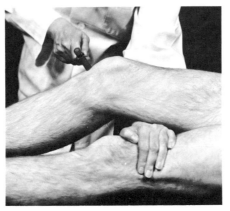

Untersuchungstechniken

Der Achillessehnenreflex (Triceps-surae-Reflex) (S1, S2). Das Bein ist im Kniegelenk leicht gebeugt. Man hält den Fuß in Dorsalflexion. Der Patient soll entspannt sein und hebt nicht etwa selbst den Fuß. Der Untersucher schlägt auf die Achillessehne. Achten Sie auf die Plantarbeugung im Fußgelenk und auf die Schnelligkeit der Entspannung nach der Muskelkontraktion.

Auffällige Befunde

Die verlängerte Relaxationsphase der Reflexe bei Hypothyreose kann man oft gut am Achillessehnenreflex sehen und fühlen.

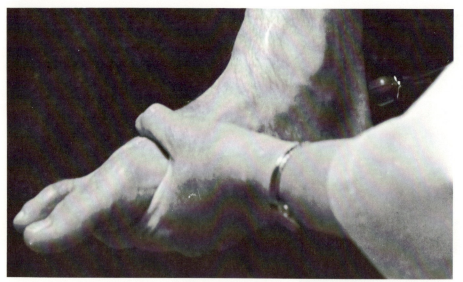

Sitzender Patient

Beim liegenden Patienten beugt man das Bein des Patienten leicht im Hüft- und Kniegelenk und rotiert es nach außen, so daß der zu untersuchende Unterschenkel gekreuzt auf dem anderen liegt. Dann beugt man den Fuß wieder dorsal und schlägt auf die Achillessehne.

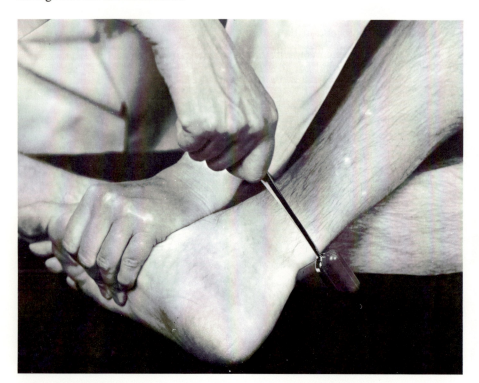

Untersuchungstechniken

Der Plantarreflex (L4, L5, S1, S2). Bestreichen Sie den äußeren Fußsohlenrand mit einem leicht scharfkantigen Objekt, z.B. einem Schlüssel, von der Ferse bis zu den Fußballen und anschließend weiter nach medial. Reizen Sie nur so stark, daß Sie gerade noch eine Reaktion hervorrufen. Achten Sie auf die Bewegung der Zehen; normalerweise tritt eine Beugung auf.

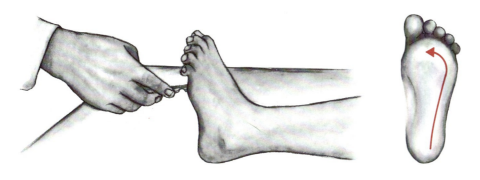

Manche Patienten weichen durch Beugung in Hüft- oder im Kniegelenk vor dem Reiz zurück. Halten sie daher den Fuß nötigenfalls fest. Es kann gelegentlich schwierig sein, dieses Zurückweichen von einem Babinski-Reflex zu unterscheiden.

Bei gesteigerten Reflexen sollte man auch nach einem *Klonus* suchen. Unterstützen Sie dafür das Knie in leicht gebeugter Haltung. Mit der anderen Hand führen Sie unvermittelt und rasch eine Dorsalextension im Fußgelenk durch und halten den Fuß in dieser Position. Versuchen Sie, rhythmische Oszillationen zwischen Plantarflexion und Dorsalextension zu beobachten und zu fühlen.

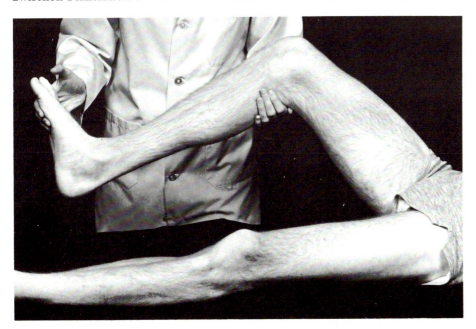

Ein Klonus kann natürlich auch an anderen Gelenken vorkommen (z.B. Quadrizeps-Klonus im Kniegelenk).

Auffällige Befunde

Dorsalextension der großen Zehe und Abspreizung der anderen Zehen ist ein Zeichen der Pyramidenbahnschädigung (Babinski-Reflex).

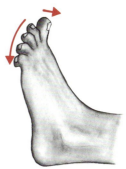

Der Babinski-Reflex kann auch bei Bewußtlosigkeit durch Intoxikationen mit Alkohol oder Drogen und nach einem epileptischen Anfall auftreten. Ein ausgeprägter Babinski-Reflex kann gelegentlich von einer reflektorischen Beugung in Hüft- und Kniegelenk begleitet sein.

Anhaltender Klonus bedeutet Erkrankung des 1. Motoneurons (Pyramidenbahnschädigung).

Untersuchungstechniken   *Auffällige Befunde*

Besondere Methoden

Meningismus. Die Suche nach Meningismuszeichen gehört nicht zur Routineuntersuchung, sollte aber bei Verdacht auf eine Reizung der Meningen z.B. bei einer Infektion (Meningitis) oder einer Blutansammlung (wie bei subarachnoidaler Blutung) durchgeführt werden.

Legen Sie Ihre Hände unter den Kopf des flach auf dem Rücken liegenden Patienten, und beugen Sie den Kopf nach vorne. Achten Sie dabei auf Widerstand und Schmerz, aber auch auf eine gleichzeitige Knie- und Hüftbeugung *(Brudzinski-Zeichen)*.

Schmerz und Widerstand sind ein Hinweis auf Meningismus, können aber auch auf Arthritis oder eine Halsverletzung zurückzuführen sein. Beugung in Knie und Hüfte sind Zeichen einer meningealen Reizung.

Beugen Sie ein Bein des Patienten in Knie und Hüfte, und strecken Sie dann im Knie. Achten Sie auf Widerstand und Schmerz *(Kernig-Zeichen)*.

Schmerz und Widerstand sind ein Zeichen für Meningismus oder eine Bandscheibenerkrankung.

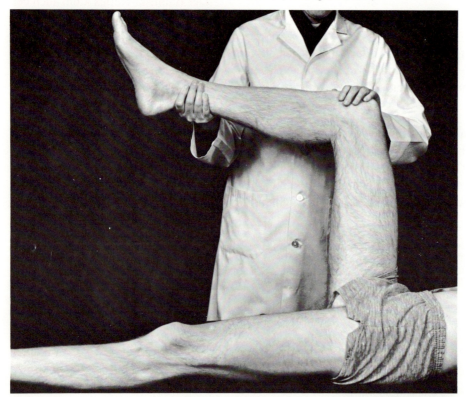

Frontalhirnzeichen. Wenn Sie eine Allgemeinschädigung des Gehirns vermuten, z.B. aufgrund auslösbarer Babinski-Phänomene und beidseits gesteigerter Reflexe oder Zeichen einer Demenz (s. S. 456), so sollten Sie nach Hinweisen auf eine frontale Hirnschädigung fahnden. Dazu gehören:

1. *Der Greifreflex.* Bringen Sie, während Sie sich mit dem Patienten unterhalten, Ihre Finger zwischen Daumen und Finger des Patienten, und berühren oder bestreichen Sie die Handinnenfläche.

Wenn sich die Finger des Patienten langsam beugen, bedeutet das einen positiven Greifreflex. Oft halten Angehörige es irrtümlich für eine bewußte Reaktion.

| *Untersuchungstechniken* | *Auffällige Befunde* |

2. *Orales Greifen.* Streichen sie mit einem Gegenstand, z.B. mit einem Spatel, leicht und rasch von außen nach innen über die Lippen des Patienten, oder klopfen Sie mit einem Reflexhammer leicht auf die Lippen.

Wenn die Lippen vorgewölbt und der Mund gespitzt wird, ist der orale Greifreflex positiv.

3. *Der Saugreflex.* Lösen Sie ihn genauso aus wie das orale Greifen.

Saugende Bewegungen der Lippen, der Zunge und des Unterkiefers bedeuten einen positiven Saugreflex.

Diese drei Reflexe sind im Kleinkindalter physiologisch, später jedoch als pathologisch zu werten.

Diese drei Reflexe weisen auf eine diffuse Hirnschädigung hin, häufig mit Beteiligung des Frontalhirns.

Der stuporöse oder komatöse Patient. Sehen Sie sich den Patienten rasch an. Versichern Sie sich, daß die Atemwege frei sind, und achten Sie auf Zeichen von Blutung oder Schock. (Die Besprechung von Laboruntersuchungen und Notfallversorgung würde den Rahmen dieses Textes sprengen.)

Prüfen Sie die Vitalzeichen: Puls, Blutdruck, Temperatur rektal.

Auch bei einer Notfallsituation müssen Sie sich genügend Zeit nehmen, Folgendes zu beurteilen:

Die Atmung des Patienten

Siehe Tab. 6.1: Krankhafte Veränderungen von Atemfrequenz und Atemrhythmus (S. 157).

Seine Körperhaltung und motorische Aktivität, insbesondere seine Lage im Bett

Siehe Tab. 15.9: Abnorme Körperhaltungen des komatösen Patienten (S. 437).

Die Haltung des Kopfes und die Stellung der Augen und Spontanbewegungen

Gerüche

Unregelmäßigkeiten der Haut wie Farbe, Feuchtigkeit, Blutungen, Nadeleinstichstellen und andere Läsionen.

Ikterus, Zyanose, kirschrote Farbe bei Kohlenmonoxidvergiftung.

Berücksichtigen Sie bei weiteren Untersuchungen *zwei wichtige Vorsichtsmaßregeln.*

1. Falls nicht ausgeschlossen werden kann, daß eine Verletzung im Kopf- oder Halsbereich vorliegt, beugen Sie nicht den Kopf, bevor nicht durch eine Röntgenaufnahme eine Fraktur der Halswirbelsäule ausgeschlossen werden kann.
2. Benutzen Sie für die Untersuchung der Fundi am Auge kein Mydriatikum, denn es kann diagnostisch wichtige Zeichen am Auge maskieren.

Führen Sie *eine allgemeine und neurologische Untersuchung* durch, mit besonderer Aufmerksamkeit auf folgende Punkte:

Untersuchen Sie den Kopf gründlich nach Anzeichen von Traumata.

Quetschungen, Rißwunden, umschriebene Schwellungen

Untersuchungstechniken	Auffällige Befunde
Suchen Sie nach Meningismuszeichen.	Meningitis, subarachnoidale Blutung
Untersuchen Sie die Augen, insbesondere:	
Die Fundi	Stauungspapille, Fundus hypertonicus.
Die Pupillen und deren Reaktion auf Licht	Siehe Tab. 5.7: Anomalien der Pupille (S. 109f.).
Wenn möglich die Bulbusbewegungen	Im tiefen Koma deutet das Vorhandensein der Pupillenreflexe eher auf eine metabolische Ursache, das Fehlen auf eine organische Ursache hin.
Den Kornealreflex.	
Inspizieren Sie Nase und Ohren.	Blut- und Liquoraustritt aus Ohr oder Nase deutet auf eine Schädelverletzung hin; Mittelohrentzündung.
Achten Sie auf Asymmetrie des Gesichts.	
Untersuchen Sie Mund und Pharynx.	Verletzung der Zunge kann auf ein Anfallsleiden hindeuten.
Untersuchen Sie Herz, Lungen und Abdomen.	
Vervollständigen Sie die neurologische Untersuchung, so weit wie möglich.	

Folgende zusätzliche Untersuchungsmethoden können sehr hilfreich sein:

1. *Beurteilen Sie die Reaktion auf äußere Reize*, indem Sie den Reiz wie folgt steigern:

   a) Geben Sie einen einfachen Befehl.
   b) Rufen Sie den Patienten beim Namen.
   c) Lösen Sie eine Schmerzempfindung aus, z.B., indem Sie auf die oberen Ränder der knöchernen Orbita drücken oder indem Sie den Patienten am Hals oder den Innenseiten von Oberarm oder Oberschenkel kneifen.

   Ausweichbewegungen sind bei Stupor und leichtem Koma erhalten, fehlen aber bei tiefem Koma.

   Beobachten Sie, mit welcher Reizstärke Sie eine Reaktion erhalten. Achten Sie darauf, ob

   a) eine motorische Reaktion auf eine Körperseite beschränkt ist,

   Eine auf eine Körperhälfte beschränkte motorische Reaktion ist ein Hinweis für Lähmung der anderen Körperseite.

   b) Reize nur von einer oder von beiden Körperseiten eine Reaktion auslösen.

   Führt eine Reizung nur auf einer Körperseite zu einer Reaktion, so kann man auf einen Sensibilitätsverlust der anderen Seite schließen.

Untersuchungstechniken

Auffällige Befunde

2. Untersuchen Sie, ob eine *schlaffe Lähmung* wie bei akuter Hemiplegie vorliegt, indem Sie den Arm des Patienten unter dem Handgelenk umfassen und ihn senkrecht nach oben halten. Achten Sie auf die Haltung der Hand, die normalerweise im Handgelenk nur leicht gebeugt sein sollte.

Eine Hemiplegie bei plötzlich eingetretenem zerebralen Insult ist normalerweise zunächst schlaff. Eine schlaffe Hand hängt lahm herunter und bildet mit dem Unterarm einen rechten Winkel.

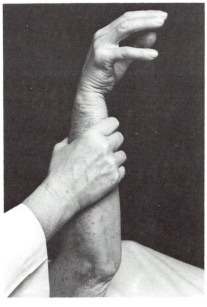

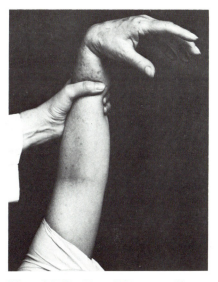

Senken Sie den Arm dann etwas und lassen Sie ihn auf das Bett zurückfallen. Normalerweise fällt der Arm mit einer gewissen Trägheit.

Ein schlaffer Arm fällt ungewöhnlich schnell auf die Unterlage zurück.

Halten Sie die im Knie gebeugten Beine mit einem Arm. Strecken Sie dann abwechselnd je ein Bein und lassen Sie es auf die Unterlage zurückfallen. Vergleichen Sie die Geschwindigkeit, mit der die Beine fallen.

Bei Halbseitenlähmung fällt das schlaffe Bein schneller.

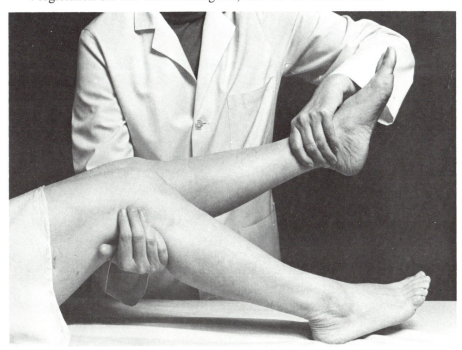

Untersuchungstechniken

Auffällige Befunde

Beugen Sie die Beine des Patienten, so daß die Fersen auf der Unterlage liegen. Wenn Sie plötzlich loslassen, fallen die Beine normalerweise langsam in ihre Ausgangsstellung zurück.

Bei einer Halbseitenlähmung fällt das schlaffe Bein schnell in Strecklage zurück und rotiert im Hüftgelenk nach außen.

3. *Der vestibulookuläre Reflex (Puppenaugenphänomen).* Ziehen Sie die oberen Augenlider des Patienten so weit zurück, daß Sie die Augen sehen können. Dann drehen Sie den Kopf des Patienten rasch erst zu der einen und dann zur anderen Seite. Beugen und strecken Sie im Nacken.

Bei einem komatösen Patienten ohne Hirnstammschädigung zeigen die Augen eine reflektorische Gegenbewegung zur passiven Bewegung des Kopfes, so daß sie praktisch die ursprüngliche Blickrichtung beibehalten (Puppenaugenphänomen).

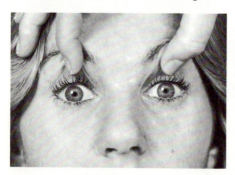
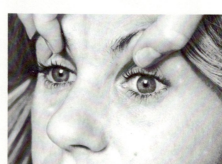

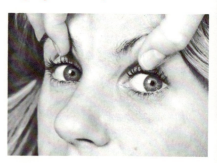

Beobachten Sie die Augenbewegungen.

Ein völlig wacher Patient wird, wenn er nicht absichtlich den Blick fixiert, die Augen nur zufällig oder leicht in die der passiven Bewegung entgegengesetzten Richtung bewegen. In der obigen Abbildung z.B. dreht der Untersucher den Kopf der Patientin nach rechts, woraufhin ihre Augen eine leichte Bewegung nach links vollführen.

Verlust des Puppenaugenphänomens bei einem komatösen Patienten zeigt eine Läsion des Mittelhirns oder der Brücke an oder ein sehr tiefes Koma.

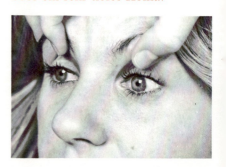

4. *Prüfung des vestibulookulären Reflexes mit kalorischer Stimulation.* Versichern Sie sich, daß die Trommelfelle intakt und die Gehörgänge frei sind. Der Kopf wird ca. 30 Grad hochgelagert. Injizieren sie mit einer großen Spritze und einem kleinen Schlauch, der in den Gehörgang eingelegt wird, ohne ihn zu verschließen, bis zu 200 ml eiskaltes Wasser in den Gehörgang, um eine Reaktion auszulösen.

Bei einem komatösen Patienten mit intaktem Hirnstamm erfolgt eine konjugierte Abweichung der Augen zur stimulierten Seite.

Wiederholen Sie den Test auf der anderen Seite 3–5 Minuten später, wenn die Reaktion auf die erste Prüfung abgeklungen ist.

Der gesunde, wache Patient (bei dem wenige Milliliter Wasser meist als Reiz ausreichen), reagiert mit einem Nystagmus, dessen schnelle Phase zur entgegengesetzten Seite, d.h. vom gereizten Ohr weg gerichtet ist.

Ein Verlust dieses Reflexes (keine Reaktion auf Stimulation) weist auf eine Hirnstammschädigung hin.

Tabelle 15.1 Sprachstörungen.

Aphasie oder Dysphasie

Gestörte Wortbildung oder gestörtes Ausdrucksvermögen als Folge einer Schädigung der kortikalen Sprachzentren

Sie können von unsicherer oder inkorrekter Wort- oder Silbenwahl (Dysphasie) bis zum völligen Unvermögen zu sprechen (Aphasie) reichen; trotz adäquater Funktion von Mund- und Kehlkopfmuskulatur.

Aphonie oder Dysphonie

Eine Störung von Lautstärke, Qualität und Tonhöhe der Stimme in Gefolge einer Erkrankung des Kehlkopfes oder seiner Innervation

Sie kann von einer kratzenden, heiseren Stimme (Dysphonie) bis zum Flüstern (Aphonie) reichen

Dysarthrie

Gestörte Artikulation im Gefolge eines motorischen Ausfalls der Lippen-, Zungen-, Gaumen- oder Pharynxmuskulatur

Langgezogene Sprache und besondere Schwierigkeiten bei der Aussprache der labialen (M, B, P) und der lingualen (T, D, L) Konsonanten

Gaumensegellähmung

Nasale Sprache

Zerebelläre Dysarthrie

Schlecht koordinierte unregelmäßige Sprache mit unnatürlicher Silbentrennung (skandierende Sprache).

Parkinsonismus

Eine monotone, langsame, schwache Stimme mit Auseinanderziehen der Wörter

Tabelle 15.2 Bewußtseinsstörungen*.

Verwirrtheit, Benommenheit

Eine leichte Bewußtseinstrübung mit geistiger Verlangsamung, Unaufmerksamkeit, verminderter Wahrnehmung der Umwelt und inkohärenter Gedankenfolge. Orientierungsverlust ist möglich.

Stupor

Ausgeprägte Beeinträchtigung der geistigen und körperlichen Aktivität; deutliche Verlangsamung und Abschwächung der Reaktion auf Befehle und Reize; gewöhnlich bleiben die Reflexe erhalten.

Koma

Völliger Bewußtseinsverlust ohne Reaktion auf äußere Reize und ohne willkürliche Bewegungen. Die Eigenreflexe können gesteigert sein und der Babinski-Reflex auslösbar werden. In tiefem Koma sind alle Reflexe aufgehoben.

Delir

Agitierter Verwirrtheitszustand mit Halluzinationen. Dieser Zustand wird im allgemeinen von dem Kontinuum Benommenheit – Stupor – Koma getrennt betrachtet.

* Da diese Ausdrücke nicht immer ausreichend genau den Grad der Bewußtseinsstörung beschreiben, vermerken Sie immer auch die wichtigsten einzelnen Befunde. Halten Sie nicht nur die betreffende Bezeichnung fest.

Tabelle 15.3 Nystagmus.

Als *Nystagmus* bezeichnet man unwillkürliche, rhythmische Oszillationen der Bulbi. Analog dem Tremor in anderen Körperteilen ist er im Prinzip eine Störung der Haltung der Bulbi. Ein Nystagmus kann verschiedene Ursachen haben, z.B. Sehstörung im frühen Kindesalter, Störungen des vestibulären, zerebellären Systems und Medikamentenintoxikation. Ein Nystagmus tritt physiologischer Weise auf, wenn jemand ein sich schnell bewegendes Objekt, z.B. einen vorbeifahrenden Zug, beobachtet. Beurteilen Sie bei der Untersuchung die 3 unten aufgeführten Kriterien des Nystagmus. Für die Differentialdiagnose wird auf die Lehrbücher der Neurologie verwiesen.

Richtung der langsamen und der raschen Phase
Beispiel: **Nystagmus nach links**

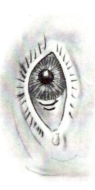

⟵ Langsames Driften nach rechts   Schneller Schlag nach links ⟶

Der Nystagmus besteht aus einer langsamen und einer schnellen Phase, nach der er benannt wird. Wenn die Augen z.B. schnell nach links schlagen und dann wieder langsamer nach rechts abweichen, spricht man von einem Nystagmus nach links.

Gelegentlich gibt es auch eine Form, bei der man eine schnelle und langsame Phase nicht unterscheiden kann. Dieser sogenannte *Pendelnystagmus* sei hier nur am Rande erwähnt.

Die Schlagrichtung
Horizontaler Nystagmus

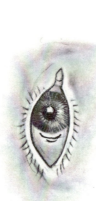

Der Nystagmus kann in einer oder mehreren Ebenen auftreten.

Vertikaler Nystagmus

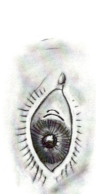

Rotatorischer Nystagmus

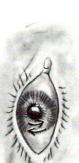
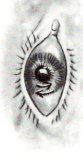

▶ *Fortsetzung*

Tabelle 15.3 (Fortsetzung).

Ein Nystagmus kann zwar gleichzeitig bei allen Blickrichtungen auftreten, kommt aber meist nur bei einzelnen Blickrichtungen vor oder ist dort besonders ausgeprägt (z.B. zur Seite oder nach oben). Bei extrem lateraler Blickrichtung zeigen auch Gesunde häufig nystagmusähnliche Ausschläge (sogenannter Endstellnystagmus). Prüfen Sie daher nur im Feld des vollständig binokulären Sehens auf pathologischen Nystagmus.

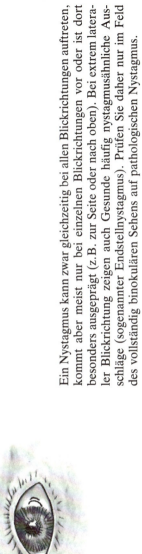

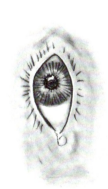

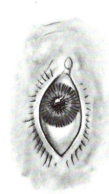

Blickrichtungsnystagmus
Beispiel: Nystagmus bei Blick nach rechts.

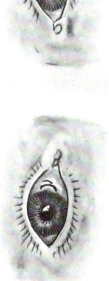

Tabelle 15.4

Tabelle 15.4 Formen der Fazialisparese.

Läsion des peripheren Motoneurons
Beispiel: Periphere Fazialisparese

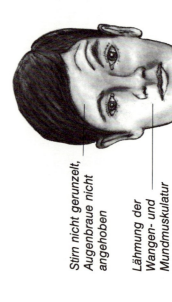

Augenlider schließen nicht; Bulbusdrehung nach oben (Bell-Phänomen)

Abgeflachte Nasolabialfalte

Versuch, die Augen zu schließen

Stirn nicht gerunzelt, Augenbraue nicht angehoben

Lähmung der Wangen- und Mundmuskulatur

Versuch, die Augenbrauen anzuheben

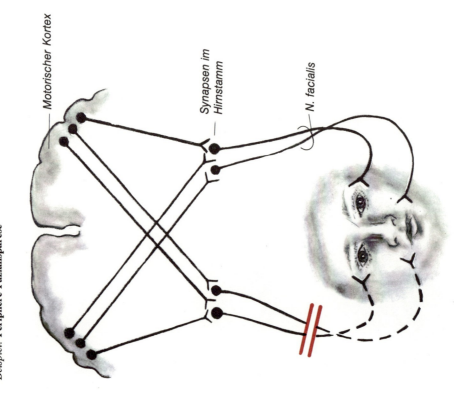

Motorischer Kortex

Synapsen im Hirnstamm

N. facialis

Die Nervenversorgung der gesamten Gesichtshälfte ist betroffen.

▶ Fortsetzung

Tabelle 15.4 (Fortsetzung).

Läsion des zentralen Motoneurons
Beispiel: **Hemiparese**

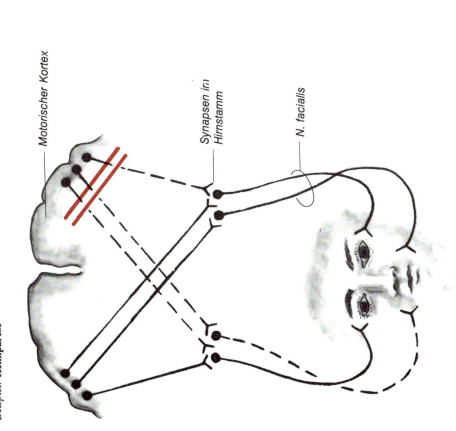

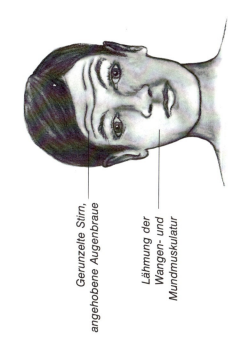

Die Stirnmuskulatur und der M. orbicularis oculi werden motorisch von beiden Hemisphären versorgt. Eine einseitige kortikale Läsion hat daher eine relativ geringe Auswirkung auf die obere Gesichtshälfte.

Tabelle 15.5 Gang- und Haltungsstörungen.

	Spastische Hemiparese	Scherengang	Steppergang
	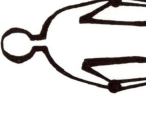	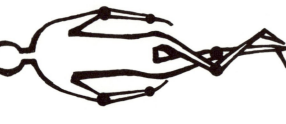	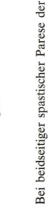
Ursächlicher Defekt	Bei Erkrankungen des ersten Motoneurons, z.B.: Schlaganfall	Bei beidseitiger spastischer Parese der Beine.	Schlaff herunterhängender Fuß, meist als Folge einer Läsion des peripheren Motoneurons (Peronäuslähmung)
Beschreibung	Ein Arm wird unbeweglich und nah am Körper gehalten. Ellenbogen-, Hand- und Interphalangealgelenke sind gebeugt. Das Bein ist bei vermehrtem Tonus gestreckt und der Fuß plantar gebeugt. Beim Gehen zieht der Patient das Bein entweder nach und schleift die Zehen über den Boden, oder er führt das Bein steif im Kreis nach außen und vorne. (Zirkumduktion, Wernicke-Mann-Gang).	Der Gang ist steif, und beide Beine werden nur langsam nach vorne gebracht, wobei die Oberschenkel bei jedem Schritt nach vorn vor das andere Bein kreuzen. Die Schritte sind kurz, und es sieht so aus, als wenn der Patient durch Wasser waten würde.	Der Patient zieht entweder die Füße nach, oder er hebt sie mit gebeugten Knien an und setzt sie mit einem plumpsenden Geräusch auf den Boden auf. Es sieht dann so aus, als ob der Patient eine Treppe hochsteigt. Er kann den Hackengang (Gehen auf den Fersen) nicht mehr ausführen. Der Steppergang kann beidseitig vorkommen.

▶ Fortsetzung

Tabelle 15.5 (Fortsetzung).

	Sensorische Ataxie	Zerebelläre Ataxie	Parkinsonsche Gangstörung	Der Gang des alten Menschen
Ursächlicher Defekt	Bei Verlust der Tiefensensibilität in den Beinen, wie bei einer Polyneuropathie oder einer Läsion der Hinterstrangbahn.	Bei Erkrankungen des Kleinhirns oder der Kleinhirnbahnen.	Schädigungen der Basalganglien im Sinne des Parkinson-Syndroms.	
Beschreibung	Der Gang ist unsicher und breitbeinig, der Patient wirft die Füße nach vorne und außen und setzt sie mit 2fach klopfendem Geräusch zuerst auf die Fersen und dann auf die Zehen auf. Um seine Schritte zu beobachten, sieht der Patient auf den Boden. Er kann mit geschlossenen Augen und nahe zusammengestellten Füßen nicht sicher stehen (Romberg-Versuch positiv). Der schwankende Gang ist bei geschlossenen Augen ausgeprägter.	Der Gang ist schwankend, unsicher und breitbeinig mit besonderer Schwierigkeit beim Richtungswechsel. Der Patient kann weder mit geschlossenen noch mit geöffneten Augen bei nahe zusammengestellten Füßen das Gleichgewicht halten (Romberg-Versuch positiv).	Die Patienten nehmen eine vornübergebeute Körperhaltung ein. Knie und Hüfte sind leicht gebeugt, die Arme in Ellenbögen und Handgelenken flektiert. Der Anfang einer Bewegung ist verzögert, besonders fallen beim Gehen Startschwierigkeiten auf. Die Schritte sind kurz und oft schlurfend. Die Mitbewegungen der Arme sind vermindert, das Umdrehen auf der Stelle erscheint steif, wie bei einer Puppe.	Schnelligkeit, Gleichgewicht, Geschicklichkeit sind im hohen Lebensalter vermindert. Die Schritte werden kürzer und unsicherer oder sogar schlurfend. Die Beine können in Knie und Hüften leicht gebeugt sein. Ein Gehstock kann die Unsicherheit mildern.

Tabelle 15.6 Unwillkürliche Bewegungen.

Tremor

Tremor ist eine rasche Aufeinanderfolge relativ rhythmischer oszillierender Bewegungen. Es werden grob 3 Formen unterschieden: Ruhetremor, Intentionstremor, Haltungstremor.

Ruhetremor

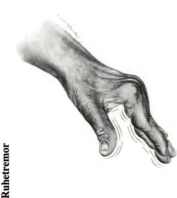

Dieser Tremor tritt nur in der Ruhe auf und ist bei willkürlicher Bewegung stark vermindert oder aufgehoben. Sehr häufig handelt es sich um den in der Abbildung angedeuteten relativ langsamen, feinschlägigen „Pillendreher"-Tremor beim Parkinson-Syndrom, der eine Frequenz von ca. 5 Schlägen in der Sekunde hat.

Intentionstremor

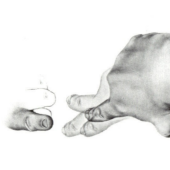

Der Intentionstremor fehlt in der Ruhe, tritt bei Aktivität auf und ist oft bei Annäherung an das Bewegungsziel besonders ausgeprägt. Zu den Ursachen gehören Läsionen der Kleinhirnbahnen, wie sie z.B. bei multipler Sklerose auftreten.

Haltungstremor

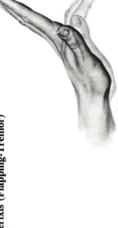

Dieser Tremor tritt auf, wenn der betroffene Körperteil bewußt in einer bestimmten Stellung gehalten werden soll. Beispiele sind der schnelle, feinschlägige Tremor bei Hyperthyreose, und der durch Angst oder Übermüdung ausgelöste Tremor. Zum Haltungstremor wird auch der autosomal dominant vererbte „familiäre Tremor" gerechnet.

Asterixis (Flapping-Tremor)

Asterixis ist ein Haltungstremor, charakteristisch sind die nicht rhythmischen Bewegungen mit großer Amplitude, die an Flügelschlagen erinnern. Handwurzel- und Fingergelenke werden schnell gestreckt und kehren dann zu ihrer Ausgangsposition zurück. Um diesen Tremor zu beobachten, bittet man den Patienten, seine Arme auszustrecken, die Hand zurückzubiegen und die Finger zu spreizen. Häufige Ursachen sind Leberschäden (z.B. bei Morbus Wilson), Niereninsuffizienz und respiratorische Insuffizienz.

▼ Fortsetzung

Tabelle 15.6 (Fortsetzung).

Tics

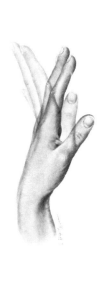

Tics sind kurze, repetitive, stereotype, koordinierte Bewegungen, die in unregelmäßigen Abständen auftreten. Beispiele sind repetitives Augenzwinkern, Grimassieren und Achselzucken.

Chorea

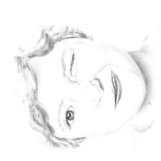

Choreiforme Bewegungen sind unvorhersehbare, rasche asymmetrische und kurzdauernde Schleuderbewegungen, die in Ruhe oder während normaler, koordinierter Bewegungen auftreten können. Im Unterschied zu den Tics sind sie selten repetitiv. Häufig sind Kopf, Arme und Hände betroffen. Zu den Ursachen gehören die Chorea minor (Chorea rheumatica, Sydenhamsche Chorea) und die erbliche, chronisch-progressive Chorea Huntington.

Athetose

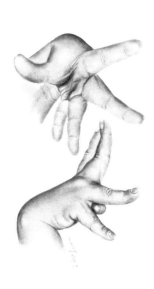

Dabei treten langsame, unnatürlich verdrehte, schaukelnde Bewegungen auf, die eine große Amplitude haben. Gesicht und distale Extremitäten sind am häufigsten betroffen. Eine spastische Komponente tritt häufig hinzu. Die Athetose ist oft Folge einer Zerebralparese.

Dystonie

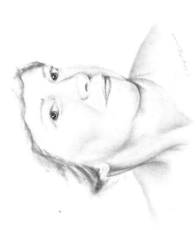

Dystone Bewegungen sind der Athetose ähnlich, sie beziehen jedoch größere Teile des Körpers, einschließlich des Rumpfes, ein, so daß groteske, gewundene Körperhaltungen entstehen können. Sie finden sich z.B. bei Dystonia musculorum deformans, als Nebenwirkung von Medikamenten, insbesondere Phenothiazinderivaten und wie abgebildet, bei Torticollis spasticus.

▶ Fortsetzung

Tabelle 15.6 (Fortsetzung).

Myoklonus

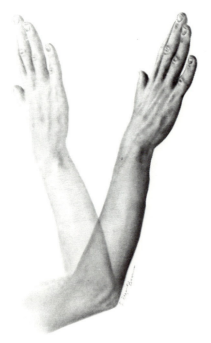

Myoklonien sind plötzliche, kurzdauernde, rasche, unvorhersehbare Bewegungen des Rumpfes oder der Extremitäten. Sie können einzeln oder wiederholt auftreten. Myoklonien treten physiologischerweise beim Einschlafen auf, können aber auch Ausdruck einer Reihe neurologischer Störungen sein.

Faszikulationen

Faszikulationen sind feine, rasche, zitternde oder zuckende Bewegungen einer relativ kleinen Gruppe von Muskelfasern. Sie variieren unregelmäßig in Frequenz und Amplitude, führen aber fast nie zu einer Bewegung im Gelenk. Wenn Faszikulationen in atrophischen Muskeln beobachtet werden, sind sie ein Zeichen einer Schädigung des zweiten Motoneurons.

Orofaziale Dyskinesien

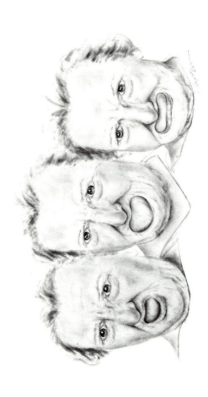

Orofaziale Dyskinesien sind repetitive bizarre Bewegungen vorwiegend des Gesichts, Mundes, Kiefers und der Zunge: Grimassieren, Mundspitzen, Vorstrecken der Zunge, Öffnen und Schließen des Mundes und Seitwärtsbewegungen des Unterkiefers. Hände können eine geringe Mitbeteiligung zeigen. Diese und ähnliche lokalisierte dyskinetische Syndrome können als Spätkomplikationen bei der Behandlung mit Psychopharmaka z.B. mit Phenothiazinderivaten auftreten und werden dann tardive (Spät-) Dyskinesien genannt. Sie kommen auch bei langbestehenden Psychosen, gelegentlich bei älteren Menschen und manchmal bei Zahnlosigkeit vor.

Tabelle 15.7 Differenzierung motorischer Störungen.

(4) Extrapyramidal
(3) Tractus corticospinalis
(1) Sensorisch
(5) Zerebellär
(2) Peripheres Motoneuron

	(1) Sensorisches Neuron	(2) Peripheres Motoneuron	(3) Tractus corticospinalis
Mechanismus	Aufgehobene Reflexaktivität wegen Unterbrechung des sensorischen Astes des Reflexbogens; willkürliche Bewegung erhalten	Da die gemeinsame motorische Endstrecke zerstört ist, sind alle motorischen Funktionen aufgehoben.	Diese Läsion führt zu einer spastischen Lähmung mit gesteigerten Reflexen
Inspektionsbefund	Normal	Atrophie, Faszikulationen	Relativ leichte Atrophie durch fehlende Beanspruchung; keine Faszikulationen
Muskeltonus	Vermindert	Vermindert	Vermehrt (spastisch)*
Willkürliche Bewegung (Kraft)	Normal	Vermindert oder aufgehoben	Vermindert oder aufgehoben
Koordination	Normal mit geöffneten Augen; schlecht mit geschlossenen Augen.	(Gelähmt oder schwach)	(Gelähmt oder schwach)
Reflexstatus in dem betroffenen Gebiet			
Muskeleigenreflexe	Aufgehoben	Aufgehoben	Gesteigert
Plantarreflex	Aufgehoben	Aufgehoben	Dorsalextension (Babinski-Reflex auslösbar)
Bauchhautreflex	Aufgehoben	Aufgehoben	Aufgehoben

* Ist die Spastizität durch Läsionen des zentralen Motoneurons verursacht, so kann man häufig das „Taschenmesserphänomen" beobachten: Bei der passiven Bewegung spürt man zunächst einen vermehrten Widerstand, der von einer plötzlichen Verminderung des Tonus gefolgt wird.

▶ Fortsetzung

Tabelle 15.7 (Fortsetzung).

(4) Extrapyramidal (3) Tractus corticospinalis (5) Zerebellär
(1) Sensorisch
(2) Peripheres Motoneuron

	(4) Extrapyramidales System	(5) Zerebelläres System
Mechanismus	Keine Lähmung; wichtigste Auswirkungen betreffen den Muskeltonus und von ihm abhängige Bewegungen.	Keine Lähmung; die wichtigsten Auswirkungen betreffen die Koordination und das Gleichgewicht.
Inspektionsbefund	Ruhetremor; Bewegungsarmut (zum Beispiel Maskengesicht)	Intentionstremor
Muskeltonus	Vermehrt (Rigor)*	Vermindert
Willkürliche Bewegung (Kraft)	Normal oder herabgesetzt, verlangsamt	Normal oder herabgesetzt, hauptsächlich unkoordiniert.
Koordination	Verlangsamt	Schlecht; Intentionstremor
Reflexstatus in dem betroffenen Gebiet –		
Muskeleigenreflexe	Normal	Schwingend
Plantarreflex	Beugung	Beugung
Bauchhautreflex	Normal	Normal

* Der Rigor der extrapyramidalen Bewegungsstörung ist über den gesamten Bewegungsumfang konstant. Der Rigor kann 1. dauernd auftreten, etwa wie der Widerstand beim Biegen eines Bleirohres, oder 2. intermittierend, wenn er von einem Tremor überlagert wird (Zahnradphänomen).

Tabelle 15.8 Formen von Sensibilitätsstörungen.

Diagrammbeschriftungen:
- Läsion des sensorischen Kortex
- Läsion des Thalamus
- Zentrale Rückenmarksläsion
- Läsion der Hinterstrangbahn
- Durchtrennung des gesamten Rückenmarks
- Dorsalwurzelläsion
- Läsion eines peripheren Nervs
- Halbseitige Durchtrennung des Rückenmarks

Lokalisation der Schädigung	Art des Sensibilitätsverlustes	Verteilung des Sensibilitätsverlustes
Peripherer Nerv	Gewöhnlich alle Empfindungen	Versorgungsgebiet des betroffenen peripheren Nerven
Mehrere periphere Nerven (*Periphere Polyneuropathie*)	Gewöhnlich alle Empfindungen	„Strumpf- und handschuhförmige" Verteilung an den Extremitäten mit unscharfem Übergang von normaler zu herabgesetzter Empfindung
Dorsalwurzelläsion	Gewöhnlich alle Empfindungen, allerdings müssen mehrere Wurzeln betroffen sein, um einen vollständigen Ausfall hervorzurufen.	Ein oder mehrere Dermatome
Zentrale Rückenmarksschädigung, wie z.B. bei einer Syringomyelie	Verlust der Schmerz- und Temperaturempfindung	Ein oder mehrere Dermatome
Hinterstrangläsion	Verlust der Lage- und Vibrationsempfindung, der Stereognosie und der Zwei-Punkte-Diskrimination	Distal der Läsion und ipsilateral

▶ Fortsetzung

435

Tabelle 15.8 (Fortsetzung).

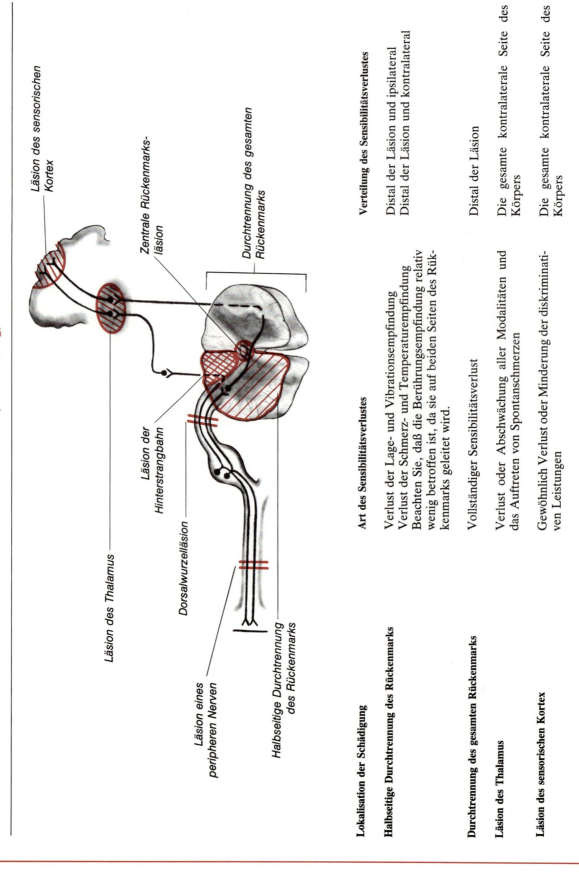

Lokalisation der Schädigung	Art des Sensibilitätsverlustes	Verteilung des Sensibilitätsverlustes
Halbseitige Durchtrennung des Rückenmarks	Verlust der Lage- und Vibrationsempfindung Verlust der Schmerz- und Temperaturempfindung Beachten Sie, daß die Berührungsempfindung relativ wenig betroffen ist, da sie auf beiden Seiten des Rückenmarks geleitet wird.	Distal der Läsion und ipsilateral Distal der Läsion und kontralateral
Durchtrennung des gesamten Rückenmarks	Vollständiger Sensibilitätsverlust	Distal der Läsion
Läsion des Thalamus	Verlust oder Abschwächung aller Modalitäten und das Auftreten von Spontanschmerzen	Die gesamte kontralaterale Seite des Körpers
Läsion des sensorischen Kortex	Gewöhnlich Verlust oder Minderung der diskriminativen Leistungen	Die gesamte kontralaterale Seite des Körpers

Tabelle 15.9 Abnorme Körperhaltungen des komatösen Patienten.

Hemiplegie (Im frühen Stadium)

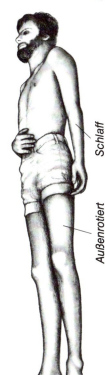

Außenrotiert
Schlaff

Dekortikationsstarre

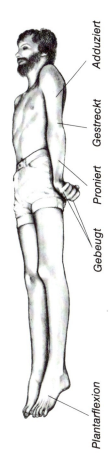

Gebeugt
Adduziert
Gebeugt
Innenrotiert
Plantarflexion

Eine plötzliche einseitige Hirnschädigung mit Beteiligung des Tractus corticospinalis hat gewöhnlich eine Hemiparese oder Hemiplegie zur Folge, die im Anfangsstadium schlaff ist. Die Spastizität entwickelt sich erst im späteren Verlauf. Der gelähmte Arm und das gelähmte Bein sind schlaff und fallen nach Anheben locker und ohne jeden Tonus auf das Bett zurück. Spontanbewegungen und Reaktionen auf Schmerzreize sind nur auf der nichtbetroffenen Seite zu finden. Das Bein ist häufig außenrotiert. Die untere Gesichtshälfte kann einseitig gelähmt sein, wodurch die Wange bei der Ausatmung oft aufgeblasen wird. Beide Augen können zur nichtgelähmten Körperhälfte gewendet sein.

Bei der Dekortikationsstarre werden die Arme nah am Körper gehalten; Ellenbogen, Handgelenk und Finger sind gebeugt. Die Beine zeigen eine Streckstellung mit Innenrotation. Die Füße sind plantarflektiert. Diese Haltung ist ein Hinweis auf eine destruierende, zum Beispiel traumatische Läsion der kortikospinalen Bahnen innerhalb oder in unmittelbarer Nähe der Großhirnhemisphären. Wenn sie nur eine Körperhälfte betrifft, ist es die Haltung der chronischen spastischen Hemiplegie.

Dezerebrationsstarre

Adduziert
Gestreckt
Proniert
Gebeugt
Plantarflexion

Bei der Dezerebrationsstarre sind die Zähne zusammengebissen und der Kopf überstreckt. Die Arme sind adduziert und im Ellenbogen steif gestreckt; die Unterarme sind proniert und Hand und Finger gebeugt. Die Beine sind steif gestreckt, die Füße plantarflektiert. Diese Haltung kann spontan auftreten oder nur als Antwort auf äußere Reize wie Licht, Lärm oder Schmerz. Ursächlich wirken eine Läsion des Zwischenhirns, des Mittelhirns oder der Brücke; auch schwere metabolische Störungen wie eine Hypoxie oder eine Hypoglykämie können dafür verantwortlich sein.

Kapitel 16
Psychischer Befund

Komponenten der psychischen Funktion

Für jedes Organsystem haben die Kliniker bestimmte, leicht zu beobachtende Merkmale ausgewählt, mit denen sich Struktur und Funktion dieses Systems, die Unterscheidung von gesund und pathologisch und die Diagnose einer Krankheit bestimmen lassen. Während im kardiovaskulären System beispielsweise Herztöne, Druckverhalten und Pulswellen diesem Zweck dienen, werden verschiedene Komponenten geistiger Funktionen zur Erfassung der Psyche herangezogen. Obwohl diese Komponenten keineswegs alle Aspekte menschlichen Denkens und Fühlens umfassen, dienen sie als nützliches klinisches Werkzeug.

Die *Bewußtseinslage* einer Person gibt ihre Wachheit und den Grad der Wahrnehmung ihrer Umgebung an. Die *Aufmerksamkeit* bezieht sich auf die Fähigkeit, sich über einen Zeitraum auf eine Aufgabe oder Aktivität einzustellen oder zu konzentrieren. Eine unaufmerksame oder zerstreute Person mit Bewußtseinstrübung wird bei der Aufnahme der Krankengeschichte oder beim Beantworten von Fragen erheblich beeinträchtigt sein. Auch das *Gedächtnis* leistet einen wichtigen Beitrag bei solchen Antworten. Angebotene Fakten müssen zunächst aufgenommen und registriert werden, eine Funktion, die gewöhnlich durch die Bitte um unmittelbares Wiederholen getestet wird. Die Information muß dann im Gedächtnis gespeichert werden. *Kurzzeitgedächtnis* – ein ziemlich unscharf definierter Ausdruck – bezieht sich auf die Erinnerung über einen Abstand von Minuten, Stunden oder Tagen, während sich das *Langzeitgedächtnis* auf einen Abstand von Jahren bezieht. Die *Orientierung* hängt sowohl vom Gedächtnis als auch von der Aufmerksamkeit ab. Sie bezieht sich auf das Bewußtsein einer Person, wer oder was sie ist im Verhältnis zu Zeit, Ort und anderen Menschen.

Das Individuum wird sich durch *Sinneswahrnehmungen* der Objekte in der Umgebung und ihre Eigenschaften und Beziehungen untereinander bewußt. Während die meisten Wahrnehmungen durch äußere Reize angeregt werden, entstehen andere, wie Träume und Halluzinationen, im Inneren.

Denkprozesse beziehen sich auf Ablauf, Logik, Zusammenhang und Relevanz des Gedankens einer Person mit Richtung auf bestimmte Ziele. Während

Denkprozesse beschreiben, *wie* eine Person denkt, gibt der *Denkinhalt* an, *was* sie denkt. Dagegen beschreiben Affekt und Stimmung, wie ein Individuum fühlt. *Affekt* ist ein unmittelbar zu beobachtender, in der Regel vorübergehender Gefühlston, ausgedrückt durch die Stimme, den Gesichtsausdruck oder das Benehmen, während die *Stimmungslage* eine eher durchgehende Emotion ist, die die Grundhaltung eines Menschen färben kann. Wie das Wetter zum Klima, verhält sich der Affekt zur Stimmungslage.

Die Menschen kommunizieren miteinander durch die Sprache, ein komplexes Symbolsystem des Ausdrucks, des Aufnehmens und Verstehens von Worten. Wie Bewußtsein, Aufmerksamkeit und Gedächtnis ist die Sprache entscheidend für andere Geistesfunktionen; eine erhebliche Störung in diesem Bereich macht die Einschätzung bestimmter anderer Funktionen schwierig oder sogar unmöglich.

Höhere intellektuelle Funktionen schließen auch den *Wortschatz* einer Person ein, die *Allgemeinbildung* und die Fähigkeit, abstrakt zu denken und zu urteilen. *Abstraktes Denken* erfordert die Fähigkeit, über konkrete Fakten hinaus zu denken, z.B., Ähnlichkeiten oder Unterschiede zwischen ihnen zu erfassen oder die allgemeine Bedeutung von Sprichwörtern über den einfachen Wortlaut hinaus zu erkennen.

Bei der *Beurteilung* vergleicht und bewertet man alternative Möglichkeiten, den Gang einer Handlung zu entscheiden. Dem Urteil liegen eine Reihe von Wertvorstellungen zugrunde, die in bezug zur Realität und zu den Normen der Gesellschaft stehen, bzw. diese Bezüge auch verloren haben können.

Keine der in diesem Kapitel beschriebenen Funktionen befaßt sich direkt mit der Persönlichkeit, der Psychodynamik oder den persönlichen Erfahrungen des Individuums. Diese weitergehenden, entscheidenden Gesichtspunkte werden während des Gesprächs herausgearbeitet. Durch Interpretation und Korrelation aller relevanten Daten versucht der Kliniker, die Person in ihrer Gesamtheit zu verstehen.

Altersabhängige Veränderungen

Obwohl die psychologische Forschung viele Veränderungen der geistigen Funktionen im Verlaufe der normalen Lebenserwartung beschrieben hat, erfaßt die klinische Befunderhebung relativ wenige dieser Veränderungen.

Die Adoleszenz ist gekennzeichnet durch eine Zeit der kontinuierlichen geistigen Reifung, während der Informations- und Wortschatz des Individuums weiter anwachsen, ein Prozeß, der in der Kindheit beginnt. Mit ungefähr 12 Jahren fangen Jugendliche an, abstrakt zu denken, Generalisierungen zu verwenden, Hypothesen zu bilden, Theorien zu entwickeln, logisch zu überlegen und Zukunftspläne, Risiken und Möglichkeiten zu erwägen. Bei vorhandener Intelligenz, Erziehung und Erfahrung entwickelt sich die Urteilsfähigkeit Hand in Hand mit einer Reihe von Wertvorstellungen. Jedoch variiert dieser Reifungsprozeß so wie Größe, Gewicht und Pubertät in bezug auf Beginn, Fortschreiten und Dauer und kann nicht allein vom Lebensalter her vorhergesagt werden. Manche Menschen erreichen niemals den üblicherweise als normal definierten Standard der geistigen Reife.

Die meisten der intellektuellen Funktionen, die man klinisch testet, erhalten sich recht gut bis in die späteren Lebensabschnitte. Wortschatz und Allgemeinbildung lassen beispielsweise relativ wenig nach. Das Sofortgedächtnis bleibt gut erhalten, auch wenn ältere Leute in Tests, die die Umstellung von Daten erfordern, wie die Wiederholung von Wörtern in umgekehrter Reihenfolge, schlechter abschneiden als jüngere. Die Gedächtnisfunktion läßt insgesamt meist mit dem Alter nach, und ältere Menschen brauchen länger, um eine Information aus dem Gedächtnis abzurufen.

Untersuchungstechniken

Der wesentliche Teil der Erhebung des psychischen Befundes erfolgt im Zusammenhang mit der Aufnahme der Anamnese. Während man mit dem Patienten spricht und die Vorgeschichte hört, sollte man seine Bewußtseinslage, sein allgemeines Auftreten und seinen Gefühlsausdruck beurteilen, ebenso wie seine Fähigkeit, sich zu konzentrieren und zu erinnern, zu verstehen und zu sprechen. Indem man auf Wortschatz und Allgemeinbildung des Patienten in Verbindung mit Kultur- und Ausbildungshintergrund achtet, kann man oft die Intelligenz grob einschätzen, während die Reaktionen des Patienten auf seine Erkrankung Einblick in sein Urteilsvermögen geben. Sollte der Patient ungewöhnliche Gedanken, Vorlieben, Auffassungen oder Wahrnehmungen äußern, sollte man diesen im Einzelfall gleich nachgehen. Darüber hinaus kann man bei Verdacht auf eine Orientierungs- oder Gedächtnisstörung beides innerhalb des Interviews überprüfen. „Wann war noch mal ihr letzter Besuch beim Arzt?" und „Welches Datum haben wir denn heute?" oder „Wie heißt der Bundespräsident?"

Für viele Patienten ist eine solche Befunderhebung ausreichend. Bei anderen muß man jedoch weitergehen. Alle Patienten mit dokumentierten oder vermuteten Hirnläsionen, alle Patienten mit psychiatrischen Symptomen und solche, bei denen Familienangehörige oder Freunde über vage Verhaltensauffälligkeiten berichtet haben, bedürfen einer weiteren sorgfältigen speziellen Befunderhebung. Ebenso ist dies erforderlich bei solchen Patienten, die offensichtlich ihre Medikation nicht richtig einhalten können, und bei Patienten, die sich nach einer Opteration oder während einer akuten Erkrankung auffällig verhalten. Schließlich beeinflußt die psychische Funktion wesentlich die Fähigkeit eines Menschen, eine Beschäftigung zu finden und zu behalten, und die Beurteilung der geistigen Funktionsfähigkeit kann zur entscheidenden Komponente bei der Einschätzung einer Behinderung werden.

Für diese wie auch für andere Patienten wird das Gespräch durch Fragen auf speziellen Gebieten zu ergänzen sein. Geben Sie hierfür einfache einführende Erklärungen, seien Sie taktvoll und zeigen Sie dieselbe Achtung vor dem Patienten wie bei anderen Abschnitten der Untersuchung.

Viele Studenten fühlen sich unsicher bei Untersuchungen zur psychischen Funktion und stehen diesen oft sogar ablehnend gegenüber. Sie haben Bedenken, die Patienten zu sehr aufzuregen, in ihr Privatleben einzudringen und ihre Gedanken oder ihr Verhalten als pathologisch zu etikettieren. Es kann hilfreich sein, diese Sorgen oder einige der daraus erwachsenden Probleme mit dem Dozenten oder anderen erfahrenen Klinikern zu diskutieren. Wie bei anderen Teilen der Befunderhebung werden sich Fähigkeiten und Selbstvertrauen mit der Praxis verbessern und sich ggf. Erfolge einstellen. Viele Patienten wissen einen verständnisvollen Zuhörer zu schätzen, und einige werden ihre Gesundheit, ihre Sicherheit oder sogar ihr Leben unserer Aufmerksamkeit verdanken.

Die folgende Systematik soll Ihnen bei der Ordnung der Beobachtungen behilflich sein. Auch wenn sie Vorschläge zur Untersuchungstechnik einschließt, ist sie nicht als Anleitung zum schrittweisen Vorgehen gedacht. Ist eine vollstän-

Untersuchungstechniken

dige Untersuchung angezeigt, sollte man in seiner Vorgehensweise flexibel, gleichzeitig aber gründlich und umfassend sein. In einigen Situationen wie z.B. beim Vorliegen einer organischen Hirnläsion ist jedoch die Reihenfolge wichtig. Man untersuche zuerst die Bewußtseinslage und die Konzentrationsfähigkeit, da von ihnen die Gedächtnisfunktion abhängt und hier vorliegende Defekte die nachfolgende Befunderhebung stark beeinflussen. In ähnlicher Weise sollte ein Sprachproblem wie z.B. eine Dysphasie frühzeit entdeckt werden, da ein Großteil der übrigen Befunderhebung vom Begreifen und Ausdrücken von Worten abhängt.

Äußeres Erscheinungsbild und Verhalten

Notieren Sie hier alle relevanten Beobachtungen aus dem Verlauf der Anamnese und der Untersuchung.

Bewußtseinslage. Ist der Patient wach und aufmerksam? Versteht er offensichtlich Ihre Fragen und antwortet er angemessen und schnell genug, oder verliert er den Faden und wird still, oder schläft er sogar ein?

Auffällige Befunde

Siehe Tab. 15.2: Bewußtseinsstörungen (S. 423).

Körperhaltung und Bewegungsablauf. Liegt der Patient im Bett oder geht er lieber umher? Beachten Sie seine Fähigkeit zur Entspannung und seine Körperhaltung. Beobachten Sie Gangart, den Umfang und die Art der Bewegungen. Sehen sie willkürlich aus? Sind bestimmte Körperteile immobil? Verändern sich Haltung und Motorik mit dem gerade angesprochenen Thema, mit der Aktivität oder mit den Menschen in der Umgebung des Patienten?

Gespannte Haltung, Rastlosigkeit und Nervosität bei Angst; Weinen, Umhergehen und Händeringen bei der agitierten Depression; hoffnungslose, gebeugte Haltung und verlangsamte Bewegungen bei der Depression; bizarre oder verharrende Haltung bei der Schizophrenie; Singen, Tanzen und ausladende Bewegungen beim manischen Syndrom; oral-faziale Dyskinesien.

Kleidung, Körperpflege und persönliche Hygiene. Wie ist der Patient angezogen? Ist die Kleidung sauber, gebügelt und sitzt sie richtig? Wie sieht sie im Vergleich zur Kleidung von Leuten vergleichbaren Alters und sozialer Herkunft aus? Achten Sie beim Patienten auf Haare, Nägel, Zähne, Haut und, falls vorhanden, Bart. Wie sind sie gepflegt? Wie sind Körperpflege und Hygiene des Patienten im Vergleich zu anderen Menschen vergleichbaren Alters, Lebensstils und sozioökonomischer Herkunft. Vergleichen Sie die Körperhälften miteinander.

Vernachlässigung von Körperpflege und persönlicher Hygiene kann vorkommen bei Depression, Schizophrenie und organischem Psychosyndrom, jedoch ist immer die Gruppennorm des Betreffenden zu beachten. Exzessive Genauigkeit kann bei einer Zwangssymptomatik vorkommen. Einseitige Vernachlässigung kann von einer Läsion im parietalen Kortex der Gegenseite herrühren, gewöhnlich der nichtdominanten Seite.

Untersuchungstechniken	Auffällige Befunde

Gesichtsausdruck. Achten Sie auf Wandlungen des Ausdrucks je nach Diskussionsthema, sowohl in Ruhe als auch in Interaktion mit anderen. Sind sie angemessen? Oder ist das Gesicht durchgehend starr und unbeweglich?

Ausdruck von Angst, Depression, Apathie, Ärger, gehobener Stimmungslage. Mimische Starre bei Parkinsonismus.

Wesensart, Affekt und Beziehung zu Personen und Dingen. Zusammen mit ihren Beobachtungen des Gesichtsausdrucks, der Stimme und der Körperbewegungen beurteilen Sie den Affekt des Patienten. Verändert er sich in angemessener Weise je nach Diskussionsthema; herrscht ein durchgehender Affekt vor; oder ist der Affekt labil, stumpf oder flach? Erscheint er inadäquat oder in bestimmten Punkten extrem? Wenn ja, in welcher Weise? Achten Sie auf Offenheit und Zugänglichkeit des Patienten, seine Reaktionen auf andere Personen und auf die Umgebung. Scheint es, als höre oder sehe er Dinge, die Sie nicht sehen, oder unterhält er sich mit jemandem, der nicht anwesend ist?

Zorn, Feindseligkeit, Argwohn oder ausweichendes Verhalten bei paranoiden Patienten. Gehobene Stimmungslage und Euphorie beim manischen Syndrom. Flacher Affekt und Zurückgezogenheit bei der Schizophrenie. Apathie (dumpfer Affekt mit Absonderung und Indifferenz) bei organischem Psychosyndrom. Angst, Depression.

Sprache. Während der Patient mit Ihnen spricht, achten Sie auf die typischen Kennzeichen seiner Sprache:

Quantität: Ist der Patient redselig oder relativ schweigsam? Macht er von sich aus Angaben oder antwortet er nur auf direkte Fragen?

Sprechtempo und -rhythmus (z.B. schnell, langsam oder zögernd)

Langsame Sprechweise bei der Depression.

Stimmumfang oder Lautstärke

Laute, rasche Sprechweise beim manischen Syndrom.

Qualität, einschließlich Redefluß, Betonung und Klarheit der Worte. Sucht der Patient zögernd nach dem richtigen Wort, verwendet er falsche Worte, ersetzt er einzelne Buchstaben, oder sagt er umschweifig etwa „das woraus man trinkt" statt „Glas"?

Monotone Stimme bei Parkinsonismus. Zögernde Sprechweise mit Fehlern und Umschweifigkeit bei Dysphasie.

Stimmungslage

Man sollte die Stimmungslage während des Gesprächs einschätzen, indem man den Patienten fragt, wie er sie selbst wahrnimmt. Fragen Sie nach seiner gewöhnlichen Stimmungslage, und wie sie sich in verschiedenen Lebenslagen gewandelt hat. „Wie empfanden Sie das?" oder allgemeiner „Wie ist Ihre Stimmung?"

Haben Sie den Verdacht auf eine Depression, müssen Sie ihr Ausmaß und etwaiges Suizidrisiko feststellen. Eine Reihe der folgenden Fragen können dabei nützlich sein, wobei man nur so lange fortfährt, wie der Patient auf die Fragen antworten möchte.

Siehe Tab. 16.1: Differentialdiagnose depressiver Erkrankungen (S. 450).

Sind Sie leicht entmutigt (oder niedergeschlagen oder traurig)?
Wie fühlen Sie sich?
Wie sehen Sie Ihre Zukunft?
Fühlten Sie jemals, das Leben sei nicht lebenswert? Oder daß Sie ebensogut tot sein könnten?
Dachten Sie schon einmal daran, sich das Leben zu nehmen?
Wie dachten (denken) Sie dies zu tun?
Was würde nach Ihrem Tode geschehen?

Obwohl viele Medizinstudenten die Exploration von Suizidgedanken für problematisch halten, können die meisten Patienten ihre Gedanken und Gefühle darüber freimütig mit Ihnen besprechen, ja sie empfinden dabei häufig eine spürbare Erleichterung. Durch diese Diskussion zeigen Sie Ihr Interesse und Ihre Betroffenheit über das sehr wahrscheinlich schwerwiegendste und bedrohlichste Problem des Patienten. Übergehen Sie diesen Punkt, können Sie das gefährlichste Krankheitssyndrom des Patienten übersehen.

Denkprozesse, Denkinhalte und Wahrnehmungen

Denkprozesse. Beurteilen Sie Logik, Relevanz, Struktur und Zusammenhang der Denkprozesse des Patienten, wie sie sich in Wort und Sprache während der Erhebung der Anamnese darstellen. Geht das Gespräch logisch auf ein Ziel zu? Hier benutzen Sie die Sprache des Patienten als Fenster zu seinem Wesen.

Siehe Tab. 16.2: Variationen und Abnormalitäten bei Denkprozessen (S. 451).

Denkinhalt. Der größte Teil der für die Beurteilung des Denkinhalts relevanten Informationen ergibt sich während der Erhebung der Anamnese. Gehen Sie lieber flexibel den im Gespräch auftauchenden Leitgedanken nach, anstatt stereotyp einen speziellen Fragenkatalog zu verwenden. Zum Beispiel: „Sie erwähnten vor einigen Minuten, ein Nachbar sei für Ihre ganze Krankheit verantwortlich. Können Sie mir mehr darüber erzählen?" Oder, in einer anderen Situation: „Woran denken Sie in solchen Zeiten?"

Möglicherweise müssen Sie spezielle Nachforschungen anstellen. Drücken Sie sich in diesem Falle taktvoll und verständnisvoll aus. „Wenn man so beunruhigt ist, kann man manchmal bestimmte Gedanken nicht aus dem Sinn halten" oder „die Dinge erscheinen unwirklich" usw. „Haben Sie so etwas schon einmal erlebt?" Gewinnen Sie auf diesem Wege eventuell Hinweise für folgende Störungen:

Zwangsimpulse. Wiederholte Handlungen, zu denen sich jemand getrieben fühlt, um irgendeinen zukünftigen Zustand herbeizuführen oder zu verhindern, obwohl die Erwartung eines solchen Effekts unrealistisch ist.

Zwangsgedanken. Wiederkehrende, unkontrollierbare Gedanken, Vorstellungen oder Impulse, die vom Betroffenen als unakzeptabel und fremdartig betrachtet werden.

Zwangsimpulse und -gedanken, Phobien und Ängste sind oft mit neurotischen Störungen verbunden. Siehe Tab. 16.3: Irrationale Angst und Vermeidungsverhalten (S. 452f.).

| **Untersuchungstechniken** | **Auffällige Befunde** |

Phobien. Anhaltende irrationale Befürchtungen mit dem drängenden Wunsch, die auslösende Ursache zu vermeiden.

Ängste. Besorgnisse, Befürchtungen, Spannungen oder Unbehagen, zielgerichtet (Phobie) oder frei-flottierend (ein allgemeines Gefühl von unbestimmter Furcht oder drohendem Verhängnis).

Gefühl der Irrealität. Das Empfinden, daß Dinge in der Umgebung fremdartig, unwirklich oder fern sind.

Gefühl der Depersonalisation. Das Empfinden, daß das Ich anders, verändert, unwirklich sei, oder seine Identität verloren hat.

Wahnvorstellungen und Gefühle der Irrealität oder Depersonalisation sind häufig mit psychotischen Störungen verbunden. Siehe Tab. 16.4: Differentialdiagnose psychotischer Störungen (S. 454f.).

Wahnvorstellungen. Falsche, fixierte persönliche Überzeugungen, die von anderen Mitgliedern von Kultur und Subkultur des Betreffenden nicht geteilt werden. Beispiele sind:

Verfolgungswahn
Größenwahn
Eifersuchtswahn
Beziehungswahn, bei dem jemand glaubt, daß äußere Ereignisse, Objekte oder Menschen eine besondere und außergewöhnliche Bedeutung haben (z.B. daß Radio oder Fernsehen über die Person sprechen oder ihr Anweisungen geben).
Wahnvorstellung, von einer äußeren Macht *kontrolliert* zu werden.
Körperliche Wahnerlebnisse
Systematisierter Wahn, ein einzelner Wahn mit reicher systematischer Ausarbeitung oder ein Bündel miteinander in Beziehung stehender Wahnvorstellungen um ein einzelnes Thema herum, die alle in einem komplizierten Netzwerk systematisch verknüpft sind.

Wahrnehmungen

Illusionen. Fehlinterpretationen tatsächlicher äußerer Reize

Halluzinationen. Subjektive Sinneswahrnehmungen ohne entsprechende äußere Reize. Die Person kann die Erfahrungen als falsch erkennen oder auch nicht. Es können akustische, optische, Geruchs-, Geschmacks-, taktile oder körperliche Halluzinationen sein. (Falsche Wahrnehmungen in Verbindung mit Träumen, beim Einschlafen oder beim Erwachen werden nicht als Halluzinationen klassifiziert).

Illusionen und Halluzinationen sind gewöhnlich mit psychotischen Störungen verbunden wie Schizophrenie und Delirium. Siehe Tab. 16.4: Differentialdiagnose psychotischer Störungen (S. 454f.).

Untersuchungstechniken

Kognitive Funktionen

Orientierung. Durch geschicktes Fragen läßt sich oft die Orientierung des Patienten im Rahmen des Gespräches erfassen. Beispielsweise kann man ganz natürlich nach bestimmten Daten und Zeiten fragen, nach der Adresse, der Telefonnummer, den Namen von Familienangehörigen des Patienten oder nach dem Weg, auf dem er ins Krankenhaus kam. Zeitweise, z.B. bei der Nachuntersuchung eines deliranten Patienten, können einfache direkte Fragen angezeigt sein „Können Sie mir sagen, wie spät es jetzt ist?" Stellen Sie auf die eine oder andere Weise die Orientierung des Patienten fest über

1. *Zeit* (z.B. Tageszeit, Wochentag, Monat, Jahreszeit, Datum und Jahr, Dauer des Krankenhausaufenthaltes)
2. *Ort* (z.B. Wohnort, Name des Krankenhauses, der Stadt, des Staates)
3. *Person* (z.B. Name des Patienten, Namen von Verwandten und vom Personal).

Konzentrationsfähigkeit. Zur Prüfung der Konzentrationsfähigkeit bieten sich eine Reihe von einfachen Tests an:

Zahlenreihe. Sagen Sie dem Patienten, daß Sie gerne seine Konzentrationsfähigkeit testen würden, und fügen vielleicht hinzu, daß Menschen mit Schmerzen, Kranke mit Fieber oder mit Unterzuckerung damit Probleme haben können. Lesen Sie eine Zahlenreihe vor, fangen Sie mit der kürzesten Gruppe an und sagen Sie jede Zahl deutlich mit einer Geschwindigkeit von etwa 1 Zahl pro Sekunde an. Bitten Sie den Patienten, sie zu wiederholen. Falls der Patient einen Fehler macht, geben Sie ihm einen zweiten Versuch mit einer gleich langen Serie. Hören Sie nach dem zweiten Fehlversuch bei einer Serie auf. Vermeiden Sie bei der Auswahl unmittelbar aufeinanderfolgende und Zahlen, die leicht erkennbar sind.

5,2	5,3,8,7	3,6,7,9,5,2	9,4,7,2,5,6,1,8
9,3	2,1,7,9	4,1,5,3,7,9	3,5,8,1,4,9,7,6
6,1,7	4,7,2,9,3	7,2,4,8,3,5,9	6,1,9,8,2,5,4,3,7
8,4,1	5,3,8,7,1	3,6,1,5,8,4,2	3,8,7,24,9,1,6,5

Danach (indem Sie wieder mit der kürzesten Reihe beginnen) bitten Sie den Patienten, Ihnen die Zahlen rückwärts zu wiederholen.

Normalerweise sollte man in der Lage sein, wenigstens 5–7 Zahlen vorwärts und 4–6 rückwärts korrekt zu wiederholen.

Subtraktionsreihen (z.B. Siebener-Reihe). Bitten Sie den Patienten: „Ausgehend von 100 ziehen Sie 7 ab und setzen dies immer weiter fort...!" Achten Sie auf die erforderliche Anstrengung und auf Schnelligkeit und Genauigkeit der Antworten (Aufschreiben der Antworten hilft Ihnen bei der Dokumentation des Ergebnisses).

Normalerweise kann man die Siebener-Reihe nach 1 1/2 Minuten mit weniger als 4 Fehlern beenden. Falls der Patient dies nicht schafft, versuchen Sie die

---

Auffällige Befunde

Desorientiertheit tritt besonders bei Störungen von Gedächtnis und Aufmerksamkeit auf, wie bei organischen Psychosyndromen. Siehe Tab. 16.5: Differtentialdiagnose organischer Psychosyndrome (S. 456f.).

Schlechte Leistungen bei der Zahlenreihe sind charakteristisch für organische Hirnsyndrome wie Delir und Demenz. Die Leistung ist auch eingeschränkt bei geistiger Retardierung und bei Angst vor der Testausführung.

Eine schlechte Leistung kann Folge organischer Hirnsyndrome wie Delir und Demenz sein, kommt jedoch auch bei geistiger Retardierung, Angst und Depression vor.

Untersuchungstechniken	*Auffällige Befunde*

Dreier-Reihe oder bitten Sie ihn, rückwärts zu zählen. Noch leichtere Tests sind Vorwärtszählen oder Aufsagen des Alphabets.

Gedächtnis. Die wesentlichen Fragen zum Lang- und Kurzzeitgedächtnis lassen sich während der Erhebung der Anamnese stellen. Beurteilen Sie:

Langzeitgedächtnis (z.B. Geburtstage, Jahrestage, Namen der besuchten Schulen, frühere Tätigkeiten, geschichtliche Ereignisse während des Lebens des Patienten, Familienereignisse aus der Vergangenheit des Patienten)

Das Langzeitgedächtnis kann in den späten Stadien der Demenz gestört sein.

Kurzzeitgedächtnis (z.B. die Tagesereignisse). Stellen Sie Fragen, deren Beantwortung Sie anhand anderer Quellen überprüfen können, so daß Sie wissen, ob der Patient konfabuliert (Erfinden von Fakten, um die lückenhafte Erinnerung auszufüllen) oder nicht. Diese könnten die Tageswitterung, den Aufnahmetermin in der Klinik, die am Tage eingenommenen Medikamente oder kürzlich durchgeführte Laboruntersuchungen umfassen.

Prüfen Sie zusätzlich, die *Fähigkeit, Neues zu lernen.* Nennen Sie dem Patienten 3 oder 4 Worte wie „83, Wasserstraße und blau" oder „Tisch, Blume, grün und Hamburger". Bitten Sie, sie zu wiederholen, so daß Sie wissen, daß er die Information gehört und registriert hat. (Dieser Schritt prüft, wie die Zahlenreihe, Aufnahme und unmittelbares Abrufen). Gehen Sie dann zu anderen Untersuchungsabschnitten über. Nach etwa 3 bis 5 Minuten bitten Sie ihn um Wiederholung der Worte. Achten Sie auf die Genauigkeit seiner Antwort, darauf, inwieweit ihm die Richtigkeit bewußt ist oder nicht, und auf jegliche Neigung zur Konfabulation. Normalerweise sollte man sich an die Worte erinnern können.

Das Kurzzeitgedächtnis einschließlich der Fähigkeit, Neues zu lernen, ist gestört bei organischen Hirnsyndromen wie Demenz, Delirium und dem amnestischen Syndrom. Auch Störungen der Aufmerksamkeit, hervorgerufen durch Angst, Depression und geistige Retardierung beeinträchtigen das Kurzzeitgedächtnis. Siehe Tab. 16.5: Differentialdiagnose organischer Psychosyndrome (S. 456f.).

Sprache und Kopieren

Wortverständnis. Bitten Sie den Patienten, auf Objekte im Raum oder auf bestimmte Körperteile zu zeigen. Zum Beispiel „Zeigen Sie bitte auf Ihre Nase ..., das Telefon, ... die Bettdecke."

Benennung. Bitten Sie den Patienten, eine Reihe von Objekten oder Farben beim Namen zu nennen, während Sie auf sie deuten. Verstärken Sie allmählich den Schwierigkeitsgrad Ihrer Fragen – von „Hut" und „rot" z.B. zu „Gürtelschnalle" und „Purpur". Achten Sie auf Redefluß und Genauigkeit und auf Hinweise für Dysphasie, wie zögernde und suchende Sprechweise oder Ersetzen von Worten und Buchstaben. Beispielsweise könnte jemand mit einer Dysphasie, wenn man ihm einen Stift zeigt, antworten „Es ist – es ist ... man schreibt ... es ist ein Trift."

Dysphasien und Aphasien weisen auf bestimmte Störungen in Sprachverständnis und -ausdruck in Schrift oder Wort hin. Sie rühren von einer Störung der Hirnrinde her, nicht von Störungen des Sehens, Hörens oder der Artikulationswerkzeuge und auch nicht von einer allgemeinen geistigen Leistungsminderung.

Lesen. Schreiben Sie einen einfachen Befehl in großer deutlicher Schrift auf ein Papier, z.B.: „SCHLIESSEN SIE DIE AUGEN" oder „HEBEN SIE DIE HAND".

Eine Störung bei diesen Tests kann auch bei geistiger Retardierung und organischen Hirnsyndromen wie Demenz auftreten, jedoch fehlen dann die qualitativen Eigenschaften der Dysphasie.

Untersuchungstechniken

Schreiben. Bitten Sie den Patienten, einen Satz zu schreiben, einen, den er sich selbst ausdenkt. Achten Sie darauf, ob der Satz einen Sinn hat, Subjekt und Verb oder falsch buchstabierte Worte enthält.

Nachzeichnen von Figuren. Zeigen Sie ihm einige Figuren mit zunehmender Kompliziertheit, jeweils eine davon, und bitten Sie ihn, sie so gut wie möglich auf einem Stück unlinierten Papiers nachzuzeichnen.

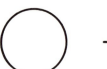   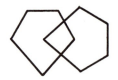

Auffällige Befunde

Falls Sehvermögen und Feinmotorik intakt sind, läßt eine schlechte Leistung beim Abzeichnen an eine organische Hirnerkrankung wie Demenz oder eine Schädigung des Parietalhirns denken. Auch geistige Retardierung kann die Leistung beeinträchtigen.

Höhere intellektuelle Funktionen

Bildungsstand. Die entscheidenden Rückschlüsse auf den Stand der Allgemeinbildung des Patienten ergeben sich bereits bei der Anamneseerhebung. Einen Studenten fragen Sie beispielsweise nach seinem Lieblingsfach, oder Sie erkundigen sich beim Betreffenden nach seiner Arbeit oder seinen Hobbies oder nach Tagesereignissen. In direkter Frage können Sie den Patienten bitten, die letzten fünf Präsidenten oder fünf große Städte des Landes aufzuzählen. Als Alternative stellen Sie eine Reihe spezieller Fragen wie die folgenden:

1. Wieviele Tage hat die Woche?
2. Wie bringen Sie Wasser zum Kochen?
3. Wieviele Teile hat ein Dutzend?
4. Zählen Sie die vier Jahreszeiten auf!
5. Was feiern wir am 17. Juni?
6. Wieviele Pfund hat eine Tonne?
7. Welche Aufgabe hat der Magen?
8. Wie heißt die Hauptstadt von Griechenland?
9. Wo geht die Sonne unter?
10. Wer erfand das Flugzeug?
11. Warum schwimmt Öl auf Wasser?
12. Woraus gewinnt man Terpentin?
13. Wann ist der Tag der Arbeit?
14. Wie weit ist es von München nach Hamburg?
15. Was sind Hieroglyphen?
16. Was ist ein Barometer?
17. Wer schrieb „Die Schatzinsel"?
18. Was ist eine Primzahl?
19. Was war am 20. 7. 1944?
20. Wer entdeckte den Südpol?

Zieht man kulturellen Hintergrund und Schulbildung des Patienten in Betracht, ist die Allgemeinbildung ein guter Indikator für die zugrundeliegende Intelligenz. Sie wird allenfalls durch die schwersten psychiatrischen Störungen beeinflußt und kann zur Unterscheidung geistig retardierter Erwachsener (deren Allgemeinbildung gering ist) von solchen mit geringer oder mäßiger Demenz (deren Allgemeinbildung relativ gut ist) hilfreich sein.

Personen mit durchschnittlicher Leistungsfähigkeit sollten 8 von 13 dieser Fragen korrekt beantworten können. Ziehen Sie jedoch kulturellen Hintergrund und Schulbildung in Betracht.

Untersuchungstechniken

Auffällige Befunde

Wortschatz. Bitten Sie den Patienten, Ihnen die Bedeutung folgender Wörter zu nennen oder jedes Wort in einem Satz zu verwenden.

1. Apfel
2. Esel
3. Diamant
4. Plage
5. Gelenk
6. Pelz
7. Schilling
8. Speck
9. Teint
10. Zeughaus
11. Fabel
12. Nitroglycerin
13. Mikroskop
14. Stanze
15. Guillotine
16. Plural
17. Segregation
18. Flitter
19. Rezession
20. affektiert
21. Torso
22. dilatorisch
23. mockieren
24. Amanuensis

Personen mit durchschnittlichen geistigen Fähigkeiten sollten 8 bis 16 dieser Wörter definieren oder anwenden können. Denken Sie wiederum an kulturellen und Bildungshintergrund des Patienten.

Zieht man kulturellen Hintergrund und Schulbildung des Patienten in Betracht, ist der Wortschatz wahrscheinlich der beste Indikator für die zugrundeliegende Intelligenz. Er wird allenfalls durch die ernsthaftesten psychischen Störungen beeinflußt. Er kann hilfreich sein bei der Unterscheidung geistig retardierter Erwachsener (deren Wortschatz begrenzt ist) von solchen mit geringer oder mäßiger Demenz (deren Wortschatz recht gut erhalten ist).

Abstraktes Denken. Die Fähigkeit zum abstrakten Denken wird auf zweierlei Weise getestet:

Sprichwörter: Fragen Sie den Patienten nach der Bedeutung folgender Sprichwörter:

1. Spare in der Zeit, so hast Du in der Not.
2. Man soll den Tag nicht vor dem Abend loben.
3. Trau, schau wem!
4. Ein Stein, der rollt, setzt kein Moos an.
5. Wer zuerst kommt, mahlt zuerst.

Achten Sie auf die Richtigkeit der Antworten und den Grad ihrer Konkretheit oder Abstraktheit. Z.B. ist „man soll immer bis zu Abend warten" konkret, während „bis zur endgültigen Lösung eines Problems müssen sämtliche Schritte abgewartet werden" abstrakt ist. Der durchschnittliche Patient sollte abstrakt oder halb-abstrakt antworten.

Konkrete Antworten geben oft Personen mit geistiger Retardierung, Delirium oder Demenz, dies kann jedoch auch einfach Folge geringen Bildungsstandes sein. Schizophrene können konkret antworten oder mit persönlich gefärbten bizarren Deutungen.

Ähnlichkeiten. Bitten Sie den Patienten, Ihnen zu sagen, worin sich Folgendes ähnelt:

1. Orange und Apfel
2. Katze und Maus
3. Kind und Zwerg
4. Kirche und Theater
5. Klavier und Violine
6. Papier und Kohle

Achten Sie auf Genauigkeit und Relevanz der Antworten und ihren Grad an Konkretheit oder Abstraktheit. Z.B. ist „Katze und Maus sind beides Tiere" abstrakt, während „Die Katze jagt die Maus" weder abstrakt noch für die Frage relevant ist.

Urteilsfähigkeit. Sie können gewöhnlich die Urteilsfähigkeit des Patienten während des Gesprächs feststellen, indem sie beispielsweise auf seine oder ihre Antworten auf Fragen nach Familiensituationen, Beruf, Verwendung des Geldes und nach zwischenmenschlichen Konflikten achten. Beachten Sie, ob Ent-

Die Urteilsfähigkeit kann schlecht sein bei organischer Hirnerkrankung, geistiger Retardierung und psychotischen Zuständen.

(Fortsetzung auf S. 458)

Tabelle 16.1

Tabelle 16.1 *Differentialdiagnose depressiver Erkrankungen.*

Symptome	Vorgeschichte	Verdachtsdiagnose
Die klinisch manifeste Depression zeigt sich in mehreren der folgenden Merkmale:	*Was ging dem gegenwärtigen depressiven Zustand voraus?*	*Denken Sie dann an:*
	Diagnose einer psychiatrischen Erkrankung	Primär degenerative Demenz mit depressiven Zügen
		Organisches affektives Syndrom
		Psychotische Erkrankung mit Depression (z.B. Schizophrenie)
1. Wenig Appetit oder erheblicher Gewichtsverlust oder Appetitzunahme oder erhebliche Gewichtszunahme	Diagnose einer anderen schwerwiegenden Erkrankung	Depression in Verbindung mit Krebs, einer Herzerkrankung oder einer anderen lebensbedrohlichen oder lebensverändernden Krankheit
2. Schlafstörung (z.B. Schlaflosigkeit, Hypersomnie)		
3. Müdigkeit, Energieverlust	Frühere depressive Episode(n) über mindestens 2 Wochen	Endogene Psychose – Depression
4. Psychomotorische Agitation oder Verlangsamung		
5. Nachlassendes Interesse an Aktivitäten	Frühere manische Episode(n) mit oder ohne depressive Episoden	Endogene Psychose – bipolar (manisch-depressiv)
6. Nachlassende Denk- und Konzentrationsfähigkeit		
7. Gefühle der Wertlosigkeit, Selbstvorwürfe, Schuldgefühle		
8. Wiederkehrende Todes- oder Suizidgedanken	Über die letzten beiden Jahre zahlreiche Episoden manischer und depressiver Symptome, die kürzer und weniger schwerwiegend waren als bei einer depressiven Psychose. Keine psychotischen Zeichen	Zyklothymie
Vier oder besser fünf der obigen Merkmale, die nahezu täglich für mindestens 2 Wochen auftreten, weisen auf eine Depression hin.		
	Über die letzten 2 Jahre (1 Jahr bei Jugendlichen) wiederkehrende oder andauernde depressive Symptome, die kürzer oder weniger schwerwiegend waren als bei einer depressiven Psychose. Keine psychotischen Zeichen.	Depressive Verstimmung (Dysthymie)

Tabelle 16.2 *Variationen und Abnormalitäten bei Denkprozessen.*

Umständlichkeit	Die Sprechweise ist aufgrund unnötiger Details und Verzögerungen, ehe sie zur Sache kommt, charakterisiert, auch wenn die einzelnen Anteile der Aussage einen Bedeutungszusammenhang haben. Umständlichkeit ist bei vielen Menschen ohne psychische Störungen und bei Personen mit zwanghaften Persönlichkeitsstörungen zu beobachten.
Assoziationslockerung	Sprechweise, bei der eine Person von einem Thema zum anderen springt, die nicht oder nur ungefähr miteinander in Beziehung stehen, ohne zu merken, daß die Themen ohne Sinn aneinandergereiht sind. Assoziationslockerung ist zu beobachten bei Schizophrenie, manischen Episoden und anderen psychotischen Erkrankungen.
Ideenflucht	Ein fast kontinuierlicher, beschleunigter Redefluß, bei dem die Person abrupt von einem Thema zum anderen wechselt. Die Wechsel beruhen gewöhnlich auf verständlichen Gedankenverbindungen, Wortspielen oder Ablenkung von außen, jedoch führen die Ideen nicht zu einer vernünftigen Konversation. Ideenflucht tritt am häufigsten bei manischen Episoden auf, kann jedoch auch bei organisch bedingten psychischen Störungen und bei Schizophrenie zu finden sein.
Neologismen	Erfundene oder verzerrte Worte, oder Worte mit neuen oder höchst privaten Bedeutungen. Neologismen verwenden Schizophrene und Patienten mit anderen psychotischen Erkrankungen.
Inkohärenz	Sprechweise, die meist unbegreiflich ist mangels sinnvoller Verknüpfung, aufgrund abrupten Themenwechsels, gestörter Grammatik oder Wortverwendung.
Blockierung	Plötzlicher Redeabbruch mitten im Satz oder vor Beendigung eines Gedankens. Der Betreffende führt dazu an, daß ihm der Gedanke entfallen sei. Blockierung tritt zuweilen bei Gesunden auf und ist sehr auffällig bei der Schizophrenie.
Konfabulation	Erfinden von Fakten oder Ereignissen bei der Fragenbeantwortung zur Ausfüllung der Lücken im gestörten Gedächtnis. Patienten mit organischem amnestischen Syndrom konfabulieren in charakteristischer Weise.
Perseveration	Fortlaufende Wiederholung von Worten oder Gedanken. Perseveration kommt vor bei organischen psychischen Störungen, Schizophrenie und anderen psychotischen Erkrankungen.
Echolalie	Wiederholung der Worte oder Sätze anderer Personen. Echolalie wird bei organischen psychischen Störungen und bei Schizophrenie beobachtet.
Klangassoziationen	Sprechweise, bei der jemand das Wort eher nach seinem Klang als nach seiner Bedeutung wählt, wie in Reimen oder Wortspielen. Klangassoziationen finden sich typischerweise bei Schizophrenie und während manischer Phasen.

Tabelle 16.3

Tab. 16.3 Irrationale Angst und Vermeidungsverhalten

	Psychische Störung organischer Genese	Psychotische Störung	Trennungs-Angst*	Vermeidungs-Angst*	Überängstlich-keit*	Platz-Angst mit Panik-	ohne Panikanfällen
Organische Ursache bekannt	Ja, siehe Tab. 16.5	Nein	Nein	Nein	Nein	Nein	Nein
Psychotische Zeichen		Ja, siehe Tab. 16.4	Nein	Nein	Nein	Nein	Nein
Extreme Angst vor Trennung von Vertrauenspersonen			Ja, für mindest. 2 Wochen	Nein	Nein		
Dauerhafte Kontaktscheu				Ja, für mindestens 6 Wochen	Nein		
Dauerhafte generalisierte Angst und Sorge					Ja, für mindestens 6 Monate		
Irrationales Vermeiden – von Umgebungen, Gegenständen oder Situationen – das Haus zu verlassen – von bestimmten sozialen Situationen mit der Angst vor Demütigung oder Peinlichkeiten						Ja, Angst alleine oder an einem öffentlichen Ort zu sein, an dem ein Entkommen unmöglich erscheint Ja, Befürchtungen und Vermeidungsverhalten nehmen bis zur Behinderung eines normalen Lebens zu	
Rezidivierende Panikanfälle						Ja	Nein
Zwangsvorstellungen, Zwangsimpulse							
Zusammenhang Streß – Ängstlichkeit							
Wiederholtes Erleben traumatischer Ereignisse							

* Achten Sie besonders auf diese drei Möglichkeiten, wenn es sich bei dem Patienten um ein Kind oder einen Jugendlichen handelt.

Tabelle 16.3 (Fortsetzung).

Gesellschaftsphobie	Panische Störungen	Einfache Phobie	Zwangshaltungs- u. -handlungs-Störung	Generalisierte Angstneurose	Posttraumatische Streß-Reaktion	Anpassungsstörg. mit ängstl. Stimmungslage
Nein	Nein	Nein	Nein	Nein	Nein	Nein
Nein	Nein	Nein	Nein	Nein	Nein	Nein
				Ja, mit Gespanntheit, vegetativen Symptomen, Erwartungsangst, Schlafstörungen		
Nein	Nicht spezifisch	Ja, spezifisch (z.B. Hunde, Höhenschwindel)	Nein	Nein	Nein	Nein
Nein	Nicht spezifisch	Nein	Nein	Nein	Nein	Nein
Ja	Nicht spezifisch	Nein	Nein	Nein	Nein	Nein
	Ja, ohne spezifischen Anlaß					
			Ja	Nein	Nein	Nein
				Generalisierter Angstzustand über 1 Monat ohne spezifischen Anlaß	Nach außergewöhnlichem Streß (Vergewaltigung etc.)	Streß innerhalb der letzten 3 Monate, aber geringeren Ausmaßes
					Ja	Nein

Tabelle 16.4 Differentialdiagnose psychotischer Störungen*.

Psychotische Manifestationen umfassen Wahnvorstellungen, Halluzinationen, Inkohärenz, auffällige Assoziationslockerungen, auffällig unlogisches Denken, bizarre grob ungeordnete und katatonische Verhaltensstörungen.

	Organisches Psychosyndrom (z.B. Alkoholhalluzinose)	**Simulierte Störungen**	**Flüchtige reaktive Psychose**
Psychotische Manifestationen	Vorhanden	Vorhanden	Vorhanden
Ursächlicher organischer Faktor	*Vorhanden* s. Tab. 16.5	Fehlt	Fehlt
Symptome sind überlegt, absichtsvoll, willensgesteuert	Nein	*Ja*	Nein
Dauer			Einige Stunden bis zu 2 Wochen
Tief beunruhigendes Ereignis in der Umgebung kurz vor der Erkrankung			*Ja*
Stimmungslage und Affekt			
Wahnsymptome			
Halluzinationen, Inkohärenz oder auffällige Assoziationslockerung	Halluzinationen falls vorhanden oft optischer Natur		

* Pathologische Veränderungen sind in rot, Schlüsselmerkmale kursiv gedruckt.

Tabelle 16.4 (Fortsetzung).

Schwere endogene Psychosen (z.B. manisch-depressive Psychosen)	Schizoaffektive Psychose	Schizophrenie	Paranoide Störungen
Vorhanden	*Vorhanden*	*Vorhanden*	*Vorhanden*
Fehlt	Fehlt	Fehlt	Fehlt
Nein	Nein	Nein	Nein
		Mindestens 6 Monate	
Vollbild des depressiven oder manischen Syndroms	Hier ist eine Differenzierung zwischen manisch-depressiver Psychose und Schizophrenie meist nicht möglich.	Stumpfer, flacher oder inadäquater Affekt, jedoch fehlt das depressive oder manische Syndrom, ist relativ flüchtig oder folgt dem psychotischen Syndrom	Depressives oder manisches Syndrom fehlt, ist relativ kurz oder folgt psychotischen Störungen
Möglich		*Oft vorhanden*	*Vorhanden;* vorwiegend Verfolgungs- und Eifersuchtswahn
Möglich		*Oft vorhanden;* Halluzinationen gewöhnlich akustischer Natur	Fehlt

Tabelle 16.5

Tabelle 16.5 Differentialdiagnose organischer Psychosyndrome*.

	Delir	**Demenz**	**Amnestisches Syndrom**
Bewußtseinslage	*Getrübt, verminderte Wahrnehmung der Umwelt*	*Nicht getrübt, (falls nicht gleichzeitig Delir)*	*Nicht getrübt*
Intellektuelle Funktionen	Allgemeine Einbuße	*Erhebliche allgemeine Einbuße*	*Keine erhebliche allgemeine Einbuße*
Gedächtnis	Gestört	Gestört	*Gestört (Kurz- und Langzeitgedächtnis)*
Orientiertheit	Desorientiert	Kann gestört sein	Oft gestört
Denkprozesse und Wahrnehmungen	Oft Illusionen, Fehldeutungen, Halluzinationen		Oft Konfabulationen
Stimmungslage			
Persönlichkeitsveränderung		Alteration oder Betonung prämorbider Züge	
Verlauf	Entwickelt sich rasch; Symptome wechselnd, Dauer gewöhnlich kurz	Variiert nach Ursache, oft langsam und progredient	Variiert, je nach Ursache, setzt jedoch oft rapide ein, chron. Verlauf
Kausaler organischer Faktor	Vorhanden	Vorhanden oder vermutet	Vorhanden
Beispiele für Ursachen, auslösende Faktoren	Sehr vielfältig; z.B. Intoxikationen, Hypoglykämie, postoperativ, schwere Infektionen, Organversagen	Vielfältig; häufig diffuse Hirnerkrankung wie Morbus Alzheimer, zerebrovaskuläre Erkrankungen, Hirntrauma	Schädeltraumen, Thiaminmangel in Verbindung mit Alkoholabusus.

* Pathologische Veränderungen sind in rot, Schlüsselmerkmale kursiv gedruckt.

Psychischer Befund

Tabelle 16.5 (Fortsetzung).

Organisches Wahnsyndrom	Organische Halluzinose	Organisches affektives Syndrom	Organisches Persönlichkeitssyndrom
Nicht getrübt	*Nicht getrübt*	*Nicht getrübt*	*Nicht getrübt*
Intakt	*Intakt*	*Intakt*	*Intakt*
Wahn, oft Verfolgungswahn, Halluzinationen, falls vorhanden, nicht im Vordergrund	*Halluzinationen*, Wahnsymptome, falls vorhanden, in Verbindung mit Halluzinationen	Wahn und Halluzinationen sind, falls vorhanden, von der Stimmungslage abhängig und stehen nicht im Vordergrund	
		Depressiv oder *manisch*	
			Auffällige Verhaltensänderung wie Labilität, gestörte Impulskontrolle, auffällige Apathie oder Argwohn
Variiert je nach Ursache	*Variiert*		
Vorhanden	Vorhanden	Vorhanden	Vorhanden
Amphetamine, Cannabis, Halluzinogene, Hirnschädigung	Alkoholismus, „sensory deprivation", Epilepsie	Depressiv: Reserpin, Methyldopa, andere Medikamente, Viruserkrankungen. Manisch: Cortison, Stimulantien	Am häufigsten Frontal- oder Temporallappenschädigung des Gehirns, toxische und metabolische Faktoren

scheidungen oder Handlungen auf der Realität beruhen oder beispielsweise auf Impulsen, Wunscherfüllung oder Störung des Denkinhalts. Welchen Wertvorstellungen unterliegen offensichtlich Entscheidungen und Verhalten des Patienten? Wie nehmen sich diese, unter Berücksichtigung verschiedener Kulturkreise, im Vergleich zum Niveau reifer Erwachsener aus? Einige zusätzliche hypothetische Fragen können bei der Einschätzung der Urteilsfähigkeit und des Verständnisses für andersartige Umstände behilflich sein. Z.B.:

1. Was sollte man tun, wenn man wegen zu schnellen Fahrens angehalten wird?
2. Was sollte man tun, wenn man ein in der Bücherei ausgeliehenes Buch verliert?
3. Was sollte man tun, wenn man sieht, wie sich ein Zug einem gebrochenen Gleis nähert?
4. Was würden Sie tun, wenn Sie einen frankierten, adressierten und versiegelten Brief auf der Straße fänden?
5. Warum werden Kriminelle ins Gefängnis gebracht?

Da Urteilsfähigkeit ein Teil des Reifungsprozesses ist, kann sie während der Adoleszenz variabel und unvorhersagbar sein.

Anmerkung zur psychiatrischen Befunderhebung

Wie bei anderen Abschnitten des Gesprächs und der Untersuchung sollten Sie Ihre Blickrichtung je nach der Art der Probleme des Patienten variieren. Die Tabellen auf den Seiten 450–457 helfen Ihnen als Anleitung für Ihre Vorgehensweise.*

Während alle menschlichen Beobachtungen natürlicherweise dem Irrtum unterworfen sind, sind Erhebungen des psychiatrischen Befundes besonders empfindlich für Vorurteile, die auf Faktoren wie Alter, Rasse, Geschlecht, Schicht, kulturellem Hintergrund, persönlichem Auftreten und sogar Körpergewicht beruhen. Zum Beispiel ist den meisten Erwachsenen jeglichen Alters irgendwann einmal das Tagesdatum entfallen, haben sie den Namen einer Bekannten vergessen oder einen Topf ohne Wasser auf den eingeschalteten Herd zum Kochen hingestellt. Nur weil jemand älter ist, rechtfertigen solche Mißgeschicke allein nicht das Etikett „Senilität" oder organische Hirnerkrankung. Weder die Schwangerschaft einer Sechzehnjährigen noch die Ablehnung medizinischer Behandlung bedeuten notwendigerweise mangelnde Urteilsfähigkeit; beide können sehr wohl dem kulturellen Milieu oder der persönlichen Situation des Patienten angemessen sein.

Jemand, der Zorn, Argwohn oder Niedergeschlagenheit zeigt, kann richtig auf eine diskriminierende Umgebung reagieren; es kann die Gesellschaft sein, nicht der Mann oder die Frau, die „abnorm" oder unangemessen sind. Überdies kann ein Patient Sie an jemanden wie Ihre Eltern oder Großeltern erinnern, und Ihre Reaktionen und Wahrnehmungen können entsprechend beeinflußt sein. Versuchen Sie, Vorurteile, wie die eben genannten, auszuschließen und prüfen Sie Ihre Urteile.

* Die in den Tabellen verwendete Terminologie und Differentialkriterien basieren vornehmlich auf der 3. Ausgabe von „Diagnostic and Statistical Manual of Mental Disorders", herausgegeben von der "American Psychiatric Association", 1980

Kapitel 17
Klinisches Denken: Von der Erhebung der Befunde zur Planung von Diagnostik und Therapie

Wie den Farben auf der Palette eines Malers fehlt es den einzelnen klinischen Befunden zunächst an Form, Bedeutung und Zusammenhang. Der Arzt darf sich nicht darauf beschränken, lediglich Informationen durch Befragung und Untersuchung des Patienten zu gewinnen; er muß diese analysieren, die Probleme des Patienten identifizieren, die Reaktion des Patienten auf seine Erkrankung erkennen und gemeinsam mit dem Patienten einen Plan für das weitere Vorgehen in diagnostischer und therapeutischer Hinsicht entwerfen. Dieses Kapitel beschreibt den Ablauf des ärztlichen Denkens und Handelns auf der Basis eines strukturierten Vorgehens in Befunderhebung, Bewertung der Befunde und der Planung der weiterführenden diagnostischen und therapeutischen Maßnahmen.

Das problemorientierte Krankenblattsystem (PORS – Problem-oriented record system)

Vor etwa 15 Jahren wurde in den USA von Lawrence L. Weed das „Problemorientierte Krankenblattsystem" (Problem-oriented record system, PORS) eingeführt; aufgrund seiner unbestreibaren Vorteile für eine Systematisierung des ärztlichen Vorgehens, die Dokumentation und Ausbildung sowie als Basis für eine Qualitätskontrolle hat sich dieses System der Führung von Krankenblättern insbesondere im klinischen Bereich inzwischen weltweit durchgesetzt. Dabei ist die klassische, vielleicht etwas zu schematische Form der PORS-Methode vielerorts modifiziert und vereinfacht worden. Auch bevor es derartige Systeme der Krankenblattführung gab, hat wohl jeder gute Arzt sein System des klinischen Vorgehens und der Dokumentation seines Denkens und

Handelns gehabt und mit den Jahren weiterentwickelt. Durch die ständig zunehmende Zahl der Befunde, Testergebnisse, Konsile und anderer für die Betreuung der Patienten relevanter Daten einerseits und durch die Multimorbidität der geriatrischen und chronisch kranken Patienten sowie die zunehmende Zahl der an ihrer Betreuung beteiligten Ärzte und paramedizinischer Kräfte ist die Notwendigkeit zur Systematisierung der Führung des Krankenblattes in den letzten Jahrzehnten jedoch offensichtlich geworden.

Das PORS teilt die Anliegen des Patienten in *Probleme* ein, die fortlaufend numeriert werden und bei der Dokumentation von Verlaufsnotizen stets unter der ursprünglichen Nummer wieder aufgenommen werden. Die *Problemliste* gehört an eine zentrale Stelle der Krankenakte, meist direkt an ihren Anfang. Dies ermöglicht eine rasche Übersicht über das Krankheitsbild des Patienten und andererseits schützt es davor, daß im Klinikbetrieb, z.B. bei Verlegung des Patienten auf eine andere Station oder bei Wechsel der Stations- oder Oberärzte oder bei Wiederaufnahme der Patienten aus einem anderen, aktuellen Anlaß, ein Problem oder eine früher mit großem Aufwand gestellte Diagnose übersehen wird und in Vergessenheit gerät.

Weiter unten in diesem Kapitel wird die Aufstellung einer Problem-Liste für einen Patienten beispielhaft beschrieben. Für die Verlaufsnotizen eines jeglichen Problems wird ein bestimmtes System eingehalten, in dem die Eintragungen nach
„*SOAP*" gleichbedeutend mit
Subjektive Symptome,
Objektive Befunde,
Assessment = **A**us-Wertung, Bewertung bzw. vorläufige Diagnose und
Plan = **P**lanung für das weitere Vorgehen in diagnostischer und therapeutischer Hinsicht
gegliedert werden. Diese Aufzeichnungstechnik zwingt den verantwortlichen Arzt zu einem systematischen und logischen Denken. Leider ergibt sich bei der Übersetzung der einzelnen Begriffe in der deutschen Abkürzung keine so griffige Buchstabenkombination, wie SOAP. Vielerorts wird daher trotzdem das englische SOAP beibehalten; schließlich führen ja die Japaner auch heute noch zumindest wesentliche Teile ihrer Krankengeschichten in deutscher Sprache; warum sollen wir dann nicht einige griffige Abkürzungen aus dem Englischen übernehmen.

Im folgenden wird eine beispielhafte Auflistung von Eintragungen für ein akutes Problem bei einem jungen Patienten dargestellt.

Müller, Ernst geb. 7.II.1972.

PORS-KRANKENBLATT

Datum Arzt	Problem #	Aktuelle Probleme	Inaktive Probleme
2.8.84 15.00 h ADLER	1	Bauchschmerzen (Notfalleinweisung 2.8.84, 14:45 h) S. krampfartige Schmerzen im re. Unterbauch seit 2 Tagen, Steigerung und Intensität ↑; Erbrechen, Durchfall. O. Druck- und Loslaßschmerz bei McBurney; Abwehrspannung gesamtes unteres Abdomen. Darmgeräusche o.B.; Temp. axillar 38.9, rectal 39.5° Puls 108/min regul., RR. 110/70 i. Liegen. A. Verd. auf Appendicitis acuta, DD: banale Gastroenteritis. P. Labor: Leukos etc., Rö-Abdomen-Übersicht, stat. Aufnahme, Nulldiät. Dr. Adler	
2.8.84 16.10 h ADLER	1	Bauchschmerzen S. Schmerzen haben etwas nachgelassen. O. unveränderter klin. Befund Leukos: 20000/μl, konstatitis o.B.; Amylase o.B., Rö Abdomen o.B.; Blutzucker und übriges Labor o.B. A. Verd. auf Appendicitis acuta. P. Chirurgisches Konsil. Dr. Adler	
2.8.84 16.20 h OA Schmidt (Chirurgie)	1	Bauchschmerzen S. s.o. O. s.o., klass. Befund bei McBurney. A. Appendicitis acuta. P. Verlegung in die Chir. Klinik zur sofortigen Appendektomie. Information d. Anaesthesie-Abt., Aufklärung des Pat. u. seiner Eltern. Einverständnis-Erklärung. Best. d. Blutgruppe, Gerinnungsstatus. OA Dr. Schmidt	

Wie Sie sehen können, ist das Entscheidende bei diesem System der Krankenblattführung nach PORS, daß das ärztliche Denken, einschließlich der differentialdiagnostischen Erwägungen und die Planung des weiteren Vorgehens fortlaufend beschrieben und damit nachvollziehbar dokumentiert werden. Vielerorts wurde das Anwachsen des fast bürokratischen Schriftverkehrs, das mit diesem System verbunden ist, kritisiert und viele Assistenzärzte fühlen sich durch den Zwang, ständig Aufzeichnungen abzufassen, zeitlich überfordert. In Wirklichkeit ist es zweifellos so, daß durch die mit der Führung des PORS verbundene Systematisierung im medizinischen Vorgehen und in der Informationsübertragung zwischen den verschiedenen Gliedern des medizinischen Betreuungs-Teams wesentlich an Zeit und Aufwand eingespart werden können. Darüberhinaus ermöglicht und sichert das PORS die für medizinische, wissenschaftliche und – nicht zuletzt – juristische Belange wichtige Dokumentation eines Krankheits- und Behandlungsverlaufs. Bei korrekter Anwendung zwingt das PORS zu rationellem, systematischem Vorgehen, verhindert den Verlust von Informationen (z.B. die Ergebnisse von Voruntersuchungen, Daten zur Medikamenteneinnahme, Wechselwirkungen mit anderen Erkrankungen), zwingt zur Gesamtsicht des Patienten (Schwierigkeiten in der häuslichen Versorgung eines alten Patienten werden selbstverständlich auch als ein *Problem* aufgeführt und numeriert), und ist letztlich unverzichtbar bei der Ausbildung von Studenten und Ärzten.

Wir empfehlen Ihnen daher sehr, die inzwischen auch in deutscher Sprache vorliegende Literatur zur Theorie und Praxis des PORS zu studieren. Machen Sie sich die Vorteile dieses Systems zunutze und schlagen Sie in ihrem Krankenhaus die Einführung des PORS-Systems vor, falls dies noch nicht geschehen sein sollte. Wenn dies auf Widerstand und zu große Trägheit stoßen sollte, führen Sie die Krankenblätter der Ihnen anvertrauten Patienten nach dem PORS: Sie werden sich bald an dieses System gewöhnen und seine praktischen Vorteile schätzen und später als schlechterdings unverzichtbar erkennen. Sie werden sehen: Ihre Kollegen und Vorgesetzten werden Ihnen das Führen der Krankenblätter nach PORS nicht verübeln – sondern allmählich auch beginnen, nach diesem System zu arbeiten.

Von den Befunden zum Behandlungsplan

Seit der weltweiten Einführung des *problemorientierten Krankenblattsystems* haben sich einige Begriffe aus diesem Schema allgemein durchgesetzt. Die Informationen, die durch den Patienten, Familienmitglieder oder andere Dritte gegeben werden, werden *„subjektiv"* genannt. Als *„objektiv"* bezeichnet man klinische und Laborbefunde. Da sowohl die klinische Untersuchung wie die Laboruntersuchungen menschliche Tätigkeiten darstellen, beinhalten an sich auch diese subjektive Elemente; und wie wir später sehen werden, können alle möglichen Befunde auch auf Irrtümern beruhen. Die Gesamtheit von subjektiven und objektiven Befunden, die man bei der Untersuchung eines neuen Patienten erhält, stellen die Ausgangsbasis für die weitere Betreuung dieses Patienten dar.

Bei der Aufzeichnung der *Befunde* sollte man diese so genau wie möglich beschreiben, unabhängig davon, ob sie anamnestische Angaben des Patienten enthalten oder die eigenen Beobachtungen wiedergeben. Obwohl Schlußfolgerungen und Interpretationen die Zusammenstellung des Informationsmaterials beeinflussen, sollte man darauf achten, daß die Informationen, die im Krankenblatt festgehalten werden, Befunde beschreiben, aber diese nicht interpretieren. Folglich wäre es richtig zu schreiben „feinblasige Rasselgeräusche beiderseits basal" – dagegen wäre es falsch bei der Befundbeschreibung zu notieren „Zeichen der Herzinsuffizienz".

Bei der Auswertung kommt man dann von der Wahrnehmung und Beschreibung der Befunde zu deren Analyse und Interpretation. Hier setzt das klinische Denken ein. Zum Beispiel ergibt das Symptom des Patienten „Kratzen im Hals und verstopfte Nase" zusammen mit den eigenen Beobachtungen einer geschwollenen Nasenschleimhaut und leichter Rötung des Rachens die subjektiven und objektiven Informationen, auf die man die Verdachtsdiagnose einer „viralen Nasopharyngitis" gründen kann. Um die Probleme des Patienten zu verstehen und zusammen mit ihm einen sinnvollen Plan für das weitere Vorgehen auszuarbeiten, ist es nicht nur erforderlich, die Erkrankung des Patienten als solche zu untersuchen, sondern auch die Reaktionen des Patienten auf seine Erkrankung mit einzubeziehen. Was versteht der Patient von seiner Krankheit oder von der Diagnose? Wie denkt er darüber? Warum fühlt er sich gerade so? Warum hat er Sie als Arzt aufgesucht? Selbst bei einer so offensichtlich einfachen Diagnose wie bei einem Patienten mit einer Nasopharyngitis können z.B. folgende Situationen vorliegen, die das weitere Vorgehen entscheidend beeinflussen: 1. Der Patient ist Student und hat am folgenden Tag eine wichtige Prüfung; 2. Der Patient hat gerade von einer Meningokokkenepidemie gehört, die sich in seiner Umgebung ausgebreitet hat; 3. Die achtjährige Tochter des Patienten hat eine akute lymphatische Leukose und soll in 2 Tagen aus dem Krankenhaus nach Hause entlassen werden. Sicherlich kann ein einheitlicher Plan für das weitere Vorgehen nicht den unterschiedlichen Bedingungen für diese 3 Lebenssituationen gleichermaßen gerecht werden.

Sobald man in etwa die Probleme des Patienten festgestellt hat und sich eine vorläufige Vorstellung von seiner Reaktion darauf machen kann, ist der Zeitpunkt gekommen, um mit dem Patienten einen Plan für das weitere Vorgehen auszuarbeiten. Nach der Terminologie des problemorientierten Krankenblattsystems hat dieser Plan für das weitere Vorgehen 3 Teile: einen diagnostischen, einen therapeutischen und einen edukativen. Z.B. könnte man sich entschließen, einen Rachenabstrich anzufertigen, ein abschwellendes Medikament zu verordnen, vor Überanstrengungen zu warnen und in kurzer Form die Infektion der oberen Luftwege, ihre Ursachen und Übertragungsmöglichkeiten zu erläutern.

Daß man einen Teil dieser Planung als edukativ bezeichnet, könnte zu dem Mißverständnis Anlaß geben, daß dabei der Informationsfluß nur in eine Richtung geht. Gerade das soll jedoch nicht der Fall sein. Der Patient sollte an der Gestaltung der weiteren Planung aktiv teilhaben. Die sinnvolle Information des Patienten hängt natürlich davon ab, was er vorher schon weiß und was er wissen möchte. Es gilt herauszufinden, welche Fragen der Patient hat. Bestimmte Aspekte des weiteren Vorgehens können durchaus auch beeinflußt werden durch die Wünsche des Patienten, seine zeitlichen (und finanziellen) Möglichkeiten, seine Verpflichtungen und die Einstellung seiner Familie und seiner Bekannten – nur um einige Variable zu nennen. Um eine erfolgreiche Planung für das weitere Vorgehen aufstellen zu können, sollte man die Fähigkeit zur Befragung und ein gewisses Einfühlungsvermögen besitzen und nicht nur Kenntnisse über diagnostische und therapeutische Möglichkeiten anhäufen.

Das nachfolgende Diagramm faßt die Abfolge von der Zusammenstellung der Befunde bis zur Formulierung des Planes für das weitere Vorgehen zusammen. Die wechselseitige Beeinflussung von Befundauswertung und Befunderhebung, die durch die Doppelpfeile angezeigt wird, wird noch später in diesem Kapitel diskutiert.

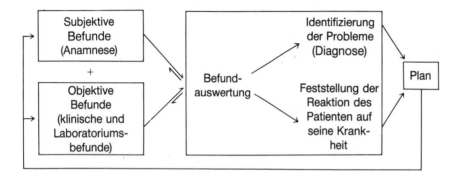

Nachdem der Plan durchlaufen ist, beginnt der Vorgang von neuem. Der Arzt sammelt mehr Informationen, bewertet und dokumentiert den Verlauf, modifiziert oder ergänzt die Problemliste, falls erforderlich, und schreibt die Planung des weiteren Vorgehens nieder.

Bewertung der Befunde: Der Vorgang des klinischen Denkens

Die Auswertung und Wichtung der Befunde durch den Kliniker erscheint dem Studenten am Anfang oft unzugänglich, ja bisweilen geheimnisvoll. Erfahrene Kliniker denken oft so schnell und scheinbar mühelos, daß sie selbst manchmal kaum in der Lage sind, die Logik ihres Vorgehens zu erklären. Zudem denken sie auf unterschiedliche Weise und mit sehr individueller Prägung. Es gibt aber einige Grundregeln, nach denen die erhobenen Befunde konstruktiv und zielgerichtet zu werten sind. Zuerst muß man folgende Fragen beantworten: „Welche Krankheitssymptome hat der Patient? Welche Probleme hat er?". Dazu versucht man folgendermaßen vorzugehen:

1. *Man sichtet die pathologischen Befunde im Krankenblatt des Patienten.* Man erstellt eine Liste mit den Symptomen, die der Patient selbst beobachtet hat, den Befunden, die bei der klinischen Untersuchung erhoben worden sind, und den Laborbefunden, die bereits vorliegen.

2. *Man ordnet die Befunde nach anatomischen Gesichtspunkten.* Dieser Schritt kann einfach sein. Das Symptom eines Kratzens im Hals und der Befund eines geröteten Rachens lokalisieren das Problem eindeutig in den Bereich des Pharynx. Andere Befunde können dagegen problematischer sein. Thoraxschmerzen z.B. können ihre Ursache im Herzen, an der Pleura, am Öso-

phagus und im Muskel-und-Skelett-System haben. Wenn die Schmerzen immer bei Belastung auftreten und in Ruhe verschwinden, können sie sowohl vom Herzen als auch vom Muskel-und-Skelett-System ausgehen. Wenn der Patient die Schmerzen nur bemerkt, wenn er mit dem linken Arm Lebensmittel vom Einkauf nach Hause trägt, dürfte die Ursache am ehesten im Muskel-und-Skelett-System liegen. Man sollte die Zuordnung der Befunde so genau durchführen, wie diese es erlauben, aber man sollte diese Bemühungen der Zuordnung in diesem frühen Stadium der Bewertung auch nicht übertreiben. Man muß sich zunächst eventuell auf eine Körperregion (z.B. den Thorax), ein Organsystem (z.B. das Muskel-und-Skelett-System) beschränken oder man kann möglicherweise auch das erkrankte Organ genauer eingrenzen (z.B. linker Pektoralismuskel). Einige Symptome und Zeichen, wie beispielsweise Fieber oder Müdigkeit sind bedeutungslos für die Lokalisation der Erkrankung, können aber beim nächsten Schritt, der Interpretation des möglichen Krankheitsprozesses von Nutzen sein.

3. *Man wertet die Befunde in bezug auf einen möglichen Krankheitsprozeß.* Das Problem des Patienten kann durch einen *pathologischen* Vorgang verursacht sein, der sich in einem bestimmten Körperteil abspielt. Es gibt eine Reihe solcher Vorgänge, die folgendermaßen eingeteilt werden können: kongenitale, entzündliche, neoplastische, degenerative, vaskuläre, traumatische oder toxische Prozesse. Andere Erkrankungen sind pathophysiologischer Natur, wie z.B. eine gesteigerte gastrointestinale Motilität oder eine Herzinsuffizienz, während noch andere als *psychopathologisch* eingestuft werden, so wie z.B. Halluzinationen oder Depressionen. Rötung und Schmerzen sind 2 der 5 klassischen Symptome für eine Entzündung. So ist ein geröteter und schmerzhafter Rachen auch ohne die 3 anderen Symptome – Überwärmung, Schwellung, Functio laesa – höchst verdächtig auf einen entzündlichen Prozeß im Bereich des Rachens.

4. *Man stellt eine Hypothese zur Ursache des Gesundheitsproblems bei dem Patienten auf.* Dazu muß man alle Register seines Wissens und seiner Erfahrung ziehen. In diesem Zusammenhang ist es besonders wichtig, durch Lesen seine Kenntnisse über Besonderheiten und Erkrankungen ständig zu erweitern. Solange eigene Erfahrungen und Kenntnisse nicht erweitert werden, wird man zumindestens bei ausgefalleneren Erkrankungen keine Verdachtsdiagnose stellen können. Man sollte sich aber bemühen, mit den vorliegenden Befunden und den eigenen Kenntnissen soweit wie möglich an eine plausible Verdachtsdiagnose heranzukommen. Die folgenden Schritte können dabei hilfreich sein:

a) *Man wählt die spezifischen und wesentlichen Befunde aus,* um darauf eine Hypothese für eine Verdachtsdiagnose aufzubauen. Wenn ein Patient über Appetitverlust, Schwindel, Erbrechen, Müdigkeit und Fieber klagt und wenn man eine etwas schmerzhafte und vergrößerte Leber bei leichtem Ikterus findet, baut man seine Verdachtsdiagnose auf den Leitsymptomen *Gelbsucht* und *Hepatomegalie* und nicht auf den Symptomen Fieber und Müdigkeit auf. Obwohl die letzteren für die Diagnosestellung brauchbar sind, sind sie doch weniger spezifisch.

b) *Man setzt die an bestimmten Organen erhobenen Befunde in Verbindung zu bekannten Krankheitsbildern,* von denen man weiß, daß sie derartige Veränderungen hervorrufen können. Z.B. kann man den geröteten Rachen des Patienten in Beziehung zu zahlreichen entzündlichen Erkrankungen des Pharynx setzen; oder man kann die Symptome und Befunde beim ikterischen Patienten mit verschiedenen entzündlichen, toxischen und neoplastischen Prozessen im Bereich des Oberbauches in Verbindung bringen, von denen man weiß, daß sie ein derartiges klinisches Bild verursachen können.

c) *Man muß Verdachtsdiagnosen ausschließen,* die mit den Befunden nicht in Einklang zu bringen sind. So könnte man z.B. eine unkomplizierte Konjunktivitis als Ursache für das gerötete Auge eines Patienten halten. Diese Möglichkeit kann man aber ausschließen, weil die gleichzeitig festgestellte Pupillenerweiterung oder der Visusverlust dadurch nicht erklärt werden können.

d) *Man wägt unterschiedliche Möglichkeiten gegeneinander ab* und formuliert eine *Wahrscheinlichkeitsdiagnose,* die für die Befunde des Patienten am ehesten verantwortlich sein dürfte. Man sucht also nach einer möglichst guten Übereinstimmung des klinischen Bildes, das der Patient bietet, mit einem bekannten Krankheitsbild. Darüberhinaus können noch weitere Hinweise von Nutzen sein. Die statistische Wahrscheinlichkeit für das Vorliegen einer bestimmten Krankheit bei einem Patienten bestimmten Alters, Geschlechtes, einer bestimmten Rasse mit bestimmten Lebensgewohnheiten sollte bei der Formulierung der Wahrscheinlichkeitsdiagnose eine wesentliche Rolle spielen. Zeitpunkt und Dauer der Erkrankung des Patienten sind ebenfalls von Bedeutung. Ein produktiver Husten mit eitrigem Sputum, Fieber und Thoraxschmerzen, die sich im Verlauf von 24 Stunden entwickeln, sind für ein ganz anderes Problem charakteristisch als die gleichen Symptome bei einer Entwicklung über 3–4 Monate. In diesem Stadium der Betreuung des Patienten kann man jedoch nur selten eine endgültige Diagnose stellen, sondern muß sich mit der Formulierung von Wahrscheinlichkeitsdiagnosen abfinden.

e) Andererseits darf man bei der oft zeitraubenden Abwägung von Faktoren auf dem Wege zur Formulierung der Wahrscheinlichkeitsdiagnose keinesfalls versäumen, akut erforderliche Maßnahmen durchzuführen, sofern diese notwendig sind: *potentiell lebensgefährliche Situationen,* wie z.B. ein Myokardinfarkt oder ein subdurales Hämatom erfordern unmittelbares Handeln; ebenso können akut behandlungsbedürftige Zustände vorliegen, wie z.B. das medikamenteninduzierte Delir. Hier muß der Arzt versuchen, das Risiko, wichtige aber seltenere oder unwahrscheinlichere Befunde zu übersehen, gering zu halten, aber trotzdem das sofort notwendige Handeln nicht zu verzögern.

5. Sobald man eine Verdachtsdiagnose zur Erklärung der Gesundheitsprobleme des Patienten aufgestellt hat, wird man diese testen wollen. Dazu benötigt man eventuell weitere anamnestische Angaben, weitere klinische

Untersuchungen oder Laboruntersuchungen, um die *Verdachtsdiagnose zu bestätigen* bzw. auszuschließen. Wenn die Diagnose klar erscheint, wie bei einer einfachen Infektion der oberen Luftwege oder einem Fall von Laryngitis sind derartige weitergehende Schritte dann häufig nicht mehr notwendig.

6. Schließlich sollte man dazu kommen, eine vorläufige *Diagnose festzuschreiben*. Dies sollte mit der größtmöglichen Genauigkeit und Vorsicht erfolgen, die die zu diesem Zeitpunkt bereits vorliegenden Befunde zulassen. So kann es z.B. sein, daß man sich auf die Beschreibung eines Symptoms beschränken muß, wie z.B. „Thoraxschmerzen unklarer Genese". Ein anderes Mal kann ein Problem bezüglich des betroffenen Organs, des Krankheitsprozesses und der Ursache bereits sehr exakt eingegrenzt werden, z.B. „Pneumokokkenpneumonie im rechten Unterlappen" oder „arterielle Hypertonie mit linksventrikulärer Hypertrophie, kongestive Herzinsuffizienz und Sinustachykardie".

Der Auswertungsprozeß ist aber noch nicht komplett. Als nächstes muß man, wie bereits besprochen, die Reaktion des Patienten auf seine Krankheit eruieren. Was versteht er, was fühlt er, was strebt er an? Erst dann ist man so weit, daß man mit dem Patienten gemeinsam einen Plan für das weitere Vorgehen ausarbeiten kann.

Besondere Situationen und Abweichungen von dem schematischen Vorgehen

Grenzen der medizinischen Modelle. Obwohl die medizinische Diagnose primär auf der Feststellung kranker Organe, gestörter Funktionen und der entsprechenden Ursachen basiert, wird man häufig Patienten antreffen, deren Beschwerden nicht in den vorgegebenen Rahmen einzuordnen sind.

Einige Symptome entziehen sich der Analyse und man kann möglicherweise niemals über einfache deskriptive Kategorien, wie „Müdigkeit oder Anorexie" hinaus vordringen. Andere Probleme haben engeren Bezug zum Leben als zum Körper des Patienten. Der Verlust des Arbeitsplatzes oder eines dem Patienten nahestehenden Menschen können den Patienten gefährden und eventuell das Risiko für eine spätere Krankheit erhöhen. Derartige Situationen herauszufinden, die Reaktionen des Patienten darauf zu evaluieren und ihm bei der Bewältigung dieser Probleme zu helfen, sind ebenso wichtig wie die Behandlung einer Pharyngitis oder eines Duodenalulkus. Einige Menschen suchen aber auch einen Arzt auf, um ihre Gesundheit zu erhalten und nicht um eine Krankheit zu finden und zu behandeln. Für diese Patienten und viele andere wird die Gesundheitsvorsorge zu einem legitimen Anliegen auf der Problemliste und die Planung kann z.B. Schutzimpfungen, Ernährungsberatung, die Exploration von Gefühlen über besondere Ereignisse und Empfehlungen für Sicherheitsgurte und Sport einschließen.

Einzelprobleme im Gegensatz zu multiplen Problemen. Eine der Hauptschwierigkeiten für den Anfänger besteht darin, ob er die Symptome des Patienten in ein einziges oder mehrere Probleme gruppieren soll. Das Alter des Patienten kann dabei helfen. Alte Patienten haben eher mehrere Krankheiten, während jüngere eher einzelne haben. Manchmal hilft der zeitliche Ablauf der Symptome. Eine Pharyngitis vor 6 Wochen ist wahrscheinlich ohne Beziehung zu akut aufgetretenem Fieber, Schüttelfrost, Thoraxschmerzen und Husten. Die Beteiligung verschiedener Organsysteme kann helfen. So kann man sich dazu entschließen, bei einem Patienten den hohen Blutdruck, den hebenden Herzspitzenstoß und verengte Arteriolen in der Retina zusammenzugruppieren, sie dem kardiovaskulären System zuzuordnen und diese Konstellation als „hypertone Kreislauferkrankung mit Fundus hypertonicus" zu bezeichnen. Man wird sicher ein anderes Problem in seiner Diarrhoe und Schmerzen im linken Unterbauch sehen. Keine dieser Richtlinien ist absolut sicher, und die Art und Weise, in der man seine Daten einordnet, wird sich mit wachsenden Kenntnissen und klinischer Erfahrung erheblich wandeln. Bevor man nicht gelernt hat, daß eine Streptokokkenpharyngitis nach ein paar Wochen akutes rheumatisches Fieber oder eine akute Glomerulonephritis verursachen kann, wird man nicht in der Lage sein, die zurückliegenden Halsschmerzen mit den gegenwärtigen Gelenkschmerzen oder dem dunklen Urin und den geschwollenen Augen in Verbindung zu bringen.

Die unübersehbare Menge von Daten. Beim Versuch, die Probleme des Patienten zu verstehen, wird man oft mit einer extrem langen Liste von Symptomen und Zeichen und einer ebenso langen Liste mit möglichen Erklärungen konfrontiert. Wie schon gesagt, kann man Beobachtungen gruppieren und sie nacheinander bearbeiten.

Man kann auch eine bestimmte Anzahl von Beobachtungen analysieren, indem man Schlüsselfragen stellt, deren Beantwortung in eine bestimmte Richtung lenken und andere zeitweise ausschließen. So kann man beispielsweise fragen, was die Thoraxschmerzen bei einem Patienten auslöst bzw. lindert. Wenn er dies mit „körperlicher Belastung bzw. Ruhe" beantwortet, kann man sich auf das kardiovaskuläre System (und eventuell auf das Skelett-und-Muskel-System) beschränken und den Gastrointestinaltrakt ausschließen. Wenn die Schmerzen bei hastigem Essen auftreten und durch Erbrechen erleichtert werden, konzentriert man sich logischerweise auf den oberen Gastrointestinaltrakt. Eine Serie solcher Fragen bildet einen sog. Entscheidungsbaum oder Algorithmus und ist bei der Lösung klinischer Probleme von großem Nutzen. Grundsätzlich handelt es sich bei diesem Vorgang um Zuordnungen, indem immer eine Variable zugeordnet wird. Die meisten Tabellen in Kapitel 16 basieren auf dieser Art von aufzweigender Entschlußfassung, obwohl sie in einem Zuordnungsformat dargestellt sind.

Die Qualität der Daten. Nahezu alle Informationen, mit denen der Kliniker arbeitet, können auf Irrtümern beruhen. Patienten vergessen Symptome, erinnern sich nicht an die richtige Reihenfolge ihres Auftretens, verschweigen peinliche aber wichtige Fakten und gestalten ihre Anamnese derart, wie sie der Arzt ihrer Annahme nach hören will. Ärzte können ihre Patienten falsch verstehen, wichtige Informationen vergessen, Schlüsselfragen nicht stellen, Pleurareiben für Rasselgeräusche halten oder vergessen, das Genitale eines Patienten mit asymptomatischem Hodentumor zu untersuchen. Man kann einige dieser Fehler vermeiden und sollte jede Anstrengung unternehmen, dies auch zu tun. Auch klinische und Laborbefunde sind nicht immer perfekt. Die Aussagekraft der Befunde kann an deren *Genauigkeit, Reproduzierbarkeit, Sensitivität, Spezifität* und dem *prognostischen Wert* der Erhebungs- bzw. Bestimmungsmethoden, mit denen sie erfaßt worden sind, gemessen werden.

Als „*Genauigkeit*" bezeichnet man die Näherung, mit der eine Messung den wahren Wert eines Objekts angibt. Dagegen wird mit „*Reproduzierbarkeit*" *(Präzision)* die Variabilität einer Messung angegeben. Eine Meßmethode kann genau oder reproduzierbar, keins von beiden oder beides sein, wie beispielhaft an vier Versuchen, eine Zielscheibe zu treffen, dargestellt ist (s. nachfolgendes Schema).

 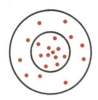

Ungenau und schlecht reproduzierbar   *Genau aber schlecht reproduzierbar*   *Ungenau aber gut reproduzierbar*   *Genau und gut reproduzierbar*

Die Tatsache, daß die Größenbestimmung der Leber je nach Intensität der Perkussion um 2 bis 3 cm schwanken kann, verdeutlicht, daß die Perkussion keine besonders präzise Technik zur Untersuchung der Leber ist. Die Tatsache, daß man bei der Perkussion der Leber im Vergleich zur Isotopenmethode kleinere Lebergrößen feststellt, zeigt zudem, daß sie keine besonders genaue Methode ist. Trotzdem stellt die Perkussion eine genauere Methode dar als die Palpation allein.

Die „*Sensitivität*" einer Untersuchungsmethode beschreibt die Möglichkeit, mit diesem Verfahren Patienten mit einer bestimmten Anomalie in einer Gruppe zu identifizieren, in der alle diese Anomalie haben. Wenn eine Methode die Anomalie bei einem Patienten nicht erfaßt, obwohl sie vorhanden ist, wird das Resultat „falsch negativ" genannt. Ein hoch sensitiver Test erfaßt nahezu alle Patienten mit einer bestimmten Anomalie und weist nur wenige falsch negative Ergebnisse auf.

Als „*Spezifität*" eines Testes bezeichnet man seine Fähigkeit, diejenigen Patienten zu erfassen, die die Anomalie *nicht* haben. Wenn dies nicht der Fall ist, nennt man das Resultat „falsch positiv". Ein Test, der zu 95% spezifisch ist, erfaßt 95 von 100 gesunden Patienten. Die 5 übrigen sind falsch positiv.

Herzgeräusche stellen gute Beispiele für Sensitivität und Spezifität dar. Der weitaus größte Teil der Patienten mit Aortenklappenstenose hat ein hörbares Systolikum über der Aorta. Ein Systolikum ist daher ein recht sensitives Kriterium für das Vorliegen einer Aortenstenose. Ein derartiges Geräusch ist aber kaum spezifisch. Viele andere Ursachen, wie z.B. erhöhter Blußfluß durch die normale Klappe oder sklerotische Veränderungen im Alter können diese Art von Geräusch ebenfalls verursachen. Wenn man also ein Systolikum als einziges Kriterium für eine Aortenstenose nehmen würde, würde man dem Patienten u.U. eine falsche Diagnose „anhängen" und so viele falsche Positiva schaffen. Dagegen ist ein hochfrequentes diastolisches Decrescendo-Geräusch links parasternal im Bereich der Aorta viel spezifischer. Die meisten derartigen Geräusche resultieren von einer Aorteninsuffizienz, obwohl auch andere Erkrankungen ähnliche Geräusche verursachen.

Der *prognostische Wert* einer Methode ist deren Fähigkeit, bestimmte Anomalien in einer gegebenen Bevölkerungsgruppe korrekt vorauszusagen. Anders als bei der Sensitivität und Spezifität, wobei die gesamte Bevölkerung betroffen oder nicht betroffen sein kann, hängt der prognostische Wert wesentlich von der Prävalenz einer Erkrankung in der Bevölkerung ab. Bei gegebener Spezifität und Sensitivität steigt der prognostische Wert einer Beobachtung mit der Prävalenz.

Drei Beispiele sollen helfen, etwas Licht in das Dunkel dieser oft verwirrenden Begriffe zu werfen. Wir nehmen drei verschiedene Populationen, A, B und C, an, die aus jeweils 1000 Leuten bestehen. Die Prävalenz einer Erkrankung in diesen drei Gruppen sei 40%, 10% bzw. 1%. Jede Population wird mit einem Test untersucht, der eine Sensitivität von 90% und eine Spezifität von 80% für diese Krankheit hat.

Zunächst wenden wir uns der Population A zu (s. Schema S. 471). Bei einer Prävalenz von 40% haben 400 der 1000 Leute die Erkrankung. Der Test wird 90% davon korrekt identifizieren und daher 360 wirklich positive Befunde ergeben. Er wird die restlichen 40 nicht erfassen – die falsch negativen Ergebnisse.

Wiederum bei einer Prävalenz von 40% haben 600 der 1000 Leute diese Erkrankung nicht. Wenn sie mit einem Test untersucht werden, der eine Spezifität von 80% hat, werden 480 als gesund eingestuft werden können – wirklich negativ. Aber 120 werden fälschlicherweise als nicht gesund eingestuft – falsch positiv. Ohne zusätzliche Information kann der Arzt leider nicht zwischen falsch und richtig eingestuften Individuen unterscheiden, sieht sich aber mit 520 negativen und 480 positiven konfrontiert. Wie gut ist dann ein positives Testergebnis? Unter den gegebenen Bedingungen sind 360 von 480 oder 3 von 4 (75%) wirklich positiv. Wie korrekt ist unter diesen Bedingungen ein negatives Testergebnis? Es ist zu 92% korrekt.

Beispiel für die Abhängigkeit der Aussagekraft einer Meß- oder Bestimmungsmethode von der Prävalenz eines Befundes/Merkmals in einer Population. ▶

Die Prävalenz eines bestimmten Merkmals wird in den Populationen A, B, C von je 1000 Personen mit Hilfe einer Methodik bestimmt, deren *Sensitivität 90%* und deren *Spezifität 80%* beträgt.

	Prävalenz (40%)	Sensitivität (90%)	Spezifität (80%)

A. Population mit einer Prävalenz von 40% bezüglich eines Befundes/Merkmals

		Test positiv	Test negativ
Personen mit dem Befund	400	360 (richtig)	40 (falsch)
Personen ohne den Befund	600	120 (falsch)	480 (richtig)
Gesamtzahl	1000	480	520

Aussagekraft eines positiven Befundes:

$$\frac{360 \text{ richtig positive Ergebnisse}}{480 \text{ positive Ergebnisse insgesamt}} \times 100 = \boxed{75\%}$$

Aussagekraft eines negativen Befundes:

$$\frac{480 \text{ richtig negative Ergebnisse}}{520 \text{ negative Ergebnisse insgesamt}} \times 100 = \boxed{92\%}$$

B. Population mit einer Prävalenz von 10% bezüglich eines Befundes/Merkmals

		Test positiv	Test negativ
Personen mit dem Befund	100	90 (richtig)	10 (falsch)
Personen ohne den Befund	900	180 (falsch)	720 (richtig)
Gesamtzahl	1000	270	730

Aussagekraft eines positiven Befundes:

$$\frac{90 \text{ richtig positive Ergebnisse}}{270 \text{ positive Ergebnisse insgesamt}} \times 100 = \boxed{33\%}$$

Aussagekraft eines negativen Befundes:

$$\frac{720 \text{ richtig negative Ergebnisse}}{730 \text{ negative Ergebnisse insgesamt}} \times 100 = \boxed{99\%}$$

C. Population mit einer Prävalenz von 1% bezüglich eines Befundes/Merkmals

		Test positiv	Test negativ
Personen mit dem Befund	10	9 (richtig)	1 (falsch)
Personen ohne den Befund	990	198 (falsch)	792 (richtig)
Gesamtzahl	1000	207	793

Aussagekraft eines positiven Befundes:

$$\frac{9 \text{ richtig positive Ergebnisse}}{207 \text{ positive Ergebnisse insgesamt}} \times 100 = \boxed{4\%}$$

Aussagekraft eines negativen Befundes:

$$\frac{792 \text{ richtig negative Ergebnisse}}{793 \text{ negative Ergebnisse insgesamt}} \times 100 = \boxed{>99\%}$$

Wenn die Prävalenz einer Erkrankung abnimmt, verringert sich auch das positive Testergebnis in seinem prognostischen Wert, während ein negatives Testergebnis entsprechend zunimmt. Wir untersuchen die entsprechenden Zahlen der Populationen B und C. Wenn die Prävalenz auf 1% fällt, sind nur 4% der scheinbar positiven Fälle als wirklich positiv einzustufen. 96% sind falsch positiv.

Aufgrund derartiger Zahlen nimmt die Chance, eine richtige Diagnose zu stellen, zu, wenn es sich um eine häufige Erkrankung handelt, und ab, wenn es sich um eine Rarität handelt. Wenn beispielsweise ein Patient über Fieber, Kopfschmerzen, Muskelschmerzen und Husten klagt, ist die Wahrscheinlichkeit, mit der die Diagnose Influenza lautet, während einer Grippeepidemie im Winter viel höher als bei gleicher Symptomatik im August. Wenn man von weitem Hufgeklapper hört, denkt man selbstverständlich an Pferde und nicht an Zebras, es sei denn, man besucht gerade einen Zoo.

Leider beschreiben Lehrbücher selten die Genauigkeit und Präzision von Meßmethoden und die Sensitivität und Spezifität von bestimmten Tests oder Beobachtungsverfahren. Sehr häufig existieren diese Angaben auch gar nicht. Trotzdem sind *qualitative* Beurteilungen oft möglich, und man sollte im Laufe der Zeit Verständnis für diese Zusammenhänge entwickeln.

Wenn man eine neue Technik erlernt, sollte man versuchen herauszufinden, wie genau und reproduzierbar sie ist. Zur Wertung eines Symptoms oder Zeichens stellt man die folgenden Fragen: Wie sensitiv ist diese Untersuchung für die Diagnose einer bestimmten Krankheit? Wie groß ist die Prävalenz dieser Krankheit in einer Population, die der Umwelt dieses Patienten entspricht? Folglich, welchen prognostischen Wert hat dieser Befund?

Wechselwirkung zwischen Bewertung und Erhebung von Befunden

Anfänger haben oft nicht genügend Erfahrung und Kenntnisse, um zu beurteilen, welche Details des Basisbefundes bei einem Patienten besonders wichtig sind und welche Teile sie rasch abhandeln oder ganz fallenlassen können. Sie haben häufig am Ende eine viel umfangreichere Sammlung von Informationen und Daten als erfahrenere Ärzte und meist hat ein Teil davon wenig Bedeutung. Eine Ursache dafür liegt in der Interaktion zwischen der Wertung und der Erhebung der Befunde.

Studenten müssen eine umfassende Anamnese erheben und eine vollständige klinische Untersuchung durchführen, weil diese Fähigkeit vonnöten ist, wenn sie ihre zukünftigen Patienten untersuchen wollen. Mit zunehmender Erfahrung wird der Arzt nicht nur durch das erlernte System geleitet, sondern auch durch die Auswertung und das Nachdenken. Erfahrene Ärzte beginnen, ihre Hypothese schon bei der ersten Begegnung mit dem Patienten aufzustellen. Sowohl die Erscheinung des Patienten als auch seine Hauptbeschwerden lenken den Gedankengang des Arztes in Richtung auf eine bestimmte Hypothese, und die sich daraus ergebenden Fragen dienen dazu, die Hypothese zu testen. Und so erfolgt die ganze weitere Untersuchung.

Ein Patient mit Hautbläschen hebt diesen Befund hervor. Ein Student muß möglicherweise den Patienten genau untersuchen, dann ein Dermatologielehrbuch zu Rate ziehen und darin alle Ursachen für Bläschen und Blasen ausfindig machen und den akutellen Befund mit diesen Möglichkeiten vergleichen. Dagegen wird der erfahrene Arzt wahrscheinlich rasch eine Reihe von Beobachtungen anstellen: „Bläschen, lineare Anordnung, nicht bedeckte Hautareale, jukkend, vor kurzem aufgetreten" und die Verdachtsdiagnose „Brennessel-Fieber" äußern.

Mit zunehmender Erfahrung und der Erweiterung der Kenntnisse des Arztes wird der Auswertungsprozeß verstärkt die weitere Erhebung von Befunden und Daten beeinflussen. Dabei sollte die Relevanz der Fragen zunehmen und dazu führen, bestimmte Untersuchungen mit besonderer Sorgfalt vorzunehmen. Mit zunehmender klinischer Erfahrung kommt der Arzt daher auch mit weniger Laboruntersuchungen aus – meist sind es in einer Klinik gerade die Anfänger, die die exzessiven Labor- und Röntgenleistungen bei ihren Patienten anfordern.

Aber schützen Sie sich und Ihren Patienten vor möglichen Irrtümern und Fehlern! Zum einen können die ersten Eindrücke und Überlegungen natürlich auch einmal falsch gewesen sein; sie können dann dazu führen, daß man andere wichtige Befunde übersieht, erforderliche Untersuchungen unterläßt und abwegige Hypothesen aufstellt. Zweitens kann eine verfrüht gestellte Hypothese oder Verdachtsdiagnose zu sinnloser Konzentration auf bestimmte Fragen bei der Anamneseerhebung führen, während wichtige andere Teile der Vorgeschichte außer Acht gelassen werden. Drittens kann die verfrühte Fixierung auf eine bestimmte Hypothese oder Verdachtsdiagnose zur Durchführung einer unvollständigen klinischen Untersuchung verführen. Nicht jeder Patient muß vollständig untersucht werden, aber viele Patienten leiden, ohne es zu wissen, an einer Hypertonie oder einer Depression oder haben ein Zervixkarzinom, Erkrankungen, die bei einer vollständigen Untersuchung leicht diagnostiziert werden können. Man kann diese Erkrankungen aber nicht feststellen, wenn man die Patienten nicht genau untersucht. Deshalb sollte man stets so vollständig wie möglich untersuchen.

Aufstellung einer Problemliste und eines Plans für das weitere Vorgehen

Wir wenden uns jetzt der Anamnese und den klinischen Untersuchungsbefunden zu, die für Frau H. in Kapitel 18 zusammengetragen worden sind. Die einzelnen Fakten werden in sinnvoller Weise zu Problemen zusammengefaßt und gruppiert. Beachten Sie, daß diese Gruppierung ja zum Teil bereits erfolgt ist und sich häufig sozusagen von selbst ergibt: die Krankheitssymptome „Kopfschmerzen", „psychischer Streß", „Übelkeit" ordnen sich schon in dem Bericht der Patientin über ihre Beschwerden zwanglos einander zu.

Sie mögen mit dieser Zusammenstellung der Symptome zu *Problem # 1* einverstanden sein oder nicht, es sind häufig auch andere Gruppierungen möglich; oft muß man sich später auch zu einer Revision der anfänglich vorgenommenen Gruppierung von Beschwerden, Symptomen und Befunden zu Problemen entschließen, die ursprünglich definierten Probleme zu übergeordneten zusammenfassen oder sie wieder trennen. Entscheidend ist, daß man die Gruppierung nach pathophysiologischen Gesichtspunkten vornimmt. Dies erfordert also ein Mindestmaß an Kenntnissen und auch an klinischer Erfahrung. Auch wenn Sie noch ein Anfänger sind und Ihre Gruppierungsversuche noch häufig der späteren Korrektur bedürfen, werden Sie durch die Systematisierung, die Ihnen diese Aufstellung der Problemliste aufzwingt, enorm profitieren. Verwenden Sie Ihre Problemliste als Basis für die Diskussion und das Lehrgespräch mit Ihren Ausbildern! In jedem Fall sollten Sie die Probleme Ihres Patienten so exakt wie möglich beschreiben und versuchen, die Reaktion und die Einstellung Ihres Patienten auf diese Probleme zu eruieren. Auch dieser letzte Aspekt gehört selbstverständlich in die Aufzeichnungen der Problembeschreibung.

Man macht sich nun zunächst eine vorläufige Problemliste. In dem ursprünglichen System von WEED des „Problem-orientierten Krankenblattsystems" (PORS, s. auch Kap. 18) werden zwei parallele Spalten benutzt: die linke für das *aktuelle Problem* und die rechte für das *inaktive Problem*. Die Problemliste kommt auf die erste Seite der Krankenakte, und alle späteren Eintragungen zum Verlauf werden entsprechend den hier definierten Problemen numeriert.

Datum Untersucher	Nummer #	Aktuelles Problem	Inaktives Problem

Für jedes aktuelle Problem wird ein vorläufiger Plan für das weitere Vorgehen erstellt. Einige Probleme erfordern sofortiges Handeln. Zweifellos benötigt man für viele bzw. die meisten Probleme zusätzliche Informationen. Die Festschreibung der zusätzlich benötigten Informationen (Befragung von Dritten, Laboruntersuchungen, Konsiliaruntersuchung, Röntgenaufnahmen etc.) ist Teil des Planes für das weitere Vorgehen und muß daher aufgeschrieben werden (s. auch Kap. 18).

Kapitel 18
Die Krankengeschichte

Die Krankengeschichte für den Patienten dokumentiert seine Anamnese und die Ergebnisse der klinischen Untersuchung. Sie gibt darüber Aufschluß, auf welche Weise die behandelnden Ärzte die Probleme des Patienten festgestellt und gedeutet, wie sie das weitere Vorgehen geplant, welche diagnostischen und therapeutischen Maßnahmen sie vorgenommen und wie sich der Verlauf der Erkrankung bei dem Patienten dargestellt hat. Exakte, klare und gegliederte Aufzeichnungen erleichtern das klinische Denken und Vorgehen. Sie sind die Voraussetzung für eine reibungslose Verständigung zwischen den vielen Fachkräften, die an der Betreuung des Patienten teilnehmen, und helfen, deren Handlungen zu koordinieren. Zusätzlich dient die Krankengeschichte dazu, die Krankheitssymptome und das Leiden des Patienten sowie die ärztlichen Handlungen im Verlauf in medizinischer und juristischer Sicht zu dokumentieren. Die Krankengeschichte ist daher im medizinischen und juristischen Sinne ein Dokument und muß als solches verantwortungsbewußt geführt und aufbewahrt werden.

Die Zusammenstellung der Krankengeschichte erfordert mehr als nur eine Auflistung darüber, was Ihnen der Patient gesagt hat und was Sie bei der klinischen Untersuchung herausgefunden haben. Sie müssen sich über die Befunde einen Überblick verschaffen, sie ordnen, werten, zueinander in Beziehung setzen, die Wichtigkeit und Bedeutung jedes einzelnen Befundes feststellen und danach eine klare, präzise und dennoch umfassende Beurteilung abgeben. Für den Anfänger beginnen die Schwierigkeiten bereits beim Ordnen der Angaben zu der *„jetzigen Erkrankung"*, da hierzu ein beträchtliches Wissen notwendig ist, um zu erkennen, welche Symptome und Krankheitszeichen miteinander in Zusammenhang stehen. Daß z.B. Muskelschwäche, Wärmeintoleranz, außergewöhnliches Schwitzen, Durchfall und Gewichtsabnahme Symptome *einer* Krankheit sind, ist weder für den Patienten noch für den Studenten, der mit der Klinik der Hyperthyreose nicht vertraut ist, erkennbar. Für den Anfänger sind daher die Angaben, die der Patient selber macht, und die Beschreibung der Symptome nach ihren wesentlichen Charakteristika (s. S. 2 und 15f.) nützliche Richtlinien. Unabhängig von Ihrem Ausbildungsstand, gibt es bestimmte Prinzipien, die Ihnen helfen, die Aufzeichnungen zur Krankengeschichte gut zu gliedern. Eine übersichtliche Ordnung ist dabei entscheidend. Gehen Sie immer konsequent nach dieser Ordnung vor, damit zukünftige Leser, einschließlich Sie selbst, bestimmte Informationen in der Krankengeschichte leicht auffinden können. Führen Sie Angaben, die der Anamnese zugehören, unter der *Anamnese* auf und lassen Sie diese nicht unter der Rubrik *physikalische Untersuchung* auftauchen. Machen Sie Überschriften, verwenden Sie Absätze und Abstände, um die Gliederung zu akzentuieren, und machen Sie wichtige Punkte durch Ausrufezeichen oder durch Unterstreichen sichtbar. Beschreiben Sie die Angaben zur *jetzigen Erkrankung* chronologisch. Beginnen Sie mit dem aktuellen Krankheitsbild und ergänzen Sie dann die relevanten Hintergrundsinformationen. Wird z.B. ein Patient mit lange bestehendem Diabetes wegen Coma diabeticum ins Krankenhaus aufgenommen, beginnen Sie mit den Ereignissen, die zum Koma geführt haben und fassen erst danach die übrige Diabetes-Anamnese zusammen.

Anzahl und Umfang der Detailangaben, die festgehalten werden sollen, stellen oft ein schwieriges Problem dar. Als Anfänger sollte man ziemlich ins Detail gehen, da dies die einzige Möglichkeit ist, Ihre Beschreibungsfähigkeiten, Ihr Vokabular und die Geschwindigkeit Ihrer Erhebungstechnik zu verbessern – zugegeben, ein mühevoller und aufwendiger Lernprozeß! Zeitdruck wird letztlich zu einigen Kompromissen zwingen. Die folgenden Richtlinien sollen dazu dienen, aufzuzeigen, welche Informationen festgehalten werden sollen und auf welche man eher verzichten kann:

1. *Halten Sie alle Befunde fest* – die positiven und die negativen – die direkt zur Formulierung der Verdachtsdiagnose beitragen. Keine Diagnose soll gestellt werden, kein Problem beschrieben werden, ohne daß *alle* Daten, auf die sich diese Formulierungen der Verdachtsdiagnose stützen, dokumentiert werden.

2. Beschreiben Sie ganz bewußt auch jede relevante *negative* Information (z.B. die Abwesenheit eines Symptoms oder Merkmals), wenn andere Teile der Anamnese oder der physikalischen Untersuchung darauf hinweisen, daß in dieser bestimmten Richtung pathologische Veränderungen vorliegen oder sich entwickeln könnten. Hat ein Patient z.B. ein lautes holosystolisches Geräusch über der Herzspitze, wie bei Mitralinsuffizienz (die durch ein früher durchgemachtes rheumatisches Fieber entstanden sein könnte), so halten Sie speziell die negative Anamnese für Halsentzündungen durch Streptokokken, rheumatisches Fieber und Arthritis in früheren Jahren fest. Fühlt sich ein Patient deprimiert, ist jedoch nicht suizidal, schreiben Sie beides auf. Hat der Patient hingegen keine psychosozialen Probleme, ist der Hinweis auf das Fehlen einer Suizidgefährdung selbstverständlich überflüssig.

3. Befunde, die nicht aufgeschrieben werden, sind verlorene Befunde! Ganz unabhängig davon, wie genau Sie sich heute an ein bestimmtes Detail erinnern können, in ein paar Monaten werden Sie es wahrscheinlich vergessen haben. Die Bemerkung „neurologische Untersuchung unauffällig" – selbst mit Ihrer eigenen Handschrift geschrieben – mag bei Ihnen nach einigen Monaten die Fragen aufkommen lassen „Habe ich denn wirklich eine Untersuchung des sensiblen Nervensystems durchgeführt?"

4. Auf der anderen Seite können wichtige Informationen in einer Masse von überflüssigen Details untergehen, die dann nur noch ein Leser mit außergewöhnlicher Ausdauer entdecken wird. Vermeiden Sie also lange Listen von relativ unbedeutenden negativen Ergebnissen, genauso wie Sie sich wiederholende einführende Formulierungen wie z.B. „Der Patient gibt an, keine ..." vermeiden sollten.

5. Seien Sie so objektiv wie nur möglich. Moralisierende Bemerkungen, Abscheu und Mißbilligung gegenüber dem Patienten haben keinen Platz in der Krankengeschichte, weder versteckt, schriftstellerisch verschönt oder extra hervorgehoben! Aufzeichnungen wie „Patient betrunken und wiederum zu spät!" geben mehr Auskunft über den Verfasser als über den Patienten.

Da Aufzeichnungen zur Krankengeschichte, sowohl wissenschaftlich als auch vom Gesetzgeber her gesehen, Dokumente darstellen, sollten sie verständlich sein. Verwenden Sie Abkürzungen und Symbole nur, wenn sie allgemein gebräuchlich und verständlich sind. Manche Ärzte wollen auch bei der Führung der Krankengeschichte ihren eigenen Stil ausdrücken und sollen ja daran auch nicht gehindert werden. Die Zeit ist aber meist knapp und der persönliche Stil sollte zugunsten einer präzisen Vollständigkeit geopfert werden. In der folgenden Aufzeichnung z.B. ersetzen Wörter und Satzteile ganze Sätze und trotzdem geht die Klarheit der Aussage nicht verloren. Diagramme tragen unter Umständen sehr zur Geschwindigkeit und zur Präzision bei, in der das Wesentliche aus den Aufzeichnungen entnommen werden kann. 2 Beispiele folgen:

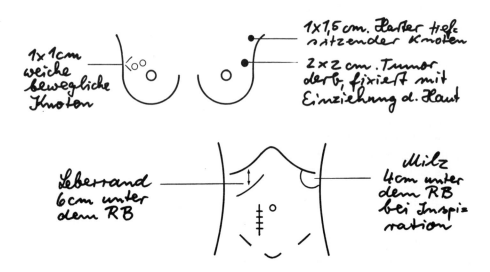

Geben Sie Größenmaße in Zentimetern an, nicht in Obst, Gemüse oder Nüssen. „Erbsengroße", „kleinzitronengroße" und „walnußgroße" Veränderungen können nur eine vage Vorstellung von der exakten Größe der beschriebenen Formation vermitteln. Wie groß waren denn die Zitronen oder Erbsen? Hatte die Walnuß eine Schale?

Sie sollten die Befunde, die Sie bei der klinischen Untersuchung erhoben haben, möglichst bald niederschreiben, bevor Sie sie wieder vergessen haben. Bei Ihren ersten Versuchen, den Patienten zu befragen, werden Sie es wahrscheinlich vorziehen, zuerst nur vorläufige Notizen zu machen. Mit zunehmender Erfahrung versuchen Sie jedoch, schon während des Gesprächs die endgültige Fassung der Krankengeschichte über die früheren Krankheiten, die Familienanamnese und die spzeielle Anamnese zu den Organsystemen aufzuschreiben. Lassen Sie dabei Raum frei, um später die Angaben zu der derzeitigen Erkrankung, die psychosoziale Anamnese und gegebenenfalls zusätzliche andere Einzelheiten zu ergänzen. Bei der physikalischen Untersuchung ist es vorteilhaft, so spezifische Messungen wie den Blutdruck in verschiedenen Körperlagen direkt aufzuschreiben. Das Aufzeichnen einer großen Anzahl von Informationen und Beschreibungen unterbricht jedoch den Untersuchungsgang und Sie werden schnell lernen, Ihre Ergebnisse so lange im Kopf zu behalten, bis die Untersuchung abgeschlossen ist.

Ein großes Problem bei der Nutzung der Informationen aus der Krankengeschichte ist die Unleserlichkeit der Handschrift vieler Ärzte; ein Phänomen, das in Deutschland schon sprichwörtlich geworden ist. Für die Führung einer Krankengeschichte als ein medizinisches, juristisches und wissenschaftliches Dokument sind derartige persönliche Extravaganzen schärfstens zu verurteilen. Können oder wollen Sie nicht leserlich schreiben, sollten Sie kein Recht haben, einen Patienten zu betreuen, da Sie keine ordnungsgemäße Krankengeschichte führen können. Auch bei leserlicher Schrift ist jede Unterschrift durch die Wiederholung des Namens in Druckbuchstaben zu vervollständigen.

Das Aufzeichnen der Anamnese und der Ergebnisse der physikalischen Untersuchung wird durch vorgedruckte Bögen erleichtert. Verwenden Sie diese Bögen, falls sie in Ihrem Krankenhaus zur Verfügung stehen. Sie sollten jedoch auch in der Lage sein, ein eigenes Aufzeichnungssystem ohne Vorlage zu entwerfen. Das nachstehende *Beispiel* soll als eine Richtschnur dafür verwendet werden. Achten Sie auf die unterschiedlichen Bemerkungen, die die Anamnese und die physikalische Untersuchung einleiten. Am Beginn der *Anamnese* stehen die wichtigsten orientierenden Basisinformationen, während ein beschreibender Absatz, der den allgemeinen Eindruck zum Gesundheitszustand des Patienten zusammenfaßt, den Abschnitt über die physikalische Untersuchung einleitet.

Anamnese

Frau Heiden, Eva; Ritterstraße 14/9, 1090 Wien, geb. 10. 1. 1930

Anamnese erhoben von: F. Beyer, Stationsarzt, am 18. 1. 1984

Frau H. E. ist 54 Jahre alt, verwitwet, Verkäuferin.

Überweisung. Keine; Hausarzt: Dr. K. Schmidt, Internist, Seegasse 8, 1090 Wien

Erhebung der Anamnese: Eigenanamnese, erscheint zuverlässig

Hauptbeschwerden: Kopfschmerzen

Jetzige Krankheit: Seit 3 Monaten zunehmende Behinderung durch Kopfschmerzen: bifrontal, meist stechend, gelegentlich pochend, gering bis mäßig stark. Nur einmal von der Arbeit wegen Kopfschmerzen ferngeblieben, die damals mit Übelkeit, Unwohlsein und mehrmaligem Erbrechen verbunden waren. Ansonsten tritt Übelkeit nur gelegentlich auf. Derzeit treten die Kopfschmerzen einmal pro Woche auf, sind dann meist schon beim Aufwachen da und halten während des ganzen Tages an. Nur geringe Besserung nach Aspirin. Es helfen etwas: Niederlegen, ruhig sein und kalte Tücher auf den Kopf legen. Keine anderen, damit verbundenen Symptome, keine umschriebene Schwäche, kein Taubheitsgefühl oder Sehstörungen.

Frau H. E. hatte mit 15 Jahren erstmals Kopfschmerzen. „Migräne-artige Kopfschmerzen" traten wieder während der mittleren 20iger auf, nahmen dann zunehmend ab bis einmal alle 2 bis 3 Monate und verschwanden dann fast vollständig.

Vor kurzem vermehrter Streß bei der Arbeit, macht sich auch Sorgen über ihre Tochter (vgl. psychosoziale Anamnese). Sie glaubt, daß die Kopfschmerzen wie in der Vergangenheit sein könnten, möchte jedoch sicher gehen, da ihre Mutter an einem apoplektischen Insult gestorben ist. Sie sorgt sich darum, daß sie wegen der Kopfschmerzen nervös und gegenüber ihrer Familie gereizt werden könnte.

Frühere Krankheiten

Allgemeiner Gesundheitszustand: gut

Kinderkrankheiten: Nur Masern und Windpocken

Impfungen: Pocken als Kind, orale Polioimpfung (Jahr unsicher), Tetanus zweimal vor drei Jahren, eine Boosterimpfung ein Jahr danach; weitere Impfungen ungewiß

Erkrankungen im Erwachsenenalter: Keine ernstlichen

Psychische Erkrankungen: Keine

Operationen: Tonsillektomie mit 6 Jahren, Appendektomie mit 13 Jahren

Verletzungen: Ist vor 3 Jahren am Strand auf eine Glasscherbe getreten, Lazeration, genäht, geheilt.

Krankenhausaufenthalte: Akute Pyelo-Nephritis mit 42 Jahren. Komplikationslose Geburten 1951, 1952, 1955. (alle stat. Behandlungen im Allgem. Krankenhaus Wien)

Derzeitige Medikamente: Aspirin gegen Kopfschmerzen bis zu 10 g/Woche in den letzten 3 Monaten, Multivitamintabletten. Hat „Wassertabletten" wegen Schwellungen der Knöchel genommen, aber nicht während der letzten Monate.

* *Allergien:* Generalisierter Hautausschlag mit Jucken nach <u>Sulfonamiden</u> mit 42 Jahren.

Lebensgewohnheiten:

   Eßgewohnheiten: Frühstück – Orangensaft, eine Semmel mit Marmelade, schwarzer Kaffee.
   Jause – Obst, Kaffee.
   Mittagessen – Fleisch oder Fisch, Gemüse, Kartoffel, manchmal Obst, manchmal Kuchen
   Abendessen – Brot, Wurst, Mehlspeisen.
   Zwischendurch am Abend (z.B. Gebäck, Cola)
   fast keine Milchprodukte oder Käse

   Körperliche Aktivität: Langes Stehen bei der Arbeit, nur wenig andere körperliche Betätigung

   Alkohol: Selten, 1/4 l Wein beim Heurigen (ca. 2mal pro Woche)

   Zigaretten: Ungefähr eine Packung à 20 Zigaretten pro Tag seit dem 18. Lebensjahr (36 Jahre lang)

   Schlaf: Im allgemeinen gut, im Durchschnitt 7 Stunden, schläft manchmal schwer ein, braucht Wecker zum Aufwachen.

Familienanamnese. (Es gibt 2 Methoden, um die Familienanamnese aufzuzeichnen. Die Diagrammform ist zur Darstellung genetisch determinierter Erkrankungen vorteilhafter als die beschreibende.)

---

*Markieren Sie wichtige Befunde, z.B. durch Unterstreichen.

1. Diagramm

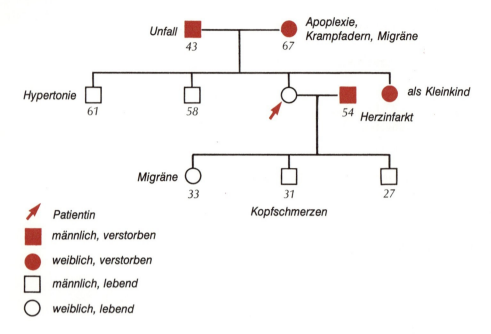

2. Beschreibende Form

Vater starb mit 43, Zugunglück
Mutter starb mit 67, Schlaganfall, hatte Varikosis der Beinvenen, Kopfschmerzen (Migräne-artig)
Ein Bruder, 61 Jahre alt, hat hohen Blutdruck, ansonsten gesund
Ein Bruder, 58 Jahre alt, offenbar gesund, abgesehen von leichten Gelenkbeschwerden
Eine Schwester als Kind gestorben. Ursache?
Ehemann starb mit 54 an einem Herzinfarkt
Eine Tochter, 33 Jahre alt, „Migräne-Kopfschmerzen", ansonsten gesund
Ein Sohn, 31 Jahre, Kopfschmerzen
Ein Sohn, 27 Jahre, gesund

Keine Familienanamnese auf Diabetes, Tuberkulose, Herz- oder Nierenkrankheiten, Krebs, Anämien oder Geisteskrankheiten

* <u>Psychosozial.</u> Geboren und aufgewachsen in Tulln, Hauptschulabschluß, Heirat mit 19. Arbeitete für 2 Jahre in einem Kaufhaus, zog dann mit ihrem Mann nach Wien, hat 3 Kinder. Herr H. hatte einen gesicherten Arbeitsplatz in einer Firma, aber um das Einkommen aufzubessern, arbeitet Frau H. seit 10 Jahren wieder. Die Kinder sind alle verheiratet. Vor 4 Jahren starb der Ehemann plötzlich an einem Herzinfarkt. Die finanzielle Situation ist seither schlechter. Ist in eine kleinere Wohnung gezogen, um in der Nähe ihrer Tochter Hanni zu sein. Hannis Mann ist Alkohol-krank und Frau H. E.s Wohnung ist für Hanni und deren beiden Kinder eine Stätte der Zuflucht. Frau H. E. fühlt sich dafür verantwortlich, ihrer Familie zu helfen; sie ist gespannt und nervös, verneint aber, depressiv zu sein.

Üblicherweise steht sie um 7 Uhr auf, arbeitet von 9 bis 17.30 Uhr und ißt alleine zu abend. Hanni und die Kinder kommen fast jeden Abend und jedes Wochenende. Gelegentlich Streitereien mit dem Schwiegersohn.

Spezielle Anamnese der Organsysteme

* *Allgemeines:* Hat während der letzten 4 Jahre 5 kg zugenommen.

Haut: Keine Hautausschläge oder andere Veränderungen.

Kopf: Keine Kopfverletzung (s. derzeitige Erkrankung)

Augen: sieht gut, keine Symptome

Ohren: Gutes Gehör, kein Tinnitus, Vertigo oder Entzündungen

Nase, Nebenhöhlen: Gelegentlich geringe Erkältung, kein Heuschnupfen, keine Beschwerden mit den Nebenhöhlen

* *Mund und Hals:* Vor kurzem einige Male Zahnfleischbluten; zum letzten Mal beim Zahnarzt vor 2 Jahren; gelegentlich „Aphthen", zuletzt vor 4 Tagen

Hals: Keine Schwellung, Struma oder Schmerzen

Brust: Keine Knoten, Schmerzen, Ausfluß; führt Selbstuntersuchungen der Brust sporadisch durch

Atmungsorgane: Kein Husten, Atemnot, Pneumonie, Tuberkulose; letztes Thoraxröntgen vor 12 Jahren im Allgemeinen Krankenhaus, normal

Herz: Keine Herzkrankheiten bekannt, kein hoher Blutdruck; letzter Blutdruck vor 3 Jahren gemessen; keine Atemnot, Orthopnoe, Brustschmerz, Herzklopfen, kein EKG

* *Gastrointestinaltrakt:* Appetit gut, keine Übelkeit, Erbrechen, Verdauungsstörung; Stuhlgang ungefähr 1 ×/Tag, obwohl manchmal harte Stühle, für 2–3 Tage, bei besonderer Anspannung; kein Durchfall oder Blutungen; keine Schmerzen, Gelbsucht, Beschwerden von der Gallenblase oder Leber

* *Harnwege:* Akute Pyelonephritis 1972, mit Fieber und Schmerzen in der rechten Flanke; medikamentös behandelt, einschließlich mit Sulfonamiden; kein Rezidiv, keine Pollakisurie, Dysurie oder Hämaturie; Nykturie 1 ×, große Menge; gelegentl. unwillkürlicher Harnabgang bei starkem Husten

Genitalsystem: Menarche mit 13, regelmäßige Perioden, Abklingen in den späten Vierzigern, letzte Regel mit 49; seither keine Blutungen; damals leichte Hitzewallungen mit Schwitzen, jetzt keine Beschwerden mehr.

Schwangerschaften 3, Geburten 3, lebende Kinder 3; verlängerte Geburtswehen bei der ersten Geburt, ansonsten normal; jetzt geringes sexuelles Interesse

* *Muskel-Skelett-System:* Geringe, stechende Kreuzschmerzen nach langer Arbeit; keine Ausstrahlung in die Beine; hat früher Bewegungsübungen für den Rücken gemacht, jetzt nicht mehr; keine anderen Gelenkschmerzen

* *Peripheres Gefäßsystem:* Varizen in beiden Beinen sind während der ersten Schwangerschaft aufgetreten; hat Knöchelschwellungen nach langem Stehen seit 10 Jahren; trägt leicht elastische Strumpfhosen; hat vor einigen Monaten „Wassertabletten" versucht, die aber nicht viel geholfen haben; keine Phlebitis oder Beinschmerzen in der Anamnese

Neurologisch: Keine Bewußtlosigkeiten, Krämpfe, motorisch oder sensorische Ausfälle; gutes Gedächtnis

Psychiatrisch: (s. jetzige Erkrankung und Psychosoziales)

Endokrinum: Keine bekannte Schilddrüsenerkrankung, keine Wärmeintoleranz; durchschnittliches Schwitzen; keine Zeichen oder Anamnese für Diabetes

Hämatologisch: Mit Ausnahme von Zahnfleischbluten keine Blutungsneigung, keine Anämie

Körperliche Untersuchung

Frau H. E. ist eine kleine, etwas übergewichtige Frau mittleren Alters, die sich flink bewegt und rasch auf Fragen antwortet. Sie trägt kein Make-up, ihre Haare und Kleider sind gepflegt. Obwohl ihre Knöchel geschwollen sind, hat sie eine gesunde Hautfarbe und sie kann ohne Beschwerden flach liegen. Sie spricht offen, ist aber angespannt, hat feuchte, kalte Hände.

Puls 94, rhythmisch, Atemfrequenz 18/min.
RR 164/98 rechter Arm, liegend
    160/95 linker Arm, liegend
    152/88 rechter Arm, liegend (breite RR-Manschette)

Größe (ohne Schuhe) 157 cm
Gewicht (bekleidet) 65 kg
Temp. 37,1° (axillar)

Haut: Handflächen kalt und feucht, aber gute Farbe, keine Anämie, keine Zyanose.

Kopf: Haar normale Stärke, Kopfhaut und Schädel normal

Augen: Visus normal, Gesichtsfelder bei grober Prüfung ohne path. Befund; Konjunktiven gut gefärbt; Skleren klar; Pupillen rund, gleichmäßig, beidseitig gleich; Reaktion auf Licht und Akkommodation; extraokuläre Bewegungen intakt; Augenhintergrund bei Prüfung ohne Meiosis ohne pathologischen Befund.

Ohren: Zerumen verlegt den rechten Gehörgang; linker Gang rein und unauffälliges Trommelfell; Gehör gut (geflüsterte Worte)

Nase: Mukosa rosig, Septum mittelständig, keine Druckschmerzhaftigkeit der Nebenhöhlen

* *Mund:* Schleimhaut rosig; mehrere interdentale Schleimhautpapillen gerötet und leicht geschwollen; Zähne saniert; Zunge mittelständig, unauffällig bis auf ein kleines (3 × 4 mm) flaches, weißliches Geschwür auf einem geröteten Grund, auf der Unterseite, nahe der Spitze; es ist leicht schmerzhaft, jedoch nicht verhärtet; keine Tonsillen; Pharynx unauffällig

Hals: Trachea mittelständig; Isthmus der Thyreoidea soeben palpabel, Lappen nicht fühlbar

Lymphknoten: Kleine (∅ weniger als 1 cm), weiche, nicht druckempfindliche tonsilläre und hintere zervikale Lymphknoten beidseits; keine axillären oder epitrochlearen Knoten; mehrere kleine inguinale Knoten beidseits – weich und nicht druckschmerzhaft

Thorax und Lungen: Thorax symmetrisch; gute Exkursionen; sonorer Klopfschall über den Lungen; Zwerchfell senkt sich unter Inspiration um 4 cm; Atemgeräusch normal ohne zusätzliche Geräusche

* *Herz:* Herzspitzenstoß im 5. linken Interkostalraum, 8 cm von der mittleren Sternallinie kaum palpabel; physiologische Spaltung des 2. HT; kein 3. oder 4. HT; ein 2/6** mittsystolisches Geräusch mittlerer Frequenz ist über der Aorta hörbar; keine Ausstrahlung zum Hals
Jugularvenenpuls in der Höhe des Angulus sternalis, wenn sich die Patientin um 30° aufrichtet; Karotispulse normal und seitengleich

Brust: Groß, hängend, symmetrisch; keine Knoten; Brustwarzen aufgerichtet und ohne Ausfluß

Abdomen: Adipös, jedoch symmetrisch; Op.-Narbe im rechten unteren Quadranten, reizlos geheilt; Darmgeräusche normal; gering druckempfindliches Sigmoid-Kolon, ansonsten keine Resistenzen oder Druckschmerzhaftigkeit; Leber, Milz und Nieren nicht tastbar; Lebergröße in der rechten Medioklavikularlinie 7 cm; keine Klopf- oder Druckempfindlichkeit der Nierenlager.

** Ein 2/6 Geräusch entspricht einem Geräusch 2. Grades bei einer Klassifikation mit 6 Graden.

* *Genitale:* Normale Vulva; beim Pressen erscheint eine gering ausgeprägte Zystozele; Vagina unauffällig; Zervix einer Multipara ohne Rötung oder Druckschmerzhaftigkeit; Uterus anterior, mittelständig, glatt, nicht vergrößert; Adnexe schwer abgrenzbar wegen Adipositas und unzureichender Entspannung, jedoch keine Druckempfindlichkeit; Abstriche für Pap abgenommen; rektovaginale Untersuchung ohne zusätzl. pathol. Befund.

Rektal: Unauffällig; brauner Stuhl, negativ auf okkultes Blut

* *Periphere Gefäße:*
Pulse (4+ = normal)

	Radial	Femoral	Popliteal	Dorsalis pedis	Tibialis posterior
Rechts	4+	4+	4+	4+	4+
Links	4+	4+	4+	4+	4+

2+ Ödem der Füße und Knöchel mit 1+ Ödem bis direkt unter die Kniegelenke; mäßige Varikosis der Vv. saphenae beidseits vom mittleren Oberschenkel bis zu den Knöcheln mit Venensternen an beiden Unterschenkeln; keine Stase-Pigmentierung oder Ulzera; keine Druckempfindlichkeit der Waden

Muskel-Skelett-System: Keine Gelenkdeformierungen; Bewegungsumfang einschließlich der Hände, Handgelenke, Ellenbogen, Schultern, Wirbelsäule, Hüften, Kniegelenke, Knöchel ist normal.

Neurologisch:
   Hirnnerven: s. Kopf und Hals; darüberhinaus:
      N. V – sensorisch intakt, Kraft gut
      N. VII – Gesichtsbewegungen gut
      N. XI – Sternocleidomastoidei und Trapecii kräftig

   Motorisch. Keine Atrophien, Faszikulationen, Tremor; Gang, Zehen-zu-Ferse, Fersen- und Zehen-Gang, Kniebeugen und Hüpfen gut durchgeführt; Romberg negativ; Handgriff und Arme kräftig

   Sensorium: Schmerz, Vibration, Berührung und Stereognostik geprüft und intakt

Reflexe. (2 Methoden der Aufzeichnung können je nach persönlichem Vorzug verwendet werden: eine Tabellenform oder ein Strichmännchendiagramm, wie unten abgebildet.)

	Bizeps	Trizeps	Radius-periost	Abd	Knie	Achilles	Pl
re	2+	2+	2+	2+/2+	2+	1+	↓
li	2+	2+	2+	2+/2+	2+	1+	↓

Psychische Verfassung: Angespannt, aber lebhaft und kooperativ; Gedanken geordnet; orientiert; Prüfung der kognitiven Funktionen nicht im Detail durchgeführt

Bevor Sie diese Seite umblättern und weiterlesen, stellen Sie Ihre eigene Problemliste für Frau H., wie im Kapitel 17 besprochen, zusammen. Die Reihenfolge, in der die Probleme aufgelistet werden, ist nicht ausschlaggebend, da angenommen werden kann, daß die Wichtigkeit der einzelnen Probleme sich mit der Zeit ändert. Eine Möglichkeit, die Probleme der Frau H. zu ordnen, ist auf der nächsten Seite gezeigt.

Datum	Nr.	Aktuelles Problem	Inaktive Probleme
18. 1. 84	1	Kopfschmerzen	
18. 1. 84	2		Akute Nierenentzündung
18. 1. 84	3	Sulfonamidallergie	
18. 1. 84	4	Anspannung aufgrund von Familienverhältnissen, Finanzlage und Streß bei der Arbeit	
18. 1. 84	5	Gingivitis	
18. 1. 84	6	Kreuzschmerzen	
18. 1. 84	7	Varikosis und Veneninsuffizienz	
18. 1. 84	8	Zystozele mit gelegentlicher Streß-Inkontinenz	
18. 1. 84	9	Grenzwerthypertonie	
18. 1. 84	10	Übergewicht, bei hochkalorischer Ernährung mit wenig Calcium-aufnahme	

Verschiedene Ärzte stellen oft etwas unterschiedliche Problemlisten für denselben Patienten auf, und die Ihre stimmt wahrscheinlich auch nicht genau mit dieser überein. Gute Listen variieren in ihrer Gewichtung, Länge und Details, abhängig von vielen Faktoren, einschließlich der persönlichen Einstellung des Arztes, seiner Fachrichtung und Einschätzung ihrer persönlichen Rolle in der Betreuung des Patienten. Diese Liste, die hier abgebildet ist, beinhaltet Probleme, die im Augenblick Beachtung verdienen (wie die Kopfschmerzen) oder die weiter beobachtet oder zukünftig beachtet werden müssen (wie der Blutdruck und die Zystozele). Die Allergie ist als aktuelles Problem aufgeführt, um vor unüberlegten Verschreibungen von Sulfonamiden zu warnen.

Einige Einzelheiten, die in der Anamnese und in der physikalischen Untersuchung aufscheinen, wie Aphthen und Verstopfung, werden nicht in die Problemliste aufgenommen, da sie relativ häufig vorkommen und nicht unbedingt weiter beachtet werden müssen. Solche Einschätzungen sind natürlich gelegentlich falsch. Problemlisten, die hingegen mit relativ unwichtigen Einzelheiten überladen sind, vermindern deren Wertigkeit. Andere Ärzte würden diese Liste zweifellos für zu lang halten; andere wieder würden noch größere Betonung auf die Probleme „Anspannung", „Ernährung" und „Gingivitis" legen. Keiner kann auf jedem Gebiet Spezialist sein.

Als Frau H. sich zum ersten Mal vorstellte, hat Zeitbeschränkung dazu geführt, daß nicht alle ihre Probleme bearbeitet werden konnten. Aus diesem Grunde hatten die Kopfschmerzen den Vorrang. Der Arzt erklärt ihr die Besonderheiten des migräneartigen Kopfschmerzes und bittet sie, nach möglichen auslösenden Faktoren zu suchen. Einen Monat später kam sie zu einer zweiten Vorstellung. Ein Teil ihrer Verlaufsaufzeichnungen lasen sich folgendermaßen:

1. Migräneartige Kopfschmerzen

   Subjektiv (S). Sie hatte nur mehr 2× Kopfschmerzen, beide mild, ohne Begleitsymptome. Macht sich über die Kopfschmerzen keine Sorgen mehr. Kann keine auslösenden Faktoren feststellen.
   Objektiv (O). nicht untersucht
   Bewertung (A). Gebessert
   Weiteres Vorgehen (P). Keine weiteren Maßnahmen. Wiedervorstellung bei Bedarf

9. Grenzwerthypertonie
   S. Keine
   O. RR 150/90 rechter Arm, liegend (normale RR-Manschette), normaler Urinstatus, normales EKG
   A. wie zuvor
   P. Wiederholung der Messung in 3 Monaten

Obwohl zu den meisten anderen Problemen von Frau H., einschließlich jener, die für sie die wichtigsten sind, zuwenig Informationen vorliegen, versuchen Sie zu überlegen, was Sie diesbezüglich tun würden. Welche weiteren Daten brauchen Sie?

Welche Informationen brauchen Sie und wie können Sie sich diese beschaffen? Mit diesen Fragen hat das Buch begonnen, und sie haben sich durch das ganze Buch hindurch fortgesetzt und werden dies auch noch lange danach tun. Das Lernen über einen Patienten setzt sich auch nach der ersten Begegnung noch fort, und das Verständnis vertieft sich, wird umfangreicher und faszinierender. Obwohl Ihr Wissen über Frau H. unvollständig ist, haben Sie eine Menge über sie erfahren und haben jetzt die Möglichkeit, dieses Wissen weiter auszudehnen. Was nun notwendig ist, ist wiederholte praktische Erfahrung unter Aufsicht und Leitung, bei der Sie Ihre neu erworbenen Fähigkeiten anwenden können.

Sachverzeichnis

Abdomen 237ff.
-, altersabhängige Veränderungen 240
-, Anatomie 237ff.
-, asymmetrisches 242
-, aufgetriebenes 242, 260
-, Auskultation 243f.
-, Erstuntersuchung 40
-, Inspektion 241ff.
-, Konturveränderung 242, 259f.
-, palpable Strukturen 238
-, Palpation, leichte 247f.
-, -, tiefe 248f.
-, Palpationsbefunde, irreführende 238
-, Peristaltikwellen, sichtbare 243
-, Perkussion 244ff.
-, Physiologie 237ff.
-, Quadranteneinteilung 238
-, Region, epigastrische 238
-, -, hypogastrische 238
-, -, umbilikale 238
-, schmerzhaftes 248, 262f.
-, -, Beckenerkrankung 262
-, -, in der epigastrischen Region 263
-, -, bei Pleuritis 262
-, -, viszeral bedingtes 262f.
-, Untersuchungstechniken 241ff.
Abdomenabwehrspannung s. Abwehrspannung, abdominale
Abdomenloslaßschmerz s. Loslaßschmerz, abdominaler
Abdominaldämpfung, perkutorische, körperlageabhängige Verschiebung 256, 260
Abdominalgeräusche 243f., 261
Abdominalhauthyperästhesie im rechten unteren Quadranten 258
Abdominalhautveränderung 242
Abdominalklopfschall, gedämpfter 244ff.
-, tympanitischer 244, 246f.
-, -, generalisierter 260
-, -, periumbilikaler, mit umgebender Dämpfung 255, 260
Abdominalorgan, vergrößertes 242
Abdominalperistaltik, sichtbare 243
Abdominalpulsation, sichtbare 243

Abdominaltumor 242, 260
-, Differenzierung von Abdominalorganen 238
-, Palpation 248
Abdominaluntersuchung, Voraussetzungen 241
Abdominalwand, schmerzhafte 262
Abdominalwandtumor 258
Abdominalwandvenen, dilatierte 242
Ablatio retinae s. Retinaablösung
Abstrich, ektozervikaler 292
-, endozervikaler 292
-, vom hinteren Scheidengewölbe 292
Abwehrspannung, abdominale 248, 263
-, -, Appendizitis 257, 263
-, -, bei der Frau 262, 305
-, -, Salpingitis 262
Acanthosis nigricans 231
Achillessehne 341
Achillessehnenknötchen 355
Achillessehnenreflex, altersabhängige Veränderung 391
-, Auslösung am liegenden Patienten 416
-, -, am sitzenden Patienten 416
-, fehlender 329
-, Prüfung 416
-, Rückenmarkssegmente 382
Achondroplasie 47
Achselhaarentwicklung 222
-, Rassenunterschiede 222
Achselhaut, pigmentierte 231
Achseln, Inspektion 231
-, Palpation 39, 231f.
Achselzucken, repetitives 431
Addison-Krankheit, Hautfarbe 56
Adenoma sebaceum senile 53
Adie-Pupille 110
Adipositas 48, 260
-, Blutdruckmessung 195
-, Lumballordose 378
-, Morbidität 45
Adnex 283
Adnexitis, akute 305
-, chronische 305

Adnextumor 294, 305
Adoleszenz, psychische Entwicklung 439
Affekt 439
-, dumpfer 443
-, flacher 443, 455
-, inadäquater 455
Affektives Syndrom, organisches 450
- -, -, depressives 457
- -, -, Differentialdiagnose 456
- -, -, manisches 457
Aggressiver Patient 26
Akkommodation 67
Akkommodationsfähigkeit, altersbedingte Veränderung 76
Akkommodationsprüfung 84
Akne 54, 59, 76
-, Hautfeuchtigkeit 54
-, Vorzugslokalisation 54
Akromegalie, Gesichtsform 103
Akromioklavikulargelenk 338
-, Druckschmerzhaftigkeit 354
Akromion 338f.
-, Druckschmerzhaftigkeit 371f.
Albinismus 57
Alkoholismus 49
-, amnestisches Syndrom 456
-, Halluzinose 454, 457
-, Neuropathie 409
Allen-Test 321
Allergie, Anamneseerhebung 9
-, Ödementstehung 331
Allgemeinbildung 439
-, Prüfung 448
Allgemeine Untersuchung 43ff.
- - des jugendlichen Patienten 46
- -, Untersuchungstechniken 47ff.
Allgemeinzustand 38, 47
Altersfleck s. Lentigo senilis
Alterskeratose 52
Alterskyphose 45, 143, 348, 378
Altersrötungen 52
Alveolen, flüssigkeitgefüllte 163
-, überblähte 163
Alveolenwandzerstörung 163

Alzheimer-Krankheit 456
Amaurose s. Blindheit
Amnestisches Syndrom, Denkstörungen 451, 456
– –, Differentialdiagnose 456f.
– –, Gedächtnisstörung 447, 456
Amphetamine, Wahnsyndrom 457
Analfissur 311
–, Untersuchungstechnik 309, 311
Analgesie 408
Analkanal, Anatomie 306f.
–, Lymphabfluß 318
Analsphinkterkrampf 310f.
Analsphinkterschwäche 310
Analsphinktertonus 310
Analtumor 309
Anämie, Aortensystolikum 212
–, –, Entstehung 210
–, Bindehautfarbe 82
–, Hautfarbe 57
–, 1. Herzton 205
–, Pulmonalklappensystolikum 212
–, Pulscharakter 218
Anamnese s. auch Krankengeschichte
–, Beispiel 480ff.
–, psychische 6
–, psychosoziale 4, 25
–, –, indirekte Fragen 17
Anamneseangaben, verwirrende 28
Anamnesebogen 10, 479
Anamneseerhebung 1ff.
–, aggressiver Patient 26
–, alter Patient 23f.
–, ängstlicher Patient
–, Befragung über Gefühle 14
–, besondere Situationen 24ff.
–, betrunkener Patient 27
–, blinder Patient 31
–, depressiver Patient 27f.
–, direkte Fragen 15f.
–, einleitende Fragen 12
– bei den Eltern des kindlichen Patienten 20f.
–, Ermunterung des Patienten 13
–, erwachsener Patient 2ff.
–, Gegenüberstellung 14
–, gereizter Patient 26
–, Gespräche mit dritten Personen 32
–, –, mit Jugendlichen 22
–, –, mit Kindern 22
–, Gesprächsabschluß 20
–, Gesprächsatmosphäre 11f.
–, Gesprächsübergänge 19
–, Gliederung 2ff.
–, intelligenzschwacher Patient 29f.
–, Interpretation 14
–, jetzige Erkrankung 2
–, – – beim kindlichen Patienten 7
–, jugendlicher Patient 22
–, kindlicher Patient 6ff., 22
–, organbezogene 4ff.
–, polysymptomatischer Patient 25
–, redseliger Patient 25
–, Reflektion 13
–, schematisierte, computergerechte 10
–, schriftliche Notizen 20

Anamneseerhebung, schweigsamer Patient 24
–, schwerhöriger Patient 30
– unter schwierigen äußeren Umständen 11
–, sexuell verführerischer Patient 28
–, Sprachprobleme 30
–, taubstummer Patient 30
–, Verdeutlichung 13
–, Verhalten des Arztes 14f.
–, Verständigungsprobleme 30
–, verwirrendes Patientenverhalten 28
–, Vorbereitung 10f.
–, weinender Patient 27
Anamnesequellen 2
– beim kindlichen Patienten 6f.
Anamnesevervollständigung 16ff.
Anästhesie 408f.
Aneroid-Sphygmomanometer 194
Angina pectoris, Systolikum 199
Angiom 53, 58
Angst 444f., 452f.
–, Gesichtsausdruck 47, 49
–, irrationale 444, 452f.
–, Körperhaltung 442
–, Symptome 47
–, Tremor 430
Ängstlicher Patient 25f.
Angstneurose, generalisierte 453
Angulus costalis 133
– – bei Lungenemphysem 153
– inferior scapulae 135
– sterni 133f.
Anisokorie 110
Anorektaler Übergang 306f.
Anorektalfistel 311
Anpassungsstörung mit ängstlicher Stimmungslage 453
Anspannungston, frühsystolischer 207
Anticholinergika, Pupillenreaktion 110
Anus 306ff.
–, Untersuchungstechnik 308ff.
Aorta abdominalis 238, 315
– –, Palpation 255
Aortenaneurysma, abdominales s. Bauchaortenaneurysma
–, Geräuschentstehung 210
Aortenaneurysmapulsation 181, 243
Aortenanspannungston 207
Aortenatherosklerose, Pulscharakter 218
Aortenbogen 168
–, Oberflächenprojektion 167
Aortendilatation 207, 212
Aortenklappe 168ff.
–, Auskultationspunkt 172
–, Strukturveränderung ohne Stenose 212
–, zweizipflige 212
Aortenklappengeräusch, Ausstrahlung 188
Aortenklappeninsuffizienz, Auskultation 189
–, Diastolikumcharakter 215
–, diastolisches Rollen 214f.
–, epigastrischer Palpationsbefund 184
–, 3. Herzton 208
–, Pulscharakter 218
–, Systolikumentstehung 212
Aortenklappensklerose 178, 212

Aortenklappenstenose 178
–, 2. Herzton 206
–, 4. Herzton 208
–, Pulsdruckkurve 218
–, Systolikum 211
Aortenklappensystolikum 178, 215
–, Fortleitung 211
–, funktionelles 212
–, Ursachen 211f.
Aortenkoarktation s. Coarctatio aortae
Aortenpulsation, auf der Bauchoberfläche sichtbare 243
–, lateralisierende 255
Aortenregion 172f., 182, 186
–, Auskultation 185
–, 2. Herzton, lauter 206
–, –, leiser 206
–, Inspektion 181
–, Palpation 181
Aortenschlängelung 179
Aortensklerose 178f.
Aortenstenose, Geräuschentstehung 210
–, Karotispulspalpation 190
–, Thoraxwandpalpationsbefund 181
–, valvuläre s. Aortenklappenstenose
Aortenwandspannung, elastische 175
Apathie 49, 443, 457
Aphasie 423, 447
Aphonie 423
Aphthe, orale 127
Apnoe 157
Appendizitis, „linksseitige" 263
–, Loslaßschmerzprüfung 257
–, Obturatoriustest 258
–, Palpationsbefund 257
–, Psoastest 258
–, Rektaluntersuchungsbefund 257, 263
–, Schmerzlokalisation 257, 263
–, Untersuchungstechnik 257f.
Arcus costalis s. Rippenbogen
– palatoglossus 72
– palatopharyngeus 72
– palmaris profundus 314
– – superficialis 314
– senilis 76, 108
Areola 219ff.
Areolaentzündung 234
Areolaknoten, harter, beim Mann 236
Areolaödem 230, 234
Areolaveränderung 226, 234
Argwohn 457
Argyll-Robertson-Pupille 110
Arm, Lymphabfluß 317
Armabduktion, schmerzhafte 371f.
Armarterien, Anatomie 314
–, Pulspalpationsstellen 314
–, Pulspalpationstechnik 320f.
–, Untersuchungstechnik 320f.
Armarterieninsuffizienz, Untersuchungstechnik 320
Armarterienverschluß 320
Armbewegungen, Koordinationsprüfung 406f.
Armkraftprüfung 398
Armlymphödem 331

Armödem 320
Armvenen, hervortretende 320
Arteria brachialis 314
– carotis 74; s. auch Karotis
– –, Auskultation 191
– –, geknickte 179, 190
– –, Untersuchungstechnik 102
– dorsalis pedis 315
– – –, Puls, fehlender 323
– – –, Pulspalpationstechnik 323
– femoralis 269, 280, 315
– –, Okklusion 324
– –, Strömungsgeräusch 324
– iliaca 238
– poplitea 315
– pulmonalis 165, 167f.; s. auch Pulmonalarterie
– – dextra, Oberflächenprojektion 167
– –, Oberflächenprojektion 165
– – sinistra, Oberflächenprojektion 167
– radialis 314
– –, verschlossene, Allen-Test 321
– temporalis superficialis 62
– tibialis posterior 315
– – –, Pulspalpationstechnik 323
– ulnaris 314
Arterielle Verschlußkrankheit, Abdominalgefäßgeräusche 243
– –, Beinpulspalpation 323
Arterien, altersabhängige Veränderungen 319
–, Anatomie 314f.
–, retinale s. Retinaarterien
Arterieninsuffizienz 319
– der Beine s. Beinarterieninsuffizienz
–, Hautatrophie 60
Arterienobstruktion, partielle, abdominale, Auskultationsbefund 243, 261
Arterienpuls 174f.; s. auch Puls
–, fehlender 319
–, hoher, harter 190
–, Klassifikation 320
–, kleiner, weicher 190
–, paradoxer 191
–, Untersuchungstechniken 189ff.
Arterienpulsarrhythmie 196
Arterienpulsdruck 218
Arterienpulsfrequenz 189
Arterienpulspalpation, praktische Tips 324
Arterienpulspalpationsstellen am Arm 314
– am Bein 315
Arterienpulsveränderungen 189, 218
Arterienschlängelung 179
Arterienströmungsgeräusch, systolisches, abdominales 261
Arteriosklerose 179
Arthritis, bakterielle 350f.
–, Bewegungsschmerz 356
–, gonorrhoische 353
–, Inspektionsbefund 350
–, monartikuläre 351
–, Palpationsbefund 350
–, rheumatoide 350f.
–, –, akute 367
–, –, chronische, Handdeformierung 367
–, –, Fingergelenkbeteiligung 353, 367

Arthritis, rheumatoide, Fußgelenkbeteiligung 355
–, –, an der Hand 353, 367
–, –, Muskelatrophie 348f., 367, 399
–, –, Olekranonbursitis 370
–, –, Wirbelgelenkbeteiligung 361
Articulatio radiocarpea s. Handgelenk
– subtalaris s. Sprunggelenk, unteres
– talocalcaneonavicularis 341
– talocruralis s. Sprunggelenk, oberes
– temporomandibularis s. Kiefergelenk
Articulationes costochondrales 133f.
Arzneimittelwechselwirkung 19
Arzt-Patient-Beziehung 1
– Vertiefung 10
Arzt-Patient-Kommunikation 11ff., 22ff.
–, aggressiver Patient 26
–, ängstlicher Patient 25f.
–, Beginn 11
–, betrunkener Patient 27
–, blinder Patient 31
–, depressiver Patient 27f.
–, Gesprächsatmosphäre 12f.
–, Gesprächspartner, alter 23f.
–, –, jugendlicher 23
–, –, kindlicher 22
–, –, redseliger 25
–, –, schweigsamer 24
–, Patientenfragen, spezielle 32f.
–, schwerhöriger Patient 30
–, schwerkranker Patient 31f.
– bei Sexualanamnese 17f.
–, sexuell verführerischer Patient 28
–, Sprachprobleme 30
–, sterbender Patient 31f.
– zur Stimmungslage des Patienten 443f.
–, Verständigungsprobleme 30
–, weinender Patient 27
Assoziationslockerung 451
Asteatosis 52
Asterixis 430
Asthma bronchiale, Interkostalraumbewegungen 144, 153
– –, Lungen-Nebengeräusche 152, 160
Aszites 330
–, Abdomenkontur 255, 260
–, Perkussionsbefund 255, 260
Ataxie, Rombergscher Stehversuch 398
–, sensorische 429
–, zerebelläre 429
Atelektase 100, 147, 151
–, Thoraxklopfschall 164
Atemexkursion, thorakale s. Thoraxexpansion, atmungsbedingte
Atemfrequenz 50, 144, 152, 157
– beim Kind 157
–, normale 144
Atemgeräusch 142
–, abgeschwächtes 152, 159
Atemgeräuschveränderung 152, 156, 159
Atemgeruch 49
Atemhilfsmuskulatur 141, 152
Atemmuskulatur 141
Atemnebengeräusche 152, 156, 160f.
Atemrhythmus, 144, 152, 157

Atemwege, Anamneseerhebung 5
Atherom s. Talgzyste
Atherosklerose 319
Athetose 431
Atmung 141f.
–, forcierte 47, 141
–, langsame 157
– bei obstruktiver Lungenerkrankung 157
–, rasche flache 157
–, – tiefe 157
–, unregelmäßige 157
Atmungsanstrengung 144, 152
Atmungsdepression, drogeninduzierte 157
Atrium s. Vorhof
Atrioventrikularknoten 173
Aufgeregter Patient, Blutdruckmessung 195
Aufmerksamkeit 438
Augapfelverlängerung, altersbedingte 76
Auge, trockenes 76
–, Versorgung durch das autonome Nervensystem 67
Augen 63ff.
–, Anamneseerhebung 5
–, Anatomie 53ff.
–, Erstuntersuchung 39
–, gerötete 82, 107
–, oszillierende 84
–, Untersuchungstechniken 78ff.
Augenabdecktest 84, 111
Augenbeweglichkeitsprüfung 393
Augenbewegungen 67f.
–, abnorme 84
–, Hirnnervenfunktionen 388
Augenbraueninspektion 81
Augenbrauenverlust, lateraler 81, 103
Augenfremdkörper, Untersuchungstechnik 82
Augenfundus 64, 117ff.
–, Diabetes mellitus 115f., 119
–, Hypertonie, arterielle 115f., 118f.
–, Messungen 90
–, Normalbefund beim Dunkelhäutigen 117
–, – beim Hellhäutigen 117
–, Venenpulsation 88
Augenfundusarterien, Merkmale 88
Augenfundusgefäße, Untersuchungstechnik 89
Augenfundusvenen, Merkmale 88
Augenfundusveränderung, altersbedingte 77, 118
Augenhornhaut s. Kornea
Augeninnendruck 65
Augeninnendruckanstieg, plötzlicher 83
Augenkammerwasser 65
Augenkammerwinkel, enger 77, 83
Augenkonvergenzprüfung 84f.
Augenlid s. Lid; s. Oberlid; s. Unterlid
Augenlinse s. Linse
Augenmuskeln 67
– Funktionsprüfung 84
Augenmuskelschwäche 84
Augenschmerzen 84
Augenstellung 80
Augenveränderung, altersbedingte 76
Augenzwinkern, repetitives 431
Ausatmung s. Exspiration

Sachverzeichnis 493

Austin-Flint-Geräusch 215
Austreibungsgeräusch, apikales 211
–, mittsystolisches 211f.
–, –, akzidentelles 211
–, –, funktionelles 211
–, –, organisches 211
Austreibungston, frühsystolischer 207, 209, 211
Ausweichungsbewegung 420
AV-Block 201ff.
– 1. Grades, 1. Herzton 205
– 2. Grades 203
– 3. Grades 203
– –, 1. Herzton 205
–, 4. Herzton 208
–, partieller 202f.
–, –, höhergradiger 203
a-Welle der rechtsatrialen Druckkurve 177, 199
Axillarlinie, hintere 136
–, mittlere 136
–, –, Kreuzung mit der Lungenuntergrenze 137
–, vordere 136
Azetonämie, Atemgeruch 49
Azidose, metabolische, Atmungstyp 157

Babinski-Reflex 417, 433
Balanitis 273
Balanoposthitis 273
Bandscheibe s. Intervertebralscheibe
Barthaarwuchs, altersabhängige Verteilung 76
– bei der Frau 53
Bartholinische Drüsen 283
– –, Entzündung 290, 297
– –, –, akute 297
– –, –, chronische 297
Basalganglienläsion, motorische Störungen 384
Basalzellkarzinom 53
– am Auge 106
Basedow-Krankheit, Exophthalmus 80
Bauch s. auch Abdomen
Bauchaortenaneurysma, Palpationsbefund 255
–, Pulsation 184, 243
Bauchhautreflexe, altersabhängige Veränderung 391
–, aufgehobene 414
–, Prüfung 41, 414
–, Rückenmarksegmente 382
Bauchmuskelspasmus 248
Bauchschmerzen s. Abdomen, schmerzhaftes
Beausche Nagelquerfurche 61
Beckenentzündung 305
Beckenkamm 237, 239
Beckenschiefstand 360
Befundaufzeichnung 477ff.
–, Größenangaben 478
–, objektive 478
–, unleserliche 479
Befundaufzeichnungssystem, eigenes 479
Befundauswertung 463ff.
–, Durchführung 464ff.
–, Wechselwirkung mit Befunderhebung 473f.

Befunde, negative, relevante 477
–, pathologische 464ff.
–, –, Hypothese zur Ursache 465
–, –, Ordnung nach anatomischen Gesichtspunkten 464f.
–, –, – nach möglichem Krankheitsprozeß 465
–, –, Problemliste 464
–, –, unübersehbare Menge 468, 478
–, –, wesentliche 465
–, psychopathologische 465
Befunderhebung, Wechselwirkung mit Befundauswertung 473f.
Befundmitteilung an den Patienten 37
Bein, Lymphabfluß 318
Beinabduktionsprüfung 403
Beinadduktionsprüfung 403
Beinarterien, Anatomie 315
–, Pulspalpationsstellen 315
–, Pulspalpationstechnik 322
–, Untersuchungstechnik 322ff.
Beinarterieninsuffizienz, chronische 322, 328f.
–, –, spezielle Untersuchungen 326
– mit Veneninsuffizienz 326
Beinarterienpuls, fehlender 323
Beinblutdruck 195
Beinbewegungen, Koordinationsprüfung 407
Beine, Erstuntersuchung 40
Beinlängendifferenz 360
Beinlängenmessung 364
Beinlymphödem 331f.
Beinödem 322, 324, 328, 330f.
–, orthostatisches, Entstehung 331
–, –, Symptome 332
Beinparese, spastische, beidseitige 428
Beinschwellung ohne Fußbeteiligung 332
Beintemperaturvergleich 324
Beinthrombophlebitis, oberflächliche 325
–, tiefe 324
Beinvarizen s. Varizen
Beinvenen, Muskelpumpe 316
–, oberflächliche 315f.
–, tiefe 315f.
Beinveneninsuffizienz, chronische 322, 328f.
–, –, mit Arterieninsuffizienz 326
–, –, Kompressionstest, manueller 325
–, –, Ödementstehung 331f.
–, –, Trendelenburg-Test 326, 333
Beinvenenkompressionstest, manueller 325
Beinvenenzeichnung, verstärkte 324
Beinzyanose 324
Bell-Phänomen 426
Benennung von Objekten 447
Benommenheit 423
Berührungsempfindung 385
–, feine 385
–, grobe 385
–, Prüfung 409
–, – im Gesicht 394
Berührungsreize, symmetrische, einseitige Auslöschung 411
Betrunkener Patient 27
Beurteilung einer Situation 439
Bewegungen, automatische, verminderte 384
–, choreiforme 431

Bewegungen, dystone 431
–, schnelle unruhige 48
–, unwillkürliche 48, 384, 400, 430ff.
–, willkürliche 383f.
Bewegungsablauf 442
Bewegungsarmut 48, 434
Bewegungskoordination s. Koordination
Bewußtseinslage 47, 438
–, einflußnehmende Hirnteile 390
–, Prüfung 442
Bewußtseinsstörung 392, 423, 442
Bewußtseinstrübung 390
Bewußtseinsverlust 423
Beziehungswahn 445
Bildungsstand, Prüfung 448
Bindehaut 63
Bindehautblässe 82
Bindehautinjektion 107
Bindehautuntersuchung 82
Biotsche Atmung 157
Bizepskopf, langer, Sehnenpalpation 339
–, –, Sehnenschmerzhaftigkeit 372
Bizepsreflex, Prüfung 412f.
–, Rückenmarksegmente 382
Bizepstendinitis 372
Bläschen 59
Bleisaum, gingivaler 129
Blepharitis 107
Blick, starrer 49, 103
Blickrichtungsnystagmus 425
Blinder Patient, Anamneseerhebung 31
Blindheit, einseitige 104, 109
Blockierung im Denkprozeß 451
Blut, Anamneseerhebung 6
Blutdruck, arterieller 174f., 192ff.
–, –, diastolischer 174f., 192f.
–, –, –, erniedrigter 195
–, –, Einflußfaktoren 175
–, –, Obergrenzen 195
–, –, Seitendifferenz 194
–, –, systolischer 174f., 192f.
–, –, –, erniedrigter 195
–, –, Untergrenzen 195
–, Einfluß auf den kapillaren Flüssigkeitsaustausch 319
–, venöser 176
–, –, Einflußfaktoren 176
Blutdruckamplitude 175
–, vergrößerte 179
Blutdruckmessung 50, 191ff.
– am adipösen Arm 195
– beim aufgeregten Patienten 195
– am Bein 195f.
–, Pulsation, nicht hörbare 196
– in verschiedenen Körperlagen 195
–, Vorbereitung 192
Blutdruckveränderung, altersabhängige 179
Blutfluß, intrakardialer 168
Bluthochdruck s. Hypertonie, arterielle
Blutkreislauf s. Kreislauf
Blutung, intraperitoneale 305
–, pontine 110
–, präretinale 115
–, retinale 115, 118
–, –, flammenförmige 115

Blutung, retinale, tiefe 115
-, subarachnoidale 418, 420
-, subkonjunktivale 107
Blutverlust, Venendruck 198
Blutviskosität 175
Blutvolumen, arterielles 175
-, vermindertes 176
Borborygmi 243
Bouchard-Knoten 367
Brachialispuls 314
-, auskultatorische Lücke 192
-, Palpationstechnik 320f.
Brachioradialreflex s. Radiusperiostreflex
Bradykardie 201, 203
Bradypnoe 157
Bronchialatmen 142, 159
Bronchialerkrankung, Symptome 162ff.
Bronchitis, chronische, Lungen-Nebengeräusche 152, 160
-, klinische Zeichen 163
Bronchophonie 159, 162
-, Prüfung 152
Bronchusobstruktion, Stimmfremitus 146
Brücke s. Pons
Brudzinski-Zeichen 418
Brummen, intrathorakales 152, 160
Brust, Anamneseerhebung 5
-, Erstuntersuchung 39f.
-, männliche, Anatomie 220
-, -, Untersuchungstechnik 231
-, -, Veränderungen 231, 236
-, weibliche 219ff.
-, -, im Alter 223
-, -, Anatomie 219ff.
-, -, Bindegewebe 220
-, -, Dellenbildung 226, 233
-, -, Drüsengewebe 220
-, -, Entwicklung, vorzeitige 226
-, -, Entwicklungsstadien 221f.
-, -, -, zeitliche Beziehung zur Schamhaarentwicklung 222, 285
-, -, Fettgewebe 220
-, -, Gewebeelastizität 230
-, -, Hautveränderung 226, 233
-, -, Inspektion 225ff.
-, -, Knoten, Differentialdiagnose 230, 235
-, -, Konsistenz 230
-, -, Konturveränderungen 226ff., 233
-, -, Lymphabflußrichtungen 224
-, -, lymphatisches System 223f.
-, -, Palpation 228ff.
-, -, -, Technik 229
-, -, Physiologie 219ff.
-, -, Quadranteneinteilung 220
-, -, reife 221
-, -, Retraktionszeichen 233
-, -, Selbstuntersuchung 225
-, -, Untersuchungstechniken 225ff.
-, -, Venenzeichnung, verstärkte, Karzinom 226, 233
-, -, -, -, Schwangerschaft 223
-, -, Veränderungen, altersabhängige 221ff., 285
-, -, -, prämenstruelle 223
-, -, -, schwangerschaftsbedingte 223

Brustdrüsen, zusätzliche 234
Brustdrüsenausläufer, axillarer 220
Brustdrüsenfibroadenom, Palpationsbefund 235
Brustdrüsenpapillom, intraduktales 230
Brüste, weibliche, Asymmetrie 223, 226
Brustknospe 221
Brustkrebs beim Mann 236
-, Palpationsbefund 235
Brustkrebsmetastase, axillare 232
Brustkrebszeichen, sichtbare 226, 233
Brustwarze 219ff.
-, Elastizitätsverlust 230
-, Flüssigkeitsabsonderung 234
-, -, blutige 230
-, Inspektion 226
-, Palpation 230
Brustwarzenabflachung 230, 234
Brustwarzenaufrichtung, berührungsbedingte 230
Brustwarzeneinstülpung 226, 234
Brustwarzeneinziehung 230, 234
Brustwarzenentzündung 234
Brustwarzenödem 230, 234
Brustwarzenveränderung 226, 234
Brustwarzenverziehung 234
- beim Mann 236
Bulla 59
Bursa 334
- infrapatellaris superficialis 343
- - -, druckschmerzhafte 377
- praepatellaris 342f.
-, subakromiale 339
- suprapatellaris 342f.
- trochanterica 344
Bursitis, Druckschmerzhaftigkeit 350
- bei Hallux valgus 355, 373
- olecrani s. Olekranonbursitis
- praepatellaris 375, 377
- subacromialis 371

Canaliculus lacrimalis 64
Candidainfektion Vorzugslokalisation 54
Candida-Vaginitis 300
Candidiasis, orale 127
Caninus 73
Cannabis, Wahnsyndrom 457
Carpalia 335
Cartilago cricoidea 74
- thyreoidea s. Schildknorpel
Caruncula 72
Cavum tymani 68
Cervix uteri s. Zervix
Chalazion 106
Cheilitis 125
Cheilosis s. Mundwinkelrhagade
Cheyne-Stokes-Atmung 157
Chiasma opticum, Läsion 104
Cholezystitis, akute, Schmerzlokalisation 263
Chondrodermatitis helicis 121
Chorea 431
Chorioidea 64
Chorioideakonus 112
Chorioidearing 112

Chorioretinitis, ausgeheilte 116
Coarctatio aortae, Blutdruckmessung 195
Cochlea 68
Colon descendens 238
- transversum 238
Coma s. Koma
Concha nasalis inferior 70f., 124
- - media 70f.
- - superior 70
Condylomata acuminata bei der Frau 296
- - am Penis 277
- -, perianale 309
- - lata 296
Corona glandis 267f.
Corpus adiposum infrapatellare 343
- - -, Druckschmerzhaftigkeit 377
- ciliare s. Ziliarkörper
- vitreum s. Glaskörper
Cotton-wool-Exsudate, retinale 116
Cushing-Syndrom 48
-, Abdominalhautveränderung 242
-, Gesichtsform 103
c-Welle der rechtsatrialen Druckkurve 177

Dakryozystitis 106
Darmgase 260
Darmgeräusche 243, 261
-, fehlende 243, 261
- im vergrößerten Skrotum 276
-, vermehrte 243, 261
Darmhyperperistaltik 243
Darmobstruktion, Auskultationsbefund 243, 261
Darmperistaltik, auf der Bauchwand sichtbare 243
Darwinsches Höckerchen 121
Datenqualität 468ff.
Daumenadduktionsprüfung 403
Daumenoppositionsprüfung 403
Dehydratation, Hautturgor 54
Dekortikationsstarre 437
Delirium 29, 423, 456f.
-, Differentialdiagnose 456f.
-, Gedächtnisstörung 447, 456
-, Konzentrationsfähigkeitsprüfung 446
-, Ursachen 456
-, Wahrnehmungsstörung 445
Demenz 29, 446ff., 456f.
-, Allgemeinbildung 448
-, degenerative, mit depressiven Zügen 450
-, Differentialdiagnose 456f.
-, Gedächtnisstörung 447, 456
-, Konzentrationsfähigkeitsprüfung 446
-, Ursachen 456
-, Wortschatz 449
Denken, abstraktes 439
-, -, Prüfung 449
-, klinisches 459ff.
-, -, Datenmenge 468
-, -, Datenqualität 468ff.
-, -, Einzelproblem 467f.
-, -, Grenzen medizinischer Modelle 467
-, -, multiple Probleme 467f.
Denkinhalt, Beurteilung 444f.

Denkprozeß 438f.
–, Abnormalitäten 444, 451
–, Blockierung 451
–, umständlicher 451
–, Variationen 444, 451
Depersonalisationsgefühl 445
Depression 27f.
–, agitierte 442
–, Differentialdiagnose 443, 450
–, endogene 450
–, –, Differentialdiagnose 455
–, Gesichtsausdruck 49
–, Körperhaltung 48, 442
–, Nackenschmerzen 365
–, bei organischer Erkrankung 450
–, Sprechtempo 443
–, Sprechweise 49
–, Vernachlässigung, hygienische 442
Dermatitis, atopische 60
Dermatome 386f.
Desorientiertheit, örtliche 446, 456
–, zeitliche 446, 456
Dezerebrationsstarre 437
Diabetes mellitus, Mikroaneurysmen, retinale 115
– –, Neuropathie s. Neuropathie, diabetische
– –, Retinablutung 115
– –, Retinaexsudate 116
Diadochokinese, Prüfung 406
Diadochokinesestörung 406
Diagnose, vorläufige, festgeschriebene 467
Diagnosefindung, Denkprozeß 464ff.
Diagnoseplanung 459ff.
Diastasis recti 259
Diastole 169ff.
–, Beziehung zur Druckkurve des rechten Vorhofs 177
–, Elektrokardiogramm 174
–, Herzextratöne 187, 208
Diastolikum s. Hergeräusch, diastolisches
Dickbauch 240, 260
Dienzephalon 390
Dienzephalonschaden, Atmungstyp 157
–, Körperhaltung bei Koma 437
Diphtherie 131
Diskriminationsprüfung 410
Diskus 334
Divertikulitis, akute, Schmerzlokalisation 263
Doppelbildersehen 84
Douglasscher Raum 283
Druck, hydrostatischer 319
–, kolloidosmotischer 319
Druckgeschwür 327
Druckkurve, linksventrikuläre 169
–, rechtsatriale 177, 199
Drusen, retinale 16
Ductus arteriosus, offener, Geräuschcharakter 216f.
– –, –, Geräuschentstehung 210
– –, –, Pulscharakter 218
– lacrimalis s. Tränengang
– lymphatici 317
– parotideus 62
– –, Öffnung 72
– submandibularis 62, 72

Duodenum, Lage 239
Dupuytrensche Kontraktur 352, 369
Dysarthrie 423
–, zerebelläre 423
Dyskinesie, orofaziale 432, 442
Dysphasie 423, 443, 447
Dysphonie 423
Dyspnose, Lungenfunktionsprüfung 156
Dysthymie 450
Dystonia musculorum deformans 431
Dystonie 431

Echolalie 451
Egophonie 159, 162
Eierstock s. Ovar
Eifersuchtswahn 445, 455
Eileiter s. Tuba uterina
Einatmung s. Inspiration
Einfühlungsvermögen, ärztliches 13f.
Eisenmangel, Zungenoberflächenveränderung 130
Eisenmangelanämie, Nägelveränderung 61
Ejection click 170
Ekchymose 58
Ektropium 76, 105
–, seniles 105
– der Zervikalkanal-Schleimhaut 299
Elektrokardiogramm 74
Elektrothermometer 50
Ellenbogengelenk, Anatomie 337
–, Beweglichkeitseinschränkung, Beschreibung 364
–, Beweglichkeitsprüfung 354
–, Bewegungsumfang 337
–, Druckschmerzhaftigkeit 354, 370
–, geschwollenes 354, 370
–, Palpation 354
Eltern-Kind-Beziehung 21f.
Empfindungsstörung, komplette, distal der Taille 385
Emphysem, pulmonales s. Lungenemphysem
Endokarditis, Nägelveränderung 61
Endokrines System, Anamneseerhebung 6
Endplatte, neuromuskuläre 381f.
Endstellnystagmus 425
Entropium 76, 195
Entwicklungsanamnese beim kindlichen Patienten 8f.
Epicondylus lateralis femoris 342
– – humeri 337
– – –, Druckschmerzhaftigkeit 354, 370
– medialis femoris 342
– – humeri 321, 337
Epidermis 51
Epididymis 267f.
Epididymiszyste 278
Epididymitis, akute 274, 279
–, chronische 278
–, tuberkulöse 278
Epilepsie 457
Epithelzellkarzinom 53
Epulis 128
Ernährungsgewohnheiten, Anamneseerhebung 3

Ernährungsgewohnheiten, Anamneseerhebung beim kindlichen Patienten 7f.
Erosion 59, 299
Erscheinungsbild, äußeres, des Patienten 442f.
Erwachsenengebiß 73
Erwartungsangst 453
Euphorie 443
Excavatio rectouterina s. Douglasscher Raum
Exkoriation 60
Exophthalmus 80, 105
–, beidseitiger 80
Exspiration 141f.
–, verlängerte 162f.
Exspirationsgeräusch 142, 152, 159
Exsudate, retinale s. Retinaexsudate
Extrapyramidales System 383
– –, Läsion 34
Extrasystolen 189
–, Blutdruckmessung 196
–, Pulscharakter 218
–, supraventrikuläre 201, 204
–, ventrikuläre 201, 204
Extremitäten, lange, im Vergleich zum Rumpf 47

Fallhand 402
Faltenzunge 130
Familienanamnese 4
– des kindlichen Patienten 9
Faßthorax 143, 158
Faszikulationen, muskuläre 399, 432f.
–, –, Definition 432
–, –, Musculus trapezius 396
–, –, der Zunge 397
Faustschluß, schwacher 402
Fazialisparese 395, 426f.
–, einseitige 395, 426f.
–, periphere 426
–, zentral bedingte 427
Feigwarzen s. Condylomata acuminata
Femoralhernie 269, 280f.
–, Entstehung 280
–, Inspektion 276
–, Palpation 276
–, Verlauf 280f.
Femoralispuls 195, 315
–, Palpationstechnik 322
Femoralkanal 269
Femur 342ff.
Ferse-Knie-Versuch 407
Fersengang, Prüfung 397
–, unmöglicher 428
Fettgewebsansatz, abdominaler 240, 260
–, altersabhängiger 240
Fettgewebshernie des Unterlids 105
Fettkörper, infrapatellarer 343
–, –, druckschmerzhafter 377
Fettsucht s. Adipositas
Fibulaköpfchen 342
Fieber 50
–, Ursachen 50
Fieberblasen 125
Figurennachzeichnen 448

Fingerabduktionsschwäche 403
Fingerarthritis 352f., 367
Fingerbeugekontraktur 352, 369
Fingerbeuger, Funktionsprüfung 403
Fingerblässe 320
Fingerdeviation, ulnare 367
Fingergelenke 335f.
–, Beweglichkeitsprüfung 352
–, Bewegungsumfang 336
–, Palpation 352
Fingergelenkerkrankung, degenerative 353, 367
Fingergelenkschwellung 367ff.
Fingerknötchen, dorsale 367
Fingermittelgelenkschwellung, spindelförmige 367
Fingernägel, Inspektion 55
–, Palpation 55
Finger-Nase-Versuch 406f.
Fingertenosynovitis, akute 368
–, Thenarbeteiligung 368
Fingerverletzung, Infektion 368f.
Fingerzyanose 320
Fissur 59
Fissura horizontalis 139
– obliqua 138f.
Fistel, anorektale 311
Flapping-Tremor 430
Fluktuation, intraabdominale 256
Flüssigkeitsansammlung, intraabdominale 255f., 260
Flüssigkeitsaustausch, kapillarer 319
Fordyce-Flecken 127
Fornix vaginae 283
– –, Abstrich zur zytologischen Untersuchung 292
Fovea centralis 64
Fremdreflex 382
Fremitus s. Stimmfremitus
Frontalhirnläsion 393
–, Persönlichkeitsveränderung 457
Frontalhirnzeichen 18f.
Furunkel 124
Fuß, verstauchter 356
Fußdorsalextensionsprüfung 405
Fußgelenke 341
–, Anatomie 341
–, Beweglichkeitsprüfung 355f.
–, Bewegungsumfang 341
Fußgeschwür, arteriell bedingtes 322, 328f.
–, schmerzloses 374
–, trophisches 329, 374
–, venös bedingtes 322, 328f.
Fußlängsgewölbe 341
–, abgeflachtes 373
Fußnagel, eingewachsener 374
Fußnägel, Inspektion 55
–, Palpation 55
Fußrand, medialer, konvexer 373
Fußsohlengeschwür, trophisches 329, 374
Fußsohlenschwiele 374
Fußtemperaturvergleich 324

Galopp, ventrikulärer 208
Gang, altersabhängige Veränderung 429
–, Beurteilung 397
Ganglion 368
Gangrän 329
Gangstörung 48, 397, 428f.
Gastrointestinaltrakt, Anamneseerhebung 5
Gaumensegellähmung 396, 423
–, einseitige 131
Gaumenvorwölbung außerhalb der Mittellinie 127
Gebärmutter s. Uterus
Geburtsgeschichte 7
–, natale Phase 7
–, neonatale Phase 7
–, pränatale Phase 7
Gedächtnis 438
–, altersabhängige Veränderungen 440
–, Prüfung 447
Gefäßdurchschneidungsphänomen, retinales 114
Gefäße, altersabhängige Veränderungen 179
–, große, Oberflächenprojektionen 165, 167
–, –, Wandspannung, elastische 175
–, hüpfende 215
Gefäßkreuzung, arteriovenöse, retinale 89, 114
Gefäßströmungsgeräusche, epigastrische 243
Gefäßsystem, peripheres 314ff.
–, –, altersabhängige Veränderungen 319
–, –, Anamneseerhebung 6
–, –, Anatomie 314ff.
–, –, Physiologie 314ff.
–, –, Untersuchungstechniken 320ff.
–, –, – beim bettlägerigen Patienten 327
Gefäßwandunregelmäßigkeit, Geräuschentstehung 210
Gefäßwiderstand, peripherer 175
Gefühle, Befragung des Patienten 14
Gehen auf einer Linie 397
Gehirn, Anatomie 390
Gehörfunktion s. Hörvermögen
Gehörganguntersuchung 91
Gehörknöchelchen 68f.
Gehörsinn 389
Geisteszustand, Erstuntersuchung 41
Geistig gestörter Patient 29f.
Gelenk, Anatomie 334
–, druckschmerzhaftes 350
–, frei bewegliches 334
–, Funktion 334
–, Hautrötung 350
–, Hauttemperaturerhöhung 350
–, wenig bewegliches 334
Gelenkbeweglichkeitseinschränkung 350
–, altersabhängige 349
–, Beschreibung 364
Gelenkbewegungsschmerz 356
Gelenkdeformierung 351
Gelenkerguß, Palpationsbefund 350
Gelenkerkrankung, degenerative 351, 367
–, Symmetrie 351
Gelenkhöhle 334
Gelenkkapsel 334
Gelenkknorpel 334

Gelenkkrepitation 351
Gelenkschmiere s. Synovia
Gelenkschwellung 350
Gemütslage 49
Genauigkeit einer Messung 469
Genitale, männliches 267ff.
–, –, altersabhängige Veränderungen 269ff.
–, –, Anamneseerhebung 5, 18
–, –, Anatomie 267ff.
–, –, Entwicklungsstadien 269ff.
–, –, Erstuntersuchung 40f.
–, –, Lymphabfluß 268
–, –, Physiologie 267ff.
–, –, Untersuchungstechniken 272ff.
–, weibliches 282ff.
–, –, altersabhängige Veränderungen 284ff.
–, –, Anamneseerhebung 6, 18
–, –, Anatomie 282ff.
–, –, äußeres 282
–, –, Erstuntersuchung 41
–, –, inneres 283
–, –, Inspektion 289
–, –, –, Lymphabfluß 284
–, –, Physiologie 282ff.
–, –, Probenentnahme zur zytologischen Untersuchung 292
–, –, Untersuchung, äußere 289f.
–, –, –, bimanuelle 293ff.
–, –, –, –, bei engem Introitus 295
–, –, –, Gleitmittelverwendung 295
–, –, –, Infektionsausbreitung 295
–, –, –, innere 289f.
–, –, –, Lagerung der Patientin 289
–, –, Untersuchungstechniken 287ff.
–, –, Untersuchungsvorbereitung 287
Genu valgum 357
– varum 357
Geräusch, kardiovaskuläres, kontinuierliches 216
–, systolisches, über den Karotiden 179, 191
–, –, supraklavikulares 179
Geräuschentstehung, intrakardiale 210
–, intravaskuläre 210
Gerstenkorn 106
Geruchssinnminderung, beidseitige 393
Geruchssinnprüfung 393
Geruchssinnveränderung, altersbedingte 77
Geschlechtsentwicklung, Beurteilung 48
Geschlechtsentwicklungsstadien beim Knaben 269f., 272
– beim Mädchen 221f., 284f.
Geschlechtsmerkmale, sekundäre 46
–, –, Entwicklungs beim Knaben 269f., 272
–, –, – beim Mädchen 221f., 284f.
–, –, – –, Rassenunterschiede 222
Geschlechtsorgane, Anamneseerhebung 5f., 18
Geschlechtsreife, Beurteilung 46
–, – beim männlichen Patienten 269f., 272
–, – bei der weiblichen Patientin 221f., 284f.
Geschmackssinn 389
–, altersbedingte Veränderung 77
Geschwür 59; s. auch Ulkus
Gesellschaftsphobie 453
Gesicht, Lymphabfluß 75

Sachverzeichnis 497

Gesichtsakne 76
Gesichtsausdruck 49, 78, 103, 443
–, angstvoller 47
–, starrer 49, 103, 443
Gesichtsbewegungen, bizarre, repetitive 432
Gesichtsfeldausfall 79, 104, 393
Gesichtsfelder 65f.
Gesichtsfelduntersuchung 79
Gesichtshaut, fettige 103
Gesichtskonturveränderung 78, 103
–, altersbedingte 76
Gesichtsödem 103
Gesichtszüge, vergröberte 103
Gesundheitszustand, allgemeiner s. Allgemeinzustand
Gibbus 379
Gicht 350, 373
–, akute 355, 373
–, chronische, Handdeformität 368
–, Fingergelenkbeteiligung 368
–, Olekranonbursitis 380
Giemen, intrathorakales 152, 160
Gingivitis 128
–, nekrotisierende akute 128
Glandula lacrimalis s. Tränendrüse
– parotis 62
– –, Schwellung 103
– submandibularis 62
– thyreoidea s. Schilddrüse
Glandulae areolares 219
Glans penis 267f.
– –, Entzündung s. Balanitis
– –, Inspektion 273
Glasauge 86
Glaskörper 64f.
–, Untersuchung 86
Glaskörpertrübung, Ophthalmoskopie 90
Glasthermometer 50
Glaukom 77, 83
–, akutes 107
–, Ophthalmoskopie 85
–, Papillenexkavation 113
Gleichgewichtssinn 69, 389
Gleitmittel, Rektaluntersuchung beim Mann 309
–, Untersuchung des weiblichen Genitale 295
Glutäalregion, Lymphabfluß 318
Glutethimidvergiftung 110
Gonokokken-Bartholinitis 297, 301
Gonokokkenhepatitis, Auskultationsbefund 244, 261
Gonokokkeninfektion, Handgelenkarthritis 353
–, Tenosynovitis 353
Gonokokkenurethritis beim Mann 273
Gonorrhoe bei der Frau, Frühstadium 301
Grauer Star 108
Graves-Spekula 288
Greifen, orales 419
Greifreflex 418
Grimassieren 431f.
Größenwahn 445
Großhirn 390
Großhirnrinde s. Kortex
Großzehengrundgelenkarthritis, akute 355, 373

Gunnsches Zeichen 114
Gynäkomastie 231, 236
–, pubertäre 223, 236
–, Ursachen 236

Haarausfall 78
–, altersbedingter 53
Haarfollikel 51
Haare s. Kopfhaar
Haarzunge 130
Habitus 43, 47
Habitusveränderung im Alter 45
– beim Jugendlichen 43
Hagelkorn 10
Hallux valgus 355, 373
– –, Bursitis 355, 373
Halluzination 423, 438, 454f.
–, akustische 455
–, optische 454
–, Ursachen 445, 454f.
Halluzinogen 457
Halluzinose, alkoholbedingte 454, 457
–, organische, Differentialdiagnose 456
Hals, Anamneseerhebung 5
–, Anatomie 73ff.
–, Erstuntersuchung 39
–, Inspektion 99
–, Palpation 99ff.
–, steifer 365
Halsdreiecke 73
Halsgefäße, große 74
–, –, Untersuchungstechnik 102
Halslymphknoten 75
– beim Jugendlichen 76
–, Palpation 99f.
–, superfiziale 99
–, tiefe 75, 99
Halslymphknotenzahl, altersbedingte Veränderung 76
Halsrippe 320
Halswirbelsäule, Beweglichkeitseinschränkung 352, 365f.
–, Beweglichkeitsprüfung 352
–, Beweglichkeitsumfang 347
–, Druckschmerzhaftigkeit 352, 365
Haltung s. Körperhaltung
Haltungstremor 430
Hämatom, subdurales 49
Hammerzehe 374
Hämochromatose, Hautfarbe 56
Hämoglobinverbindung, pathologische 56
Hämorrhoiden, äußere 312
–, innere 312
Hämorrhoidenthrombose 312
Hand, Taubheit 362
Handballenabflachung 348f, 369, 399
Handbewegungen, Koordinationsprüfung 406f.
Handdeformierung 352, 367ff.
Handflächen, kalte, feuchte 47
Handgelenk 335f., 352f.
–, Beweglichkeitsprüfung 352
–, Bewegungsumfang 336
–, Palpation 353

Handgelenkganglion 368
Handgelenkinfektion, gonorrhoische 353
Handgelenkstreckung, Prüfung 402
Handknötchen 367f.
Handmuskelatrophie 352, 369, 399
–, altersabhängige 348f. 399
–, rheumatoide Arthitis 367
Handrückenknötchen, rheumatisches 367
Handschwellung 352, 367ff.
Harnblase, gefüllte 238
Harntrakt, Anamneseerhebung 5
Hashimoto-Thyreoiditis 132
Hauptblickrichtungen 67
–, Prüfung beim Schielen 111
Hauptbronchus, linker, Oberflächenprojektion 140f.
–, rechter, Oberflächenprojektion 140f.
Hausapotheke 19
Hausfrauenknie s. Bursitis praepatellaris
Haut 51ff.
–, abdominale s. Abdominalhaut
–, altersbedingte Veränderung 52
–, Anamneseerhebung 5
–, Anatomie 51f.
–, bläuliche s. Zyanose
–, blaurote 56
–, Braunfärbung 56
–, bronzefarbene 56
–, Erstuntersuchung 39
–, Gelbfärbung 57
–, Graufärbung 56
–, indurierte 331
–, Inspektion 54f.
–, Palpation 54f.
–, Physiologie 51f.
–, Rotfärbung 56, 350
–, trockene 52, 103
–, Untersuchungstechnik 54ff.
Hautangiom 53, 58
Hautatrophie 60
Hautausschlag, axillarer 231
Hautbläschen 59
Hautblase 59
Hautblässe 57
–, fleckige 57
Hautblutung 54, 58
–, petechiale s. Petechien
Hauterosion 59
Hauteffloreszenzen, primäre 59
–, sekundäre 59f.
Hautfarbe 47
Hautfarbeveränderung 54, 56f.
Hautfeuchtigkeit 54
Hautfistel, thorakale 145
Hautfleck 59
Hautflecken, braune 52
–, depigmentierte 52
Hautgefäßveränderung 54, 58
Hautknötchen 59
Hautkruste 60
Hautläsion 54
–, Lokalisation 54
Hautläsionengruppierung 54
Hautoberflächenbeschaffenheit 54

Hautrötung 56
– über einem Gelenk 350
Hauttemperatur 54
–, erhöhte, über einem Gelenk 350
Hauttumor 59
Hautturgor 24
Hautulzeration, druckbedingte 327
Hautveränderung, altersbedingte 52
–, Grundtypen 54, 59f.
Hautverschieblichkeit 54
Heberdensche Knötchen 367
Hegarsches Zeichen 302
Heiserkeit 396
Helixhöckerchen 121
Hemianopsie, bitemporale 104
–, homonyme 104
Hemiparese 400
–, spastische 428
–, Untersuchungstechnik 401f.
Hemiplegie 400
–, komatöser Patient 421, 437
–, Körperhaltung bei Koma 437
–, spastische, chronische 437
Hepatitis, Leberpalpationsbefund 251, 265
Hernie 41, 275f.
–, abdominale 242, 259
–, epigastrische 259
–, femorale s. Femoralhernie
–, inguinale s. Inguinalhernie
–, inkarzerierte 276
–, Inspektion 275
–, Palpation 275f.
–, strangulierte 276
Hernienreposition 276
Herpes analis 309
– genitalis bei der Frau 296
– – beim Mann 277
– simplex 125
– zoster, Hautläsionenlokalisation 54
Herz 165ff.
–, altersabhängige Veränderung 177ff.
–, Anamneseerhebung 5
–, Anatomie 165ff.
–, Erstuntersuchung 40
–, Oberflächenprojektionen 165ff.
–, Physiologie 165ff.
–, rechtsseitiges 184
–, Schlagvolumen 174
–, Summationsgalopp 208
–, Viererrhythmus 208
Herzarrhythmie 185, 201, 204
–, Blutdruckmessung 196
–, 1. Herzton 205
Herzdämpfung, absolute 184
–, relative 184
Herzfrequenz 189
–, Bestimmung 185
Herzgeräusch, akzidentelles 178, 199
–, Atmungseinfluß 188
–, Beziehung zur Brustwand 172
–, diastolisches 187, 214f.
–, –, rollendes 214
–, Entstehung 210
–, Fortleitung 188
–, Frequenz 188

Herzgeräusch, Intensität 188
–, Klangcharakter 188
–, kontinuierliches 216
–, mittsystolisches 187, 211f.
–, pansystolisches 187, 213
–, systolisches 187, 210ff.
–, –, bei Angina pectoris 199
–, –, aortales s. Aortenklappensystolikum
–, –, mitrales s. Mitralklappensystolikum
–, –, ohne pathologischen Befund 199
–, –, pulmonales s. Pulmonalklappensystolikum
–, –, spindelförmiges 211
–, zeitliches Auftreten 187
Herzgrenze, linke 160
–, rechte 166
Herzhöhlen 168f.
Herzinsuffizienz s. auch Linksherzinsuffizienz; s. auch Rechtsherzinsuffizienz
–, Atmungstyp 157
–, 3. Herzton 178, 208
–, kongestive, Jugularvenendruckmessung 198
–, Lungen-Nebengeräusche 160
Herzkammer s. Ventrikel
Herzklappen 168f.
Herzklappeninsuffizienzgeräusch, Entstehung 210
–, pansystolisches 213
–, –, Ursachen 213
Herzklappenstenose, Geräuschentstehung 210
Herzklappenunregelmäßigkeit, Geräuschentstehung 210
Herz-Kreislauf-Untersuchung, Befundkoordination 199
Herzohr, linkes, Oberflächenprojektion 166
Herzperkussion 184
Herzpulsation, sichtbare 180f.
Herzrhythmus 185, 189
Herzspitzenregion, Inspektion 182
–, Palpation 182
Herzspitzenstoß 166
–, altersabhängige Veränderung 177f.
–, Amplitudenvergrößerung 200
–, Beschreibung 184
–, Dauer 184, 200
–, hebender 182, 211
–, nach links oben verschobener 182
–, nach links unten verlagerter 200, 213
–, Lokalisation 166, 182, 200
–, Lokalisationsangabe 184
–, Palpation 182f.
–, sichtbarer 182
1. Herzton, abgeschwächter, Ursachen 205
–, Auskultation 185
–, betonter, in der Aortenregion 181
–, –, Ursachen 205
–, Entstehung 170, 173
–, Lautstärkewechsel, Ursachen 205
–, Spaltung 171, 173
–, –, Ursachen 205, 209
–, Veränderungen 186
2. Herzton, Auskultation 185
–, Entstehung 170, 173
–, lauter, in der Aortenregion 206

2. Herzton, leiser, in der Aortenregion 206
–, Spaltung 171, 173, 206
–, –, Auskultation 189
–, –, pathologische 206
–, –, –, fixe 206
–, –, –, paradoxe 206
–, –, –, weite 206, 211
–, –, physiologische 171, 173, 206
–, Veränderungen 187, 206
3. Herzton 171
– nach dem 40. Lebensjahr 178, 208
–, pathologischer 178, 208
–, physiologischer 171, 208
4. Herzton 171, 178, 208f.
–, rechtsseitiger 211
Herztöne, abgeschwächte 186
–, akzentuierte, palpable 180
–, altersabhängige Veränderung 177
–, Auskultation 185ff.
–, –, Körperlageänderung des Patienten 188f.
–, Auskultationspunkte 172
– bei AV-Block 203
–, Beziehung zur Druckkurve des rechten Vorhofs 177
–, – zum Elektrokardiogramm 174
–, Entstehung 168ff.
– bei Extrasystolie 204
– bei ventrikulärer Tachykardie 202
–, zusätzliche, diastolische 187, 208
–, –, palpable 180
–, –, systolische 187, 207
Herzuntersuchung 180ff.
–, Auskultation 185ff.
–, Auskultationspunkte, Reihenfolge 186
–, Thoraxwandinspektion 180f.
–, Thoraxwandpalpation 180ff.
Herzveränderung, altersabhängige 177ff.
–, Beziehung zum Herzzyklus 180
–, Lokalisationsangabe 180
Herzvorderfläche 165
Herzvorhof s. Vorhof
Herzzeitvolumen, Einfluß auf den Blutdruck 175
–, erhöhtes, Aortenklappensystolikum 212
–, –, Palpationsbefund in der rechtsventrikulären Region 182
–, –, Pulmonalklappensystolikum 212
–, vermindertes, Karotispulspalpation 190
–, –, Pulscharakter 218
Herzzyklus 169ff.
Hiatus saphenus 318
Hidradenitis suppurativa 231
Hinterstrangbahn 384f.
–, Läsion 385, 409f.
–, –, Gangstörung 429
–, –, Sensibilitätsstörung 435
Hinterwurzel 381, 384
Hinterwurzelläsion 435
Hirnnerven 388f.
Hirnnervenfunktion, Untersuchungstechnik 393ff.
Hirnschaden, Atmungstyp 157
–, diffuser 418f.
–, –, Demenz 456
–, einseitiger 437

Hirnschaden, frontaler s. Frontalhirnschaden
–, temporaler s. Temporalhirnschaden
Hirnstamm 383, 390
Hirnstammläsion 422
Hirnsubstanz, graue 390
Hirnsyndrom, organisches 29
–, –, Anamneseerhebung 29
–, –, Gedächtnisstörung 447, 456
–, –, Konzentrationsfähigkeitsprüfung 446
Hirntrauma, Demenz 456
Hissches Bündel 173
Hoden 267ff.
–, nicht deszendierter 274, 279
–, Entwicklungsstadien 270, 272
–, kleine 279
–, –, harte 279
–, –, weiche 279
–, Lymphabfluß 268
–, Palpation 274
Hodenatrophie 279
Hodenentzündung s. Orchitis
Hodengröße 268
Hodenknoten, schmerzloser 278
Hodentumor, Frühstadium 278
–, Spätstadium 278
Hohlvene, obere s. Vena cava superior
–, untere s. Vena cava inferior
Hörbahn 69
Hordeolum 106
Horner-Syndrom 105
–, Ptosis 105, 109, 394
–, Symptome 109
Hornhaut s. Kornea
Hörverlust, früher 77
–, Lateralisationsuntersuchung s. Weber-Test
Hörvermögen, altersbedingte Veränderung 77, 123
–, Prüfung 69, 92, 396
Hüftarthritis 359f.
Hüftgelenk 344f.
–, Beweglichkeitsprüfung 359f.
–, Bewegungsschmerz 359f.
–, Bewegungsumfang 345
Hüftgelenkbeugung, Prüfung 403
Hühnerauge 374
–, weiches 374
Hühnerbrust 158
Humerusgelenk 338f.
Hüpfen auf einem Bein 398
Hutchinson-Zähne 129
Hydronephrose 253
Hydrozele 276, 278
Hydrozephalus 78
Hygiene des Patienten 38, 48f., 442
Hymen 282
Hypalbuminämie, Ödementstehung 330
–, Ödemverteilung 330
Hypalgesie 408
Hypästhesie 408f.
Hyperalgesie 408
Hyperästhesie 408f.
Hyperlipoproteinämie 108
Hyperopie, Ophthalmoskopie 87f.
Hyperpnoe 157
Hyperpyrexie 50

Hyperthyreose, Aortensystolikum 212
–, Augenkonvergenzprüfung 85
–, Gesichtsausdruck 49
–, 1. Herzton 205
–, Kopfhaarveränderung 78
–, Körperbewegungen 48
–, Oberlid, zurückbleibendes, bei Blick nach unten 84
–, Pulmonalklappensystolikum 212
–, Pulscharakter 218
–, rechtsventrikulärer Palpationsbefund 182
–, Schwirren über der Schilddrüse 102
–, Sprechweise 49
–, Struma 132
–, Tremor 430
Hypertonie, arterielle, Abdomenauskultation 243
–, –, Definition 195
–, –, 2. Herzton in der Aortenregion 206
–, –, 4. Herzton 208
–, –, Retinaarterienveränderung 114
–, –, Retinablutung 115, 118
–, –, Retinaexsudate 116, 118f.
–, –, Retinopathie 118f.
–, –, systolische 179
–, pulmonale, 2. Herzton 206
–, –, Palpationsbefund in der Pulmonalregion 181
–, –, Pulmonalisanspannungston 207
Hyperventilation 157
Hyperventilationssyndrom 157
Hypoglykämie, Delir 456
–, Dezerebrationsstarre 437
Hypogonadismus 47f.
Hypophysentumor, Hautfarbe 56
Hypospadie 277
Hypotension, orthostatische 179
–, –, Blutdruckmessung 195
Hypothenaratrophie 348, 399
Hypothermie 50
–, Herzfrequenz 203
–, Ursachen 50
Hypothese zur Ursache pathologischer Befunde 465
Hypothyreose, Augenbrauenveränderung 81
–, Gesichtsform 103
–, Hautveränderung 103
–, Herzfrequenz 203
–, Kopfhaarveränderung 78, 103
–, Sprechweise 49
Hypotonie, arterielle 195
Hypoxie, Dezerebrationsstarre 437
–, Nägelveränderungen 61

Idealgewicht 46
Ideenflucht 451
Ikterus 57, 330
–, Sklerenfarbe 82
Ileus, paralytischer, Abdomenauskultation 243, 261
Illusion 445, 456
Immunitätslage, Anamneseerhebung 3
–, – beim kindlichen Patienten 9
Impetigo 59

Impulskontrolle, gestörte 457
Incisivus 73
Incisura ischiadica, Druckschmerzhaftigkeit 361
– jugularis 133f.
Incus 68
Inguinalhernie 275f., 280f.
–, direkte 280f.
–, –, Verlauf 280f.
–, Entstehung 280
–, indirekte 280f.
–, –, Verlauf 280f.
–, Palpation 275f.
Inguinalkanal 269, 280
Inguinalregion, Anatomie 268f.
–, Erstuntersuchung 40
Inguinalring, äußerer 269, 280
–, –, Palpation 275f.
–, innerer 269, 280
Injektion, konjunktivale 107
–, ziliare 107
Inkohärenz 451, 454
Innenohr 68f.
Inspiration 141f.
–, forcierte 141
Inspirationsgeräusch 142, 152
Insult, zerebraler, Hemiparese, spastische 428
–, –, Hemiplegie 421
Intelligenz, Beurteilung 448f.
Intelligenzdefekt, Anamneseerhebung 29f.
Intentionstremor 406, 430, 434
Interkostalraumeinziehung, inspiratorische 144, 153
Interkostalraumvorwölbung, exspiratorische 144, 153
Interphalangealgelenk, degenerative Erkrankung 353
–, distales 335f.
–, Knötchenbildung 367
–, Palpation 353
–, proximales 335f.
–, –, Bewegungsumfang 336
Interphalangealgelenkschwellung, spindelförmige 367
Intervertebralgelenk 334
Intervertebralscheibe 334
Intervertebralscheibeneinklemmung, lumbale 361
Intervertebralscheibenerkrankung, Kernig-Zeichen 418
Intervertebralscheibenprolaps, lumbaler 378, 363
–, Untersuchungstechnik 363
–, zervikaler 365
Intoxikation, Babinski-Reflex 417
–, Delir 456
–, Nystagmus 424
Introitus vaginae 282f.
– –, enger 295
Iridektomie, periphere 110
–, totale 110
Irisuntersuchung 83
Irisvorwölbung 77, 83
Irrealitätsgefühl 445

Juckreiz s. Pruritus
Jugularvene s. auch Vena jugularis
Jugularvenendruck 176f.
–, erhöhter 197, 330
–, Messung 176, 197f.
Jugularvenenoszillation 177
Jugularvenenpuls 40
–, Unterscheidung vom Karotispuls 197
–, Untersuchungstechnik 196f.
Jugularvenenpulsamplitude, hohe 213
–, Untersuchungstechnik 199
Jugularvenensausen 179, 187, 216f.
–, Geräuschcharakter 216f.
Jugularvenenstauung 102
Jugularvenenuntersuchung 102
Jungfernhäutchen s. Hymen

Kalkaneus 341
Kammerflimmern 202
Kapillarnetz, Flüssigkeitsaustausch 319
Kapillarpermeabilität, erhöhte, Ödementstehung 331
Kapillarpuls 215
Kardiomyopathie, 4. Herzton 208
–, hypertrophe obstruktive, Pulscharakter 218
Karies 129
Karotinämie 57
Karotis s. auch Arteria carotis
Karotisarteriosklerose 179
Karotisgeräusch 191
–, systolisches 179, 191
Karotispuls 40, 174
–, Unterscheidung vom Jugularvenenpuls 197
Karotispulsation 190
–, verminderte 190
Karotispulspalpation 190
Karpaltunnelsyndrom 362
–, Thenaratrophie 369
Karunkel 297
Katarakt 77, 108
–, Häufigkeit 77
–, Ophthalmoskopie 86, 90
–, senile 108
Kaumuskulaturschwäche 394
Kaviar-Läsion, linguale 130
Kehlkopf s. Larynx
Keilbeinhöhle s. Sinus sphenoidalis
Keloid 60
– in der Ohrregion 121
Keratin 51
Keratose, aktinische 52f.
–, seborrhoische 52
Kernig-Zeichen 418
Kernkatarakt 108
Kiefergelenk 335, 351f.
–, Beweglichkeitseinschränkung 352
–, Druckschmerzhaftigkeit 351
–, Schwellung 351
–, Untersuchungstechnik 351
Kiefergelenkarthritis 351
Kieferhöhle s. Sinus maxillaris
Kinderkrankheiten, Anamneseerhebung 3
–, – beim kindlichen Patienten 9

Klangassoziation 451
Klavikula 338f.
Kleinhirn 390
–, Funktion in der Motorik 383, 390
Kleinhirnerkrankung, Diadochokineseprüfung 406
–, Ferse-Knie-Versuch 407
–, Finger-Nase-Versuch 406f.
–, Gangstörung 397, 429
–, motorische Störung 384, 434
–, Rombergscher Stehversuch 398
–, Sprachstörung 423
Kleinwuchs 47
Klick, systolischer 187, 207, 213
Klinefelter-Syndrom, Hodenpalpationsbefund 279
Klitoris 282
Klitorisvergrößerung 289
Klonus 417
Klopfschall, gedämpfter 150
–, hypersonorer 150
–, sonorer 150
–, tympanitischer 150
–, verkürzter 150
Kniebeugen, Quadrizepsschwäche 398
Kniegelenk 342ff.
–, Anatomie 342
–, Anschwellungszeichen 358, 375
–, Beugekontraktur 357
–, Beweglichkeitsprüfung 359
–, Bewegungsumfang 344
–, Inspektion 357
–, Palpation 357
–, Schmerzhaftigkeit beim Jugendlichen 357, 377
–, –, umschriebene 357, 362, 376f.
–, Stabilitätsprüfung 362, 376
Kniegelenkbeugung, Prüfung 404
Kniegelenkerguß 357f., 375
–, Untersuchungstechnik 358, 375
Kniegelenkerkrankung, degenerative 357
Kniegelenkinstabilität 362
Kniegelenkknacken, bewegungsbedingtes 363
Kniegelenkschwellung 357, 375
Kniegelenkstreckung, Prüfung 404
Kniegelenksynovitis 357, 375f.
Kniekehle, Arterienpulspalpation 323
–, Palpation 357
Kniescheibe s. Patella
Kniesehnen, straffe 363
Knisterrasseln, intrathorakales, ohrnahes 160, 163
Knöchelulkus 328f.
Knochenleitung der Schallwellen 69
– –, Prüfung 93
Knopflochdeformität 367
Knospenbrust 221
Knötchen, subkutane 351
–, –, über den Fingergelenken 367
–, –, ulnare 370
Knoten im Augenbereich 106
– in der Ohrregion 121
Kognitive Funktion, Prüfung 446ff.
Kohlenmonoxidvergiftung, Inspektionsbefund 419

Koilonychie 61
Kollateralband, laterales 342f.
–, –, Verletzung 362, 376
–, mediales 342f.
–, –, Verletzung 362, 376
Kolloidablagerung, retinale 116
Kolostrum 223
Kolpitis s. Vaginitis
Koma, Atmungstyp 157
–, Definition 423
–, diabetisches 157
–, Hirnläsion 390
–, Körperhaltung 419, 437
–, Lähmungsnachweis 420
–, Pupillenstarre 110
–, Puppenaugenphänomen 422
–, –, Verlust 422
–, Reaktion auf Reize 420
–, Schmerzempfindungsprüfung 420
–, Sensibilitätsstörungsnachweis 420
–, Untersuchungen 419ff.
–, –, neurologische 419f.
–, –, Vorsichtsmaßregeln 419
Komedonen 76
Konfabulation 451, 456
Konjunktiva s. Bindehaut
Kontaktscheu 452
Konzentrationsfähigkeit, Prüfung 446
Koordinationsprüfung 406f.
Koordinationsstörung 384, 434
Kopf 62ff.
–, altersbedingte Veränderungen 76
–, Anamneseerhebung 5
–, Anatomie 62ff.
–, Erstuntersuchung 39
–, Lymphabfluß 75
–, Physiologie 62ff.
–, Untersuchungstechniken 78
Kopfhaar, altersbedingte Veränderung 53
–, Inspektion 55, 78
–, Palpation 55, 78
–, sprödes 78, 103
Kopfhautschuppen 78
Kopfhautuntersuchung 78
Kopfschmerzen, chronische 365
Korium 51
Kornea 63ff.
–, Untersuchungstechnik 83f.
Kornealreflex, asymmetrischer 84
Kornealreflexprüfung 395
Kornealring 108
Korneanarbe 108
Korneaschaden bei Augenlidschließunfähigkeit 81
Korneatrübung 83, 108
Koronare Herzkrankheit 208
Körperbehaarung 52
–, Rassenunterschied 53
Körpergeruch 49
Körpergewicht 45, 48
Körpergewichtsveränderung 48
Körpergröße 43ff.
–, Einflußfaktoren 43
Körpergrößenverminderung im Alter 43, 45, 348

Sachverzeichnis **501**

Körperhaarverlust 53
Körperhalbseitenlähmung s. Hemiplegie
Körperhalbseitenparese s. Hemiparese
Körperhaltung 442
–, abnorme, bei Koma 419, 437
–, altersbedingte Veränderung 45
–, bevorzugte, des Patienten 48
–, bizarre 442
–, gespannte 442
–, schiefe 379
–, zerebelläre Kontrolle 383
Körperhaltungsstörung 397, 428f.
Körperhygiene des Patienten 38, 48f., 442
Körperliche Untersuchung 35ff.
– –, Ängste des Patienten 35ff.
– –, – –, Vorbeugung 36f.
– –, Befundaufzeichnung 42
– –, Schema 37ff.
– –, Unsicherheit des Untersuchers 35
– –, Untersuchungsbedingungen 36
Körperpflege des Patienten 442
Körperproportionen 47
–, pubertäre Veränderungen 348
Körpertemperaturmessung 50
–, orale 50
–, rektale 50
Kortex 390
–, motorischer 383, 426
–, sensorischer 385
–, –, Funktionsprüfung 410
–, –, Läsion 411, 435
Kortexläsion, okzipitale 393
–, parietale 393
Kortikobulbäre Bahn 383
Kostovertebralwinkel s. Rippen-Wirbel-Winkel
Krankenblattsystem, problemorientiertes 459ff.
–, –, Beispiel 461, 488
–, –, Datenmenge 468
–, –, Datenqualität 468ff.
–, –, Einzelproblem 467f.
–, –, Information, objektive 460ff.
–, –, –, subjektive 460ff.
–, –, multiple Probleme 467f.
–, –, Problem, aktuelles 474f.
–, –, –, inaktives 474f.
–, –, Problemliste 460
–, –, Problemlistenaufstellung 474f.
Krankengeschichte 476ff.; s. auch Anamnese
–, Aufzeichnung 477ff.
–, –, unleserliche 479
–, –, vorläufige 479
–, Aufzeichnungssystem, eigenes 479
–, Aufzeichnungszeitpunkt 479
–, Beispiel 480ff.
–, Information, negative, relevante 477
–, jetzige Erkrankung 476f.
Kratzspuren 60
– im Genitalbereich 273, 289
–, perianale 309
Krebsmetastase, vertebrale 379
Kreislauf 65ff.
Krepitation im Gelenk 351

Kreuzbänder 343
–, Stabilitätsprüfung 362
Kruste 60
Kryptorchismus 274
Kupferdrahtarterien, retinale 114
Kurz-Anamnese 9
Kurzsichtigkeit s. Myopsie
Kurzzeitgedächtnis 438
–, Prüfung 447
Kußmaulsche Atmung 157
Kyphose, altersbedingte 45, 143, 348, 378
– beim Jugendlichen 378
–, Spondylitis, ankylosierende 366
Kyphoskoliose, thorakale 157

Labienschwellung 290, 297
Labilität, psychische 457
Labium majus 282
– minus 282
Lageempfindung 385
–, Prüfung 409
–, Verlust 407
Lageempfindungsstörung 398
Lähmung 400, 433
–, komatöser Patient 420
–, spastische 433
Lähmungsschielen 111
Landkartenzunge 130
Langzeitgedächtnis 438
–, Prüfung 447
Larynxbewegung beim Schlucken 100
Läuse im Schamhaar 273, 289
Lebensgewohnheiten, Anamneseerhebung 3
Leber, druckschmerzhafte 250f.
–, glatte, schmerzempfindliche 265
–, Lage 239
–, nicht palpable, Schmerzhaftigkeitsprüfung 251
–, Palpation 249ff.
–, – bei Zwerchfelltiefstand 264
–, Perkussion 244f.
–, – bei Zwerchfelltiefstand 264
–, unregelmäßig geformte 265
–, vergrößerte 242, 250, 264f.
–, –, druckempfindliche 330
Leberdämpfung, perkutorische 155, 244f., 250
Leberdeszensus, atmungsabhängiger 245
Lebererkrankung, chronische 330
–, Hautveränderung 57f.
Leberformvarianten 264
Leberfleck 52
Lebergrößenbestimmung, palpatorische 250
–, perkutorische 245
Leberkarzinom, Auskultationsbefund 261
Leberknoten, Malignitätszeichen 265
Leberlappen, rechter, ausgezogener 264
Leberpuls 213
Leberrand, Palpation 238, 250
Leberstauung 265
Lebertumor, Auskultationsbefund 244, 261
Leberversagen, Atemgeruch 49
Leberzirrhose, Gynäkomastie 236
–, Ödembildung 330

Leberzirrhose, Palpationsbefund 265
–, Venenströmungsgeräusch, abdominales 261
Leistenhernie s. Inguinalhernie
Leistenregion s. Inguinalregion
Lendenwirbelsäule, Beweglichkeitsprüfung 361
Lentigo senilis 52
Leukoplakie, linguale 130
Lichenifizierung 60
Lichtreflex 66f.
–, konsensueller 66
–, –, fehlender 109
–, –, Prüfung 83
–, direkter 66
–, –, Prüfung 83
Lidanomalie 81, 105
Lidödem 103, 105, 330
–, Ursachen 105
Lidschluß 81
–, fehlender 426
Lidschwellung 105
Lidspaltenweite, unterschiedliche 394
Ligamentum inguinale 237, 268f., 276, 315, 344
Linea alba 237
– mediana anterior 136
– pectinea 306
Lingua s. auch Zunge
– geographica 130
– glabra 130
– plicata 130
– villosa nigra 130
Linksherzinsuffizienz s. auch Herzinsuffizienz
–, bevorzugte Körperhaltung 48
–, Lungen-Nebengeräusche 162
–, Lungenveränderungen 162
–, Pulscharakter 218
Linksschenkelblock, Spaltung des 2. Herztons 206
Linsenentfernung, Ophthalmoskopiebefund 87
Linsenquerschnitt 108
Linsentrübung s. Katarakt
Linsenveränderung, altersbedingte 77
Lipödem 331
Lippenflecken, pigmentierte 126
Lippeninspektion 97
Lippenkarzinom 126
Lippenmukozele 126
Lippenödem, angioneurotisches 126
Lippenschanker, harter 125
Lippenveränderungen 97, 125f.
Lippenzyanose 56
Lithotomie-Stellung s. Steinschnittlage
Lobärpneumonie, klinische Zeichen 159, 163
Löffelnagel 61
Loslaßschmerz, abdominaler 248, 263
–, –, Appendizitis 257
–, –, gekreuzter 257
–, –, Salpingitis 262
Lücke, auskultatorische im Brachialispuls 192
Luft, freie, subdiaphragmale 245
Luftleitung der Schallwellen 69
– –, Prüfung 93

Luftröhre s. Trachea
Lumballordose 378
Lunge, stille 152
Lungen 133 ff.
–, altersabhängige Veränderungen 143
–, Auskultation 151f., 156
–, Erstuntersuchung 39f.
–, Oberflächenprojektion 137
–, Untersuchungstechnik 144ff.
Lungenbasis 140
Lungenbefund, Lokalisationsangabe, klinische 140
Lungenemphysem Atemgeräuschveränderung 152, 163
–, Herztonabschwächung 186
–, klinische Zeichen 163
–, Interkostalraumbewegungen 144, 153
–, Perkussionsbefund 150, 154, 163
–, Rippenwinkelveränderung 144, 153
–, Stimmfremitus 163
–, Thoraxform 158
–, Zwerchfelltiefstand 264
Lungenentzündung s. Pneumonie
Lungenerkrankung, klinische Zeichen 162ff.
–, obstruktive, Atemgeräuschveränderung 152
–, –, Jugularvenendruck 197
–, –, Körperhaltung 48, 152
–, –, Lungen-Nebengeräusche 160
–, –, Pulscharakter 218
–, –, Streichholz-Test 156
–, restriktive, Atmungstyp 157
Lungenfelder 140
Lungenfibrose, Auskultationsbefund 160
Lungenfunktionsbeurteilung, klinische 156
Lungengrenze, untere 137f.
–, –, bei Inspiration 138
Lungeninfiltration, klinische Zeichen 163
Lungenkarzinom, Nägelveränderungen 61
Lungenlappen 138f.
–, Oberflächenprojektionen 138f.
Lungenlappenspalt, großer 138f.
–, kleiner 139
Lungen-Nebengeräusche 152, 156, 160f.
Lungenödem, Auskultationsbefund 160
Lungenpartie, kollabierte s. Atelektase
Lymphadenitis, axillare 232
Lymphadenopathie 321
Lymphatisches System, peripheres 317ff.
Lymphgefäß 317ff.
Lymphkapillare 317
Lymphknoten, axillare 223f., 317
–, –, Palpation 231f.
–, epitrochlearer 39, 317
–, –, Palpationstechnik 321
–, harte, verbackene 100
–, infraklavikuläre 224, 317
–, –, Palpation 232
–, inguinale 284, 318
–, –, oberflächliche 318
–, –, Palpationstechnik 322
–, –, schmerzhafte, beim Mann 268
–, okzipitale 75, 99
–, pektorale 223f.
–, präaurikuläre 75, 99, 121
–, retroaurikuläre 75, 99, 121

Lymphknoten, schmerzhafter 75, 100
–, submandibulare 75, 99
–, submentale 75, 99
–, subskapulare 223
–, –, Palpation 232
–, supraklavikuläre 75, 99, 224
–, –, vergrößerte 99
–, tonsillare 75, 99
–, vergrößerter 75, 99
Lymphödem 331f.

Macula 59
– lutea 64
– –, Degeneration, senile 89
– –, Ophthalmoskopie 89
– –, Sternfigur 119
Magen, Lage 339
–, Perkussion 155, 246
Magenknurren 243
Magersucht, Morbidität 45
Malleus 68f.
Mammary souffle 178
Manisches Syndrom 442
– –, Differentialdiagnose 455
– –, Sprechweise 443
– –, Stimmungslage 443
Manubrium sterni 73f.
Marfan-Syndrom 47
Maschinengeräusch 216
Maskengesicht 434
Mastopathie, zystische, Palpationsbefund 235
Medianuskompression 362, 369
Medikamentenabusus 19
Medikamentenanamnese 3, 19f.
Medikamenteneinnahme, chronische 20
Medioklavikularlinie 136
–, Kreuzung mit der Lungenuntergrenze 137, 139
Medizinische Modelle, Grenzen 467
Medulla oblongata 385, 390
– –, Läsion, Atmungstyp 157
Meibromsche Drüsen 63
Melanin 51
Melaninmangel 57
Melaninpigmentierung, gingivale 129
Membrana tympani s. Trommelfell
Menarche 222, 285f.
–, zeitliche Beziehung zur Brustdrüsenentwicklung 222, 285
Meningismus 418, 420
Meningitis 418, 420
Meniskus, lateraler 342f.
–, medialer 342f.
Meniskusriß, lateraler 363, 376
–, medialer 363
–, Untersuchungstechnik 362f., 376
Menstruation, letzte 286
Messungsgenauigkeit 469
Messungspräzision 469
Metakarpophalangealgelenk 335f.
–, Bewegungsumfang 336
–, Palpation 353
Metastase, peritoneale, rektal palpable 312

Metatarsophalangealgelenk 341
–, Druckschmerzhaftigkeit 355
Methämoglobinämie, Hautfarbe 56
Methyldopa, affektives Syndrom 457
Mikroaneurysmen, retinale 115
Milchleiste 234
Milz, Lage 239
–, palpable, beim Erwachsenen 251
–, Palpation 251f.
–, Perkussion 246f.
–, vergrößerte 242
Milzdämpfung, perkutorische 246f.
Milzinfarkt, Auskultationsbefund 244, 261
Milzvergrößerung s. Splenomegalie
Mimikarmut 49, 103, 443
Mitralklappe 168
–, Auskultationspunkt 172f., 186
Mitralklappengeräusch, Auskultation in Linksseitenlage 189
–, Ausstrahlung 188
Mitralklappeninsuffizienz, Geräuschentstehung 178, 210
–, 1. Herzton 205
–, 2. Herzton 206
–, 3. Herzton 178, 208
–, Pansystolikum 213
Mitralklappenöffnungston 171, 208
Mitralklappenprolaps 207, 213
Mitralklappenstenose, Auskultation 189
–, Diastolikumcharakter 215
–, diastolisches Rollen 214f.
–, Öffnungston 171, 208
Mitralklappensystolikum 178
Mitralregion 172f., 186
Mittelhirn 390
Mittelhirnläsion 422
–, Atmungstyp 157
–, Körperhaltung bei Koma 437
Mittellappenpneumonie, Perkussionsbefund 155
Mittelohr 68f.
Molaren 73
Mondgesicht 103
Mononukleose, infektiöse 131
Mons pubis 282
Morbus s. Eigenname
Morphin, Pupillenreaktion 110
Motoneuron, erstes 383f.
–, –, Läsion 384, 433
–, zweites 384
–, –, Läsion 384, 433
Motorikprüfung 41
Motorische Bahnen 383f.
– Störung, extrapyramidal bedingte 434
– –, Läsion des peripheren Motoneurons 433
– –, des sensorischen Neurons 433
– –, Tractus-corticospinalis-Läsion 433
– –, zerebellär bedingte 434
Motorisches System, Untersuchungstechniken 397ff.
Mukozele der Lippe 126
Multiple Sklerose, Tremor 430
Mumps 103
Mumpsorchitis 279

Mund, Anamneseerhebung 5
–, Anatomie 72f.
–, Erstuntersuchung 39
–, Untersuchungstechnik 97f.
Mundmuskulaturlähmung 426f.
Mundschleimhautaphthe 127
Mundschleimhaut-Candidiasis 127
Mundschleimhautflecken, gelbliche 127
Mundschleimhautpigmentierung 126
Mundschleimhautplaques, weiße 127
Mundschleimhautveränderung 126f.
–, altersbedingte 77
–, prothesenbedingte 97
Mundwinkelrhagade 125
Murphy-Zeichen 263
Musculi interossei der Hand, Atrophie 348f., 367, 399
Musculus biceps brachii 314; s. auch Bizeps
– deltoideus 339
– levator palpebrae, Innervation 63
– masseter 388
– –, Palpation 394
– omohyoideus 73
– pectoralis major 219
– quadriceps femoris 342f.
– – –, Atrophie 357, 375
– – –, Schwäche 398
– rectus abdominis 237
– scalenus 141, 152
– serratus anterior 219
– – –, Parese 401
– sphincter ani externus 307
– – – internus 307
– sternocleidomastoideus 68, 73ff., 141, 152
– –, Funktionsprüfung 397
– –, Innervation 389
– supraspinatus 339
– –, Sehnenruptur 372
– –, Sehnenverkalkung 371
– temporalis 388
– –, Palpation 394
– trapezius 73, 141, 152
– –, Atrophie 396
– –, Faszikulationen 396
– –, Innervation 389
Musculus-biceps-brachii-Reflex s. Bizepsreflex
Musculus-brachioradialis-Reflex s. Radiusperiostreflex
Musculus-quadriceps-femoris-Reflex s. Patellarsehnenreflex
Musculus-triceps-brachii-Reflex s. Trizepsreflex
Musculus-triceps-surae-Reflex s. Achillessehnenreflex
Muskelatrophie 351, 399, 433
–, altersabhängige 348f.
–, rheumatoide Arthritis 367
Muskeldehnungsreflex 380ff.
–, Auslösung 380f., 411
–, beteiligte Strukturen 382
–, fehlender 384
–, gesteigerter 384
–, Prüfung 411
–, Rückenmarksegment-Zuordnung 382

Muskeleigenreflex s. Muskeldehnungsreflex
Muskelfaszikulationen s. Faszikulationen, muskuläre
Muskelfremdreflex 382
–, Rückenmarksegmentzuordnung 382
Muskelhypotonie 400
Muskelkraft 351
–, Prüfung 400ff.
Muskelkraft-Skala 400
Muskelpumpe für den venösen Rückstrom 316
Muskelschwäche 351, 384. 400
Muskel-Skelett-System 334ff.
–, altersabhängige Veränderungen 348f.
–, Anamneseerhebung 6
–, Erstuntersuchung 40f.
–, Untersuchungstechniken 350ff.
–, – am liegenden Patienten 355ff.
–, – am sitzenden Patienten 351ff.
–, – am stehenden Patienten 360ff.
Muskeltonus 383
–, Bestimmung 400
–, gesteigerter 384, 400, 433f.
–, verminderter 400, 433f.
Muskeltonushemmung 383
Muskelverspannung, paravertebrale 361
–, –, zervikale 365
Muskulatur, Inspektion 399
–, schlaffe 400
Muttermund, äußerer 283, 298f.
–, –, Ektropium der Zervikalkanal-Schleimhaut 299
–, –, Inspektion 292
–, –, der Nullipara 298
–, –, spaltförmiger 298
Myasthenia gravis, Ptosis 105, 394
Mydriatikum 85
–, Kontraindikation 85
Myokardinfarkt, AV-Block 203
–, Herzfrequenz 203
Myoklonus 432
Myom 303
Myopathie 403
Myopie, altersbedingte 76
–, Ophthalmoskopie 87f.
Myringitis, bullöse 122
Myxödem s. Hypothyreose

Nabelhernie 259
Nackenschmerzen, akute 365
–, chronische 365f.
–, rezidivierende 365
Nagel, gewölbter 61
Nagel-Nagelbasis-Winkel 61
Nagelquerfurche 61
Nagelveränderung 55, 61
–, altersbedingte 53
Nägelzyanose 56
Nahsehen, altersbedingte Veränderungen 76
–, Prüfung beim alten Menschen 79
–, – beim bettlägerigen Patienten 79
Narbe 60
Narbenbruchhernie 259
Narbengewebe, hypertrophisches s. Keloid

Nase, Anamneseerhebung 5
–, Anatomie 70f.
–, Erstuntersuchung 39
Nasenfurunkel 124
Nasenhöhlen, Funktion 70
–, Inspektion 71, 93ff.
Nasenhöhlenveränderung 95, 124
Nasenmuscheln 70
– Inspektion 95
Nasennebenhöhlen, Anamneseerhebung 5
–, Anatomie 70f.
–, Erstuntersuchung 39
–, Palpation 95f.
–, Transillumination 96f.
Nasennebenhöhlenentzündung s. Sinusitis
Nasenpolyp 124
Nasenschleimhaut, geschwollene, blasse 124
–, –, rote 124
Nasenseptum 70
Nasenseptumdeviation 124
Nasolabialfaltenabflachung 395, 426f.
Nasopharynx 70
Natriumretention, renale, Ödem 330
Nebenhoden s. Epidymis
Nebenhodenentzündung s. Epididymitis
Neologismen 451
Nephrotisches Syndrom, Gesichtsform 103
– –, Hautfarbe 57
Nerv, motorischer 381f.
–, peripherer 380ff., 384
Nervenfaser, sensible 384
–, sensorische 380f.
Nervenfasern, markhaltige, retinale 112
Nervensystem 380ff.
–, altersabhängige Veränderungen 391
–, Anatomie 380ff.
–, Physiologie 380ff.
–, Untersuchungstechniken 392ff.
–, Untersuchungsumfang 392
Nervenwurzelkompression, lumbosakrale 363
–, zervikale 366
Nervus abducens 390
– –, Funktion 388
– accessorius 390
– –, Funktion 389
– –, Funktionsprüfung 396f.
– cochlearis 69
– –, Funktion 389
– cutaneus femoris lateralis, Dermatom 386f.
– – surae lateralis, Dermatom 386f.
– facialis 390
– –, Funktion, motorische 389
– –, –, sensorische 389
– –, Funktionsprüfung 395
– –, Parese s. Fazialisparese
– glossopharyngeus 390
– –, Funktion, motorische 389
– –, –, sensorische 389
– –, Funktionsprüfung 396
– hypoglossus 98, 390
– –, Funktion 389
– –, Funktionsprüfung 98, 397
– –, Lähmung 98, 130
– ischiadicus, Druckschmerzhaftigkeit 361
– mandibularis 388

Nervus maxillaris 388
- medianus, Dermatom 386f.
- -, Kompression 362, 369
- -, Läsion, Handmuskelatrophie 369, 399
- oculomotorius 63, 66f.
- -, Funktion 388
- -, Lähmung 105
- olfactorius 390
- -, Funktion 388
- -, Funktionsprüfung 393
- ophthalmicus 388
- opticus 64ff., 390
- -, Atrophie s. Optikusatrophie
- -, Funktion 388
- -, Funktionsprüfung 393
- -, Läsion 104, 109
- peronaeus superficialis, Dermatom 386f.
- radialis, Dermatom 386f.
- -, Läsion 402
- statoacusticus 390
- -, Funktion 389
- -, Funktionsprüfung 396
- -, Kompression 123
- trigeminus 390
- -, Funktion, motorische 388
- -, -, sensorische 388
- -, Funktionsprüfung, motorische 394
- -, -, sensorische 394f.
- trochlearis 67
- -, Funktion 388
- ulnaris, Dermatom 386f.
- -, Läsion, Fingerabduktionsprüfung 403
- -, -, Handmuskelatrophie 399
- -, Palpation 337
- vagus 390
- -, Funktion, motorische 389
- -, -, sensorische 389
- -, Funktionsprüfung 98, 396
- -, Lähmung 131
- -, Läsion, beidseitige 396
- -, -, einseitige 396
- vestibularis, Funktion 389
Nesselfieber 126
Netzhaut s. Retina
Neurologische Untersuchung, orientierende 41
- -, vollständige 41
Neuron, kortikobulbäres 383
-, sensorisches, Läsion, motorisches Störung 433
-, thalamokortikales 385
Neuropathie, diabetische, Fußulkus 374
-, -, Vibrationsempfindungsstörung 409
-, periphere 409
Niacinmangel, Zungenoberflächenveränderung 130
Niere, Lage 239
-, Palpation, linksseitige 254
-, -, das Organ fangende 253
-, -, rechtsseitige 252f.
-, rechtsseitige, Differenzierung vom palpablen Leberrand 253
-, Schmerzhaftigkeitsprüfung 254
Nierenarterienstenose, Abdomenauskultation 243

Nierenentzündung 254
Nierenklopfschmerzhaftigkeit 254
Nierenneoplasma 253
Nierenpol, unterer, rechter 238
-, -, -, Palpation 253
Nierenvergrößerung, Ursachen 253
Nissen 78
Nonnensausen, abdominales 261
-, jugulares 179, 187, 216f.
Normalgewicht 45ff.
Notsituation 466
Nucleus pulposus 334
Nystagmus 84, 393, 424f.
-, horizontaler 424
-, physiologischer 424
-, rotatorischer 424
-, Ursachen 424
-, vertikaler 424

O-Beine 357
Oberbauchorgane, Perkussion 239
Oberbauchschmerz, medianer 263
-, rechtsseitiger 263
Oberbauchtympanie, linsseitige 246
-, rechtsseitige 245
Oberhaut s. Epidermis
Oberkieferhöhle s. Sinus maxillaris
Oberkörperödem 331
Oberlid, zurückbleibendes, bei Blick nach unten 84
Oberlidanhebung 388
Oberlidbindehaut, Untersuchungstechnik 82
Oberlideversion 82
Oberlidptosis s. Ptosis
Oberlidretraktion 105
Oberlidspasmus 105
Obturatoriustest 258
Ödem in den abhängenden Körperpartien 330f.
-, angioneurotisches labiales 126
-, generalisiertes 279, 330
-, Hautfarbe 57
-, Hautverschieblichkeit 54
- bei Kapillarpermeabilitätssteigerung 331
-, kardial bedingtes 330
-, lokales 331
-, medikamentenbedingtes 330
-, nicht eindrückbares 103
-, orthostatisches 331
-, renal bedingtes 330
-, sakrales 327
-, Ursachen 330ff.
-, -, periphere 332
-, venös bedingtes 331
Ödembildung 319, 330ff.
Ohr 68ff.
-, Anatomie 68f.
Ohren, Anamneseerhebung 5
-, Untersuchungstechnik 91ff.
Ohrmuschelbewegung, schmerzhafte 91
Ohrmuschelknoten 121
-, schmerzhafter 121
Ohrmuscheltophus 121
Ohrmuscheluntersuchung 91

Ohrspeicheldrüse s. Glandula parotis
Ohrspekulum 91
Olekranon 337
Olekranonbursitis 370
Ophthalmoskop 85
Ophthalmoskopie 39, 76f., 85ff.
-, Makulaeinstellung 89
-, Messungen im Auge 90
-, Papilleneinstellung 87
-, Technik 85ff.
Optikusatrophie 393
-, Papillenbefund 113
Optikuspapille s. Papilla nervi optici
Orangenhaut 233
Orchitis 279
-, akute 274, 279
Orientierung, örtliche 438
-, -, Prüfung 446
-, zeitliche 438
-, -, Prüfung 446
Os hyoideum 74
- -, Palpation 100
Osgood-Schlattersche Krankheit 357, 377
Osteoarthrose 367
Osteomyelitis, Druckschmerzhaftigkeit 350
Otitis externa, akute, Gehörgangveränderungen 92
- -, Ohrmuschelbewegung 91
- -, Tragusdruck 91
- media, akute 122
- -, -, fortgeschrittenes Stadium 122
- -, -, Frühstadium 122
- -, Mastoiddruckschmerz 91
- -, seröse 122
- -, Trommelfellbefund 122
Otoskopie 91f.
Ovar 283
-, Größe 283
-, Untersuchung, bimanuelle 294
Ovaratrophie 294
Ovarialtumor 242, 260, 305
Ovarialzyste 305

Paget-Krankheit der Mamma 234
- des Skelettsystems, Schädelveränderung 78
Palatum durum 70, 72
- molle 72
Panaritium 369
Panikanfall 452f.
- bei Platzangst 452
Papanicolaou-Abstrich 292
Papel 59
Papilla nervi optici 64
- - -, Begrenzung 88
- - -, Durchmesser 90
- - -, Exkavation, glaukomatöse 113
- - -, -, physiologische 112f.
- - -, Farbe 88, 113
- - -, Normalbefund 113
- - -, Normvarianten 112
- - -, Ödem 113
- - -, -, Messung der Papillenerhabenheit 90
- - -, pathologische Veränderungen 88, 113
Papillae vallatae 72

Paralyse s. Lähmung
Paranoia, Differentialdiagnose 454f.
–, Stimmungslage 443
Paraphimose 273
Paraplegie 400
Paravertebralmuskelverkrampfung 361
Paravertebralmuskulatur 346
–, Inspektion 361
–, Palpation 361
–, zervikale, Druckschmerzhaftigkeit 352, 365
Parese s. Muskelschwäche
Parkinson-Krankheit, Gangstörung 429
–, Gesichtsausdruck 49, 103, 443
–, Muskeltonus 400
–, Sprachqualität 443
–, Sprachstörung 423
–, Tremor 430
Parodontose 77
Paronychie 61
Parotis s. Glandula parotis
Patella 342f.
–, tanzende 358, 375
Patellarsehne 342f.
Patellarsehnenreflex, altersabhängige Veränderung 391
–, Auslösung am liegenden Patienten 415
–, – am sitzenden Patienten 415
–, Rückenmarksegmente 382
Patientenbegrüßung 12
Patientenselbstkonzept, reflexives 11
Paukenhöhle 68
Peau d'orange 233
Pectus carinatum s. Hühnerbrust
– excavatum s. Trichterbrust
Pedersen-Spekula 288
Pektoriloquie 159, 162
Pendelnystagmus 424
Penis 267ff.
–, Entwicklungsstadien 270
–, Inspektion 273
–, Lymphabfluß 268
–, Palpation 274
Penisentzündung, periurethrale 274
Peniserektion, gekrümmte schmerzhafte 277
Penishautplaque, dorsale 277
Peniskarzinom 277
–, Palpationsbefund 274
Penisveränderung, pathologische 273f., 277
Perianalabszeß 309
Perikarditis, konstriktive, Jugularvenendruck 197
–, –, Pulscharakter 218
Perikardreiben 187, 216
–, Geräuschcharakter 216f.
Perimetrie 79
Perineum 282f.
Periodontitis 128
Peritonealhöhlenblutung 305
Peritonealmetastase, rektal palpable 312
Peritonitis, Abdomenauskultation 243, 261
–, lokalisierte 263
–, Loslaßschmerzprüfung 248
–, Palpationsbefund 248
Peritonsillarabszeß 131
Perkussionstechnik 148f.

Peronäuslähmung 428
Perseveration 451
Persönlichkeitsentwicklung, Anamneseerhebung beim kindlichen Patienten 8
Persönlichkeitssyndrom, organisches, Differentialdiagnose 456f.
Petechien 58
Pcutz-Jeghers-Syndrom, Lippenflecken 126
Peyronie-Krankheit 277
Pfeifen, intrathorakales 152, 160f., 163
–, –, monophones 161
–, –, polyphones 160
Pharyngitis, akute 99
–, bakterielle 131
–, virale 131
Pharynx, Anamneseerhebung 5
–, Anatomie 72
–, Erstuntersuchung 39
Pharynxveränderung 98f., 131
Phenothiazine, Nebenwirkungen 431f.
Phimose 273
Phobie 444f., 453
Phrenikusparese 147, 151
Pillendreher-Tremor 430
Pilonidalabszeß 311
Pilonidalsinus 311
Pilonidalzyste 311
Pinguecula 106
Plantarflexionsprüfung 405
Plantarreflex, Prüfung 417
–, Rückenmarksegmente 382
Plantarwarze 374
Plaque 59
Plattfuß 373
Platzangst 452
– mit Panikanfällen 452
Plessimeter-Finger 148f.
Pleuraerguß, Atemgeräuschveränderung 152, 162
–, Fremitusveränderung 162
–, Interkostalraumvorwölbung 144, 153
–, klinische Zeichen 162
–, Perkussionsbefund 150f., 154, 162
–, rechtsseitiger, Lebergrößenbestimmung, perkutorische 245
–, vorgetäuschter 147, 151
Pleuraraum, ausgefüllter, Perkussionsbefund 150, 154
–, –, Stimmfremitus 146
Pleurareiben 161
Pleuraverdickung, klinische Zeichen 162
Pleuritis, akute, Abdominalschmerz 262
–, Atmungstyp 157
Plica transversalis recti 307
Pneumonie, Auskultationsbefund 160
–, klinische Zeichen 163
–, Klopfschall 163
–, Lungen-Nebengeräusche 163
–, Stimmfremitus 146, 163
Pneumothorax 100
–, Atemgeräuschveränderung 152
–, klinische Zeichen 164
–, Klopfschall 164
–, Stimmfremitus 164

Polyneuropathie, diabetische, Fußulkus 329
–, Sensibilitätsstörung 408, 435
Polyp, endozervikaler 299
–, rektaler 312
Polyzythämie, Hautfarbe 56
Pons 390
Ponsläsion 422
–, Atmungstyp 157
–, Körperhaltung bei Koma 437
Popliteapuls 315
–, Palpationstechnik 323
PORS s. Krankenblattsystem, problemorientiertes
Portioerosion 299
Prämolaren 73
Präpatellarbursitis 375, 377
Präpubertät beim Knaben 270
– beim Mädchen 221, 284
Präputium der Klitoris 282
– des Penis 267f.
– –, Inspektion 273
Präzision einer Messung 469
Presbyakusis 77, 123
Presbyopie 76
Processus coracoideus 338f.
– mastoideus 62, 68
– –, Druckschmerz 91
– xiphoideus 237
Prognostischer Wert einer Untersuchungsmethode 470
Proktoskopie 312
Promontorium sacralis 238
Pronation, Fuß 341
–, Hand 337, 354
Prostata 267f., 306f.
–, Palpation 310
– ,–, Normalbefund 313
Prostatakarzinom 313
Prostataknoten, solitärer 313
Prostatakonsistenzänderung 313
Prostatastein 313
Prostataveränderung, rektal palpable 310, 313
Prostatitis, akute 313
–, chronische 313
Pruritus ani 309
–, vulvärer 300
Pseudonarbe 52
Psoastest 258
Psoriasis 60
–, Kopfhautuntersuchung 78
–, Vorzugslokalisation 54
Psychische Funktion, Komponenten 438f.
Psychischer Befund 392, 438ff.
– –, Allgemeinbeurteilung 441
– –, altersabhängiger 439f.
– –, Untersuchungstechniken 441ff.
Psychose mit Depression 450
–, Differentialdiagnose 445, 454f.
–, endogene 450
–, –, bipolare 450, 455
–, –, Differentialdiagnose 454f.
–, reaktive flüchtige 454
–, schizoaffektive 455

Psychosyndrom, organisches, Desorientiertheit 446, 456
–, –, Differentialdiagnose 454f.
–, –, Gedächtnisstörung 447, 456
–, –, Stimmungslage 443
–, –, Ursachen 456f.
–, –, Vernachlässigung, hygienische 442
Psychotische Störung, simulierte 454
Pterygium, bulbäres 108
Ptosis 105, 394
–, senile 76
Pubertas praecox beim Knaben 272
– – beim Mädchen 226
– tarda beim Knaben
– – beim Mädchen 226, 289
Pubertät, Brustdrüsenentwicklung 221
– Genitalentwicklung, männliche 270f.
–, –, weibliche 284f.
–, Haarwuchs 52
–, Körperproportionenänderung 348
– Muskel-Skelett-System-Veränderung 348
–, psychischer Befund 439f.
–, Schamhaarentwicklung beim Knaben 270
– – beim Mädchen 284
–, Vaginalsekretion 286
–, verfrühte s. Pubertas praecox
–, verzögerte s. Pubertas tarda
–, Wachstumsschub s. Wachstumsschub, pubertärer
Pubertätsgynäkomastie 223, 236
Pulmonalarterie s. auch Arteria pulmonalis
Pulmonalarteriendilatation 207
Pulmonalarteriendruck 171
Pulmonalisanspannungston 207
Pulmonalklappe 168
–, Auskultationspunkt 172
Pulmonalklappenstenose, Pulmonalisanspannungston 207
–, Spaltung des 2. Herztons 206, 211
–, Systolikum 211
–, Thoraxwandpalpationsbefund 181
Pulmonalklappensystolikum 178, 211f.
–, akzidentelles 178, 212
Pulmonalregion 172f., 182, 186
–, Auskultation 185
–, Inspektion 181
–, Palpation 181
Puls, paradoxer 218
Pulsation, aortale, epigastrische 184
–, kardiovaskuläre, palpable 180f.
–, –, sichtbare 180f.
Pulskurve 218
Pulspalpationsstellen am Arm 314
– am Bein 315
Pulsprüfung 49f.
Pulsus alternans 191, 218
– altus 218
– bigeminus 191, 218
– bisferiens 218
– celer et altus 218
– durus 218
– mollis 218
– tardus et parvus 211, 218
Pulswellenamplitude 190f.
–, Atmungseinfluß 218

Pulswellenform 191
Punctum lacrimale 64
Pupille, reaktionslose 83
Pupillen, Lichtreaktionsprüfung 83
– lichtstarre, enge 110
–, –, weite 110
–, Untersuchungstechnik 83f.
Pupillenanomalie 83, 109f.
Pupillenkonstriktion, Innervation 388
Pupillenreflex, roter, bei Ophthalmoskopie 86
Pupillenungleichheit s. Anisokorie
Pupillenweitstellung zur Ophthalmoskopie 85
Pupillotonie s. Adie-Pupille
Puppenaugenphänomen 422
Purpura, senile 52
Pustel 59
P-Welle, elektrokardiographische 174
–, –, aberrante 204
–, –, fehlende 204
Pyramidenbahn 383
Pyramidenbahnläsion 384, 412, 433
–, Babinski-Reflex 417
Pyrexie s. Fieber

QRS-Komplex, elektrokardiographischer 174
–, –, aberranter 204
Quaddel 59
Quadrizepsklonus 417
Quadrizepsreflex s. Patellarsehnenreflex
Quecksilber-Sphygmomanometer 194
Querschnittsläsion 385, 435f.
–, Sensibilitätsstörungen 436
Q-Welle, elektrokardiographische 174

Rachen s. Pharynx
Radialispuls 189, 314
–, Palpationstechnik 320
Radiatio optici, Läsion 104
Radius 335, 337
Radiusperiostreflex, Prüfung 414
–, Rückenmarkssegmente 382
Rasselgeräusche, intrathorakale 152, 160, 162f.
–, –, feinblasige 160
–, –, grobblasige 160
–, –, trockene 152
Raynaudsche Krankheit 320
Rechtsherzinsuffizienz s. auch Herzinsuffizienz
–, Jugularvenendruck 197
–, Leberpalpationsbefund 265
–, Ödementstehung 330
–, Ödemverteilung 330
–, Spaltung des 2. Herztones 206
–, Symptome 330
–, Venendruck 176
Rechtsschenkelblock, 1. Herzton 205
–, 2. Herzton 206
–, Herztonspaltung 205
Redseliger Patient 25
Reflektion 13
Reflex 380
–, vestibulookulärer 422
–, –, kalorische Stimulation 422

Reflexaktivität, erloschene 412, 433
–, gesteigerte 412
–, Stufenskala 412
–, verminderte 412
Reflexbahnung 411f.
Reflexbogen 380ff.
–, Effektor 380, 382
–, Rezeptor 380, 382
Reflexe, Prüfung 411ff.
–, –, Befundaufzeichnung 412, 487
Reflexhammer, Handhabung 411
Reflux, hepatojugulärer 198
Reibegeräusch, abdominales 244, 261
–, hepatisches 261
–, perikardiales 187, 216f.
–, pleurales 161
–, splenisches 244, 261
Reifung, geistige 439f.
Reizleitungssystem, kardiales 173f.
Rektalthermometer 50
Rektaluntersuchung bei der Frau 41, 295, 310
– beim Mann 40, 308ff.
– –, Patientenlagerung 308f.
–, rechtsseitig schmerzhafte 257, 263
Rektovaginaluntersuchung 294
Rektozele 290, 297
Rektum 306ff.
–, Anatomie 307
–, Untersuchungstechnik s. Rektaluntersuchung
Rektumkarzinom 312
Rektumpolyp 312
Rektumprolaps 312
Rektusdiastase 259
Reproduzierbarkeit einer Messung 469
Reserpin, affektives Syndrom 457
Retardierung, geistige 448f.
Retina 64ff.
Retinaablösung, Ophthalmoskopie 86
Retinaarterien 114
Retinaarterienspasmus 114
Retinaexsudate, harte 116
–, weiche 116
Retinaflecken, helle 89, 116
–, rote 89, 115
Retinaläsion 89, 109
Retinopathie, diabetische, Blutungen 115, 119
–, –, Mikroaneurysmen 115, 119
–, hypertensive 118
Retroflexio uteri 304
Retroversio uteri 291, 304
Rheumaknötchen der Achillessehne 355
– im Ellenbogenbereich 370
– an der Hand 367
Rheumatisches Fieber 350
Rheumatoidarthritis s. Arthritis, rheumatoide
Rhinitis, akute 124
–, allergische 124
–, vasomotorische 124
Rhinopharyngoskopie 71
Riesen-a-Welle der Jugularvenenpulsation 199
Rigor 434
Rindenkatarakt 108
Ringknorpel 74

Ringknorpelpalpation 100
Rinne-Test 93, 123
Rippe, zervikale 320
Rippenbogen 133, 237
Rippenneigung, horizontale 144
Rippen-Wirbel-Winkel 239
–, Druckschmerzhaftigkeit 361
–, Klopfschmerzhaftigkeit 254
Rollen, diastolisches 214
Rombergscher Stehversuch 398, 401, 429
Rotatorenmanschettenverkalkung 371
Rovsing-Zeichen 257
Rücken, Erstuntersuchung 39
Rückenmark, motorische Bahnen s. Motorische Bahnen
–, Querschnittsläsion s. Querschnittsläsion
–, sensorische Bahnen s. Sensorische Bahnen
Rückenmarksdurchtrennung, halbseitige, Sensibilitätsstörung 436
–, komplette 436
Rückenmarkskompression bei Spondylose 366
Rückenmarksläsion, zentrale, Sensibilitätsstörung 435
Ruhetremor 430, 434
Rumor venosus 261
Rumpfmuskulatur, Kraftprüfung 403
R-Welle, elektrokardiographische 174

Saccus lacrimalis 64
Sakroiliakalgelenk, Druckschmerzhaftigkeit 361
Sakroiliakalschmerz 364
Salbengesicht 103
Salpingitis, akute, Schmerzlokalisation 262
Salussches Zeichen 114
Samenbläschen 268
Samenstrang 267ff.
–, Palpation 275
Samenstrangtorsion 274, 279
Saphena-System 315f.
–, Inspektion auf Varizen 325
Saphena-Venenklappeninsuffizienz 326, 333
Saugreflex 419
Scapula alata 401
Schädel, vergrößerter 78
Schädelform 78
Schädelgröße 78
Schädelinnendrucksteigerung, Atmungstyp 157
Schallempfindungsschwerhörigkeit 123
Schall-Leitungsschwerhörigkeit 123
Schallwellen, Knochenleitung 69
–, –, Prüfung 93
–, Luftleitung 69
–, –, Prüfung 93
–, Luftleitungs-Knochenleitungs-Vergleich s. Rinne-Test
Schamhaarentwicklung beim Knaben 270, 272
– beim Mädchen 222, 284
– –, Rassenunterschiede 222
– –, zeitliche Beziehung zur Brustdrüsenentwicklung 222
Schamhaarläuse 273, 289

Schanker, syphilitischer 59
–, –, in der Analregion 309
–, –, bei der Frau 296, 289
–, –, der Lippe 125
–, –, am Penis 277
Scheide s. Vagina
Scheidenentzündung s. Vaginitis
Scheidengewölbe s. Fornix vaginae
Scherengang 428
Scheuermannsche Krankheit 378
Schielen 111
–, nichtparalytisches 111
–, paralytisches s. Lähmungsschielen
Schienbein s. Tibia
Schilddrüse, Lage 74
–, Palpation 39, 100ff.
–, – von hinten 101f.
–, – von vorn 100f.
–, vergrößerte s. Struma
Schilddrüsenbewegung beim Schlucken 100
Schilddrüsenisthmus 74
–, Palpation 100f., 132
Schilddrüsenknoten 101, 132
–, multiple 132
–, solitärer 132
Schilddrüsenunterfunktion, Hautveränderungen 54
Schilddrüsenveränderung 101f., 132
Schildknorpel 74
–, Palpation 100
Schildknorpelvergrößerung, altersbedingte 76
Schizophrenie 28f., 450
–, Denkstörungen 451
–, Differentialdiagnose 455
–, Körperhaltung 442
–, Stimmungslage 443
–, Vernachlässigung, hygienische 442
–, Wahrnehmungsstörung 445, 455
Schlafgewohnheiten, Anamneseerhebung 3
–, – beim kindlichen Patienten 8
Schlaganfall s. Insult, zerebraler
Schleimhautinspektion 55
Schlemmscher Kanal 65
Schmerzempfindung 385
–, Prüfung 408
–, – im Gesicht 394
–, – bei Koma 420
Schmerzen, Anamneseerhebung 15
–, Symptome 47
Schnupfen s. Rhinitis, akute
Schonhaltung eines Körperteils 47
Schulter, akut schmerzhafte 371
–, schmerzhafte 354, 371f.
Schultergelenk, Anatomie 338f.
–, Beweglichkeitsprüfung 354
–, Bewegungsumfang 340
–, Druckschmerzhaftigkeit 354
–, Inspektion 354
–, Palpation 354
Schultergelenkkrepitation 354
Schultergürtel, Druckschmerzhaftigkeit 354
Schuppe 60
Schuppenflechte s. Psoriasis
Schwanenhalsdeformität 367

Schwangerschaft, Abdomenkonturveränderung 242, 260
–, Brustdrüsenveränderungen 223
–, Rektusdiastase 259
–, Striae albae 242
–, Uterusfundusstand 302
–, Zervixveränderung, palbierbare 302
–, –, sichtbare 292
Schweigsamer Patient 24
Schweißdrüse 51f.
–, apokrine 52
–, ekkrine 52
Schweißdrüsenentzündung 231
Schwerhörigkeit 92, 123, 396
–, Anamneseerhebung 30
–, leitungsbedingte 92f.
–, sensorische 92f.
Schwerkranker Patient 31f.
Schwiele 374
Schwirren in der Aortenregion 181
– in der Arteria carotis 190
– in der Herzspitzenregion 184
–, kardiovaskuläres 181
– in der Pulmonalregion 181
– über der Schilddrüse 102
–, systolisches, über der rechtsventrikulären Region 182
Screening-Untersuchung beim kindlichen Patienten 9
Seborrhoe, Augenbrauenschuppen 81
–, Skrotalhautzyste 278
–, Vulvazyste 289, 296
Sehbahn 65f.
Sehen, peripheres, gestörtes 79
Sehkraftprüfung 78ff.
Sehkraftveränderung, altersbedingte 76
Sehnenscheide 336
Sehnenscheidenentzündung s. Tenosynovitis
Sehschärfebestimmung 78
–, Testkarten 78f.
Sensibilität 384ff.
–, Untersuchungstechniken 407
Sensibilitätsstörung 407f., 435f.
–, handschuhförmige 435
–, komatöser Patient 420
–, strumpfförmige 435
Sensibilitätsverlust, distaler, symmetrischer 407
Sensitivität einer Untersuchungsmethode 469ff.
Sensorikprüfung 41
Seufzer-Atmung 157
Sexualanamnese 17f.
–, Fragemöglichkeiten 17
– beim kindlichen Patienten 8
– beim männlichen Patienten 17f.
– beim weiblichen Patienten 17
Sexualentwicklung s. Geschlechtsentwicklung
Sexualleben, Auswirkung der gegenwärtigen Krankheit 18
Sexuell verführerischer Patient 28
Shunt-Geräusch 210
Sick-Sinus-Syndrom 203
Sigmoid 238
Silberdrahtarterien, retinale 114

Sinnesrezeptor 384
Sinneswahrnehmung 438
Sinus caroticus 74
– frontalis 71
– –, Palpation 95
– –, Transillumination 96
– maxillaris 71
– –, Palpation 96
– –, Transillumination 97
– sphenoidalis 70
Sinusarrhythmie 201, 204
Sinusbradykardie 201, 203
–, Ursachen 203
Sinusitis frontalis, Palpationsbefund 95
– –, Transilluminationsbefund 96
– maxillaris, Palpationsbefund 96
– –, Transilluminationsbefund 97
Sinusknoten 173
Sinusrhythmus 201, 203
Sinustachykardie 201f.
–, Ursachen 202
Skabies 273
Skapula 338
Skapularlinie 137
Skene-Drüsen 282f.
Skene-Drüsen-Entzündung 289
Sklera, gelbe 57, 82
Skleraring 112
Skleraruntersuchung 82
Sklerodermie, Armarterienpulsabschwächung 320
–, Hautverschieblichkeit 54
Skoliose 351, 379
–, fixierte 379
–, funktionelle 379
Skrotalhautzyste, seborrhoische 278
Skrotalhernie 276, 278
Skrotalzunge 130
Skrotum 267f.
–, Entwicklungsstadien 270
–, Inspektion 274
–, leeres 274, 279
–, Lymphabfluß 268
Skrotumkonturveränderng 274
Skrotumödem 279
Skrotumschwellung 274ff.
Skrotumtransillumination 275, 278
Smegma 273
SOAP 460
Sommersprossen 52
Spastizität 433
Spätdyskinesien, Psychopharmaka-bedingte 432
Spekula 288
Sperma 268
Spermatozele 278
Spezifität einer Untersuchungsmethode 469ff.
Sphygmomanometer, Auswahl 191f.
Sphygmomanometrie 175, 191
Spider-Nävus 58, 330
Spina iliaca anterior superior 237, 268f. 276, 315, 322, 344
– – posterior superior 346, 361
Spinalfortsätze, lumbale, Druckschmerzhaftigkeit 361

Spinalnerv 381ff.
Spinalnervhinterwurzel s. Hinterwurzel
Spinalnervvorderwurzel s. Vorderwurzel
Splenomegalie, Perkussionsbefund 246f.
–, Schweregrade 251, 266
Splitterblutungen, subunguale 61
Spondylitis, ankylosierende 361, 366
–, –, Beweglichkeitseinschränkung 361, 366
–, –, Druckschmerz, sakroiliakaler 361
–, –, Halswirbelsäulenbeteiligung 366
–, –, Lumbalkrümmungsabflachung 378
–, Beweglichkeitseinschränkung 361
–, Thoraxexpansionseinschränkung 362
Spondylose, zervikale 366
Spontanitätsmangel 49
Sprache, Einfluß auf psychische Funktionen 439
–, Lautstärke 443
– des Patienten 49
–, Qualitätsbeurteilung 443
–, Quantitätsbeurteilung 443
Sprachentwicklung, Anamneseerhebung 8
Sprachprobleme zwischen Arzt und Patient 30
Sprachstörung 392, 423
Sprechrhythmus 443
Sprechtempo 443
Sprechweise, langsame 443
Sprunggelenk, oberes 341
–, –, Beweglichkeitsprüfung 356
–, Palpation 355
–, unteres 341
–, –, Beweglichkeitsprüfung 356
Sprunggelenkarthritis 355
Stammfettsucht 48
Stapes 68
Star, grauer 108
Starre, mimische 49, 103, 443
Stase-Dermatitis 328f.
Stauungspapille 393
Stehversuch nach Romberg s. Rombergscher Stehversuch
Steinschnittlage 41, 289
– zur Anorektaluntersuchung bei der Frau 310
– – – beim Mann 308
Steppergang 428
Sterbender Patient 31f.
Stereoagnosie 410
Stereognosie 410
Sternoklavikulargelenk 338
–, Druckschmerzhaftigkeit 354
Stimmbandparese 396
Stimmbruch 76
Stimme, monotone 443
–, nasale 396, 423
Stimmengeräusch, thorakales 143
–, –, Veränderungen 152, 159
Stimmfremitus 143, 146
–, aufgehobener 146, 162, 164
–, Prüfung 146, 154
–, verminderter 162ff.
–, verstärkter 146, 163
Stimmungslage 439, 443f.
–, ängstliche, bei Anpassungsstörungen 453
–, Selbstbeurteilung 443
Stirnhöhle s. Sinus frontalis

Strabismus s. Schielen
Streichholz-Test 156
Streptokokkenpharyngitis 131
Streßreaktion, posttraumatische, Ängstlichkeit 453
Stria mallearis 69, 92
Striae albae 242
–, blaurote 242
Struma 100
– diffusa 132
–, multinoduläre 132
Stupor, Definition 423
–, Lähmungsnachweis 420
–, Reaktion auf Reize 420
–, Schmerzempfindungsprüfung 420
–, Sensibilitätsstörungsnachweis 420
–, Untersuchungen 419ff.
–, –, neurologische 419f.
–, –, Vorsichtsmaßregeln 419
Subarachnoidalblutung 418, 420
Subclavian-steal-Syndrom, Blutdruckmessung 194
Subkutis 51
Subtalargelenk s. Sprunggelenk, unteres
Subtraktionsreihe 446
Suggestivfrage 15
Suizidrisiko 443f.
Sulfhämoglobinämie, Hautfarbe 56
Summationsgalopp, kardialer 208
Supination, Fuß 341
–, Hand 337, 354
Supraklavikulargeräusch, systolisches 179
Supraspinatussehnenruptur 372
Supraspinatussehnenverkalkung 371
S-Welle, elektrokardiographische 174
Symphysis pubis 237
Synkope, Hautfarbe 57
Synovia 334
Synovialmembran 334
Synovitis, Palpationsbefund 350
Syphilis, Argyll-Robertson-Pupille 110
–, kongenitale, Zahnveränderungen 129
–, sekundäre 296
–, Ulcus durum s. Schanker, syphilitischer
Syringomyelie, Sensibilitätsstörung 435
Systole 169ff.
–, Anspannungstöne 207
–, Austreibungston 207
–, Beziehung zur Druckkurve des rechten Vorhofs 177
–, Elektrokardiogramm 174
–, Herzextratöne 187, 207
Systolikum s. Herzgeräusch, systolisches

Tabes dorsalis 110
Tachykardie, supraventrikuläre 201f.
–, ventrikuläre 201f.
Tachypnoe 157
Talgdrüse 51
Talgzyste in der Ohrregion 121
– der Skrotalhaut 278
– der Vulva 289, 296
Talokalkaneonavikulargelenk 341

Talokruralgelenk s. Sprunggelenk, oberes
Talus 341
Tanner-Geschlechtsentwicklungsstadien beim Knaben 270f.
– beim Mädchen 221f., 284f.
Taschenmesserphänomen 433
Taubstummer Patient 30
Temperaturempfindung 385
–, Prüfung 408
–, – im Gesicht 394
Temporalhirnschaden, Persönlichkeitsveränderung 457
Temporalmandibulargelenk s. Kiefergelenk
Tendinitis des Bizeps 372
–, Druckschmerzhaftigkeit 350
Tennisellenbogen 354, 370
Tenosynovitis 336
–, akute 368
–, gonorrhoische 353
–, stenosierende 351
Terminalhaar 52
Testis s. Hoden
Tetraplegie 400
Thalamus 385
Thalamusläsion, Sensibilitätsstörung 436
Thenarabflachung 348f., 369, 399
Thenarschwellung bei Tenosynovitis 368
Therapieplanung 462ff.
–, Einflußfaktoren 463
–, Patiententeilnahme 463f.
Therapiezielfestsetzung 1
Thiaminmangel 456
Thorax 133ff.
–, altersabhängige Veränderungen 143
–, Anatomie 133ff.
–, Physiologie 133ff.
–, Untersuchungstechnik 144ff.
–, – beim liegenden Patienten 156
Thoraxdeformität 144, 153, 158
Thoraxdurchmesser 144, 158
Thoraxexpansion, atmungsbedingte 362
–, –, Prüfung 145, 153, 362
–, –, seitendifferente 144
–, –, verminderte 144f., 362
Thoraxklopfschall, gedämpfter 150f., 154f., 162ff.
–, hypersonorer 150, 154, 163f.
–, sonorer 150f., 155
–, tympanitischer 155
Thoraxklopfschallqualitäten 150
Thoraxquerschnitt 158
– beim Kleinkind 158
Thoraxrückseite, Auskultation 151f.
–, Erstuntersuchung 39
–, Inspektion 144
–, Palpation 145ff.
–, Perkussion 147ff.
Thoraxschmerzen 145, 153
Thoraxvorderseite, Auskultation 156
–, Erstuntersuchung 40
–, Inspektion 152f.
–, Palpation 153f.
–, Perkussion 154f.
Thoraxwandregion, aortale s. Aortenregion
–, apikale s. Herzspitzenregion

Thoraxwandregion, epigastrische 182
–, –, Inspektion 184
–, – Palpation 184
–, linksventrikuläre 182
–, mitrale s. Mitralregion
–, pulmonale s. Pulmonalregion
–, rechtsventrikuläre 182
–, –, Hebung 182
–, trikuspidale s. Trikuspidalregion
Thrombangiitis obliterans, Armarterienpulsabschwächung 320
Thrombophlebitis, iliofemorale, Inspektionsbefund 324
–, –, Palpationsbefund 322
–, oberflächliche 325
–, Ödementstehung 331
–, tiefe 324
Tibia 342
Tic 431
Tiefensensibilität, altersabhängige Veränderung 391
Tiefensensibilitätsstörung, Ataxie 429
Tinea versicolor 57
Todesröcheln 160
Tonsilla palatina 72
Tonsillenvergrößerung 131
Tonsillitis, akute, Abszeßbildung 131
Tophus 368
– an der Ohrmuschel 121
Torticollis spasticus 431
Torus palatinus 127
Trachea, Oberflächenprojektion, thorakale 140f.
–, Palpation 100
Tracheabewegung beim Schlucken
Tracheabifurkation, Oberflächenprojektion 140f.
Tracheaobstruktion, Interkostalraumeinziehung, inspiratorische 144, 153
Tracheaverlagerung 100
Tractus corticospinalis s. Pyramidenbahn
– opticus, Läsion 104
– spinothalamicus 384f.
– – anterior 385
– – lateralis 385
Tragus 68
Tragusdruck, schmerzhafter 91
Tränendrüse, vergrößerte 81, 106
Tränendrüsenuntersuchung 81
Tränenflüssigkeitsabfluß 64
Tränengang, Durchgängigkeitsprüfung 81
Tränengangverschluß 81
Tränensackentzündung 106
Tränensackuntersuchung 81
Transillumination der Nasennebenhöhlen 96f.
– des Skrotums 275, 278
Traubescher Handgriff 211, 213
Tremor 48
–, altersbedingter 391
–, Definition 430
–, familiärer 430
–, Formen 430
Trendelenburg-Test 326, 333
Trennungsangst 452
Trichinose, Nägelveränderungen 61

Trichomonaden-Vaginitis 300
Trichterbrust 158
Trikuspidalklappe 168
–, Auskultationspunkt 172
Trikuspidalklappeninsuffizienz, 3. Herzton 208
–, Jugularvenenpulsation 199, 213
–, Pansystolikum 213
Trikuspidalklappenstenose, Jugularvenenpulsation 199
Trikuspidalregion 172f., 186
Trizepsreflex, Auslösung am liegenden Patienten 413
–, – am sitzenden Patienten 413
–, Rückenmarksegmente 382
Trochanter major femoris 344
– minor femoris 344
Trommelfell 68f., 92
–, eingezogenes 122
–, Flüssigkeitsspiegel 92, 122
–, glanzloses 122
–, Inspektion 69, 92
–, Lichtreflex 69, 92
–, Luftblasen 92, 122
–, Normalbefund 122
–, vorgewölbtes 122
Trommelfellablagerung, kalkweiße 122
Trommelfellhyperämie 122
Trommelfellperforation, randständige 122
–, zentrale 122
Trommmelschlegelfinger 61
Tuba Eustachii 68f.
– –, Blockierung, Trommelfellbefund 122
– uterina 283
Tubenschwangerschaft, rupturierte 305
Tuberculum majus humeri 338f.
– – –, Druckschmerzhaftigkeit 371f.
– minus humeri 338f.
– pubicum 237, 268f.
Tuberositas tibiae 342f.
– –, Druckschmerzhaftigkeit 357
Tunica conjunctiva bulbi 63
– – palbebrae 63
– vaginalis 267f.
Turner-Syndrom 47
T-Welle, elektrokardiographische 174
–, –, aberrante 204

Überängstlichkeit 452
Ulkus am Fuß s. Fußgeschwür
–, plantares s. Fußsohlengeschwür
– am Unterschenkel s. Unterschenkelgeschwür
Ulna 335, 337
Ulnardeviation der Finger 367
Ulnarispuls 314
–, Palpationstechnik 320
Umständlichkeit im Denkprozeß 451
Unsicherheit des Untersuchers 35
Unterbauchdruckschmerz, rechtsseitiger 257, 263
Unterbauchtumor 242
Unterhautgewebe s. Subkutis
Unterlid, Fettgewebshernie 105

erlidbasaliom 106
Unterschenkelgeschwür 322, 328f.
–, arteriell bedingtes 329
–, venös bedingtes 328f.
Unterschenkelhaut, atrophische, glänzende 328f.
Unterschenkelpigmentierung 322, 328
Unterschenkelthrombophlebitis, oberflächliche 325
–, tiefe 324
Untersuchungsbedingungen 36
Untersuchungsmethodensensitivität 469ff.
Untersuchungsmethodenspezifität 469ff.
Untersuchungsmethodenwert, prognostischer 470
Urämie, Atemgeruch 49
–, chronische, Hautfarbe 57
Urethrakarunkel 297
Urethralausfluß beim Mann 273
Urethralstenose beim Mann, Palpationsbefund 274
Urethritis bei der Frau 289
–, gonorrhoische, bei der Frau 301
–, –, beim Mann 273
– beim Mann 273
Urteilsfähigkeit, Entwicklung 439
–, Prüfung 449, 458
Urtikaria 126
Uterus 283
–, gravider 238, 242, 260
–, –, Fundusstandänderung 302
–, Lageveränderung 293, 303
–, Untersuchung, bimanuelle 293
Uterusmyom 303
Uterusprolaps, Schweregrade 303
Uterusretroflexion 304
Uterusretroversion 291, 304
Uterustumor 293, 303
Uvula 72

Vagina 282f.
–, Inspektion 292
–, Lymphabfluß 284, 318
Vaginalausfluß, pathologischer 300f.
–, physiologischer 286
Vaginalausgang, Prüfung der Funktion des Stützapparates 290
Vaginalkrebs 292
Vaginalspekulum 288
–, Einführung 290f.
Vaginalsekretion, pubertäre 286
Vaginalvorwölbung 290, 297
Vaginalwandvorwölbung, hintere 297
–, vordere 297
Vaginitis 292, 300f.
–, atrophische 301
–, gonorrhoische 301
–, unspezifische 301
Valva aortae s. Aortenklappe
– mitralis s. Mitralklappe
– pulmonalis s. Pulmonalklappe
– tricuspidalis s. Trikuspidalklappe
Varikozele 278

Varizen 41, 325f.
–, Kompressionstest, manueller 325
–, Trendelenburg-Test 326, 333
Vas deferens 267f.
Vena cava inferior 167f., 315
– – –, Obstruktion 242
– – superior 167f., 315
– – –, Obstruktion 331
– – –, –, Jugularvenendruck 197
– – –, Oberflächenprojektion 167
– – femoralis 269, 280
– –, Druckschmerzhaftigkeit 322
– jugularis s. auch Jugularvene
– – externa 74
– – –, Ausbuchtung, einseitige 198
– – interna 74
– – –, Druckkurve 177
– saphena magna 315f.
– – parva 316
Venae communicantes 316
– –, insuffiziente 326, 333
– pulmonales 168
Vene, variköse 325
Venen, Anatomie 315f.
Venendruck, zentraler 196
Venendruckmessung 176f.
Veneninsuffizienz 325
– der Beine s. Beinveneninsuffizienz
–, Ödementstehung 331
–, Ulkus 59, 322, 328f.
Venenklappen 316
–, Funktionsprüfung 325f., 333
Venenklappeninsuffizienz 325, 333
Venenobstruktion, Ödementstehung 331
Venenpuls, positiver 199, 213
Venensausen 179, 187, 216f.
Venenstern 58
Venenströmungsgeräusch, abdominales 261
Ventrikel, linker 168
–, –, Auswurfvolumenverminderung 176
–, –, Druckmessung 169
–, –, Oberflächenprojektion 166
–, –, vergrößerter, Herzspitzenstoßverlagerung 200, 213
–, rechter 168
–, –, Druckmessung 171
–, –, Oberflächenprojektion 166
–, –, vergrößerter, Palpationsbefund 182
–, –, –, –, epigastrischer 184
Ventrikelseptumdefekt, Geräuschentstehung 210
–, Pansystolikum 213
–, rechtsventrikulärer Palpationsbefund 182
Verbrennung 2. Grades 59
–, Ödementstehung 331
Verdachtsdiagnose 465ff.
–, Ausschluß 466
–, Bestätigung 467
Verfolgungswahn 445, 455, 457
Verhaltensweise des Patienten 49, 443
Vermeidungsangst 452
Vermeidungsverhalten, irrationales 444, 452f.
Vernachlässigung, hygienische 442
–, –, einseitige 442
Verruca vulgaris s. Warze

Verstimmung, depressive 450
Vertebra prominens 135
Vertebrallinie 137
Verwirrtheit 423
Vesikuläratmen 142
Vibrationsempfindung 385
–, altersabhängige Veränderung 391, 409
–, Prüfung 409
Vibrationsempfindungsstörung 409
Viererrhythmus, kardialer 208
Virilisierung 289
Viruspharyngitis 131
Visus 78
Vitalkapazität, pulmonale 143
Vitalzeichen 39
Vitalzeichenprüfung 49f.
Vitamin-B-Mangel, Hautveränderung 58
Vitamin-B_{12}-Mangel, Zungenoberflächenveränderung 130
Vitiligo 57, 59
Vorderhornzelle 381f.
Vorderwurzel 381f.
Vorhof, linker 168
–, rechter 168
–, –, Druckkurve 177
–, –, Oberflächenprojektion 166
Vorhofflattern mit rhythmischer Überleitung auf den Ventrikel 201f.
– mit wechselnder Überleitung auf den Ventrikel 201, 204
Vorhofflimmern 201, 204
–, Blutdruckmessung 196
–, Jugularvenenpulsation 199
Vorhofgalopp 208
Vorhofseptumdefekt, Pulmonalklappensystolikum 212
–, Spaltung des 2. Hertons 206
Vorhoftachykardie 201f.
Vorhofton 208
Vulva 282
–, Lymphabfluß 284
Vulvakarzinom 296
Vulvapruritus 300
Vulvaveränderung, pathologische 289f., 296
Vulvitis 300f.
v-Welle der Jugularvenenpulsation 199
– der rechtsatrialen Druckkurve 177

Wachstumsanamnese 8
Wachstumsentwicklung 43ff.
Wachstumshormonsekretion, erhöhte 103
Wachstumsperioden 43f.
Wachstumsschub, pubertärer 43f., 222, 271, 348
–, –, Beziehung zum Auftreten der sekundären Geschlechtsmerkmale 46
–, –, beim Knaben 271, 348
–, –, beim Mädchen 222, 348
Wachstumsstadium, Bestimmung 222
Wadenpalpationsschmerz 324
Wahn, systematischer 445
Wahnsyndrom, organisches, Differentialdiagnose 456f.

Wahnvorstellung 445, 455
Wahrnehmung, Prüfung 445
Wahrscheinlichkeitsdiagnose 466
Wangenmuskellähmung 426f.
Warze, plantare 374
Warzenhof s. Areola
Wasserrentention, renale 330
Weber-Test 93, 123
Weinender Patient 27
Weisheitszahn 73
Weitsichtigkeit, Ophthalmoskopie 87f.
Weitwinkelglaukom 83
Wernicke-Mann-Gang 428
Wesensart des Patienten 443
Whartonsche Gänge 72
Windpocken 59
Winkelglaukom 83
–, Anfallsauslösung durch Mydriatikum 85
Wirbelkörper, altersabhängige Veränderungen 348
Wirbelosteoporose 348, 361
Wirbelrotation 379
Wirbelsäule 346f.
–, Beweglichkeitsprüfung 360f.
–, Bewegungsumfang 347
–, Inspektion 360
–, Klopfschmerzhaftigkeit 361
–, Palpation 361
Wirbelsäulengelenkerkrankung, degenerative s. Spondylose
Wirbelsäulenkonkavität, lumbale 346f., 360, 378
–, –, abgeflachte 378
–, –, erhaltene, bei Körperbeugung 361
–, –, Veränderung bei Körperbeugung 347, 361
–, –, verstärkte s. Lumballordose
–, zervikale 346, 360, 378
Wirbelsäulenkonvexität, thorakale 346, 360, 378
Wirbelsäulentuberkulose 379
Wirbelsäulenverkrümmung 360, 378f.
–, laterale s. Skoliose
Wirbeltumor 361
Wirbelzusammenbruch 379
Wismuthsaum, gingivaler 129
Wortschatz 439
–, Prüfung 449

Wortverständnis, Prüfung 447
Würgereflex, Prüfung 396

Xanthelasmen 106
X-Beine 357
x-Tal der Jugularvenenpulsation 199
– der rechtsatrialen Druckkurve 177

y-Tal der rechtsatrialen Druckkurve 177

Zahl, in die Hand geschriebene 410
Zahlenreihe 446
Zähne 73
–, Abnutzungsfolgen 129
–, Veränderungen 97, 128f.
Zahneinkerbung, abnutzungsbedingte 129
Zahnfleisch, Normalbefund 128
Zahnfleischblutung 128
Zahnfleischentzündung s. Gingivitis
Zahnfleischhypertrophie 128
Zahnfleischpigmentierung 129
Zahnfleischveränderungen 97, 128f.
Zahnlosigkeit 77
Zahnwurzelhautentzündung s. Periodontitis
Zäkum 238
Zehengangrän 329
Zehengeschwür, arteriell bedingtes 328
Zehennägel, verdickte, gefurchte 328
Zehenspitzengang, Prüfung 397
Zerebelläres System 383
Zerebellum s. Kleinhirn
Zerebrovaskuläre Insuffizienz, Blutdruckmessung 194
Zervikalkanal, Schleimhautektropium 299
Zervikalkanalentzündung, gonorrhoische 301
Zervix 283, 306, 310
–, Erdbeer-Punkte 300
–, Inspektion 291
–, Konsistenzänderung 302
–, Probenentnahme zur zytologischen Untersuchung 292
–, schmerzhafte, bei Palpation 293
Zervixfrühkarzinom 299
Zervixkarzinom 299
Zervixpolyp 299

Zervix-Retentionszysten 299
Zervixriß 298
Zervixveränderung, pathologische 298f.
–, schwangerschaftsbedingte 292, 302
Ziliare Injektion 107
Ziliarkörper 64f.
Zunge s. auch Lingua
–, glatte 130
–, Inspektion 98
Zungenatrophie 397
Zungenbein s. Os hyoideum
Zungendeviation 98, 397
Zungenfaszikulationen 397
Zungenkarzinom 98, 130
Zungenleukoplakie 130
Zungenpapillen 52
Zungenvene, variköse 130
Zungenverletzung beim komatösen Patienten 420
Zungenveränderungen 98, 130
Zwangsgedanke 444, 453
Zwangsimpuls 444, 453
Zwangshaltung 453
Zwangshandlung 453
Zwei-Punkte-Diskrimination 410
Zwerchfell 239
Zwerchfellhochstand 147, 151
–, Atmungstyp 157
Zwerchfellstand, Feststellung durch Palpation 147
–, – durch Perkussion 151
Zwerchfelltiefstand, Leberpalpationsbefund 264
–, Leberperkussionsbefund 264
Zwerchfellverschieblichkeit, atmungsabhängige 151
Zwergwuchs 47
Zwischenhirn 390
Zwischenwirbelgelenk s. Intervertebralgelenk
Zwischenwirbelscheibe s. Intervertebralscheibe
Zyanose 56
–, periphere 56
–, zentrale 56
Zyklothymie 450
Zyste, seborrhoische 278, 289, 296
Zystenniere 253
Zystozele 290, 297